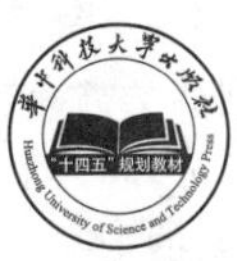

普通高等学校“十四五”规划
药学类专业特色教材

供药学、药物制剂、临床药学、制药工程、中药学、医药营销及相关专业使用

生药学

主　编　王晓琴　周玉生　王梦月
副主编　陈立娜　曲伟红　汤建清　曹伶俐
编　者　（按姓氏笔画排序）
王　丽　黄河科技学院
王晓琴　内蒙古医科大学
王梦月　上海交通大学
车苏容　福建中医药大学
付小梅　江西中医药大学
曲伟红　九江学院
刘　芳　长治医学院
汤建清　中国药科大学
李　荣　南华大学
李　娴　蚌埠医学院
宋　龙　上海中医药大学
陈立娜　南京医科大学
周　群　湖南医药学院
周玉生　南华大学
段黎娟　黄河科技学院
曹伶俐　郑州卫生健康职业学院
董　琳　宁夏医科大学

华中科技大学出版社
http://www.hustp.com
中国·武汉

内容简介

本教材是普通高等学校"十四五"规划药学类专业特色教材。

本教材分为上篇总论和下篇各论两部分，总共十四章。上篇共八章，主要是对生药学的基本理论、基本方法与基本技能做系统的论述，并介绍了生药的采收加工、炮制以及资源等内容。下篇共六章，按药物自然属性分类编排，介绍常用生药的来源、植物形态、产地、采制、性状、显微特征、化学成分、理化鉴别、含量测定、药理作用、功效等内容。

本教材可供药学、药物制剂、临床药学、制药工程、中药学、医药营销及相关专业使用。

图书在版编目(CIP)数据

生药学/王晓琴，周玉生，王梦月主编. —武汉：华中科技大学出版社，2022.3

ISBN 978-7-5680-8049-1

Ⅰ. ①生… Ⅱ. ①王… ②周… ③王… Ⅲ. ①生药学-高等学校-教材 Ⅳ. ①R93

中国版本图书馆 CIP 数据核字(2022)第 047179 号

生药学 王晓琴 周玉生 王梦月 主编

Shengyaoxue

策划编辑：余 雯

责任编辑：李 佩 马梦雪

封面设计：原色设计

责任校对：李 琴

责任监印：周治超

出版发行：华中科技大学出版社(中国·武汉) 电话：(027)81321913

武汉市东湖新技术开发区华工科技园 邮编：430223

录 排：华中科技大学惠友文印中心

印 刷：武汉科源印刷设计有限公司

开 本：889mm×1194mm 1/16

印 张：27

字 数：759 千字

版 次：2022 年 3 月第 1 版第 1 次印刷

定 价：79.80 元

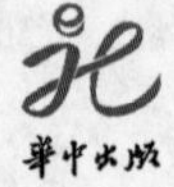

普通高等学校"十四五"规划药学类专业特色教材
编委会

网络增值服务使用说明

欢迎使用华中科技大学出版社医学资源网yixue.hustp.com

1.教师使用流程

（1）登录网址：http://yixue.hustp.com（注册时请选择教师用户）

注册　登录　完善个人信息　等待审核

（2）审核通过后，您可以在网站使用以下功能：

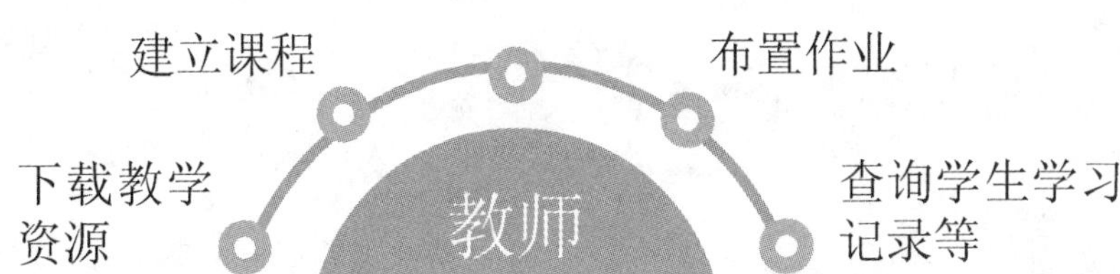

2.学员使用流程

建议学员在PC端完成注册、登录、完善个人信息的操作。

（1）PC端学员操作步骤

①登录网址：http://yixue.hustp.com（注册时请选择普通用户）

注册　登录　完善个人信息

②查看课程资源

如有学习码，请在个人中心-学习码验证中先验证，再进行操作。

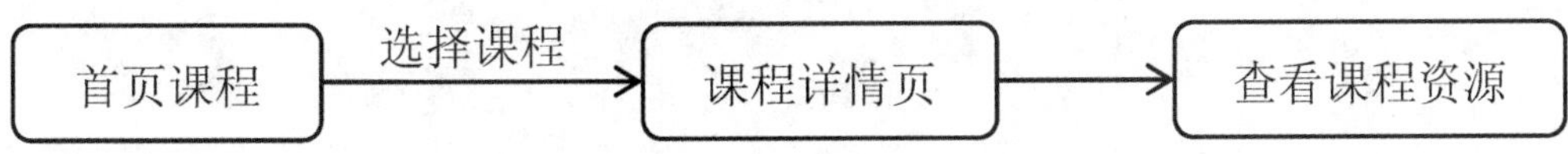

（2）手机端扫码操作步骤

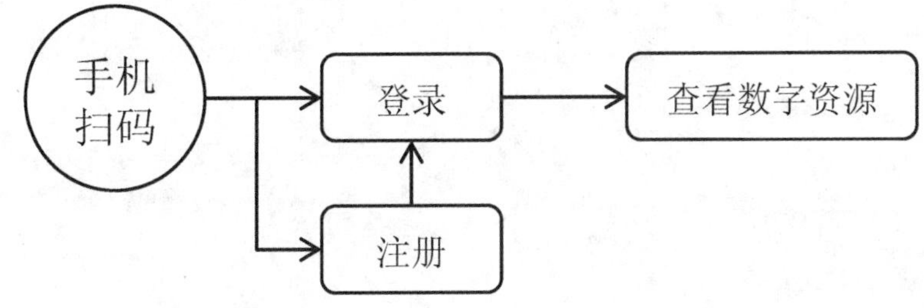

总序

Zongxu

教育部《关于加快建设高水平本科教育 全面提高人才培养能力的意见》（“新时代高教 40 条”）文件强调要深化教学改革，坚持以学生发展为中心，通过教学改革促进学习革命，构建线上线下相结合的教学模式，对我国高等药学教育和药学专业人才的培养提出了更高的目标和要求。我国高等药学类专业教育进入了一个新的时期，对教学、产业、技术融合发展的要求越来越高，强调进一步推动人才培养，实现面向世界、面向未来的创新型人才培养。

为了更好地适应新形势下人才培养的需求，按照《中国教育现代化 2035》《中医药发展战略规划纲要（2016—2030 年）》以及党的十九大报告等文件精神要求，进一步出版高质量教材，加强教材建设，充分发挥教材在提高人才培养质量中的基础性作用，培养合格的药学专业人才和具有可持续发展能力的高素质技能型复合人才。在充分调研和分析论证的基础上，我们组织了全国 70 余所高等医药院校的近 300 位老师编写了这套教材，并得到了参编院校的大力支持。

本套教材充分反映了各院校的教学改革成果和研究成果，教材编写体例和内容均有所创新，在编写过程中重点突出以下特点。

（1）服务教学，明确学习目标，标识内容重难点。进一步熟悉教材相关专业培养目标和人才规格，明晰课程教学目标及要求，规避教与学中无法抓住重要知识点的弊端。

（2）案例引导，强调理论与实际相结合，增强学生自主学习和深入思考的能力。进一步了解本课程学习领域的典型工作任务，科学设置章节，实现案例引导，增强自主学习和深入思考的能力。

（3）强调实用，适应就业、执业药师资格考试以及考研的需求。进一步转变教育观念，在教学内容上追求与时俱进，理论和实践紧密结合。

（4）纸数融合，激发兴趣，提高学习效率。建立“互联网＋”思维的教材编写理念，构建信息量丰富、学习手段灵活、学习方式多元的立体化教材，通过纸数融合提高学生个性化学习的效率和课堂的利用率。

（5）定位准确，与时俱进。与国际接轨，紧跟药学类专业人才培养，体现当代教育。

（6）版式精美，品质优良。

本套教材得到了专家和领导的大力支持与高度关注，适应当下药学专业学生的文化基础和学习特点，具有趣味性、可读性和简约性。我们衷心希望这套教材能在相关课程的教学中发挥积极作用，并得到读者的青睐；我们也相信这套教材在使用过程中，通过教学实践的检验和实际问题的解决，能不断得到改进、完善和提高。

普通高等学校"十四五"规划药学类专业特色教材

编写委员会

前言

Qianyan

本教材是普通高等学校“十四五”规划药学类专业特色教材，适合药学、药物制剂、临床药学、制药工程、中药学、医药营销等专业师生使用，由全国14所高等院校的一线教师联合编写而成。

本教材分为上篇总论和下篇各论两部分，总共十四章。上篇共八章，主要是对生药学的基本理论、基本方法与基本技能做系统的论述，并介绍了生药的采收加工、炮制以及资源等内容。下篇共六章，按药物自然属性分类编排，介绍常用生药的来源、植物形态、产地、采制、性状、显微特征、化学成分、理化鉴别、含量测定、药理作用、功效等内容；共收载生药257种，其中重点生药59种(冠以“*”注明)，一般生药137种，附药61种。

本教材体例新颖，集科学性、系统性、先进性和实用性为一体，每章还灵活穿插了案例导入、知识拓展、本章小结、目标检测、推荐阅读文献等模块，能够起到反馈学习效果，强化学习内容的作用。每章还配有ppt，学生可自行扫码学习，提高了学生学习的趣味性。

本教材的编写分工如下：王晓琴负责第一章、第七章、第十二章木兰科至杜仲科6个科的编写，周玉生负责第十二章茜草科至菊科5个科的编写，王梦月负责第十三章的编写，董琳负责第二章的编写，曹伶俐负责第三章、第十二章薯蓣科至兰科4个科的编写，李荣负责第四章的编写，汤建清负责第五章的编写，李娴负责第六章、第十四章的编写，陈立娜负责第八章的编写，王丽负责第九章、第十章的编写，刘芳负责第十一章的编写，付小梅负责第十二章桑科至防己科9个科的编写，曲伟红负责第十二章蔷薇科至芸香科、紫草科至爵床科9个科的编写，宋龙负责第十二章橄榄科至桃金娘科12个科的编写，段黎娟负责第十二章五加科至旋花科8个科的编写，周群负责第十二章香蒲科至百合科8个科的编写。教材中原植物彩图以及药材彩图由主编单位和汤建清老师提供，显微鉴定用到的墨线图由车苏容老师提供。王晓琴和王梦月通审教材全稿，负责整本教材的最终把关。

由于编者水平有限和时间仓促，书中难免存在疏漏和不妥之处，敬请广大读者提出宝贵的意见和建议，以便今后进一步修订完善。

编　者

目录

Mulu

上篇　总　　论

下篇　各　论

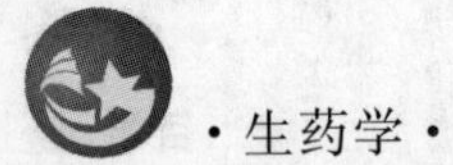

·上 篇·

总 论

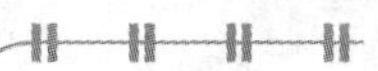

第一章　绪　论

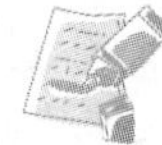

学习目标

1. 掌握：生药及相关术语概念。
2. 熟悉：生药学研究的主要内容和任务。
3. 了解：生药学的发展简史及我国生药学的发展。

扫码看课件 1-1

案例解析 1-1

案例导入

天然药物一直以来是人类防病治病的主要来源。如：著名的用于治疗乳腺癌和卵巢癌的一线药物紫杉醇（taxol），就是经过 20 多年的研究从植物太平洋红豆杉 *Taxus brevifolia* Nutt. 中采用活性筛选方法得到的；德国、法国等欧洲国家，成功开发了治疗心血管疾病的银杏叶制剂，以及治疗轻中度抑郁症的贯叶连翘制剂等。因此，天然药物仍然是寻找和开发新药的重要源泉。

问题：

1. 生药与天然药物有何关系？
2. 试举例说明从生药中开发出的新药有哪些。

生药学是药学专业的二级学科之一，是研究包括中药在内的天然来源药物的科学，它是一门应用本草学、植物学、化学、分子生物学、药理学等基础学科理论，研究生药的基源、品种鉴定、质量评价、化学成分、药理作用以及药用资源开发与保护的学科。

第一节　生药及生药学

一、生药的概念

药物是用于预防、治疗、诊断人的疾病，并规定有适应证、用法和用量的物质。药物的来源很广，在古代，几乎所有的药物均来源于天然的植物、动物、矿物或它们的加工品，其中植物，尤其是草类占大多数，故称其为“本草”（herb）。随着化学工业、药物制剂、生物科学和其他科学的发展，出现了人工合成的化学药物、生物药品等，因此，如今药物的来源更为广泛。其中，来源于天然的未经加工或只经简单加工的植物、动物和矿物类药材，统称为“生药”（crude drug）。“生药”也属于“天然药物”（natural medicine）的范畴。来源于植物、动物、矿物的生药又分别称为植物药（vegetable drug）、动物药（animal drug）和矿物药（mineral drug）。广义上的生药包括一切来源于天然的中药、民族药、草药（民间药）以及本草著作中没有记载、中医不常应用而为西医所用的天然药物（如洋地黄叶、麦角），生药兼有生货原药之意。在国外，生药一般不包括矿物药。

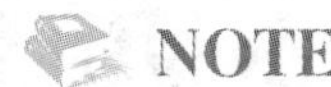

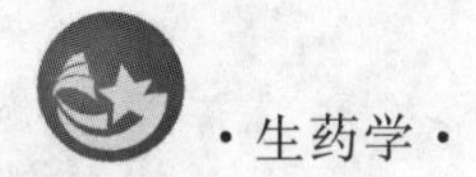

"中药"(traditional Chinese medicine)是在中医药理论指导下应用于临床预防和治疗疾病的药物。"中药"包括中药材(Chinese medicinal material)、饮片(Yin-pian,decoction pieces)和中成药(成药方剂,Chinese patent medicine)。"中药材"是由植物药、动物药和矿物药的药用部位经过初步产地加工后形成的原药材。它既可以作为饮片的原料,也可以作为药厂提取有效成分(生产化学药物)的原料药。"饮片"指中药材经过炮制后制成的中医临床处方用药或中成药生产的原料药,通常具有片、段、丝、块等规格。"中成药"是按照制剂要求,以中药饮片为原料通过制剂技术制成的成方制剂,包括丸剂、散剂、丹剂、膏剂、冲剂等。如上,生药等同于中药材。

"民族药"(ethnic drug)是指在我国少数民族的民族医药理论指导下使用的药物,如藏药、蒙药、维药、苗药等。

"草药"(medicinal herb)一般是指局部地区民间医生用以治病或地区性口碑相传的民间药(folk medicine)。中药和草药统称为"中草药"(Chinese traditional and herbal drug)。

"道地药材"(Dao-di Herb;famous-region drug),简单地说,指来源于特定产区的货真质优的生药。它是中药材质量控制的一项独具特色的综合判断标准的体现。

我国是世界上药用植物和生药种类最多、应用历史悠久的国家,据统计,我国天然药物资源种类为12800多种,其中植物类生药为11000多种,约占总数的86%。

二、生药学的研究内容

作为我国药学的一门专业课程,生药学以药用植物学、分析化学、天然药物化学、中药学、中药药理学及其他相关课程为基础,其研究对象是天然来源的药用植物、动物和矿物(即生药),其研究核心是生药的质量,并涉及生药的资源。

生药学的研究内容以及主要任务如下。

(一)掌握生药的鉴定方法,准确鉴定生药

生药种类繁多,来源十分复杂,各地用药历史、用药习惯的差异,植物和药材名称的不统一,造成"同名异物"(homonym)和"同物异名"(synonym)现象十分普遍而严重。如贯众、白头翁、紫花地丁、透骨草,其同名异物品各地有数十种之多。沙苑子,正品为豆科植物扁茎黄芪 *Astragalus complanatus* R. Br. 的干燥成熟种子,同属植物直立黄芪 *A. adsurgens* Pall.、华黄耆 *A. chinensis* L.、紫云英 *A. sinicus* L. 等的种子在不同地区也作沙苑子用。此外,同一生药,在不同地区名称往往不一,造成众多的同物异名现象,如爵床科植物穿心莲 *Andrographis paniculata* (Burm. f.) Nees,又名一见喜、苦草、四方莲等。

一些名贵的中药材,如冬虫夏草、天麻、西洋参、野山参、麝香、牛黄等,在市场上还经常出现各种伪品。还有许多药用植物形态和性状十分相似,如果鉴定不准确,或疗效得不到保障,或出现毒副作用,甚至威胁患者生命。我们可以通过学习生药学基础知识和基本技能,对生药基源进行准确鉴定。

(二)资源调查与本草考证

新中国成立以来,已完成四次大规模中药资源调查,基本摸清了我国中药资源的基本情况,但还有许多药用植物有待开发利用,新的药用植物或同种植物新的用途不断被发现,如过去本草著作无记载或无药用价值的萝芙木、长春花、喜树、红豆杉等,至今已从中提取到有效的降压成分利血平和抗癌成分长春新碱、喜树碱和紫杉醇。中药资源普查对了解全国中药的品种及蕴藏量,进一步掌握我国中药资源的真实情况,具有重要作用。

生药资源是生药质量控制的源头,也是药品研制、生产、开发和应用整个过程的源头。探讨优质药材资源的可持续利用策略,应用建立的生药质量评价方法,在有相同或相似成分的生

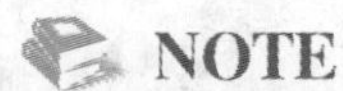

药中发现更优良的生药或生药的代用品或新的生药资源，以确保生药资源优良，实现资源的可持续利用。

我国大量的本草著作(ancient herbal)是研究我国医药学历史和挖掘新药的伟大宝库，是我国科技文化的重要遗产。本草著作的内容十分丰富，含有植物学、动物学、矿物学、生药学、农学、药理学、药剂学、临床医学、预防医学等内容，是由多学科组成的独特学术体系。但由于历史条件有限，每种药物来源缺乏科学的拉丁名(学名)记载，插图也较粗糙，因此，在考证古代文献时，要有丰富的生药学和植物学知识，才能判断准确。通过本草考证或本草学(herbology，bencaology)研究，可以判断当今使用的某种药物的基源和功效是否与古代所用的该药物相同，进一步明确该药物的本草正品，以达到正本清源的目的。本草著作在药用动植物的栽培、饲养，生药的采收、加工、炮制、贮藏、保管等方面，也都积累了丰富的经验。运用生药学的知识和方法，将有助于我们发掘医药宝库，并加以利用。

(三)评价生药的品质，制定质量标准

评价生药的品质，对生药进行性状鉴别、显微鉴别以及理化鉴别，并测定生药的浸出物、有效成分或指标性化学成分的含量，对重金属、农药残留量、黄曲霉毒素等有毒物质进行限量检查，以及检验生药的药效，建立生药的品质评价方法，明确优质品种和可以利用的类同品。在此基础上，对于优质品种，要建立能确保生药品质的质量标准，对于可以利用的类同品，亦需要制定其质量标准，确定恰当的生药名，以达到“一物一名”和“一药一物”。为完善国家药典或申报新药的研究资料等提供生药或其制剂的质量依据。

生药的品质评价包括真实性、有效性和安全性评价三个方面。生药的真实性评价即“真伪”鉴定，包括基于药用部位形态学的性状和显微鉴定方法，基于生药化学成分的理化鉴定方法以及基于遗传物质的DNA分子标记鉴定方法等，旨在正确鉴定生药基源(物种)，确保用药真实。生药的有效性评价是指对生药中含有的、能够代表该生药药效的化学成分的评价，包括生药中所含有效成分或主成分的定性和定量分析方法、含量限度等，科学评价生药的质量优劣，确保药物疗效。另外，基于生药药效的生物药效评价法也是有效性评价的一个手段。生药的安全性评价是对生药中外来有害物质(如重金属、残留农药等)的检测与限量，以及内源性毒性成分分析及限量等，确保用药安全。

药材是通过一定的生产过程形成的，要经过生产、采收和产地加工等人类劳动才能成为商品，进入流通领域后又要经过包装、贮藏、运输、炮制、调剂等一系列环节才能供患者使用。药材在生产和流通过程中，质量是一个传递的过程，因此研究影响生药质量的因素，探讨生药质量的传递规律，进而对其质量进行全程动态监测与调控，是确保生药质量稳定、均一和可控的关键。

(四)为中药材生产规范化服务

传统中药材的生产主要有两种途径，即利用野生和栽培。近年来，随着中医药的不断发展，市场对中药材的需求越来越大。过度采挖野生资源，已造成很多中药材野生资源濒临灭绝，严重破坏了生态平衡。对中药材实施规范化种植，既能够为医药企业提供优质的原料药材，又能够很好地保护生态资源，还能从源头上有效地控制药材品质。

影响中药材质量的因素很多，包括药用植物的种质、生长发育、生态环境、采收和加工方法等。在科学研究的基础上，对中药材的生产过程(包括栽培、田间管理、采收、产地加工、包装运输以及入库等)进行科学的管理和调控，从保证药材质量出发，控制影响药材生产质量的各种因子，规范药材各生产环节乃至全过程，以达到药材“真实、优质、稳定、可控”的目的。2016年2月，国务院印发《中医药发展战略规划纲要(2016—2030年)》，明确提出要全面提升中药产业发展水平，加强中药资源保护利用，推进中药材规范化种植养殖，促进中药工业转型升级，构建

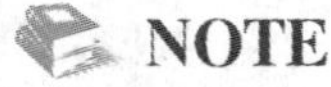

现代中药材流通体系。在国家相关政策与要求下，随着中医药覆盖面和人们健康理念的提升，中医药会迎来一个加速发展期。学好生药学课程有关内容，可为中药材生产的规范化，为中医药现代化奠定专业基础。

第二节　生药学的发展简史

一、古代药物学时期

人类药物知识的起源，可以追溯到远古时代。人们经过无数次尝试和经验积累，逐渐获得了鉴别食物、药物和毒物的知识。这种经验代代相传，并且不断有后代增加新的经验。随着人们更多的生产和医疗实践，人类逐渐发现了越来越多具有药用价值的植物、动物和矿物，积累并发展了药物知识。在无文字时代，人类的这些治疗经验凭借师承口授丰富起来；在文字产生以后，便逐渐以图文形式记录下来，出现了医药书籍。

（一）我国历代本草

我国历代学者在长期医疗实践中不断继承发展、提炼总结，使得药物品种日益丰富，并著之于文献，即历代本草。由于这些书籍记载的多以植物为主，其中又以草类为多，因此这些书籍通常被称为“本草”。直到清代，经著录的本草书籍有 1000 余种，保存至今的也有 400 多种。

成书于东汉末年的《神农本草经》是我国已知最早的药物学专著，著者不详。它总结了我国汉代以前的药物知识，载药 365 种，分为上、中、下三品。上品 120 种，多服久服不伤人；中品 120 种，无毒、有毒的均有；下品 125 种，多有毒，不可久服。序中记载，药“有毒无毒，阴干暴干，采造时月，生、熟，土地所出，真伪陈新，并各有法”，对药物的产地，采集时间、方法以及辨药物真伪等已有了一些原则性的概括。各药的记述则以药性和功效为主。原书已失传，现存者均为后人根据后期的本草，从中摘出原书内容的编辑本。

公元 500 年左右，我国梁代陶弘景在《神农本草经》等的基础上编成《本草经集注》，载药 700 余种。全书以药物的自然属性分类，分为玉石、草木、虫兽、果、菜、米食、有名未用七类。该书对药物的产地、采收、形态、鉴别等有所论述，有的还记载了火烧试验、对光照视的鉴别方法。如硝石“以火烧之，紫青烟起”；云母“向日视之，色青白多黑”；朱砂以“光色如云可拆者良”等。有的还指出品质的好坏，如治疟的常山，特别指出以细实而黄的鸡骨常山疗效好。原书已遗失，现存敦煌残卷，其主要内容散见于后世本草中。

公元 659 年，我国唐代苏敬等 22 人集体编撰，由官府颁行的《新修本草》(又称《唐本草》)，被认为是我国最早的一部国家药典，也是世界上最早的一部由国家颁布的药典。该书在当时流传到全国，影响长达 300 年，直到宋代《开宝本草》问世，才逐渐被取代。该书载药 800 多种，与以往相比增加了如山楂、芸苔子等 100 多种新的药物，其中不少是外来药物，如由印度传入的豆蔻、丁香、胡椒等；西域传入的仙茅、芥子、马钱子；南洋传入的木香、樟脑、槟榔、没药等。该书附有图经 7 卷，药图 25 卷，出现了图文鉴定的方法，为后世图文兼备的本草打下了基础。原书已散失不全，现仅存残卷。

公元 1100 年左右，我国北宋后期蜀医唐慎微将《嘉祐本草》和《图经本草》合二为一，再加入他从民间以及诸家本草等 500 余种书籍中收集到的资料，编成了本草、图经合一的《经史政类备急本草》，简称《证类本草》。此书内容丰富，图文并茂，共 31 卷，载药 1700 多种，每味药有附图，并对历代本草中各家的说法均加采录，因此就保存了许多已散失本草书籍的内容，是研究我国宋代以前药物学的重要文献。

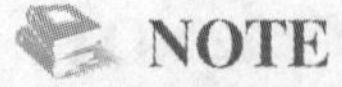

李时珍撰著的、于1596年刊行的《本草纲目》是我国16世纪以前医药成就的总结。李时珍参阅了经史百家著作和历代本草800余种，历经30年，编写成52卷、190万字、载药1892种、附方11096条的巨著《本草纲目》。该书按药物自然属性分类，每药标名为纲，列事为目，名称统一，结构严谨，为自然分类的先驱。对药物的形态鉴别方法和内容描述都较为详细。如描述丹参谓"处处山中有之，一枝五叶。叶如野苏而尖，青色，皱毛。小花成穗，如蛾形，中有细子，其根皮丹而肉紫"。李时珍在"集解"项中，引录了许多现已失传的古代本草对药物鉴别的记载，为后世留下了宝贵的史料。《本草纲目》的出版，对中外医药学和生物学都有巨大影响。17世纪初传到国外，被译成多国文字，畅销世界各地，成为世界性的重要药学文献之一。

我国清代医药学家赵学敏于1765年编撰了《本草纲目拾遗》，此书是为了拾遗补正李时珍的《本草纲目》而作，是继《本草纲目》后我国药物学的又一次总结。该书载药900多种，其中新增药700多种，如冬虫夏草、西洋参、浙贝母、鸦胆子、银柴胡等均系初次记载，大大丰富了药学内容。

（二）国外传统药物学专著

印度的《寿命吠陀经》(*Ayurveda*)是人类最早记载植物治疗作用的文字资料。"Ayurveda"一词是由Ayur(生活)和veda(知识)组成。即"生活的知识"。但该书著于何时无法考证。

公元前约1500年的古埃及《爱柏氏纸草纪事》(*Papyrus Ebers*)是一部有名的记载植物治疗作用的远古著作。原文字记载于由纸草 *Cyperus aquatilis* 制成的纸上，从一古墓中被发现，1873年由Georg Ebers购买并整理，并存放于德国莱比锡(Leipzig)大学，两年后刊行。

公元40—90年，被称为"西方医学之父"的希腊医生Pedanius Dioscorides著有《药物学》(*De Materia Medica*)一书，该书收载600种药用植物，其中有许多至今仍然是重要的药物，如绵马(aspidium)、鸦片(opium)、麦角(ergot)和桂皮(cinnamon)等。Pedanius Dioscorides的著作影响西方医药学近1500年。

公元130—201年，古罗马医生Caludius Galen著书20部，总结了复杂的古罗马医药体系，记述了许多含药用植物处方的制备方法，英文"Galenical Pharmaceuticals"(草药制剂)一词就是由Caludius Galen的贡献而来。

由以上历史回顾可以看出，从古代到18世纪，人类的药学知识就是对具有疗疾作用的天然药物(植物、动物和矿物)的逐步认识和经验积累，传统药物学(我国古代多称本草学)记载的内容以医疗用途为主，兼有药物的名称、产地、形态和感官鉴别等。因此古代的药物学中就有了药物的真伪、优劣概念。

二、生药学科的诞生

生药学作为一门学科是18世纪末、19世纪初诞生的。医学教授Johann Adam Schmidt(1759—1809年)首次使用"Pharmakognosie"(生药学)一词，它是由两个希腊词"pharmakon"(药物)和"gnosis"(知识)组成，即"药物的知识"。他关于"草药学"(Materia Medica)的讲稿，于1811年被生前同事和好友正式出版。

1832年，德国学者T. W. C. Martius著成了 *Grundriss der Pharmakognosie des Pflanzenreiches* (植物界的生药学基础)一书，正式使用"Pharmakognosie"这一学科名称，他被认为是生药学科的先驱者。与此同时，另一本重要的生药学著作《药物学与处方学》于1833年问世，作者是维也纳大学生药系的缔造者C. D. Schroff先生，他也是大量生药标本系统收集制作的先驱。

1838年，德国学者Schleiden阐明了细胞是植物体构造的基本单位，并利用显微镜观察了多种生药的显微构造，从而使显微观察成为植物学和生药鉴定的重要手段之一。如德国学者

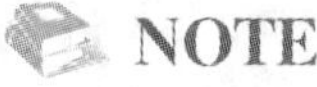
NOTE

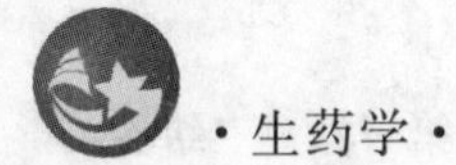

J. Moeller 于 1892 年所著 *Anatomischer Atlas*(《解剖图谱》)是描述德国药典中重要粉末植物生药显微特征的著作。法国学者 E. Collin 于 1893 年所著的 *Guide pratique pour la determination des poudresofficinales*(《实用粉末生药鉴定手册》),描绘了法国药典中粉末植物生药的组织特征。英国学者 B. E. Nelson 于 1910 年所著的 *Introduction to the Analysis of Drugs and Medicines*(《生药和药品分析入门》)一书,介绍了粉末生药显微分析的方法,绘有较精细的显微特征图,并将 197 种粉末生药按类别列成详细的分类检索表。美国学者 A. Schneider于 1921 年所著的 *The Microanalysis of powdered Vegetable Drugs*(《粉末植物生药显微分析》)较全面、详细地叙述了研究粉末植物生药的通则、操作方法、显微描述及检索表的编列等,并收载了 210 种粉末生药的显微特征和特征图。美国学者 W. Mansfield 于 1929 年所著 *Microscopic Pharmacognosy*(《显微生药学》),记载了 88 种植物生药的粉末显微鉴定图。通常各国生药学书籍和国家药典中大多有粉末生药显微鉴定的内容。被誉为"生药学之父"的 August Emil Vogel 教授(1833—1909 年)在维也纳大学生药研究所陆续完成了 5 万份植物标本显微结构的观察,奠定了生药的组织学和形态解剖学的基础。

1804 年,德国学者 F. W. Serturner 从罂粟 *Papaver somniferum* L. 果实中分离到吗啡(morphine),1817 年证明其为生物碱,约 100 年后(1923 年)英国人 J. M. Gulland 和 R. Robinson 鉴定其结构。1820 年,法国学者 Pierre Joseph Pelletier 和 Joseph Bienaime Caventou 从金鸡纳 *Cinchona succirubra* Pav. ex Klotzsch 树皮中分离得到奎宁(quinine),1880 年左右,多个实验室鉴定其结构,并证明这些生物碱与原植物具有相同的生理作用。生药有效化学成分的研究由此发展起来。此后,生药学研究便沿着形态学和化学两个方向迅速发展。

1880 年,日本学者大井玄洞把德文的生药学翻译成日文,谓凡是宇宙间直接采集的药物,具有天然形状或因机械法变换了形貌而用于贩卖者,均可称为生药;而讲求此等科学者,谓之生药学。下山顺一郎于 1890 年出版了第一本《生药学》。

我国学者赵燏黄 1905 年留学日本,1911 年回国后开始从事生药学研究和教学,并于 1934 年与徐伯鋆合编了《现代本草生药学》上篇,1937 年叶三多续写了《生药学》下篇。上、下两篇《生药学》的内容,着重介绍国外书籍中收载的或供西医应用的生药,引进了生药鉴定的近代理论和方法,作为当时的大学教材,对我国生药学科的发展起到了先导作用。

根据我国明朝太医院关于"凡天下解纳药材,俱贮本院生药库""凡太医院所用药饵,均由……各地解来生药制造"的规定,以及清朝太医院及御药房的医事制度关于"凡遇内药房取用药材……俱以生药材交进,由内药房医生切造炮制"的规定,"生药"一词与 Pharmakognosie 研究的对象正好吻合。只不过在我国,大多数生药都是历代本草收载的药物(包括植物药、动物药和矿物药),而国外生药学研究的对象还包括本草未有记载、为西医所用的天然药物(如洋地黄叶、洋葱、麦角等),并且一般不包括矿物药。

三、我国生药学的发展

(一)生药学研究成果

新中国成立后,我国的生药学得到真正的发展,陆续有生药学著作问世,主要有李承祜的《生药学》(1952 年)、徐国钧的《药用植物及生药学》(1954 年)、楼之岑的《生药学》(1965 年)。这些生药学著作所载的内容,大多着重于国外生药学书籍中的生药。南京药学院出版的《药材学》(1960 年)改变了过去收载以国外生药为主的结构,着重对国内惯用的药材进行较全面的叙述,收载常用药材 634 种,附录收列 160 余种。每一种药材包括来源、栽培生产、加工炮制、性状和/或显微鉴别、化学成分、效用等内容,特别是增加了传统中药的采制、鉴别、品质规格、贮藏等方面的经验。

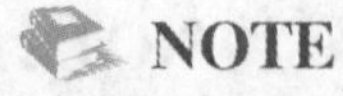

新中国成立后，我国在中药基础研究的各个领域均取得令人瞩目的成果和扎实的一手资料，先后有多部全国性和地方性中药著作出版。如中国医学科学院药物研究所等单位编写的《中药志》(Ⅰ～Ⅳ册，第一版 1959—1961 年)、《全国中草药汇编》(1976、1980、1987 年)，江苏新医学院编写的《中药大辞典》(1977 年)等。基于第三次全国中药资源普查工作，1994 年出版了《中国中药资源丛书》，它包括《中国中药资源》《中国中药资源志要》《中国中药区划》《中国常用中药材》《中国药材地图集》和《中国民间单验方》，是一套系统的中药资源专著。

"七五"(1986—1990 年)、"八五"(1991—1995 年)期间，由国家科委和国家中医药管理局组织，在中国药科大学徐国钧院士和北京医科大学楼之岑院士的领导下，对 220 种(类)多来源中药材进行了系统的品种整理和质量评价研究，内容包括本草考证和文献考察、药源调查、分类学鉴定、性状和显微鉴定、理化分析、化学成分、采收加工、药理和毒理等。该研究先后出版了专著《常用中药材品种整理和质量研究》(南方协作组 1～4 册，1994—2001 年；北方协作组 1～6 册 1995—2003 年)。

随着我国综合国力的提升，生药学得到了进一步的发展。生药学研究方面的著作有《中药材粉末显微鉴定》(徐国钧，1986 年)、《新华本草纲要》1～3 册(1988—1991 年)、《中药辞海》1～4 册(1993—1998 年)、《中华本草》(1997—1998 年)、《中药志》(第二版)Ⅰ～Ⅳ册(1979、1982、1984、1988、1994、1998 年)、《新编中药志》Ⅰ～Ⅴ卷(肖培根，2002、2007 年)、《中国药材学》(徐国钧等，1996 年)、《分子生药学》(黄璐琦，第一版，2000 年；第二版，2006 年)、《道地药材图典》(王强、徐国钧，2003 年)、《中药显微鉴别图鉴》(英文版)(赵中振，2005 年)、《中药资源可持续利用导论》(陈士林、肖培根，2006 年)、《现代生药学》(李萍，2006 年)、《中华人民共和国药典中药材显微鉴别彩色图鉴》(2009 年)、《中华人民共和国药典中药材及原植物彩色图鉴》(上、下册)(2010 年)、《中药材鉴定图典》(第二版)(赵中振、陈虎彪，2018 年)等。

标准方面，我国于 1953 年出版第一版《中华人民共和国药典》，一部收载中药材 78 种，到 1963 年版的 446 种，到 2015 年版的 618 种，取得长足的进步。此外，各省、自治区、直辖市也陆续开始制定地方性中药材标准。这些辉煌的成就也显示出党和政府对中医药事业发展的高度重视与大力支持。

(二)生药学研究技术

从 20 世纪 80 年代中期开始，随着科学技术的发展，生药学的内涵和外延不断丰富和扩大。生药学不但关心生药的基源，而且关心生药中的活性物质及其内在的质量，研究技术除传统的形态学和组织学外，在理化分析上大量应用了各种光谱技术如紫外光谱(UV)、红外光谱(IR)等和色谱技术如薄层色谱(TLC)、气相色谱(GC)、高效液相色谱(HPLC)等，并配合植物化学和药理学手段，评价生药的内在质量。

我国学者在传统生药形态鉴定的基础上，围绕生药化学成分、质量控制、体内代谢、药理、毒理等领域逐步开展了深入的研究。生药学研究的内容更加集中于生药的真实性、有效性和安全性评价方面。在生药的真实性评价研究方面，应用生物显微镜/数码成像和计算机多媒体技术，实现生药形态鉴别特征的客观采集；探索应用 DNA 分子鉴定技术鉴别亲缘关系密切的生药基源，如乌梢蛇、川贝母等的分子鉴定技术。对于有效成分不明确的生药，采用指纹图谱(finger print)技术整体控制生药质量。生药的安全性不但考察生药本身次生代谢产物的安全性，而且考察生药的重金属、农药残留和其他可能存在的有害物质。生药的质量控制不仅重视终产品的检验，更重视影响生药质量各种因素的探讨，对生药质量进行动态调控及过程评价。

在生物活性检测方面，将现代自动化分离检测技术(如色谱-光谱在线联用)与现代分子生物学活性测试技术(如关键酶、靶细胞、微生物等)相结合，创建高通量(high throughput)和免重复(derepetition)的筛选平台。同时关注生药化学成分的体内作用过程，即成分的吸收、分

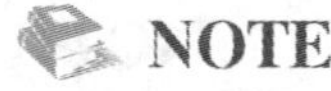

布、代谢与排泄，所采用的方法与技术则涉及代谢组学及其相关支撑技术，如 LC-MS、LC-NMR 等。

在生药资源的可持续利用研究方面，已不满足于仅对野生资源的调查和直接利用，而是强调对野生濒危动植物的保护与合理利用，即通过应用现代农业技术和生产方式，推广中药材 GAP 种植，生产优质中药材；通过生药学等相关基础研究，积极寻找新资源和人工替代品；以及应用生物工程探索解决资源短缺、采集困难、种植要求高和临床应用价值高的名贵中药及有效成分的生产，如体外培育牛黄的大规模工业化生产以及铁皮石斛 GAP 基地的建立等。

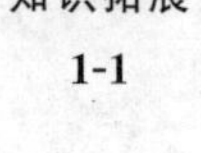
知识拓展
1-1

生药（中药材）由野生为主转向了以栽培为主的变化，药材的形态特征、质量较过去发生了较大改变，迫切需要中药材商品规格等级标准的出台。中药材商品等级是在一个商品规格下，用于区分质量优劣的交易品种的“标准”，一个交易品种称为一个等级。中华人民共和国商务部挂牌成立中药材商品规格等级标准研究技术中心，有一些品种已经完成了文献研究、样品收集、传统经验鉴别指标提取、现代鉴别指标提取，以及安全性问题的研究，还有部分品种处于规格等级标准的形成阶段。基于中药材流通组织化、现代化水平比较低的现状，“来源可知、去向可追、质量可查、责任可究”的中药材流通追溯体系也已开始着手打造。

本章小结

第一章	学习要点
名词术语	生药，中药，天然药物，中药材，道地药材，民族药，草药
生药的来源	植物药，动物药，矿物药
生药学的研究内容	准确鉴定生药；资源调查与本草考证；评价生药的品质，制定质量标准；为中药材生产规范化服务
经典本草	中药学史上 5 次大总结，成书年代，作者，对生药学发展的贡献

目标检测

目标检测答案
1-1

一、单项选择题

1. 除（　）之外，均可称为天然药物。

A. 生药　B. 中草药　C. 合成药　D. 民族药

2. 我国生药学的范围不应包括（　）。

A. 原料药材　B. 动物药材　C. 矿物药材　D. 生物制品

3. 不属于生药学具体任务的是（　）。

A. 本草学研究　B. 资源调查　C. 品质评价研究　D. 制剂质量研究

4. 我国乃至世界最早的药典是（　）。

A.《神农本草经》　B.《本草经集注》　C.《唐本草》　D.《本草纲目》

5. 首创按药物自然属性分类的本草著作是（　）。

A.《神农本草经》　B.《本草纲目》　C.《唐本草》　D.《本草经集注》

二、多项选择题

1. 下列物质中，哪些是生药？（　）

A. 麻黄汤　B. 阿胶　C. 青黛　D. 麻黄　E. 六神丸

2. 生药学要应用哪些学科的知识？（　）

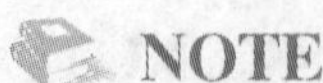

A. 本草学　B. 植物学　C. 植物化学　D. 动物学　E. 药理学

3. 下列有“同名异物”(homonym)现象的是(　　)。

A. 贯众　B. 白头翁　C. 紫花地丁　D. 透骨草　E. 沙苑子

4. 对《神农本草经》的正确描述为(　　)。

A. 我国最早的药物学专著　B. 总结了汉代以前的药物知识

C. 收载药物 365 种　D. 分上、中、下三品

E. 原书已失传

5. 对《新修本草》的正确描述为(　　)。

A. 又称《唐本草》　B. 世界最早一部具有药典性质的本草

C. 收载药物 730 种　D. 出现图文鉴定的方法

E. 作者为苏敬等人

三、名词解释

1. 生药

2. 中药

3. 草药

4. 道地药材

四、简答题

1. 生药学研究的主要内容和任务是什么?

2. 结合实际谈谈生药学科的发展前景。

推荐阅读文献

[1]　刘昌孝，陈士林，肖小河，等. 中药质量标志物(Q-Marker)：中药产品质量控制的新概念[J]. 中草药，2016，47(9)：1443-1457.

[2]　黄璐琦，肖培根，郭兰萍，等. 分子生药学：一门新兴的边缘学科[J]. 中国科学，2009，39(12)：1101-1110.

(王晓琴)

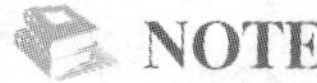

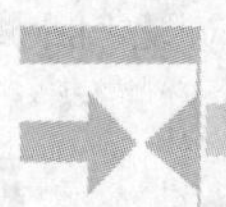

第二章　生药的分类和记载

扫码看课件

2-1

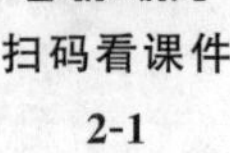

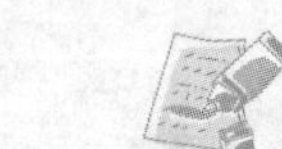

学习目标

1. 掌握：生药拉丁名的国际通用命名原则。
2. 熟悉：生药的记载大纲。
3. 了解：生药的分类方法。

第一节　生药的分类

我国生药资源分布广泛，品种繁多。为了便于学习、研究和应用，需将它们按一定的规律分门别类，并加以编排。不同的书籍，根据研究目的不同，采用了不同的分类方法。常见的分类方法如下。

1. 按天然属性及药用部位分类

根据属性将生药分为植物药、动物药和矿物药。植物药再依据不同的药用部位分为根及根茎类、茎木类、皮类、叶类、花类、果实种子类及全草类等。此分类法利于学习和研究生药的外形特征和内部组织构造，掌握各类生药的性状和显微特征，利于比较同一药用部位不同生药间在性状和显微特征上的异同，提高传统药材性状鉴别能力。

2. 按化学成分分类

根据生药中所含的主要化学成分或有效成分的类别进行分类。如含挥发油类生药、含黄酮类生药、含生物碱类生药、含木脂素类生药等。这种分类方法便于学习和研究生药的有效成分及进行理化分析，有利于探讨有效成分与疗效的关系以及含同类成分的生药与科属之间的关系，有利于生药资源的开发利用及化学分类的研究。但生药中的化学成分十分复杂，一种生药中常有多种成分或多种生药含有同一类成分，加之部分生药化学成分的研究不深入，这部分生药难以采用这种方法进行规范、统一的分类。

3. 按自然分类系统分类

根据生药的原植（动）物在分类学上的位置和亲缘关系，按门、纲、目、科、属和种分类排列，天然药物学多采用此分类方法。此种分类方法便于学习和研究亲缘关系较近的生药在性状、内部组织构造、化学成分与功效等方面的异同点，以揭示其规律性；有利于寻找具有类似成分及功效的植（动）物类生药，以扩大生药资源。

4. 按中医功效或药理作用分类

根据传统的功效将生药分为解表药、清热药、利水渗湿药、理气药、止咳平喘药、活血化瘀药、补益药、止血药等。根据现代的药理作用将生药分为作用于神经系统的生药、作用于呼吸系统的生药、作用于消化系统的生药、作用于内分泌系统的生药等。此种分类方法便于学习和研究生药的功效与药理作用，有利于与临床结合，且可与所含有效成分相结合。

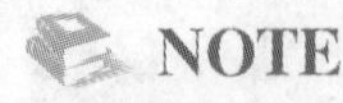

5. 按字首笔画顺序编排分类

《中华人民共和国药典》《中药大辞典》《中药志》等著作均按中文名的笔画顺序，以字典形式编排。这是一种最简单的分类方法，便于查阅。但各生药间缺少联系，生药学教材均不采用此法分类。

6. 其他分类法

我国现存最早的本草著作《神农本草经》，按药物毒性和用药目的不同分为上、中、下三品；《本草经集注》按药物自然属性将药物分为玉石、草木、果、菜、米食等类别；《本草纲目》将药物分为水部、火部、土部、金石部、草部、谷部、菜部、果部、木部、服器部、虫部、鳞部、介部、禽部、兽部、人部 16 部，又把各部的药物按其生态及性质分为 62 类，如草部又分为山草、芳草、毒草、水草、蔓草、石草等类，同时把亲缘关系相近的植物排列在一起。

知识拓展 2-1

第二节 生药的记载

案例解析 2-1

案例导入

西甘草：主产地为内蒙古鄂尔多斯、阿拉善旗、宁夏、陕西北部及甘肃东部地区。这些地区为我国甘草的现代分布中心，甘草药材质量好，多数商品皮色红、粉性足，甘草酸含量高。其中尤以内蒙古杭锦旗、鄂托克前旗（历史上“梁外甘草”的主产区）所产最具代表性。据文献考证及实地调查，梁外甘草原植物为乌拉尔甘草 *Glycyrrhiza uralensis* Fisch.。

问题：

简述生药拉丁名在国际交流与合作研究中的重要性。

一、生药记载项目

生药学书籍中所载生药是按一定次序进行叙述的。限于篇幅，一般对较重要的、具有代表性的生药叙述比较详细，对其余的生药叙述则比较简单。较详细叙述的生药的记载项目如下。

（1）名称（name）：包括中文名、汉语拼音名、拉丁名和英文名等。如人参、Renshen、*Ginseng Radix et Rhizoma*（拉丁名）、Ginseng（英文名）。

（2）来源（基源，source，origin）：包括原植（动）物的科名、植（动）物名称、拉丁名和药用部位。多数生药的名称与原植（动）物名称是一致的，如杜仲的来源为杜仲科植物杜仲 *Eucommia ulmoides* Oliv. 的干燥树皮；有些生药名称与原植（动）物名称不同，如大青叶的来源为十字花科植物菘蓝 *Isatis indigotica* Fort. 的干燥叶。矿物类生药的来源记载包括矿物所含主要化学成分类别及矿物名称，如石膏的来源为硫酸盐类矿物石膏。

（3）植（动）物形态（morphology of plant or animal）：描述原植（动）物的主要外观形态特征、生长习性及其自然分布，便于野外采集。也有助于对生药性状特征的理解。关于原植物形态特征描述，应查阅《中国植物志》及各省市所编的地方植物志与《中药志》等。

（4）产地（habitat，producing area）：介绍生药的主产区。野生的生药记载主要的采收地区，栽培的生药记载主要的栽培地区。

（5）采制（collecting and preparation）：简述生药的采收、产地加工、干燥方法、贮藏和炮制的要点及注意事项。对需要特殊采制的生药则应做相关介绍。

（6）性状（macroscopical characteristic）：描述生药的形状、大小、色泽、表面特征、质地、断面特征、气、味等外观特点。利用眼看（必要时借助放大镜辨识）、鼻闻、口尝、手摸等方法辨识

NOTE

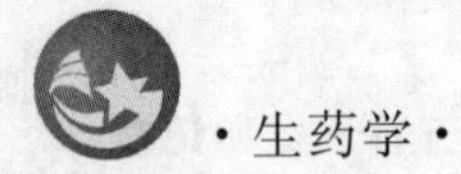

生药的性状特征，对鉴定生药具有重要意义。

(7)显微特征(microscopical characteristic)：记载生药在显微镜下所观察到的组织构造、粉末特征及显微化学反应的结果。显微特征鉴别对于性状相似不易区分的多来源生药、破碎生药及粉末生药具有重要意义，是生药真伪鉴定的重要手段之一。

(8)化学成分(chemical constituent)：记载生药所含主要化学成分或有效成分的名称、类别、含量及结构式。生药的化学成分，尤其是有效成分是生药发挥疗效的物质基础，也是生药理化鉴别与品质评价的依据。

(9)理化鉴别(physicochemical identification)：记载利用物理或化学方法对生药所含主要化学成分或有效成分所做的定性鉴别。如采用薄层色谱法对生药化学成分定性分析。理化鉴别是生药品质评价的重要手段之一。

(10)含量测定(content determination)：记载《中华人民共和国药典》(后文简称《中国药典》)(2020 年版)和药品标准中对生药主要成分、指标成分或有效成分的定量分析方法以及含量限度。常用方法有紫外-可见分光光度法、高效液相色谱法及气相色谱法。

(11)药理作用(pharmacological action)：记载生药及其化学成分的现代药理实验研究结果，重点是与传统功效有关或有明显特点的药理作用。有利于将生药的功能、主治与现代药理作用相联系，有利于理解生药临床疗效的作用机制。

(12)功效(efficiency)：记载生药的性味、归经、功能、主治、用法与用量等。性味、归经是中医对中药药性的高度概括，主治是指生药应用于何种疾病的医学价值。功能既要记载中医传统用药经验，也要记载现代医学实践内容。

(13)附注(note)：记载与生药有关的其他内容，如类同品、混淆品、地方习惯用药、掺杂品、伪品等的主要特征，以供鉴别、应用和研究时参考。另外，同种不同药用部位的生药及其主要化学成分，或含相同化学成分的资源植物等也在此项记载。

二、生药拉丁名

生药的拉丁名是国际上通用的名称，便于生药研究在国际间的交流与合作。

生药拉丁名中的主语及定语第一个字母均大写，连词和前置词一般小写。生药的拉丁名通常由两部分组成，第一部分是来自药用植(动)物学名的词或词组，置于前。第二部分是药用部位的名称，用名词第一格表示，置于第一部分之后。常见的药用部位拉丁名有 Radix(根)、Rhizoma(根茎)、Caulis(茎)、Lignum(木材)、Ramulus(枝)、Cortex(树皮)、Folium(叶)、Flos(花)、Pollen(花粉)、Fructus(果实)、Pericarpium(果皮)、Semen(种子)、Herba(全草)、Resina(树脂)、Venenum(分泌物)等。第一部分的植(动)物学名的词或词组有多种形式，具体命名方法如下。

(1)原植(动)物的属名(第二格)+药用部位名：适用于一属中只有一个种药用，或一属中有多个种作同一生药使用。前者如黄芩 Scutellariae Radix(原植物黄芩 *Scutellaria baicalensis* Georgi 的干燥根)，后者如麻黄 Ephedrae Herba(原植物草麻黄 *Ephedra sinica* Stapf、中麻黄 *E. intermedia* Schrenk et C. A. Mey. 或木贼麻黄 *E. equisetina* Bge. 的干燥草质茎)。

若同一生药有两个不同的药用部位，则药用部位名称间用 et(和)或 seu(或)相连接，如大黄 Rhei Radix et Rhizoma、甘草 Glycyrrhizae Radix et Rhizoma、刺五加 Acanthopanacis Senticosi Radix et Rhizoma seu Caulis。

(2)原植(动)物的种名或俗名(第二格)+药用部位名：如人参 Ginseng Radix et Rhizoma(原植物人参 *Panax ginseng* C. A. Mey. 的干燥根及根茎)，牡丹皮 Moutan Cortex(原植物牡丹 *Paeonia suffruticosa* Andr. 干燥根皮)。

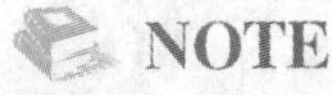

(3)兼用原植(动)物的属名和种名(第二格)+药用部位名:适用于同属中有多个种分别作为不同生药使用。如当归 Angelicae Sinensis Radix、白芷 Angelicae Dahuricae Radix;青蒿 Artemisiae Annuae Herba、茵陈 Artemisiae Scopariae Herba 等。如果某生药已采用属名命名,则只将同属其他种的生药用属名加种名命名,以便区分,如川乌 Aconiti Radix、草乌 Aconiti Kusnezoffii Radix。

(4)原植(动)物名(第二格)+药用部位名+附加词:附加词置于药用部位之后用以说明生药具体的性质或状态,如豆蔻 Amomi Fructus Rotundus(近圆形的)、熟地黄 Rehmanniae Radix Preparata(制备的)、钩藤 Uncariae Ramulus Cum Uncis(带钩状)等。

(5)直接以原植(动)物属名、种名或俗名命名:有些生药的拉丁名中没有药用部位的名称,直接用原植(动)物的属名或种名。例如:①某些藻菌类生药,如海藻 Sargassum(属名)、茯苓 Poria(属名);②药用部分为完整动物体的生药,如斑蝥 Mylabras(属名)、蛤蚧 Gecko(种名);③动物或植物的干燥分泌物、汁液等无组织结构的生药,如麝香 Moschus(属名)、芦荟 Aloe(属名)。有些生药的拉丁名采用原产地的俗名,如阿片 Opium、五倍子 Galla。

(6)直接用原矿物或矿物主要化学成分命名:矿物类生药的拉丁名,一般采用原矿物拉丁名,如朱砂 Cinnabaris、雄黄 Realgar;或用矿物主要化学成分拉丁名,如芒硝 Natrii Sulfas;有的具附加词,如玄明粉 Natrii Sulfas Exsiccatus(干燥的)。

目前,生药拉丁名的命名逐渐与国际上大多数国家相统一,即生药的药用部位名称放在原植(动)物名之后。这样,在根据生药拉丁名次序排列时,同一生药来源的不同生药可以排列在一起,便于比较。

本章小结

第二章	学习要点
生药的分类方法	药用部位、化学成分、自然分类系统、功效或作用
生药的记载项目	名称、基源、植(动)物形态、产地、采制、性状、显微特征、化学成分、理化鉴别、含量测定、药理作用、功效、附注
生药拉丁名	生药的拉丁名命名方法

目标检测

一、单项选择题

1. 便于学习和研究亲缘关系较近的生药在性状、内部组织构造、化学成分与功效等方面的异同点且利于生药资源开发的分类方法是( )。

A. 按药用部位分类 B. 按化学成分分类

C. 按自然分类系统分类 D. 按功效分类

目标检测答案

2-1

2. 适用于同属中有多个种分别作为不同生药使用的拉丁名命名方法是( )。

A. 原植(动)物的属名+药用部位名

B. 兼用原植(动)物的属名和种名+药用部位名

C. 原植(动)物的种名或俗名+药用部位名

D. 直接以原植(动)物属名、种名命名

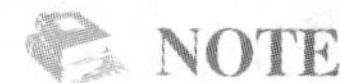

二、多项选择题

1. 生药基源(来源)包括(　　)。

A. 原植(动)物的科名　　B. 植(动)物名称
C. 拉丁名　　D. 药用部位

2. 生药显微特征包括(　　)。

A. 组织构造　　B. 断面特征　　C. 粉末特征　　D. 显微化学反应

三、简答题

1. 按自然分类系统的生药分类方法的特点是什么?

2. 生药一般记载哪些内容?

推荐阅读文献

蒋超,黄璐琦,袁媛,等.《中国药典》动物药材基原物种中文名和拉丁学名引证规范[J]. 中国科学:生命科学,2018,48(7):772-782.

(董　琳)

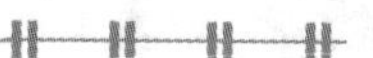

第三章　生药的化学成分

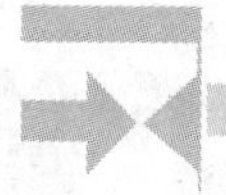

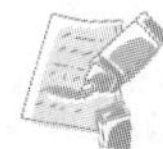

学习目标

1. 掌握：各类成分的结构特征及理化性质。
2. 熟悉：各类成分的鉴别方法及定量分析方法。
3. 了解：各类成分的分布及生物活性。

扫码看课件
3-1

案例导入

案例解析
3-1

《中国药典》(2020 年版)中秦皮的质量检查项：取本品，加热水浸泡，浸出液在日光下可见碧蓝色荧光。

问题：

1. 产生碧蓝色荧光的物质是什么？
2. 其属于哪类化合物？

生药之所以能够防病治病，物质基础在于其所含的化学成分。生药化学成分的主要结构类型：香豆素类、木脂素类、醌类、黄酮类、萜类、三萜皂苷类、甾体皂苷类、强心苷类、生物碱类、有机酸类和鞣质类等。

一、糖和苷

糖又称为碳水化合物(carbohydrate)，是植物光合作用的初生代谢产物，也是自然界存在的一类重要天然产物；通过它进而合成了植物中的绝大部分化合物。

(一)糖的结构特征和分类

糖是多羟基醛或多羟基酮及其衍生物、聚合物的总称。糖按照其聚合程度，可分为单糖(monosaccharide)、低聚糖(oligosaccharide)和多聚糖(polysaccharide)。

(1)单糖：单糖是糖的最小单位，根据结构可分为五碳糖、六碳糖、七碳糖等。自然界中的单糖，从三碳糖到八碳糖都存在，但以五碳(戊)糖和六碳(己)糖最为常见和重要。如五碳糖有 L-阿拉伯糖(L-arabinose)、D-木糖(D-xylose)、D-核糖(D-ribose)等；六碳糖有 D-葡萄糖(D-glucose)、D-甘露糖(D-mannose)、D-阿洛糖(D-allose)、D-半乳糖(D-galactose)等，其中以 D-葡萄糖最为常见。

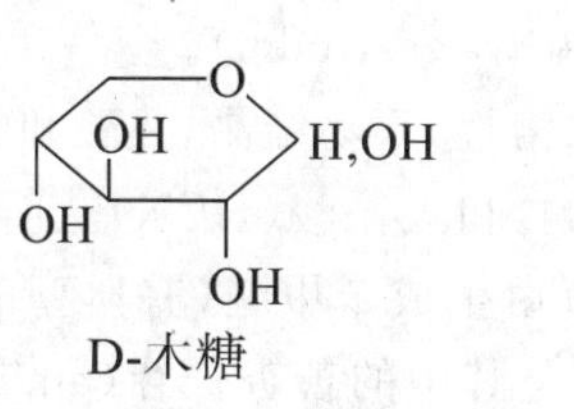

D-木糖　　D-葡萄糖　　D-甘露糖

NOTE

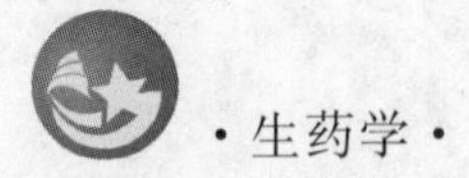

(2)低聚糖:又称寡糖,是由 2～9 个单糖通过糖苷键聚合而成的直链或支链的聚糖。按单糖个数,低聚糖可分为二糖、三糖等;天然存在的低聚糖多由 2～4 个单糖组成,如蔗糖(sucrose)、麦芽糖和芸香糖等。

蔗糖　　　　芸香糖

(3)多聚糖:简称多糖,是由 10 个以上的单糖通过糖苷键连接而成的。一般聚合度为一百至几千。与单糖和寡糖不同,多糖无甜味,且为非还原性糖。常见的多糖如纤维素(cellulose)等。

(二)苷的结构特征和分类

苷(glycoside)又称配糖体,是由糖或糖的衍生物等与另一非糖物质通过其端基碳原子连接而成的化合物。苷类化合物的命名以-in 或-oside 作为后缀。另一非糖物质称为苷元。

苷的类型很多,按照不同的分类方式可分为以下几类。

1. 按照生物体内的存在方式

苷可分为原生苷与次生苷。原生苷是在植物体内原来存在的苷,次生苷是原生苷水解后得到的苷。

2. 根据连接单糖基的个数

苷可分为单糖苷、二糖苷等。

3. 根据苷元的结构特点

苷可分为黄酮苷、蒽醌苷等。

4. 根据端基碳的构型

苷可分为 α-苷,多为 L 型;β-苷,多为 D 型。

5. 根据苷键原子的不同

苷可分为氧苷(O-苷)、硫苷(S-苷)、氮苷(N-苷)和碳苷(C-苷)。

(1)氧苷:苷元与糖基通过氧原子相连,根据苷元与糖缩合的基团的性质不同,可分为醇苷、酚苷、氰苷、酯苷、吲哚苷。

①醇苷:通过醇羟基与糖端基脱水而成的苷,如红景天苷(rhodioloside)。

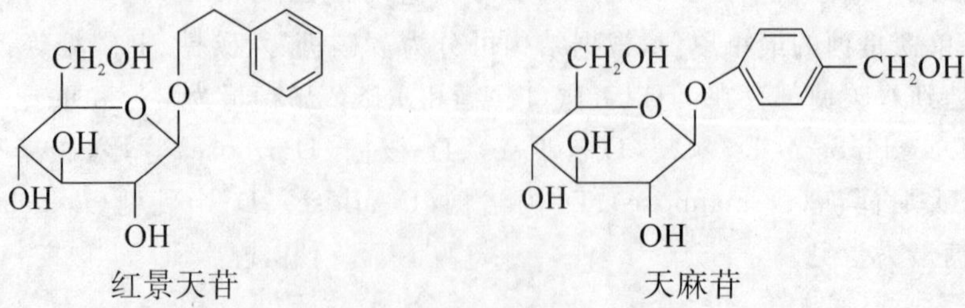

红景天苷　　　　天麻苷

②酚苷:苷元的酚羟基与糖端基脱水而成的苷,如天麻苷(gastrodin)。

③氰苷:主要是指 α-羟基腈的苷。该类化合物多为水溶性,不易结晶,在酸和酶催化时,易于水解,生成的苷元 α-羟基腈很不稳定,立即分解为醛(酮)和氢氰酸(HCN)。而在碱性条件下苷元易发生异构化。该类化合物中的芳香族氰苷,分解后生成苯甲醛(有典型的苦杏仁味)和氢氰酸,因而可以用于镇咳。如苦杏仁可用于镇咳,正是其中的苦杏仁苷(amygdalin)分解

NOTE

后可释放少量氢氰酸的结果。

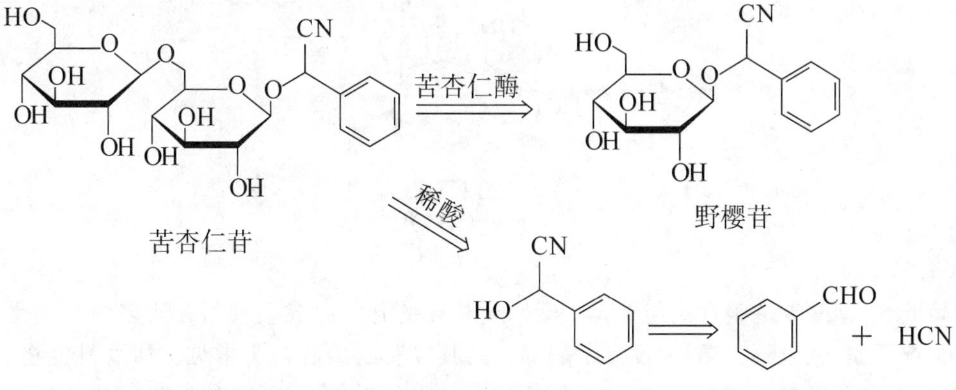

苦杏仁苷 苦杏仁酶 野樱苷

稀酸

杏仁腈 苯甲醛 + HCN

④酯苷:苷元的羧基与糖端基脱水而成的苷。酯苷存在于所有百合科植物中,特别是郁金香属植物。如杂交郁金香 *Tulipa hybrida* 中的化合物山慈菇苷 A(tuliposide A),有抗真菌活性,但该化合物不稳定,放置过久易发生酰基重排反应,失去抗真菌活性。山慈菇苷 A 水解后立即环化生成山慈菇内酯 A(tulipalin A)。

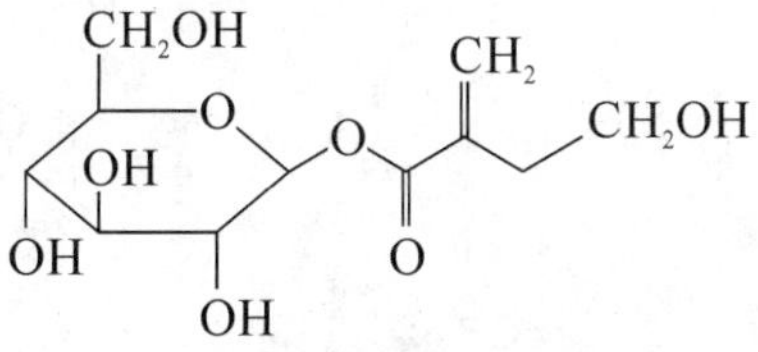

山慈菇苷A

⑤吲哚苷:由吲哚醇中的羟基与糖缩合而成的苷,在豆科和蓼科植物中有分布,苷元无色,但易氧化成暗蓝色的靛蓝。中药青黛就是粗制靛蓝,民间用以外涂治疗腮腺炎,有抗病毒作用。

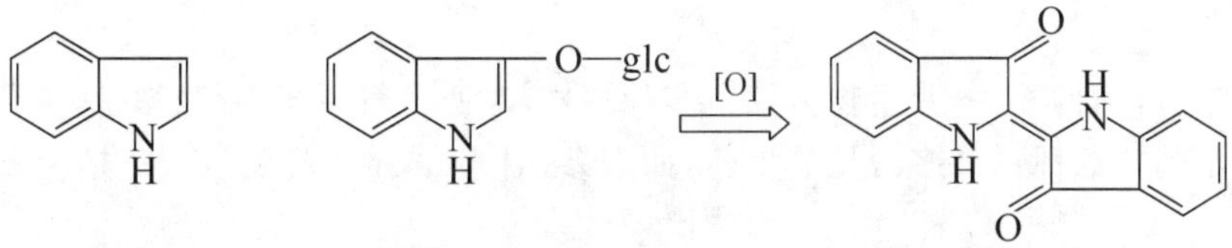

吲哚 靛苷indicum [O] 靛蓝indigotin

(2)硫苷:糖的端基羟基与苷元上巯基缩合而成的苷。如十字花科植物黑芥子中的黑芥子苷(sinigrin)。

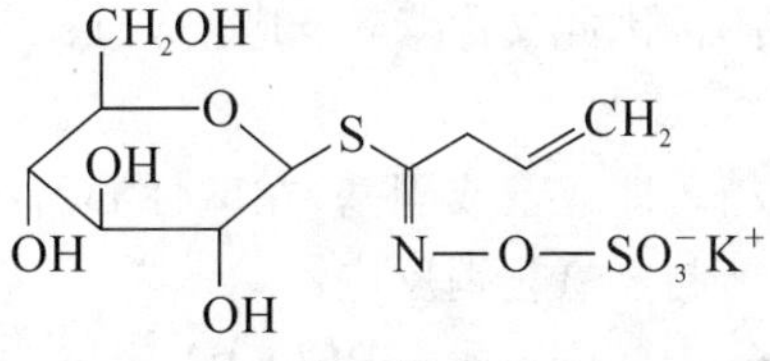

黑芥子苷

(3)氮苷:糖的端基碳与苷元上氮原子相连的苷。苷元通常是嘌呤或嘧啶及其衍生物,如腺苷、鸟苷、胞苷和尿苷等。另外,大戟科植物巴豆中的巴豆苷(crotonoside)是与腺苷结构相似的氮苷。

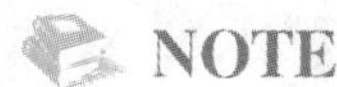

巴豆苷

(4)碳苷：糖的端基碳直接与苷元上碳原子相连的苷。组成碳苷的苷元多为酚性化合物，如黄酮、查耳酮、色原酮、蒽醌和没食子酸等。尤其以黄酮碳苷最为常见。如豆科植物葛和野葛根中含有的葛根素(puerarin)对心血管系统有较强的活性，有明显的扩张冠状动脉、增加冠状动脉血流量、降低血压的作用。

葛根素　　　　芦荟苷

(三)分布与活性

糖和苷在植物中分布广泛。糖类除了作为植物的贮藏养料和骨架之外，还有些糖类化合物是天然药物中的活性成分，如香菇多糖、灵芝多糖具有抗肿瘤活性，黄芪多糖具有增强免疫功能的作用。一些具有补充人体营养、强身健体作用的生药，如山药、何首乌、大枣等均含有大量糖类。

苷种类繁多，结构不一，其生物活性也多种多样，对心血管系统、呼吸系统、消化系统、神经系统等具有不同的活性。许多常见的生药，如人参、甘草、柴胡、黄芪、黄芩、桔梗、芍药等都含有苷类。

(四)理化性质与鉴别

1. Molish 反应

糖在浓硫酸或浓盐酸的作用下脱水形成糠醛及其衍生物，与 α-萘酚作用形成紫红色复合物，在糖液和浓硫酸的液面间形成紫环，因此又称紫环反应。Molish 反应可以鉴定单糖的存在。

2. Fehling 反应

可以区别还原糖与非还原糖。即醛基或酮基，在碱性酒石酸铜试液中将其还原成砖红色氧化亚铜沉淀的反应。如醛与新制氢氧化铜反应：

$$RCHO+Cu(OH)_2 \longrightarrow RCOOH+Cu_2O+H_2O$$

3. Tollen 反应

在碱液中 Tollen 试剂与醛类发生反应，将醛氧化成羧酸铵盐，自身被还原为金属银沉淀在试管壁上，该反应主要用以区别醛和酮。

Tollen 试剂是指含有 $Ag(NH_3)_2OH$ 可溶性配合物的试剂，又称银铵溶液，由 $AgNO_3$ 与 $NH_3 \cdot H_2O$ 反应得来，化学上银铵溶液与醛的反应称为银镜反应。

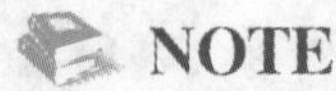

（五）定量分析方法

一般采用高效液相色谱法（high performance liquid chromatograph，HPLC）测定单体成分的含量，如《中国药典》(2020 年版)（一部）采用 HPLC 测定芦荟中芦荟苷的含量。

二、黄酮类化合物

黄酮类化合物(flavonoid)广泛存在于自然界中，因多数化合物呈黄色并具有酮基，故称为黄酮。其数量之多位于天然酚性化合物之首。黄酮类化合物主要以苷的形式存在，部分以游离形式存在。

（一）结构特征和分类

黄酮类化合物是指基本母核为 2-苯基色原酮的一类化合物，现在泛指两个苯环通过中间三个碳原子相互连接而成 C_6-C_3-C_6 结构的化合物。

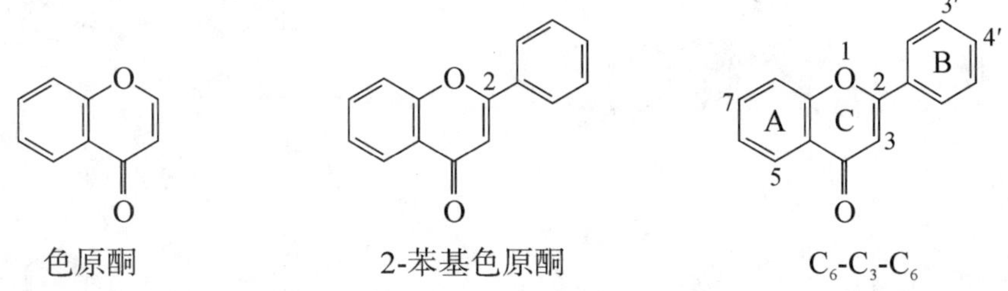

色原酮　　2-苯基色原酮　　C_6-C_3-C_6

黄酮类化合物大多具有 C_6-C_3-C_6 的基本骨架，在 A 环、B 环上常连有羟基、甲氧基或异戊烯基等取代基。根据母核中 3C 链的氧化程度、3C 链是否成环，以及 B 环的连接位置将黄酮类化合物分为以下几类，见表 3-1。

1. 根据 3C 链的氧化程度

黄酮类化合物可分为黄酮类、二氢黄酮类、花色素类等。

2. 根据 3C 链是否成环

黄酮类化合物可分为黄酮类、查耳酮类等。

3. 根据 B 环的连接位置

黄酮类化合物可分为黄酮类(2 位)、异黄酮类(3 位)等。

表 3-1　常见的黄酮类化合物

类型	母核结构	代表化合物
黄酮及黄酮醇类	O, R, O R＝H 黄酮类 R＝OH 黄酮醇类	OH, OH, HO, O, OH, OH, O 槲皮素
二氢黄酮及二氢黄酮醇类	O, R, O R＝H 二氢黄酮类 R＝OH 二氢黄酮醇类	OR, HO, O, O R＝H 甘草素 R＝glc 甘草苷

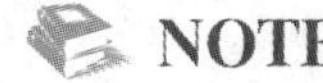

续表

类型	母核结构	代表化合物
异黄酮类	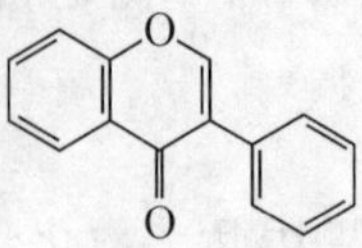	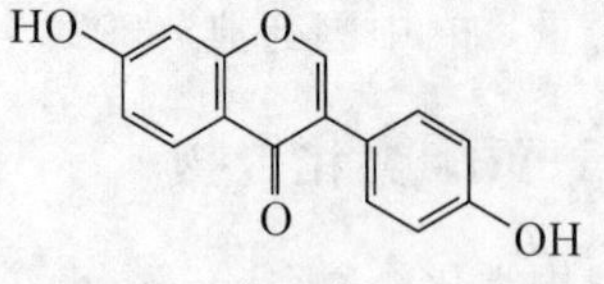 大豆素
二氢异黄酮类	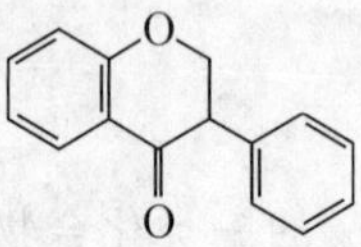	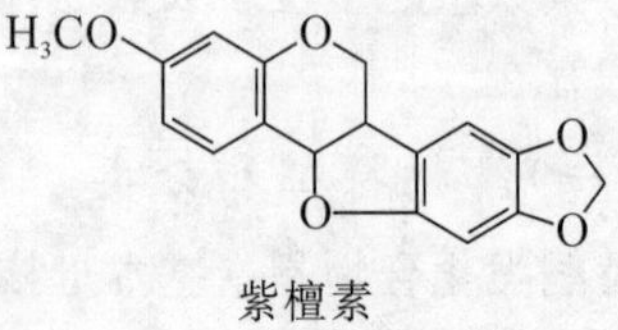 紫檀素
查耳酮类	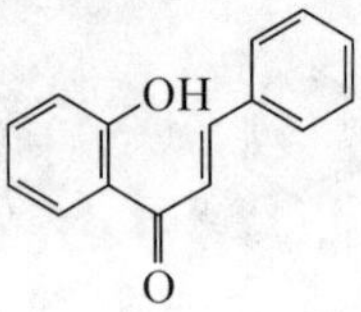	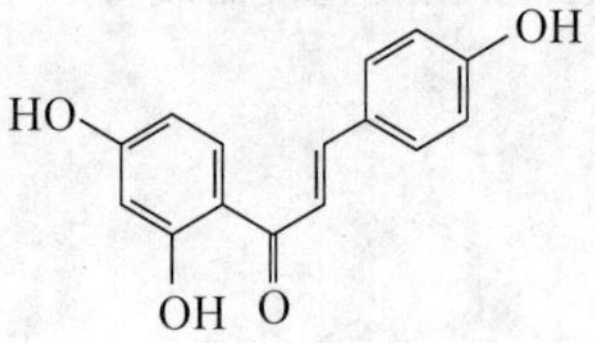 异甘草素
二氢查耳酮类	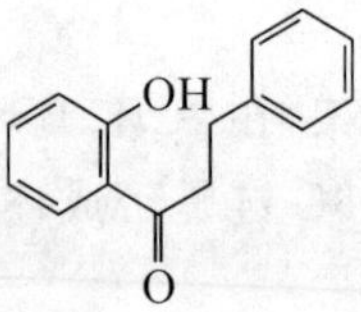	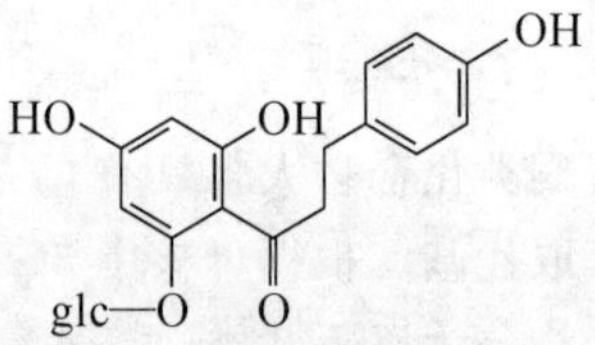 梨根苷
花色素类	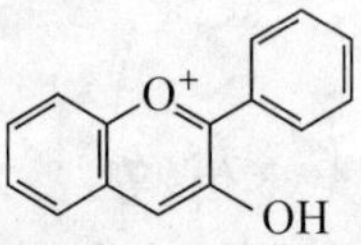	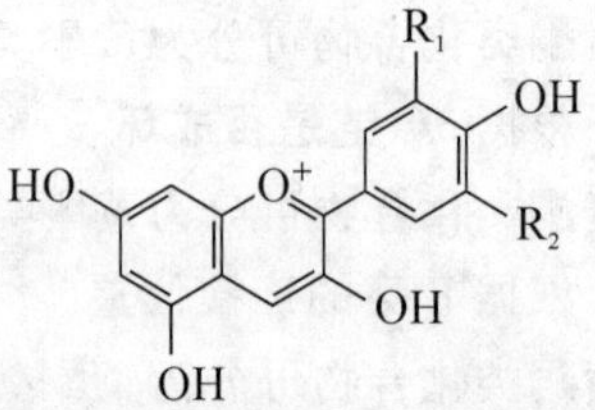 $R_1=R_2=OH$ 飞燕草素 $R_1=OH$ $R_2=H$ 矢车菊素 $R_1=R_2=H$ 天竺葵素
黄烷醇类	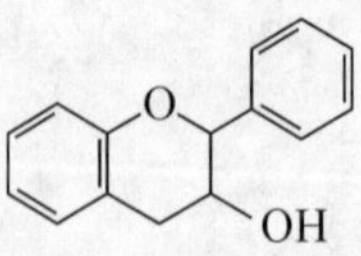	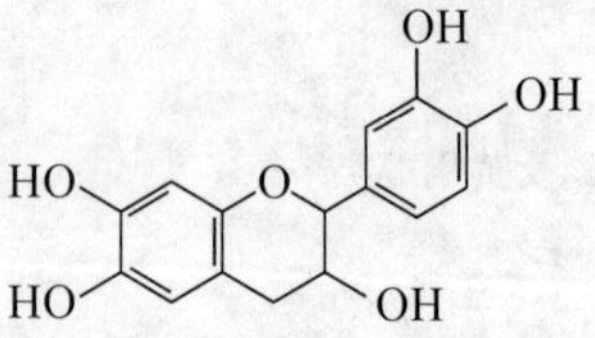 儿茶素
双苯吡酮类	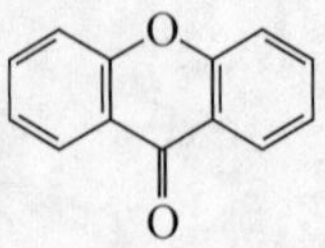	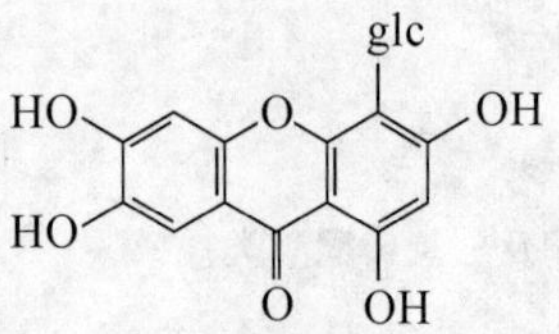 异芒果苷

续表

类型	母核结构	代表化合物
高异黄酮类	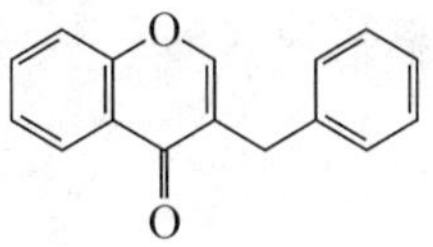	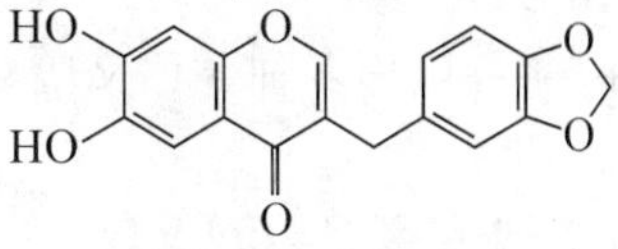 麦冬高异黄酮 A

其他还有橙酮类、双黄酮类等。

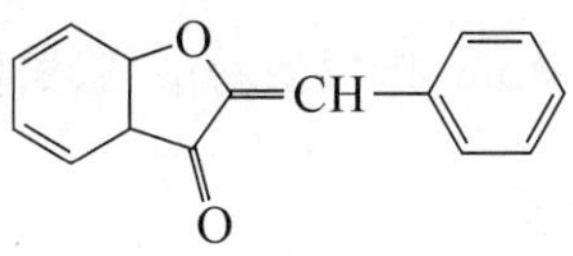

橙酮类 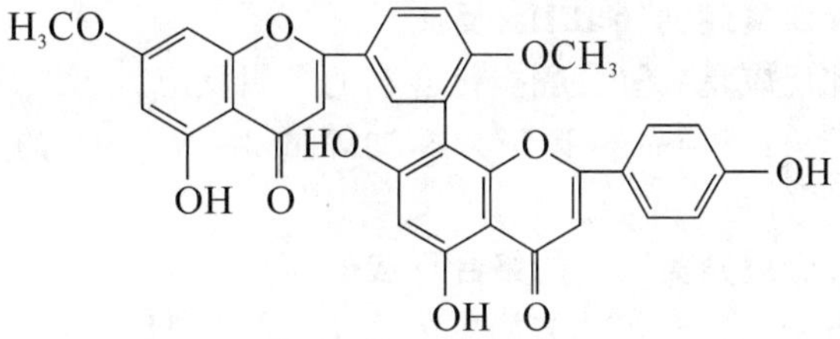　　　　银杏素

（二）分布与活性

黄酮类化合物主要分布于双子叶植物及裸子植物中，如芸香科、唇形科、豆科、伞形科、银杏科、菊科等，藻类、菌类、地衣等中较少。黄酮类化合物的生物活性较强，常见生药的活性如下。

1. 对心血管系统的作用

芦丁（芸香苷）、橙皮苷等能降低血管脆性，可作为治疗高血压等的辅助用药。葛根中黄酮能扩张冠状动脉，增加冠状动脉血流量，降低心肌耗氧量，对脑血管有一定的扩张作用。葛根素（puerarin）有刺激血液循环的作用等。

2. 抗菌及抗病毒作用

黄芩苷、黄芩素（黄芩苷元）有一定程度的抗菌作用。槲皮素、槲皮苷、山柰酚等具有抗病毒作用。

3. 雌性激素样作用

染料木素（5,7,4′-三羟基异黄酮）、大豆素、大豆苷元（7,4′-二羟基异黄酮）等异黄酮类有一定程度的雌性激素样作用。

4. 镇痛作用

大豆素、甘草素、异甘草素（4,2′,4′-三羟基查耳酮）有一定程度的镇痛作用。

5. 镇咳祛痰作用

异芒果素是石韦镇咳祛痰的主要有效成分，杜鹃素是满山红镇咳祛痰的有效成分之一，槲皮素有祛痰、止咳作用。

此外，汉黄芩素具有抑制肿瘤细胞的作用，水飞蓟素（silybin）有保肝作用，甘草素有抗溃疡作用，金丝桃苷有抗炎作用等。

（三）理化性质与鉴别

黄酮类化合物多数为结晶性固体，少数（如黄酮苷）为无定形粉末。游离的苷元除二氢黄酮、二氢黄酮醇和黄烷醇外，其余无光学活性，黄酮苷类成分均具有光学活性，且为左旋。黄酮类化合物的颜色与结构中是否存在交叉共轭体系及助色团的种类和位置有关。一般地，黄酮、黄酮醇及其苷类为灰黄色至黄色；查耳酮为黄色至橙色；二氢黄酮、二氢黄酮醇、异黄酮不显

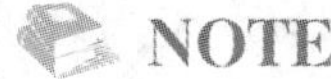

色；花色素及其苷元的颜色随 pH 不同而变化，一般显红色（pH $<$ 7）、紫色（pH＝8.5）、蓝色（pH $>$ 8.5）等颜色。

黄酮类化合物具有酚羟基，因此具有酸性。由于黄酮类化合物结构中 γ-吡喃酮环和酚羟基的存在，可以用多种显色反应对不同类型和取代模式的黄酮类化合物进行鉴别。常用的鉴别方法如下。

1. 盐酸-镁粉（锌粉）反应

此反应为鉴别黄酮类化合物最常用的显色反应。

方法：将样品溶于甲醇或乙醇中，加入少量镁粉（或锌粉）振摇，滴加几滴浓盐酸，1～2 min 内即可显粉红色至红色。

2. 四氢硼钠（$NaBH_4$）反应

此反应是二氢黄酮类化合物的专属反应。

方法：将样品溶于乙醇中，加等量 2% $NaBH_4$ 的甲醇溶液，1 min 后加浓盐酸或浓硫酸数滴，显紫红色。

3. 金属盐类试剂的络合反应

黄酮类化合物的结构中常含有 C_3—OH、C_4—C═O 或 C_5—OH、C_4—C═O 或邻二酚羟基，因此可以和铝盐、铅盐、锆盐、镁盐等试剂反应，生成有色络合物。

如铝盐的络合反应：常用 1%三氯化铝或亚硝酸铝溶液，生成的络合物为黄色，具有荧光，可用于定性及定量分析。

（四）定量分析方法

利用黄酮类化合物在紫外区有吸收，采用紫外-可见分光光度法（ultraviolet and visible spectrophotometry，UV-Vis）测定生药总黄酮的含量。单体黄酮多采用 HPLC 进行测定。如《中国药典》（2020 年版）采用 HPLC 测定槐花中芦丁的含量。

三、醌类化合物

醌类化合物（quinonoid）是指分子内具有不饱和二酮结构（醌式结构）或容易转变成这样结构的天然化合物。

（一）结构特征和分类

醌类化合物按照结构可分为苯醌、萘醌、菲醌和蒽醌等。其中蒽醌及其衍生物种类较多，生物活性也较广泛。

1. 苯醌类（benzoquinones）

苯醌类有邻苯醌和对苯醌两种。天然的多为对苯醌，常见的取代基为—OH、—OCH_3 和烷基等。生药中含有对苯醌衍生物的种类不多。较简单的对苯醌多为黄色或橙黄色结晶，能随水蒸气蒸馏，常有令人不适的臭味，对皮肤和黏膜有刺激性，易被还原成相应的对苯二酚。

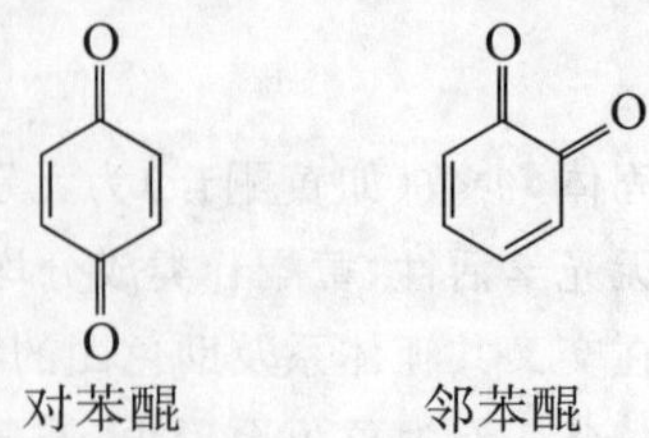
对苯醌　　邻苯醌

2. 萘醌类(naphthoquinones)

萘醌有三种可能结构，但天然的萘醌仅有 α-萘醌。如胡桃醌(juglone)存在于核桃未成熟的果皮(青皮)中，有抗出血的活性。指甲花醌(lawsone)来自凤仙花的叶，其甲醚存在于凤仙花的花中，具有强烈的杀霉菌作用。

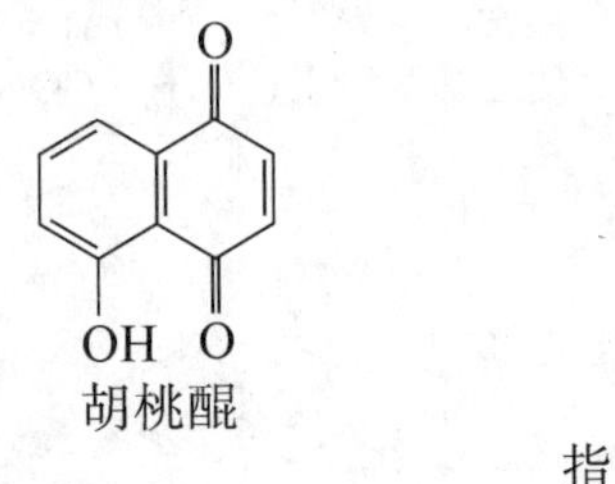

胡桃醌

指甲花醌 R=H
指甲花醌甲醚 R=CH_3

3. 菲醌类(phenanthraquinones)

菲醌类包括邻菲醌和对菲醌，如丹参的主要药效成分是菲醌的衍生物。丹参中的醌类化合物多为橙色、红色至棕红色的结晶，少数为黄色。如总丹参酮可用于治疗金黄色葡萄球菌等引起的疖、痈、蜂窝织炎、痤疮等疾病。由丹参酮ⅡA 制得的丹参酮ⅡA 磺酸钠注射液可增加冠状动脉血流量，临床上治疗冠心病、心肌梗死有效。

邻菲醌　对菲醌　丹参酮ⅡA R=H　丹参新酮甲
丹参酮ⅡA 磺酸钠盐 R=SO_3Na

4. 蒽醌类(anthraquinones)

蒽醌是广泛存在于植物界的一种色素，是许多生药如大黄、何首乌、虎杖等的有效成分。目前已经发现的蒽醌类化合物近 200 种，主要分布于高等植物中，其他则主要存在于真菌及地衣类中，在动物及细菌中也偶有发现，而且在真菌、地衣和动物中存在的蒽醌类化合物的结构往往比较特殊，这类化合物具有多方面的生物活性，是醌类化合物中最重要的一类物质。常见的蒽醌类化合物见表 3-2。

1,4,5,8位为α位
2,3,6,7位为β位
9,10位为中位

蒽醌

表 3-2 常见的蒽醌类化合物

分类	代表化合物及结构		R_1	R_2	典型生药
①大黄素型(羟基分布于两侧苯环上，多呈黄色)	(结构式)	大黄酚(chrysophanol)	H	CH_3	大黄、决明子
		大黄素(emodin)	OH	CH_3	
		大黄素甲醚(physcion)	OCH_3	CH_3	
		芦荟大黄素(aloe-emodin)	H	CH_2OH	
		大黄酸(rhein)	H	COOH	

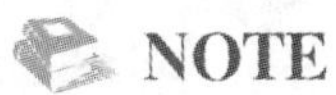

续表

分类	代表化合物及结构	典型生药
②茜草素型（羟基分布于一侧苯环上，颜色较深，多呈橙黄色至橙红色）	茜草素：R_1 OH，R_2 H，R_3 H 羟基茜草素：R_1 OH，R_2 H，R_3 OH 伪羟基茜草素：R_1 OH，R_2 COOH，R_3 OH	茜草
③二蒽酮衍生物（两分子的蒽酮脱去一分子氢后相互结合而成，分为中位连接和 α 位相连）	中位二蒽酮 α位二蒽酮 番泻苷 A 番泻苷 B	番泻叶
④萘骈二蒽酮衍生物	金丝桃素 伪金丝桃素	贯叶连翘、小连翘

知识拓展

3-1

（二）分布与活性

醌类化合物是一类在自然界分布广泛的化合物，主要存在于高等植物的蓼科、茜草科、鼠李科、百合科、豆科等以及低等植物地衣类和菌类的代谢产物中，是生药大黄、何首乌、虎杖、芦荟、丹参等的有效成分。

醌类化合物具有多方面的生物活性，如致泻、抗菌、利尿和止血等，还有一些醌类化合物具有抗癌、抗病毒、解痉平喘等作用。

（三）理化性质与鉴别

1. 理化性质

醌类化合物无酚羟基取代，近乎无色；取代基越多，颜色越深。游离蒽醌多有完好的结晶，具有升华性，常压下加热可升华而不分解。如：大黄酚与大黄酚甲醚的升华温度为 124 ℃，芦荟大黄素为 185 ℃，大黄素为 206 ℃，大黄酸为 210 ℃，一般升华温度随酸度的增强而升高。小分子的苯醌、萘醌具有挥发性，能随水蒸气蒸馏；蒽醌苷很难得到完好的结晶。

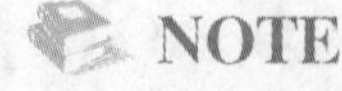

醌类化合物多具有酸性，使其呈酸性的基团常见的有酚羟基、羧基、烯醇基等。

2. 鉴别试验

醌类化合物的显色反应包括 Feigl 反应、无色亚甲蓝显色试验、Bornträger's 反应、Kesting-Craven 反应以及与金属离子的反应。显色反应取决于其氧化还原性质以及分子中的酚羟基的性质。

(1)Feigl 反应：醌类衍生物在碱性条件下加热与醛类、邻二硝基苯反应，生成紫色化合物。此反应是醌的通性，所有具醌核的化合物均可发生此反应。

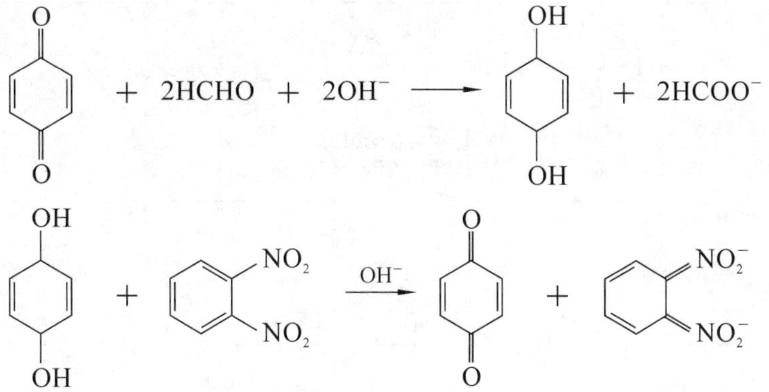

$$\text{(对苯醌)} + 2HCHO + 2OH^- \longrightarrow \text{(对苯二酚)} + 2HCOO^-$$

$$\text{(对苯二酚)} + \text{(邻二硝基苯)} \xrightarrow{OH^-} \text{(对苯醌)} + \text{(}NO_2^-\text{, }NO_2^-\text{)}$$

(2)无色亚甲蓝显色试验：无色亚甲蓝乙醇溶液(1 mg/mL)专用于检识苯醌及萘醌。样品在白色背景下呈现出蓝色斑点，可区别蒽醌。苯醌和萘醌因醌核上有活泼质子，可反应，而蒽醌无。

(3)碱液呈色反应：在碱性溶液中，羟基醌类颜色发生改变并加深，多呈橙色、红色、紫红色及蓝色，如羟基蒽醌类化合物遇碱显红色至紫红色，称为 Bornträger's 反应。该反应可区别含羟基的蒽醌与蒽酚衍生物。该反应是鉴别生药中羟基蒽醌类成分的常用方法之一。

(4)Kesting-Craven 反应：当苯醌及萘醌类化合物的醌环上有未被取代的位置时，在碱性条件下与含活性次甲基的试剂，如与乙酰乙酸酯、丙二酸酯等反应，呈蓝绿色或蓝紫色。蒽醌类化合物因醌环上不含有未被取代的位置，故不发生该反应，此点可用于区别苯醌及萘醌类化合物。

(5)与金属离子的反应：蒽醌类化合物，如具有 α-酚羟基或邻二酚羟基，则可与 Pb^{2+}、Mg^{2+} 等金属离子形成络合物，反应生成的沉淀或反应后的颜色可用于蒽醌类化合物的鉴别。

(四)定量分析方法

利用蒽醌类化合物在紫外区有吸收，可用 UV-Vis 测定生药中的总蒽醌的含量。单体醌类成分的测定多用 HPLC，如《中国药典》(2020 年版)先用 HPLC 测定何首乌中总蒽醌和游离蒽醌的含量，再计算出结合蒽醌的含量。

四、香豆素类化合物

香豆素(coumarin)是一类具有苯骈 α-吡喃酮母核的天然产物的总称。在结构上可看作顺式邻羟基桂皮酸分子内脱水形成的内酯，具有芳香气味。

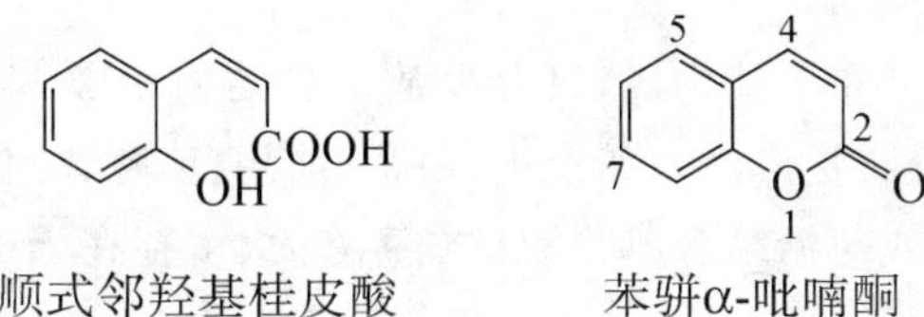

顺式邻羟基桂皮酸　　苯骈α-吡喃酮

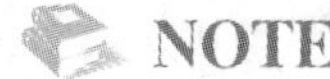

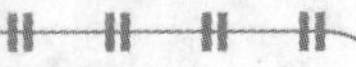

(一)结构特征和分类

香豆素类化合物在植物体内由桂皮酸经氧化、环合而成。几乎所有的香豆素类化合物都含有 7-氧取代基。根据香豆素类化合物母核苯骈 α-吡喃酮环上有无取代基、7-羟基与 6,8-异戊烯基成环情况等,将香豆素类化合物分为简单香豆素、呋喃香豆素、吡喃香豆素和其他香豆素,见表 3-3。

表 3-3　香豆素类化合物的分类

分类		结构	典型生药
简单香豆素		七叶苷(esculin)　R=glu 七叶内酯(esculetin) R=H	秦皮
呋喃香豆素	线形(linear)	补骨脂内酯	补骨脂
	角形(angular)	茴芹内酯(pimpinellin)	牛防风、白芷
吡喃香豆素	线形(linear)	美花椒内酯	美洲花椒树皮
	角形(angular)	黄盔芹素	伞形科植物岩风和黄盔芹的根
其他香豆素 (在苯骈 α-吡喃酮环上有取代基)		逆没食子酸	大戟科、胡桃科、蔷薇科的多种生药

知识拓展 3-2

(二)分布与活性

香豆素类化合物广泛分布于植物界,只有少数来自动物和微生物。在伞形科、豆科、芸香科、茄科和菊科等植物中分布更广泛。如秦皮、白芷、前胡、茵陈、补骨脂等。在植物体内,香豆素类化合物常以游离状态或与糖结合成苷的形式存在,大多存在于植物的花、叶、茎和果中,通常以幼嫩的叶芽中含量较高。

NOTE

香豆素类化合物具有多种生物活性，如：补骨脂内酯具有光敏活性，用于治疗白癜风；双七叶内酯具有较强的抗菌活性。

（三）理化性质与鉴别

1. 理化性质

游离香豆素多为结晶性物质，具有固定的熔点。分子量小的香豆素类化合物具有芳香气味、挥发性及升华性，能随水蒸气蒸馏。香豆素苷一般呈粉末状或晶体状，无挥发性及升华性。香豆素类化合物在可见光下为无色或浅黄色结晶，在紫外光下可见蓝色荧光。7-位导入羟基后，荧光增强，甚至在可见光下也能看到荧光。一般香豆素遇碱后荧光加强。7-羟基香豆素在8-位引入羟基，荧光则消失。

香豆素的内酯环不稳定，容易在碱性条件下水解，可用来进行鉴别。

2. 鉴别反应

(1)异羟肟酸铁反应(内酯的显色反应)：在碱性条件下，香豆素内酯开环，并与盐酸羟胺缩合成异羟肟酸，再在酸性条件下与 Fe^{3+} 络合成盐而显红色。

(2)与酚类试剂的反应：具有酚羟基，可与 $FeCl_3$ 试剂产生颜色反应；若酚羟基的对位未被取代，或 6-位上没有取代基，其内酯环碱化开环后，可与 Gibb's 试剂、Emerson 试剂反应。

①Gibb's 反应：符合以上条件的香豆素乙醇溶液在弱碱性条件下，2,6-二氯(溴)醌氯亚胺试剂与酚羟基对位活泼氢缩合成蓝色化合物。

②Emerson 反应：符合以上条件的香豆素在碱性溶液中，2%的 4-安替比林和 8%的铁氰化钾试剂与酚羟基对位活泼氢缩合成红色化合物。

（四）定量分析方法

香豆素类化合物在紫外区有特征吸收，可采用 UV-Vis 测定生药中总香豆素的含量。单体香豆素的测定多采用 HPLC，如《中国药典》(2020 年版)中白芷中欧前胡素的含量测定。

五、木脂素类化合物

木脂素(lignan)是一类由 2～4 分子苯丙素衍生物(C_6—C_3单体)聚合而成的天然化合物，多数呈游离状态，少数以苷的形式存在。木脂素分布于植物的木质部和树脂中，且在开始析出时呈树脂状，故而得名。通常指其二聚体，少数可见三聚体、四聚体。

（一）结构特征和分类

组成木脂素的单体有 4 种：桂皮酸(偶有桂皮醛)、桂皮醇、烯丙苯、丙烯苯。根据结构，可分为简单木脂素、环木脂素、联苯木脂素、双四氢呋喃类木脂素、聚木脂素等。

1. 简单木脂素

如来源于菊科植物牛蒡的果实(牛蒡子)，含有牛蒡子苷及其苷元，具有扩张血管、降低血压的作用。

牛蒡子苷元

鬼臼毒素

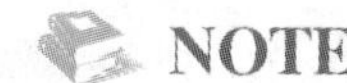

2. 环木脂素

如来源于小檗科植物桃儿七的干燥根茎的鬼臼毒素(podophyllotoxin),具有抗小细胞肺癌、淋巴癌、白血病、睾丸肿瘤等的作用。

3. 联苯木脂素

如来源于木兰科植物五味子果实的五味子素(schizandrin)和五味子醇(schizandrol),具有抗肝炎作用。来源于厚朴或凹叶厚朴的干燥干皮、根皮或枝皮的厚朴酚(magnolol)、和厚朴酚(honokiol),具有镇静、松弛肌肉的作用。

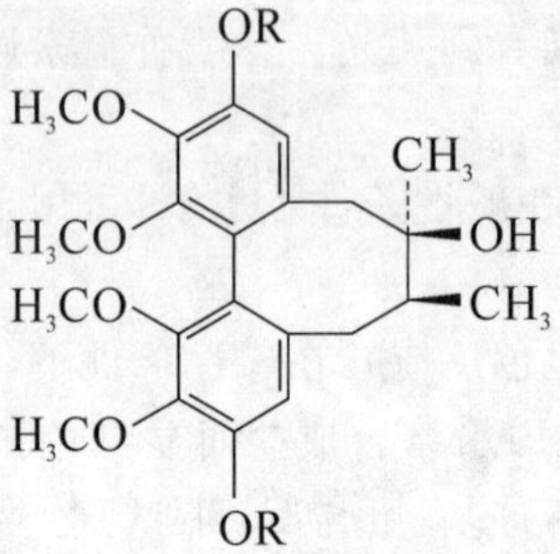

R=H　五味子醇

R=CH_3　五味子素

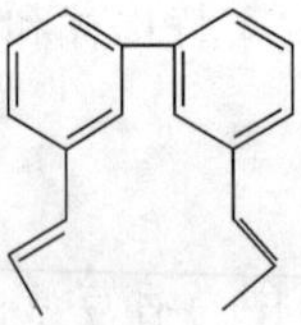

新木脂素 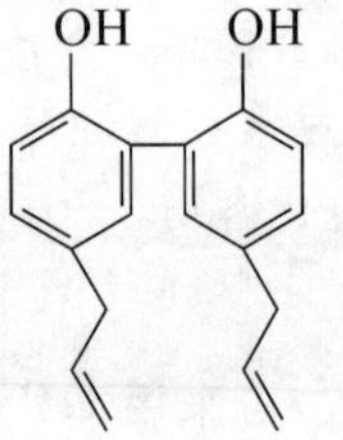　　厚朴酚 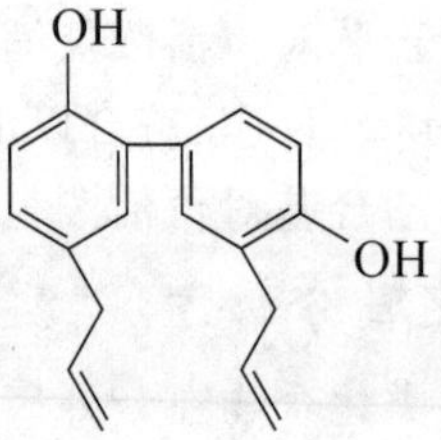　　和厚朴酚

4. 双四氢呋喃类木脂素

双四氢呋喃类木脂素又称双环氧木脂素。如连翘脂素(forsythoside A)等。

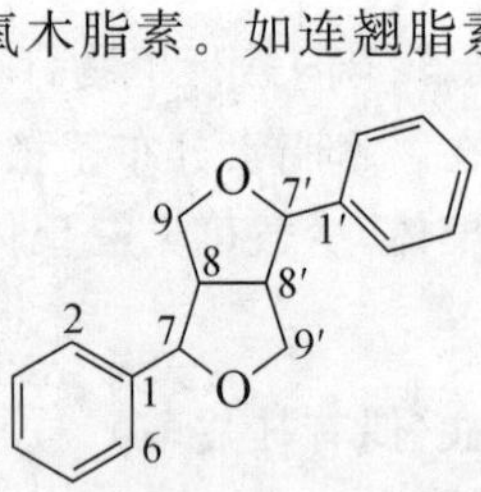

双环氧木脂素

5. 聚木脂素

如存在于丹参中的丹酚酸乙(salvianolic acid B)。

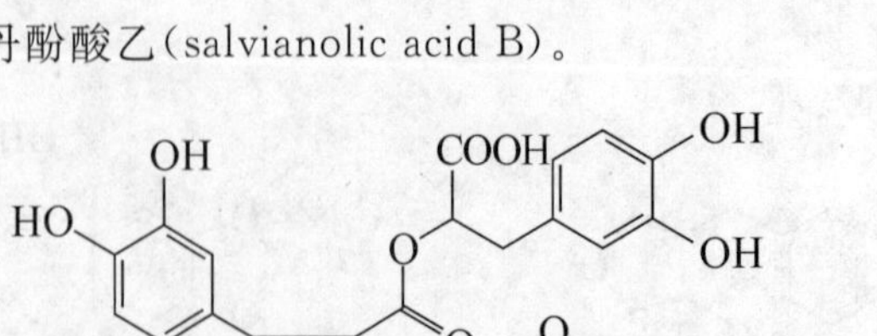

丹酚酸乙

NOTE

（二）分布与活性

木脂素主要分布于芸香科、小檗科（鬼臼）、木兰科（厚朴、五味子）、木犀科（连翘）、蒺藜科等植物中，具有多种生物活性。如：五味子中的五味子甲素具有保肝、降低血清谷丙转氨酶的作用，临床上主要用于治疗慢性肝炎；厚朴酚与和厚朴酚具有镇静和松弛肌肉作用。

（三）理化性质与鉴别

木脂素多数为游离型，多数为无色结晶，但新木脂素不易结晶；一般无挥发性，少数具升华性，如去甲愈创木酸；常有不对称碳原子或不对称中心，多数具有光学活性，遇酸易异构化，而木脂素的生物活性与其立体结构有一定关系；一般木脂素类没有荧光，在紫外光下呈暗斑。常用的检识方法主要是针对木脂素结构中的官能团进行鉴别。

（1）三氯化铁反应：鉴别酚羟基。

（2）Labat 反应（没食子酸、浓硫酸）：鉴别亚甲二氧基，阳性呈蓝绿色。

（3）Ecgrine 反应（变色酸、浓硫酸）：鉴别亚甲二氧基，阳性呈蓝紫色。

（4）异羟肟酸铁反应：检查含有内酯环的木脂素。

（四）定量分析方法

具有亚甲二氧基的木脂素可与变色酸反应生成有色络合物，可用 UV-Vis 测定此类木脂素的总含量；具有联苯环辛烯结构的木脂素均有相近波长的紫外吸收，可用 UV-Vis 测定此类木脂素的总含量。单体木脂素化合物的测定多用 HPLC，如《中国药典》（2020 年版）采用 HPLC 测定五味子中五味子醇甲的含量。

六、萜类化合物

萜类化合物（terpens）是所有异戊二烯聚合物及其含氧衍生物的总称。开链萜烯一般符合通式 $(C_5H_8)_n$，其衍生物不符合。而萜类化合物主要是以各种含氧衍生物存在于自然界中，少数为含 N、S 的衍生物。

（一）结构特征和分类

（1）根据异戊二烯的单位分类：如半萜、单萜、倍半萜等，见表 3-4。

表 3-4 萜类化合物的分类

分类	碳原子数	通式 $(C_5H_8)_n$	分布
半萜	5	$n=1$	植物叶
单萜	10	$n=2$	挥发油
倍半萜	15	$n=3$	挥发油
二萜	20	$n=4$	树脂、苦味质、植物醇
二倍半萜	25	$n=5$	植物病菌，昆虫代谢物
三萜	30	$n=6$	皂苷、树脂、植物乳汁
四萜	40	$n=8$	植物胡萝卜素
多聚萜	>40	$(C_5H_8)_n$	橡胶、硬橡胶

（2）根据碳环的有无和多少进行分类，见表 3-5。

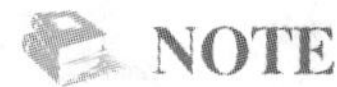
NOTE

表 3-5　萜类代表化合物的结构

结构	类型	特点
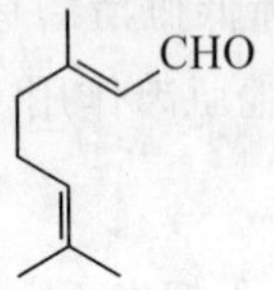 柠檬醛	链状单萜(挥发油)	存在于香茅属植物柠檬草 *Cymbopogon citratus* Stapf 等多种植物挥发油中,具有止痛、驱蚊的作用
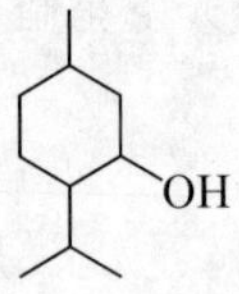 薄荷醇 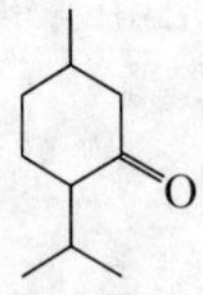　薄荷酮	单环单萜(挥发油)	存在于唇形科植物薄荷的全草中,二者都是薄荷挥发油的主要成分,具有微弱的止痛、止痒、局麻作用
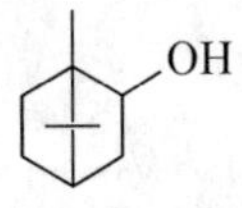 D-龙脑	双环单萜(挥发油)	习称冰片,存在于白龙脑香树(右旋体)及艾纳香全草(左旋体)的挥发油中,具有发汗、兴奋、解痉挛、防虫蛀、抗缺氧的作用
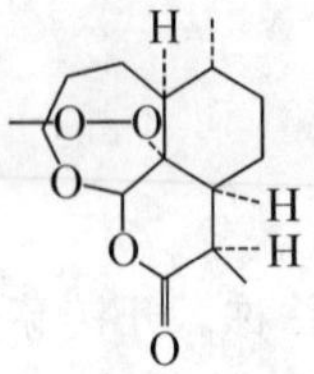 青蒿素	环状倍半萜(是挥发油高沸程的主要组成成分,是萜类化合物中数目、骨架结构类型最多的一类)	存在于菊科植物黄花蒿的地上干燥部分,具有抗疟作用,其抗疟作用的活性基团是过氧基
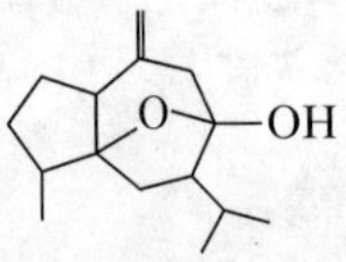 莪术醇	倍半萜(薁类化合物:由五元环与七元环骈合而成的非苯芳环骨架。熔点较高,颜色较深,一般为蓝色、紫色)	存在于姜科植物温郁金的干燥根茎的挥发油中,具有抗肿瘤作用
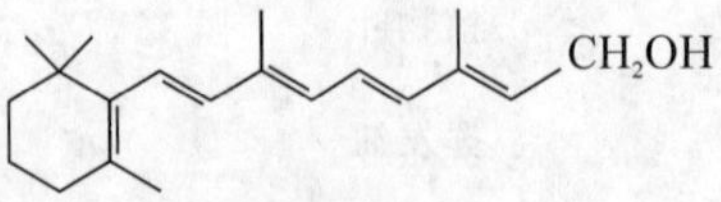 维生素A	环状二萜	主要存在于动物肝脏,如鱼肝油中。维生素 A 与眼睛视网膜内的蛋白质结合,形成光敏感色素,是保持夜间正常视力的必要物质基础
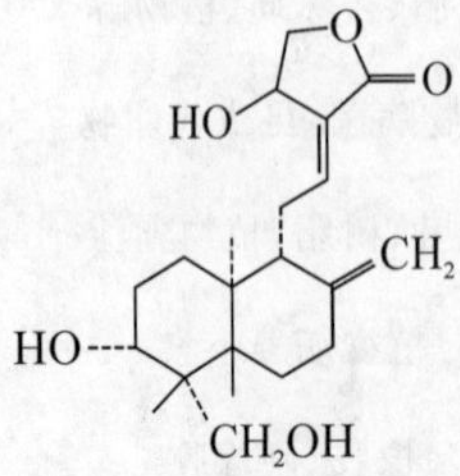 穿心莲内酯	双环二萜	存在于爵床科植物穿心莲叶子中,其水溶性不好,多将其制备成衍生物。具有抗菌消炎作用

（二）分布与活性

萜类化合物是天然物质中最多的一类化合物，如挥发油、橡胶、树脂及胡萝卜素等，许多具有较强生理或生物活性的物质被应用于临床。如紫杉醇具有抗癌生物活性，银杏内酯(ginkgolide)是治疗心血管病的有效成分，青蒿素(artemisinin)具有抗疟活性等。

（三）理化性质与鉴别

低分子萜类（如单萜、倍半萜）多为油状液体，少数为固体，具有特殊香气。二萜和二倍半萜多为结晶性固体，无挥发性。

大多数萜类具有不对称碳原子，具有光学活性，且多有异构体存在。萜类化合物亲脂性强，易溶于醇及脂溶性有机溶剂。

（四）定量分析方法

单萜和倍半萜成分常用 GC 及 GC-MS 测定，二萜以上的单体成分一般用 HPLC 测定，针对结构特点选用 UV 或 ELSD 检测器。

七、环烯醚萜类化合物

（一）结构特征和分类

环烯醚萜(iridoid)是蚁臭二醛(iridodial)的缩醛衍生物，具有环戊烷环烯醚萜和裂环烯醚萜(secoiridoid)两种基本骨架的单萜类化合物。

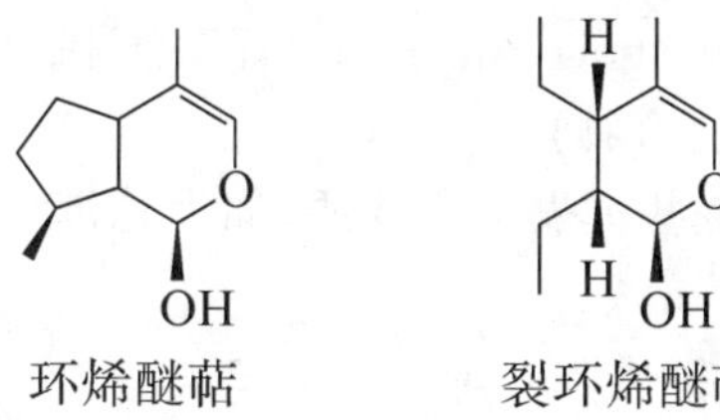

环烯醚萜　　裂环烯醚萜

（二）分布与活性

环烯醚萜主要分布于玄参科（玄参、地黄）、龙胆科（龙胆、秦艽）、茜草科、忍冬科等植物中。生物活性多种多样，如栀子主要活性成分栀子苷(gardenoside)和京尼平苷(geniposide)具有泻下和促进胆汁分泌的利胆作用；龙胆的主要有效成分龙胆苦苷(gentiopicroside)具有保护肝脏、抗氧化、抗炎、镇痛及抗肿瘤等作用；地黄中降血糖的活性成分为梓醇(catalpol)，该化合物具有利尿和缓泻的功效。

（三）理化性质与鉴别

环烯醚萜苷和裂环烯醚萜苷为白色结晶体或无定形粉末，多具有旋光性、吸湿性，味苦。环烯醚萜苷类化合物分子量一般较小，大多具有极性官能团，偏亲水性，易溶于水、甲醇，可溶于乙醇、丙酮和正丁醇，难溶于三氯甲烷、乙醚、苯等亲脂性有机溶剂。

环烯醚萜苷对酸很敏感，其苷键极易被酸水解，生成的苷元具有半缩醛结构，很不稳定，易发生聚合反应，在不同水解条件（温度、酸度等）下，产生不同的颜色变化或沉淀。如玄参、地黄等炮制加工后变黑，均因含有环烯醚萜苷类。

环烯醚萜分子结构中具有半缩醛羟基，性质很活泼，能与一些试剂产生颜色反应，可用于环烯醚萜及其苷的鉴别。

(1)氨基酸反应：游离的苷元与氨基酸加热，产生深红色至蓝色，最后生成蓝色沉淀。

(2)醋酸-铜离子反应：苷元溶于冰醋酸，加少量 Cu^{2+}，加热，显蓝色。

环烯醚萜成分多数能产生吡喃衍生物的特征颜色反应，如与 Shear 试剂（盐酸与苯胺按 1∶15混合）反应产生各种颜色。

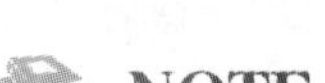
NOTE

（四）定量分析方法

利用环烯醚萜苷类与 Shear 试剂等反应，在紫外区有吸收，采用 UV-Vis 测定其总量。单体环烯醚萜苷类化合物一般采用 HPLC 测定，如地黄中梓醇的含量测定。

八、挥发油

挥发油（volatile oil）又称精油，是一类具有芳香气味的油状液体的总称。在常温下能挥发，可随水蒸气蒸馏。

（一）结构特征和分类

挥发油主要由以下一些结构的化合物组成。

1. 萜类化合物

挥发油中的萜类成分，主要是单萜、倍半萜及其含氧衍生物，如薄荷油、樟脑等。

挥发油中含氧衍生物含量不多，但生物活性较强，香气浓郁，代表挥发油的特有香气成分，是挥发油中有价值的部分。非含氧的单萜烯和倍半萜烯在挥发油中含量较高，但没有显著的香气。

2. 芳香族化合物

含量仅次于萜类化合物，具有 C_6-C_3 骨架结构，分为两类。一类是萜源衍生物，如姜黄烯等；另一类是苯丙烷类衍生物，如桂皮醛、茴香醚、丁香酚等。

3. 脂肪族化合物

主要是小分子的化合物，如正癸烷（*n*-decane）存在于桂花的头香成分中和小分子醇、醛及酸类化合物，如正壬醇（*n*-nonyl alcohol）存在于陈皮挥发油中。

4. 其他类化合物（含 S、N 的化合物）

除上述三类化合物外，还有一些挥发油样物质，如大蒜油（garlic oil）等，也能随水蒸气蒸馏，故也称为挥发油。

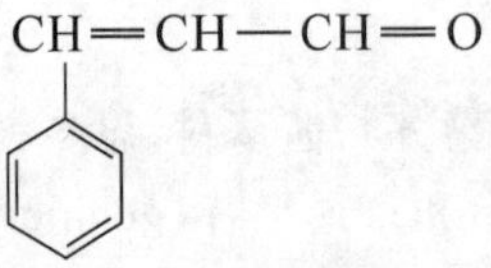

CH═CH—CH═O　　OCH_3　　H_2C—CH═CH_2　OCH_3　OH

桂皮醛 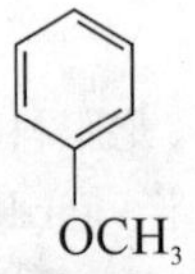　　茴香醚 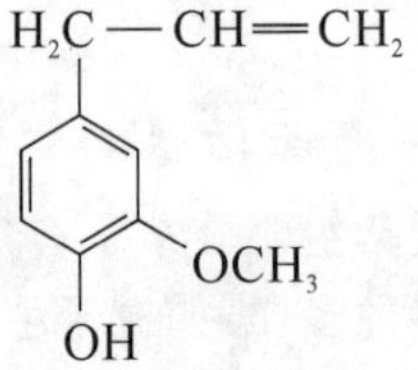　　丁香酚

H_2C═CH—CH_2—S(═O)—S—CH_2—CH═CH_2

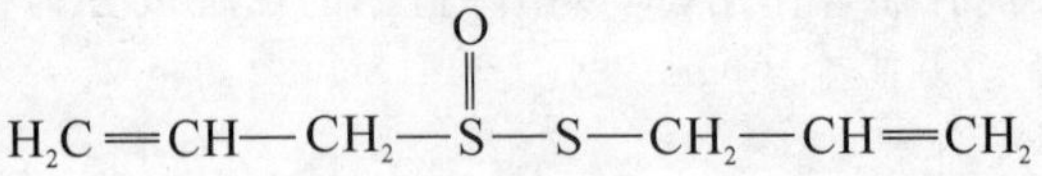

大蒜辣素

（二）分布与活性

挥发油主要存在于种子植物，尤其是芳香植物中；存在于植物的特殊组织，如腺毛、油室、油管、分泌细胞或树脂道中。如唇形科（薄荷、荆芥、藿香）、菊科（苍术、艾叶、白术）、芸香科（陈皮、吴茱萸、枳实）、姜科（生姜、豆蔻）、伞形科（小茴香、当归、川芎）、桃金娘科（桉叶、丁香）等。

挥发油多数以油滴形式存在，部分以苷的形式存在，少数与树脂、黏液共存。挥发油多具有祛痰、止咳、平喘、驱风、健胃、解热、镇痛、抗菌、消炎作用。

（三）理化性质与鉴别

1. 性状

（1）颜色：常温下大多数无色或呈淡黄色。有的因含有薁类成分而具有特殊颜色，如麝香草油显红色等。

(2)气味:大多数具有特殊而浓烈的香气和辛辣味,少数具有特殊气味,如鱼腥草具有腥味。挥发油的气味是判断和鉴别其质量优劣的一个重要依据。

(3)形态:常温下为透明液体。低温时某些挥发油可析出“脑”。

(4)挥发性:常温下可自行挥发而不留持久性的油斑。此性质可与脂肪油加以区别。

(5)溶解性:挥发油难溶于水,易溶于有机溶剂。挥发油在高浓度乙醇中全部溶解,在低浓度乙醇中只能溶解一定量。

2. 物理常数

(1)沸点:挥发油由多种成分组成,无固定沸点,沸点通常为 70~300 ℃。

(2)相对密度:多数比水轻(d=0.85~1.06);少数比水重,如丁香油。

(3)旋光性:几乎都有旋光性(+97°~+177°)。

(4)折光性:挥发油具有强折光性,折光率为 1.43~1.61。

3. 鉴别方法

(1)一般检查:利用其挥发性进行检查。将样品溶解在石油醚中,滴在滤纸上,如能挥散不留油斑,则为挥发油,较纯;如留油斑,则可能含有脂肪油。

(2)物理常数测定:鉴定挥发油常用的物理常数有折光率、比旋度、相对密度。一般状况下先测定其折光率。若折光率不合格,则提示挥发油品质不合格,其余项目不检查。

(3)色谱检识:常用薄层色谱法(TLC)和气相色谱法(GC)。薄层色谱法多采用硅胶 G、2~3 级中性氧化铝为吸附剂,单向二次展开。常用显色剂分两大类:一类是通用显色剂,浓硫酸-香草醛或浓盐酸-香草醛,喷后 105 ℃加热;另一类是挥发油各官能团显色剂,常用的有以下几种。

①碱性高锰酸钾溶液:如在粉红色背景上产生黄色斑点,则表明含有不饱和化合物。

②异羟肟酸铁试剂:如斑点显淡红色,则可能是酯和内酯类化合物。

③三氯化铁试剂:如斑点显绿色或蓝色,表明含有酚类物质。

④2,4-二硝基苯肼试剂:如有黄色斑点,表明含有醛或酮类化合物。

⑤0.05%溴酚蓝乙醇溶液:如有黄色斑点,表明含有酸类化合物。

气相色谱法是目前挥发油分离、鉴别、含量测定等应用较广的一种方法,挥发油的指纹图谱大多采用气相色谱法。

(四)定量分析方法

生药中挥发油通常采用水蒸气蒸馏法提取进行测定。《中国药典》(2020 年版)挥发油测定法有甲法和乙法,分别适用于相对密度小于 1 和大于 1 的挥发油的测定。分析挥发油的组成常用 GC 或 GC-MS。

九、皂苷类化合物

皂苷(saponin)是螺甾烷及其生源相似的甾族化合物的低聚糖苷或三萜类化合物的低聚糖苷。皂苷是存在于植物界的一类结构复杂的苷类化合物,水溶液振摇时可生成持久性的似肥皂泡沫状物,故名皂苷。

(一)结构特征和分类

皂苷由皂苷元与糖构成。组成皂苷的糖常见的有葡萄糖、半乳糖、鼠李糖、阿拉伯糖、木糖、葡萄糖醛酸和半乳糖醛酸等。

根据苷元的化学结构将其分为两类。即甾体皂苷(steroid saponin)和三萜皂苷(triterpenoid saponin)。

1. 甾体皂苷

苷元为螺旋甾烷类的皂苷,多由 27 个碳原子所组成;主要存在于薯蓣科、百合科和玄参科

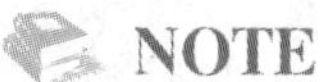

等植物中；分子中不含羧基，呈中性。常见的甾体皂苷有菝契皂苷、薯蓣皂苷。

菝契皂苷

薯蓣皂苷

2. 三萜皂苷

皂苷元是三萜的衍生物，大多由 30 个碳原子组成。这类皂苷多存在于五加科和伞形科等植物中，其种类比甾体皂苷多，分布也更为广泛。根据其苷元的结构可分为四环三萜（tetracyclic triterpenoid）和五环三萜（pentacyclic triterpenoid）。如来源于多孔菌科真菌茯苓的茯苓酸（pachymic acid）、来源于五加科植物人参的主根、侧根或茎叶中的 20(*S*)-原人参三醇（protopanaxatriol）等属于四环三萜；来源于豆科植物乌拉尔甘草根茎的甘草次酸（glycyrrhetinic acid）、来源于菊科植物蒲公英的羽扇豆醇（lupeol）属于五环三萜。

茯苓酸

20(*S*)-原人参三醇

甘草次酸

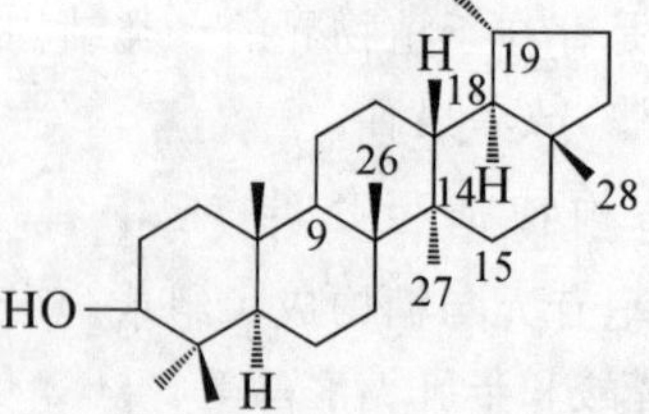

羽扇豆醇

（二）分布与活性

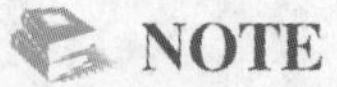

皂苷在植物界分布很广，许多生药都含有皂苷，如人参、三七、知母、远志、甘草、桔梗、柴胡

等；皂荚能用来洗衣服，就是由于其中含有皂苷类化合物。

皂苷有很强的生物活性，如生药远志、桔梗等有祛痰止咳的功效；人参皂苷能增进 DNA 和蛋白质的生物合成，提高机体的免疫力。甘草酸具有促进肾上腺皮质激素分泌的作用，并有止咳和治疗胃溃疡的功效。还有的皂苷具有抗菌、解热、镇静、抗癌等生物活性。

（三）理化性质与鉴别

1. 理化性质

皂苷分子量大，大多为无色或乳白色无定形粉末，而皂苷元大多有完好的结晶。皂苷大多有苦味和辛辣味，粉末对人体黏膜有强烈的刺激性，可反射性地促进呼吸道黏液腺分泌，使浓痰稀释，易于排出。如桔梗、远志、枇杷叶、紫菀等止咳化痰药均含有皂苷。少数皂苷具有显著而强烈的甜味，对黏膜刺激性弱，如甘草皂苷。大多数皂苷具有吸湿性。

皂苷有降低水溶液表面张力的作用，多数皂苷的水溶液振荡后可产生持久性泡沫，并且不因加热而消失。皂苷有使红细胞破裂的作用，称为溶血性。皂苷在高等动物的消化道中不被吸收，故口服无溶血毒性。

2. 鉴别方法

(1)发泡试验：此试验可与蛋白质产生的泡沫进行区别，并可以区分甾体皂苷及三萜皂苷。蛋白质水溶液可以产生泡沫，但加热后蛋白质凝固泡沫消失；而皂苷水溶液泡沫不因加热而消失。

区别甾体皂苷及三萜皂苷：取 2 支相同试管，分别加入 0.1 mol/L 盐酸 5 mL、0.1 mol/L 氢氧化钠 5 mL，然后加入等量样品，振摇 1 min，如果两管泡沫高度相同，则样品为三萜皂苷，如果加碱试管泡沫比加酸试管中泡沫高，保存时间长，则样品为甾体皂苷。

(2)显色反应：皂苷在无水条件下，与浓酸或 Lewis 酸作用，会出现颜色变化或显荧光，最常用的显色鉴定反应为 Liebermann-Burchard 反应，即在试管中将少量样品溶于乙酸酐，再沿试管壁加入浓硫酸，如两液层交界面呈紫红色则为阳性反应。

（四）定量分析方法

生药中总皂苷的含量可以利用皂苷与香草醛-高氯酸的显色，采用紫外-可见分光光度法测定，如麦冬中总皂苷的含量测定。单体皂苷化合物多采用 HPLC-UV 测定含量，如北柴胡中柴胡皂苷 a 和柴胡皂苷 d 的含量测定。但由于皂苷的紫外吸收多是在 203 nm 左右的末端吸收，有时不适用于某些皂苷类成分的测定，此时多用蒸发光散射检测器（ELSD）代替 UV 检测器，如黄芪中黄芪甲苷的含量测定。

十、强心苷

强心苷（cardiac glycoside）是指自然界存在的一类对心脏有显著生物活性的甾体苷类，可用于治疗充血性心力衰竭及节律障碍等心脏疾病，由强心苷元及糖缩合而成，其苷元是甾体衍生物，所连接的糖有多种类型，但多是特殊的 2-去氧糖。

（一）结构特征和分类

强心苷结构复杂，是由甾体衍生物及糖缩合而成的苷，所连接的糖多是特殊的去氧糖，甾体部分的立体结构也与一般甾醇类不同。

强心苷由甾体母核与 C_{17} 位取代的不饱和内酯环组成。根据 C_{17} 位上连接的不饱和内酯环的不同，强心苷可分为甲型强心苷和乙型强心苷。甲型强心苷也称强心甾烯，乙型强心苷也称蟾蜍甾二烯或海葱甾二烯。

1. 强心甾烯类

C_{17} 位连接的是五元不饱和内酯环。在已知的强心苷元中，绝大多数属于强心甾烯类。如：洋地黄毒苷元（digitoxigenin）来源于毛花洋地黄及紫花洋地黄的叶中，具有强心作用。

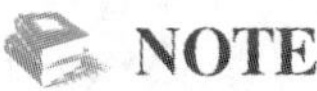

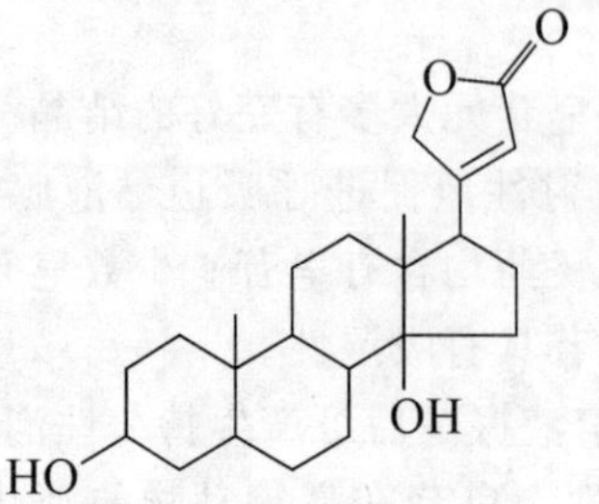

甲型强心苷

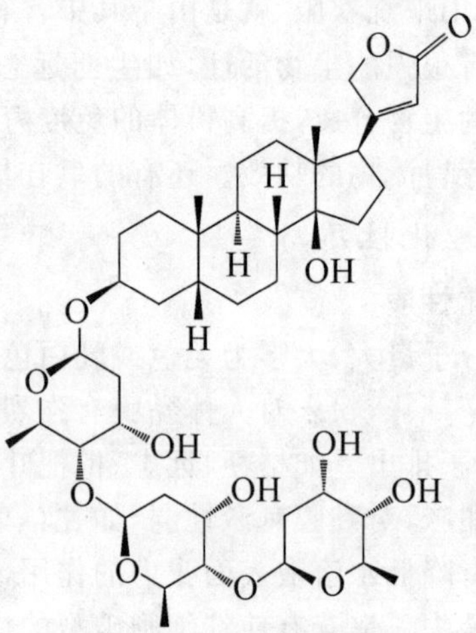

洋地黄毒苷

2. 蟾蜍甾二烯类

C_{17}位连接的是六元不饱和内酯环，其母核称蟾蜍甾或海葱甾。自然界中仅少数几种强心苷属于这一类型。如海葱苷 A(scillaren A)来源于海葱，具有强心作用。

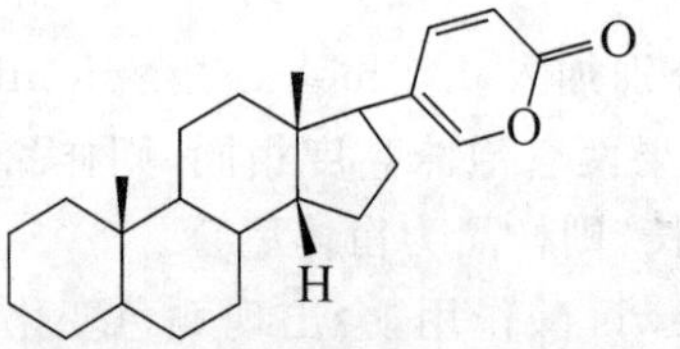

乙型强心苷

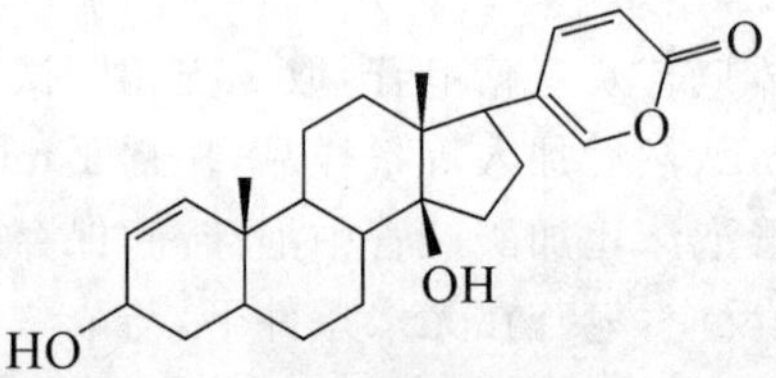

海葱苷元

(二)分布与活性

强心苷存在于多种有毒的植物中，主要在植物的果、叶、鳞茎和根中。如玄参科的毛花洋地黄、紫花洋地黄，夹竹桃科的毒毛旋花、黄花夹竹桃、羊角拗等，其他还有萝藦科、百合科、毛茛科、卫矛科、大戟科、桑科、豆科、梧桐科等。

强心苷为心脏兴奋剂，主要作用是延长传导时间，兴奋心肌。强心苷主治慢性心脏病、心代偿失效及重症心房纤维颤动等。

(三)理化性质与鉴别

强心苷多为无色晶体或无定形粉末，中性物质，有旋光性，对黏膜有刺激性。

强心苷一般可溶于水、甲醇、乙醇、丙酮等极性溶剂，难溶于乙醚、苯、石油醚等非极性溶剂。强心苷遇到强酸易发生水解或脱水，遇到无机碱(KOH、NaOH)内酯环易开环。

强心苷的颜色反应很多，根据颜色反应发生在分子的不同部位可以分为以下几种。

1. 作用于甾体母核的反应

一般在无水条件下，经强酸(如硫酸、磷酸、高氯酸)、中等强度的酸(如三氯乙酸)或 Lewis 酸(如三氯化锑、二氯化锌等)的作用，甾体化合物经脱水形成双键、双键移位，分子间缩合形成共轭双键体系，并在浓酸溶液中形成多烯碳正离子的盐而呈现一系列的颜色变化。常见的有乙酐浓硫酸反应(Liebermann-Burchard 反应)、Tschugaev 反应、Salkowski 反应、三氯乙酸-氯胺 T(chloramine T)反应、三氯化锑反应。

2. 作用于 α、β 不饱和内酯环的反应

甲型强心苷在碱性醇溶液中，双键由 20(22)转移到 20(21)，生成 C_{22} 活性亚甲基，能与下列活性亚甲基试剂作用而显色，乙型强心苷不能产生活性亚甲基，无此类反应。

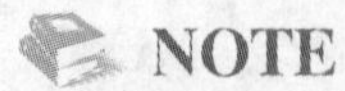

(1)亚硝酰铁氰化钠试剂(Legal反应):取样品乙醇提取液2 mL,水浴蒸干,残渣用1 mL吡啶溶解,加3%亚硝酰铁氰化钠溶液和2 mol/L NaOH溶液各2滴,若含有甲型强心苷,则显示深红色。

(2)间二硝基苯试剂(Raymond反应):取样品乙醇提取液1 mL,加间二硝基苯试剂2滴,稍后滴入20% NaOH溶液,若含有甲型强心苷,则显示深红色或蓝紫色。此法也可作为纸色谱的显色剂。

(3)3,5-二硝基苯甲酸试剂(Kedde反应):取样品乙醇提取液1 mL,加碱性3,5-二硝基苯甲酸试剂3~4滴,若含有甲型强心苷,则显示深红色或红色。此法也可作为纸色谱和薄层色谱的显色剂。

(4)碱性苦味酸试剂(Baljet反应):取样品乙醇提取液1 mL,加碱性苦味酸试剂1~2滴,若含有甲型强心苷,则显示橙红色或橙色。此法也可以作为含量测定的方法。

3. 2-去氧糖的显色反应

(1)Keller-Kiliani(K-K)反应:取样品1 mg,用冰醋酸5 mL溶解,加20%的三氯化铁水溶液1滴,混匀后倾斜试管,沿管壁缓慢加入浓硫酸5 mL,两液层接触处显棕色,冰醋酸层显蓝色。

(2)与对二甲氨基苯甲醛的反应:将样品的醇溶液点于滤纸上,喷对二甲氨基苯甲醛试剂,于90 ℃加热30 s,可显灰红色斑点。

(四)定量分析方法

利用强心苷中α,β-五元不饱和内酯环易与某些芳香硝基化合物(如间二硝基苯)形成有色加成物,采用紫外-可见分光光度法测定生药中总强心苷的含量。

单体强心苷可用HPLC或柱前衍生化GC测定。

十一、生物碱

生物碱(alkaloid)是指一类存在于天然生物界的含氮原子的碱性有机物,多数生物碱分子具有较复杂的环状结构,且氮原子在环状结构内,大多呈碱性,一般具有生物活性。但低分子胺类(如甲胺、乙胺等)、非环甜菜因类、氨基酸、氨基糖、肽类(肽类生物碱除外)、蛋白质、核酸、核苷酸、卟啉类、维生素类等不属于生物碱。

(一)结构特征和分类

在植物体内,除以酰胺形式存在的生物碱外,少数碱性极弱的生物碱以游离的形式存在,绝大多数以盐的形式存在,个别生物碱则以氮氧化物的形式存在,如氧化苦参碱。

按照化学结构骨架,生物碱可分为有机胺类(amine)、莨菪烷类(tropine)、异喹啉类(isoquinoline)、喹啉类(quinoline)、吲哚类(indole)、喹唑啉类(quinazoline)、吡啶类(pyridine)、吡咯类(pyrrolidine)、嘌呤类(purine)、萜类(terpenoid)等。常见生物碱及其代表化合物见表3-6。

表3-6 常见生物碱及其代表化合物

分类	结构	分布与功效
有机胺类	H_3CO, H_3CO, H_3CO, $NHCOCH_3$, O, OCH_3 秋水仙碱	来源于百合科植物丽江山慈菇的茎,有抗癌作用

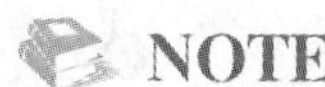

续表

分类	结构	分布与功效
吡啶类	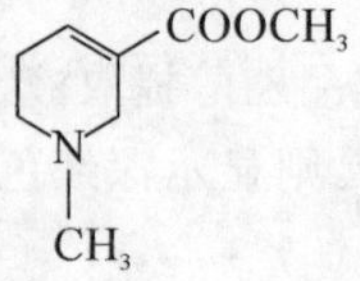 槟榔碱	来源于棕榈科植物槟榔的种子，有驱绦虫的作用
莨菪烷类	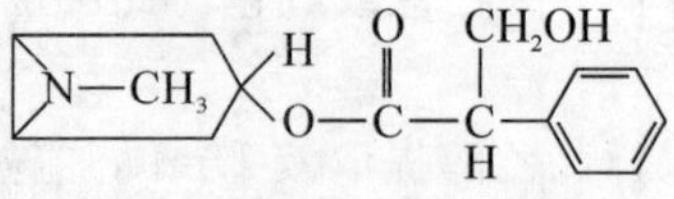 莨菪碱/阿托品	来源于茄科植物白曼陀罗的花，有解痉、镇痛、解毒的作用
异喹啉类	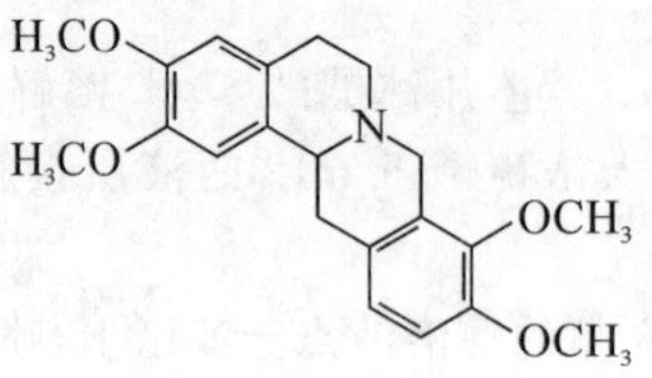 延索胡乙素	来源于罂粟科植物延胡索的块茎，有镇静、止痛的作用
吲哚类	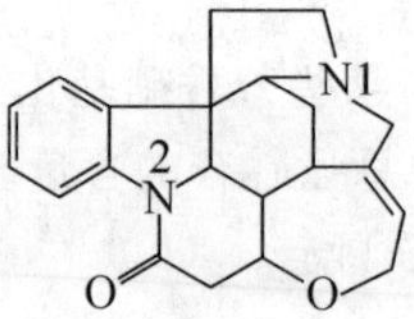 番木鳖碱	来源于马钱科植物马钱的种子，有兴奋中枢神经的作用
吡咯里西啶类	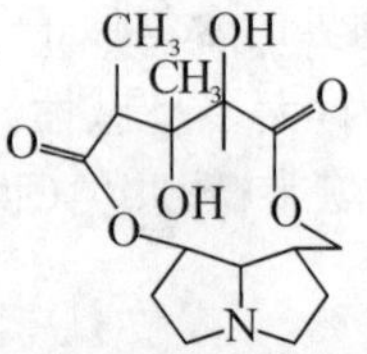 野百合碱	来源于豆科植物野百合的全草，有抗癌活性
萜类	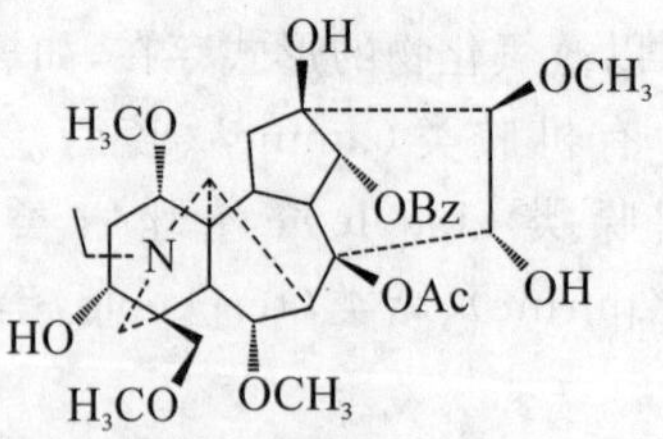 乌头碱	来源于毛茛科植物乌头的根，有镇痛作用

（二）分布与活性

生物碱主要分布在高等植物中，如毛茛科、防己科、茄科等植物中。低等植物只在蕨类、菌类的个别植物中含有生物碱，如麦角菌含有的麦角生物碱。生物碱在植物体的各个器官均存在，但对某一种植物来说，往往是集中在某一个器官，如麻黄生物碱主要分布在髓部，防己生物碱主要分布在根部，黄柏生物碱主要分布在树皮部等。生物碱大多有生物活性，是许多生药的

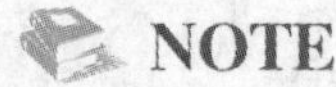

有效成分。如：吗啡有镇痛活性，麻黄碱具有平喘作用，可待因有止咳作用，小檗碱有抗菌、消炎作用，罂粟碱有松弛平滑肌作用，莨菪碱可解痉和解有机磷中毒等。

（三）理化性质与鉴别

1. 理化性质

多数生物碱呈结晶形固体，有些呈非晶形粉末状；少数生物碱为液体状态，这类生物碱分子中多无氧原子，或氧原子结合为酯键，个别生物碱具有挥发性，如麻黄碱；极少数生物碱具有升华性，如咖啡因。

大多数生物碱具苦味，少数生物碱具有其他味道，如甜菜碱为甜味。绝大多数生物碱无色，仅少数具有较长共轭体系结构的生物碱呈不同的颜色。如小檗碱和蛇根碱显黄色，小檗红碱显红色。

凡具有手性碳原子或本身为手性分子的生物碱，则具有旋光性。反之则无，如小檗碱没有旋光性。生物碱的旋光性受溶剂、pH 等因素的影响。如麻黄碱在氯仿中呈左旋光性，而在水中则呈右旋光性；烟碱在中性条件下呈左旋光性，而在酸性条件下则呈右旋光性。生物碱的生物活性与其旋光性有关。通常左旋体的生物活性比右旋体强，如乌头中存在的左旋去甲乌头碱具有强心作用，但存在于其他植物中的右旋去甲乌头碱则无强心作用。又如左旋莨菪碱的扩瞳作用较右旋莨菪碱强 100 倍等。也有少数生物碱右旋体的生物活性较左旋体强，如右旋古柯碱的局部麻醉作用强于左旋古柯碱。

2. 鉴别方法

最常用的鉴别方法是生物碱的沉淀反应和显色反应。

(1)生物碱的沉淀反应：利用大多数生物碱在酸性条件下，与某些沉淀剂反应生成弱酸不溶性复盐或络合物沉淀。常见的沉淀试剂及反应结果见表 3-7。

表 3-7 常见的生物碱沉淀试剂

试剂类型	试剂名称	试剂组成	反应结果
碘化物复盐类	碘-碘化钾试剂	$KI \cdot I_2$	红棕色沉淀
	碘化汞钾试剂	K_2HgI_4	类白色沉淀
	碘化铋钾试剂	$KBiI_4$	黄色至橘红色沉淀
重金属盐类	硅钨酸试剂	$SiO_2 \cdot 12WO_3 \cdot nH_2O$	淡黄色或灰白色沉淀
	磷钼酸试剂	$H_3PO_4 \cdot 12MoO_3 \cdot 2H_2O$	白色或黄褐色沉淀
	磷钨酸试剂	$H_3PO_4 \cdot 12WO_3 \cdot 2H_2O$	白色或黄褐色沉淀
大分子酸类	苦味酸试剂	苦味酸	黄色结晶
	苦酮酸试剂	苦酮酸	黄色结晶
其他	雷氏铵盐试剂	$NH_4[Cr(NH_3)_2(SCN)_4]$	红色沉淀或结晶

为了检识的准确性，一般选用三种以上的沉淀试剂进行反应，如果均有生物碱的沉淀反应，可判断为阳性结果。但是，极少数生物碱不能与一般生物碱沉淀试剂发生反应。如麻黄碱、咖啡因与多数生物碱沉淀试剂不能发生反应，因而只能用其他检识反应鉴别。

有些非生物碱类物质也能与生物碱沉淀试剂产生沉淀反应，如蛋白质、多糖、氨基酸、鞣质等。因此制备供试品溶液时，需要净化处理除去这些物质，避免其干扰而导致得出错误的结论。

(2)生物碱的显色反应：纯品生物碱单体能与一些浓无机酸为主的试剂反应，生成不同颜色的产物，常用于检识和区别个别生物碱（表 3-8）。

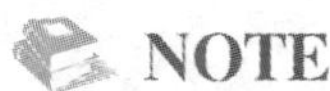
NOTE

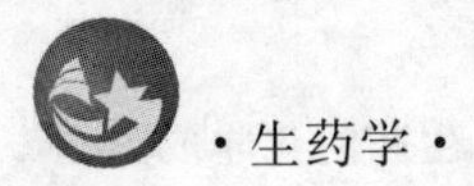

表 3-8 常见生物碱显色反应

试剂名称	试剂组成	颜色特征
Macquis 试剂	含少量甲醛的浓硫酸	吗啡呈紫红色 可待因呈洋红色至黄棕色 咖啡因不显色
Frohde 试剂	1%钼酸钠(铵)或 5%钼酸铵的浓硫酸溶液	小檗碱呈棕绿色 乌头碱呈黄棕色 可待因呈暗绿色至淡黄色 吗啡呈紫色转棕色
Mandelin 试剂	1%钒酸铵的浓硫酸溶液	莨菪碱呈红色 阿托品呈红色 奎宁呈橙色 吗啡呈蓝紫色

(四)定量分析方法

生物碱的定量分析方法大多是根据它的氮原子、双键或分子中官能团的理化性质而设计的。如重量法测定总生物碱是根据游离生物碱和生物碱盐在水和与水不相溶的有机溶剂中溶解度不同而设计的,也可以利用与沉淀试剂发生反应形成不溶性盐来进行设计。容量法则利用氮原子的碱性在水介质中进行中和滴定;又因为大多数生物碱在酸性溶液中可与某些重金属络盐定量产生沉淀,沉淀中金属或剩余试剂中的金属,经适当处理后,可以按容量法测定。比色法是测定总生物碱含量的重要方法之一,它是根据生物碱的官能团与特定试剂发生反应产生的颜色,如生物碱与酸性染料(如溴甲酚绿和溴麝香草酚蓝)在一定条件所生成的复合物颜色,利用比色法测定。另外,大多数生物碱分子结构中含有双键,在紫外区有吸收。因此可用 UV-Vis 在特定波长处测定吸收系数相近的总生物碱含量。同理,有荧光的生物碱可用荧光分光光度法测定。

单体生物碱多采用薄层色谱或柱色谱进行预分离,然后用 HPLC 测定。如《中国药典》(2020 年版)黄连中 4 种生物碱(小檗碱、表小檗碱、黄连碱和巴马亭),黄柏中小檗碱和黄柏碱的含量测定。益母草中盐酸水苏碱、盐酸益母草碱的含量测定分别采用 HPLC-ELSD、HPLC-UV。挥发性生物碱还可以用 GC 测定。

十二、鞣质

鞣质(tannin)是复杂的多元酚类化合物,由于它可用于鞣皮,故得名鞣质,又称鞣酸或单宁。

(一)结构特征和分类

鞣质的结构比较复杂,但按其水解情况可分为两类:可水解鞣质和缩合鞣质。

1. 可水解鞣质

可水解鞣质是由酚酸和多元醇通过苷键和酯键形成的化合物。由于分子中具酯键和苷键,在稀酸和酶的作用下,可水解成比较简单的化合物,而失去鞣质的性质。如没食子酸鞣质和逆没食子酸鞣质。

2. 缩合鞣质

组成缩合鞣质的基本单元是黄烷-3-醇,最常见的是儿茶素(catechin)和表儿茶素(epicatechin)。

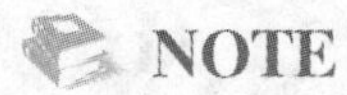

NOTE

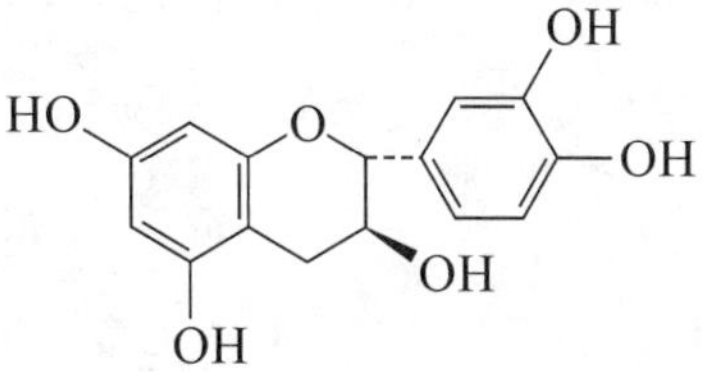

(+)-儿茶素

（二）分布与活性

鞣质主要分布在高等植物中，且主要存在于植物的皮部、根部、木部、叶和果实中，如石榴皮、儿茶树皮、合欢树皮等；另外某些寄生于植物体的昆虫所形成的虫瘿中的鞣质含量也很高，如五倍子中的鞣质含量为60%～70%。

鞣质主要用于止血、收敛和烧伤，有些还作为酶活性的抑制剂，还可降低血清和肝脏中尿素氮的含量。

（三）理化性质与鉴别

1. 理化性质

鞣质多数为无定形粉末，具有吸湿性。可溶于乙酸乙酯、丙酮、乙醇及水，不溶于亲脂性有机溶剂。鞣质为强还原剂，可还原 Fehling 试剂。

鞣质与蛋白质作用生成不溶于水的复合沉淀，如与明胶生成沉淀，此法可除去鞣质。皮革行业应用此性质制作鞣皮。

鞣质的水溶液与重金属盐作用生成沉淀，如加入醋酸铅试剂生成不溶于水的沉淀。

2. 鉴别方法

（1）与 $FeCl_3$ 作用：鞣质的水溶液与 $FeCl_3$ 作用生成蓝黑色或绿黑色溶液或沉淀。

（2）与铁氰化钾氨作用：鞣质与铁氰化钾氨溶液反应呈深红色，并很快变成棕色。

（3）与生物碱作用：鞣质的水溶液与生物碱生成难溶或不溶性的复盐沉淀。

（四）定量分析方法

总鞣质的测定有很多种方法，如重量法、容量法、紫外-可见分光光度法。《中国药典》（2020 年版）应用紫外-可见分光光度法测定石榴皮、地榆和五倍子中的总鞣质含量。

单体鞣质一般用 HPLC 测定，如《中国药典》（2020 年版）采用 HPLC 测定儿茶和五倍子中单体鞣质的含量。

十三、有机酸

有机酸（organic acid）是指分子结构中具有羧基（不包含氨基酸）的一类酸性有机化合物。

（一）结构特征和分类

有机酸按结构可分为脂肪族有机酸、芳香族有机酸。脂肪族有机酸包括饱和脂肪酸、不饱和脂肪酸、含脂环有机酸。如当归酸、乌头酸、延胡索酸。

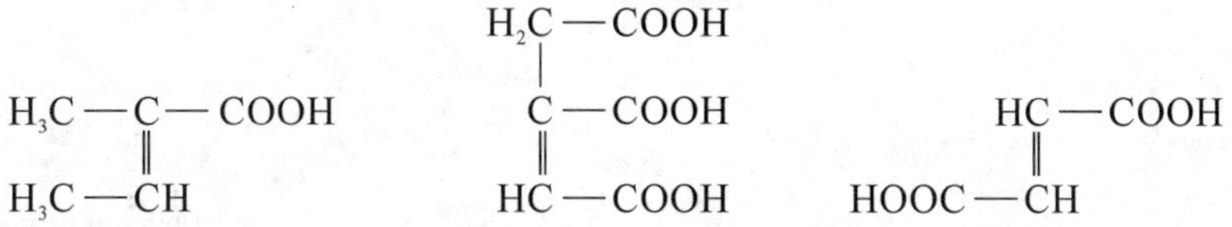

当归酸　　乌头酸　　延胡索酸

芳香族有机酸包括多酚酸类，常见的有咖啡酸、桂皮酸和原儿茶酸。

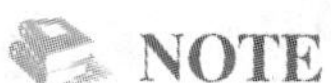

HC═CHCOOH（3,4-二羟基）　CH═CHCOOH　COOH（2,4-二羟基）

咖啡酸　桂皮酸　原儿茶酸

（二）分布与生物活性

有机酸广泛存在于植物的各种部位，但以游离形式存在的不多，多数与金属离子或生物碱结合成盐或酯存在。

有机酸种类很多，且具有多种生物活性，在抗菌、消炎方面表现尤为突出。如酒石酸、枸橼酸也作药用。有些特殊的有机酸是生药的有效成分，如五味子中的有机酸有止咳、平喘的功能；甘草酸具有抗炎、抗病毒、增强动物机体免疫力的功能；齐墩果酸具有消炎、镇静、强心、利尿、降血脂、降血糖等活性。

（三）理化性质与鉴别

常温下，低级脂肪酸（含 8 个 C 原子以下）及不饱和脂肪酸为液体，较高级的脂肪酸和芳香族有机酸多为固体。低级脂肪酸多易溶于水、乙醇；芳香族有机酸较难溶于水，易溶于乙醇和乙醚。

在有机酸的水溶液中加入氯化钙、醋酸铅或氢氧化钡溶液，能够生成相应的沉淀，此反应可用于鉴别有机酸。

（四）定量分析方法

总有机酸的含量可用电位滴定法及紫外-可见分光光度法（芳香族有机酸）测定；单体有机酸可用 HPLC-UV 测定，如《中国药典》（2020 年版）中金银花中的绿原酸、川芎和当归中阿魏酸的含量测定。

本章小结

第三章	学习要点
结构特征	苷、黄酮、醌、香豆素、木脂素、皂苷、强心苷等母核特点
分布、活性	各类型化合物的主要分布特点及活性
理化性质与鉴别	苷、黄酮、醌、香豆素、木脂素、皂苷、强心苷、生物碱等的基本理化性质及鉴别方法
定量分析方法	生药中总特征成分的测定一般采用 UV-Vis，单体成分的测定一般采用 HPLC

目标检测

目标检测答案

3-1

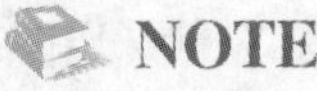

一、单项选择题

1. 构成黄酮类化合物的基本骨架是（　　）。

A. C_6-C_6-C_6　　B. C_3-C_6-C_3　　C. C_6-C_3　　D. C_6-C_3-C_6

2. 某生药粉末加水强力振摇后，产生持久性的泡沫，则该生药可能含有什么成分？（　　）

A. 皂苷　　B. 强心苷　　C. 糖苷　　D. 生物碱

3. 某生药粉末 0.1 g，加入碱液少许，滤液呈红色，加入适量盐酸酸化，红色消失，则提示该生药可能含有什么成分？(　　)

A. 黄酮类　　B. 羟基蒽醌类　　C. 香豆素类　　D. 木脂素类

4. 地黄中降血糖的主要成分是梓醇，其属于哪类化合物？(　　)

A. 挥发油　　B. 萜类　　C. 鞣质　　D. 环烯醚萜类

5. 苦杏仁中能够产生毒性的成分属于下列哪类苷？(　　)

A. 氰苷　　B. 硫苷　　C. 氮苷　　D. 碳苷

6. 生药补骨脂中的补骨脂内酯具有(　　)。

A. 抗菌作用　　B. 光敏作用　　C. 解痉、利胆作用　　D. 抗维生素样作用

7. 黄酮类化合物的酸性是因为其分子结构中含有(　　)。

A. 糖　　B. 羰基　　C. 酚羟基　　D. 氧原子

8. 生物碱不具有的特点是(　　)。

A. 分子中含 N 原子　　B. 具有碱性

C. 多数不稳定　　D. 显著而特殊的生物活性

9. 制剂时皂苷不适宜的剂型是(　　)。

A. 片剂　　B. 注射剂　　C. 冲剂　　D. 糖浆剂

10. 2-去氧糖常见于(　　)中。

A. 黄酮苷　　B. 蒽醌苷　　C. 三萜皂苷　　D. 强心苷

二、填空题

1. 根据苷键原子不同，苷分为氧苷、________、________和________。

2. 生药虎杖中的醌类属于________醌类，丹参中的醌类属于________醌类。

3. 单萜类化合物分子中的碳原子数为________个。

4. Molisch 反应的试剂组成是________与浓硫酸，用于鉴别________，反应现象是________。

5. 香豆素的基本母核为________。

三、简答题

1. 试述黄酮类化合物的基本母核及结构的分类依据。常见黄酮类化合物结构类型可分为哪几类？

2. 什么是鞣质？如何鉴别？

3. 蒽醌类化合物有哪些重要的颜色反应？

推荐阅读文献

[1] 吴立军. 天然药物化学[M]. 6 版. 北京：人民卫生出版社，2012.

[2] 杨秀伟. 生物碱[M]. 北京：化学工业出版社，2005.

[3] 杨峻山. 萜类化合物[M]. 北京：化学工业出版社，2005.

[4] 朱丹，袁芳，孟坤，等. 黄酮类化合物的研究进展[J]. 中华中医药杂志，2007，22(6)：387-389.

(曹伶俐)

NOTE

第四章　生药的鉴定

扫码看课件

4-1

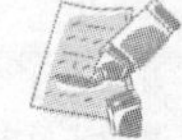

学习目标

1. 掌握:生药鉴定的内容与方法。
2. 熟悉:生药鉴定的目的和意义。
3. 了解:新技术在生药鉴定中的应用。

案例解析

4-1

案例导入

20世纪90年代,比利时等一些欧洲国家相继报道当地妇女因服用含中药的减肥制剂,导致多起肾脏中毒病例。其中有不少人出现肾间质纤维化,严重者甚至需要做肾移植或血液透析治疗。这些病例的出现被怀疑与服用该减肥制剂有关,经调查从减肥制剂中检测出了马兜铃酸,并且确定其中的马兜铃酸来源于配方中的药材广防已,而导致肾毒性的原因是本该使用防已科的粉防已而误用了马兜铃科的广防已。

问题:

1. 生药鉴定有何重要意义?
2. 粉防已和广防已有何区别?

第一节　生药鉴定的内容与方法

生药的鉴定(identification of crude drug)指依据现行版《中国药典》和相关法律法规等文件,利用传统的和现代的技术方法对生药的真实性、纯度及品质优良度进行评判,以保证临床用药的安全性和有效性。

一、生药鉴定的意义

生药鉴定可为生药品种的确定和质量标准的制定提供准确的科学依据,以保证生药品种的真实性及用药的安全、有效,同时在发掘利用新药源等方面,也具有十分重要的意义。生药鉴定的目的和意义在于以下几个方面。

(一)发掘中医药学遗产,整理中药品种

中医药是我国劳动人民数千年来与疾病做斗争所创造的物质财富,对中华民族的繁荣昌盛起着重要作用。我国幅员辽阔,中药种类繁多。由于历代本草记载、地区用药名称和使用习惯的不同,类同品、代用品和民间用药的不断出现,中药材中同名异物、同物异名,品种混乱现象普遍存在,直接影响药材质量,影响研究的科学性、生产的正确性及临床疗效。例如中药马鞭草,正品应为马鞭草科植物马鞭草 *Verbena officinalis* L. 而山东则以千屈菜科植物千屈菜

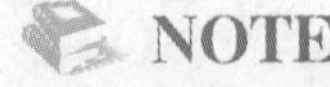

代替马鞭草入药，北京、甘肃以车前科植物车前的花和茎代替马鞭草用，均以形似马鞭而混称。因此，有必要对同名异物或同物异名的生药，通过调查研究，加以科学鉴定，澄清品名，进行品种整理，尽量做到一药一名，互不混淆，保证生药品种的真实性、有效性和安全性。

（二）制定生药质量标准，促进生药的标准化

生药品种的真实性，直接关系到临床疗效、实验研究和人员生命安全。生药在商品流通与临床应用中以假冒真或掺伪的情况时有发生，特别是贵重药材中发现较多。例如，牛黄为珍贵药材之一，为牛的胆囊或胆管、肝管结石，近几年在国产及进口牛黄中屡有伪品出现，其中有用淀粉加工的或用果实种子包以黄土等伪充的，甚至有用其他动物的结石冒充的。因而正确开展生药的鉴定研究，制定生药质量标准，使生药标准化、规范化，对保证和提高生药的品质，具有十分重要的意义。

（三）寻找和利用新药资源，发展中医药事业

随着我国医药事业的蓬勃发展，全国广泛开展的中药资源普查、民间用药调查整理，以及对常用中药材品种整理和质量研究工作的深入开展，不断涌现出疗效确切，资源丰富的新品种，如满山红、九里香、雷公藤、绞股蓝、两面针等。根据植物亲缘关系及地理分布，发掘本国资源。对过去长期依赖进口的部分生药，在国内已发现其亲缘植物或其代用品，并已投入生产。例如，中药沉香原产于印度尼西亚、越南、柬埔寨，为瑞香科植物沉香 *Aquilaria agallocha* Roxb 含树脂的木材，为我国长期进口药材，后经调查研究、分析鉴定发现，我国海南、广东、广西产的同属植物白木香 *A. sinensis*(Lour.)Gilg 可代替沉香入药。中药新资源的开发与应用，大大改变了单独依靠进口的局面。

二、生药鉴定的内容

生药收载在《中国药典》一部，收载的内容包括来源、性状、鉴别（包括显微鉴别和理化鉴别）、检查（包括杂质、水分、灰分、重金属及有害元素、农药残留、黄曲霉素、毒性成分等）、浸出物（包括水溶性浸出物、醇溶性浸出物等）、含量测定（有效成分、挥发油等）等，生药的鉴定通常围绕上述项目开展，涵盖了生药的真实性鉴定、纯度鉴定和品质优良度鉴定等内容。

三、生药鉴定的方法

《中国药典》(2020 年版)一部等法定标准收载了常用生药的鉴定内容；《中国药典》四部收载了药材和饮片取样法、药材和饮片检定通则、显微鉴别法、杂质检查法、水分测定法、灰分测定法、浸出物测定法、挥发油测定法、重金属检查、砷盐检查法等，都是具有法规性质的生药鉴定方法。现将部分常规操作方法叙述如下。

（一）生药的取样

取样是指选取供检定用生药样品的方法。取样的代表性直接影响检定结果的正确性。取样时应符合下列有关规定。

(1)取样前：应核对品名、产地、规格等级及包件式样，检查包装的完整性、清洁程度以及有无水迹、霉变或其他物质污染等情况，详细记录。凡有异常情况的包件，应单独检验并拍照存档。

(2)从同批生药包件中抽取供检验用样品的原则：总包件数不足 5 件的，逐件取样；5～99 件，随机抽 5 件取样；100～1000 件，按 5%比例取样；超过 1000 件的，超过部分按 1%比例取样；贵重生药，不论包件多少均逐件取样。

(3)取样部位：每一包件至少在 2 个不同部位各取样品 1 份；包件大的应从 10 cm 以下的深处在不同部位分别抽取；对破碎的、粉末状的或大小在 1 cm 以下的生药，可用采样器（探子）抽取样品；对包件较大或个体较大的生药，可根据实际情况抽取有代表性的样品。每一包件的

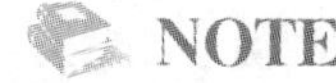

取样量:一般生药抽取 100～500 g,粉末状生药抽取 25～50 g,贵重生药抽取 5～10 g。

(4)样品总量:将抽取的样品混匀,即为抽取样品总量。若抽取样品总量超过检验用量数倍,可按四分法再取样,即将所有样品摊成正方形,依对角线划"×",使其分为四等份,取用对角两份;再如上操作,反复数次,直至最后剩余量能满足供检验用样品量。

(5)样品量的要求:最终抽取的供检验用样品量,一般不得少于检验所需用量的 3 倍,即 1/3 供实验室分析用,另 1/3 供复核用,其余 1/3 留样保存,保存期至少 1 年。

(二)杂质检查

生药中混存的杂质是指下列各类物质:①来源与规定相同,但其性状或部位与规定不符的物质;②来源与规定不符的物质,如杂草;③无机杂质,如沙石、泥块、尘土等。

其检查方法如下。

(1)取样:取规定量的供试品,摊开,用肉眼或放大镜(5～10 倍)观察,将杂质拣出;如其中有可以筛分的杂质,则通过适当的筛分,将杂质分出。

(2)称重与检测:将各类杂质分别称重,计算其在供试品中的含量(%)。当生药中混存的杂质与正品相似,难以从外观鉴别时,可称取适量,进行显微、化学或物理鉴别试验,证明其为杂质后,计入杂质重量中。对于个体较大的样品,必要时可破开,检查有无虫蛀、霉烂或变质情况。杂质检查所用的供试品量,除另有规定外,按生药取样法取样。

(三)水分测定

对生药进行水分测定是为了保证生药质量,防止其水分超限而发生霉变。测定用的供试品,一般先破碎成直径不超过 3 mm 的颗粒或碎片。直径和长度在 3 mm 以下的花类、种子和果实类药材,可不破碎。采用减压干燥法需先通过二号筛。

1. 烘干法

本法适用于不含或少含挥发性成分的样品。取供试品 2～5 g,平铺于干燥至恒重的扁形称量瓶中,厚度不超过 5 mm,疏松样品不超过 10 mm,精密称定,打开瓶盖于 100～105 ℃干燥 5 h,将瓶盖盖好,移至干燥器中,冷却 30 min,精密称定重量,再在上述温度下干燥 1 h,冷却,称重,至连续两次称重的差异不超过 5 mg 为止。根据减失的重量,计算供试品中含水量(%)。

2. 甲苯法

本法适用于含挥发性成分的药品。用化学纯甲苯直接测定,必要时甲苯可先加水少量,充分振摇后放置,将水层分离弃去,经蒸馏后使用。取供试品适量(相当于含水量 1～4 mL),精密称定,置于圆底烧瓶中,加甲苯约 200 mL,必要时加入玻璃珠数粒,将仪器各部分连接,自冷凝管顶端加入甲苯,至充满水分测定管的狭细部分。将圆底烧瓶置于电热套中或用其他适宜方法缓缓加热,待甲苯开始沸腾时,调节温度,使每秒钟馏出 2 滴。待水分完全馏出,即测定管刻度部分的水量不再增加时,将冷凝管内部先用甲苯冲洗,再用饱蘸甲苯的长刷或其他适宜的方法,将管壁上附着的甲苯推下,继续蒸馏 5 min,放冷至室温,拆卸装置,如有水附着在水分测定管的管壁上,可用蘸甲苯的铜丝推下,放置,使水分与甲苯完全分离(可加亚甲蓝粉末少量,使水染成蓝色,以便分离观察)。检读水量,并计算成供试品的含水量(%)。

3. 减压干燥法

本法适用于含有挥发性成分的贵重药品。取直径 12 cm 左右的培养皿,加入适量新制的五氧化二磷干燥剂,铺成 0.5～1 cm 的厚度,放入直径 30 cm 的减压干燥器中。测定时取供试品 2～4 g,混合均匀。分别取 0.5～1 g,置于已在供试品同样条件下干燥并称重的称量瓶中,精密称定,打开瓶盖,放入上述减压干燥器中,减压至 2.67 kPa(20 mmHg)以下,持续半小时,室温放置 24 h。在减压干燥器出口连接新制无水氯化钙干燥管,打开活塞,待内外压一致,关闭活塞,打开干燥器,盖上瓶盖,取出称量瓶迅速精密称定重量,计算供试品的含水量(%)。

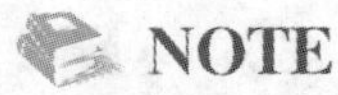

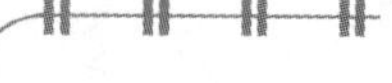

（四）灰分测定

生药中灰分的来源，包括生药本身经过灰化后遗留的不挥发性无机盐，以及生药表面附着的不挥发性无机盐类，即总灰分。同一种生药，在无外来掺杂物时，一般都有一定的总灰分含量范围。规定生药的总灰分限度，对保证生药的品质和纯净程度，有一定的意义。如果总灰分超过一定限度，表明掺有泥土、沙石等无机物质。

有些生药本身含有的无机物差异较大，尤其是含较多草酸钙结晶的生药，测定总灰分有时不足以说明外来无机物的存在，还需要测定酸不溶性灰分，即不溶于10%盐酸的灰分。因生药所含的无机盐类（包括钙盐）大多可溶于稀盐酸中而被除去，而来自泥沙等的硅酸盐类则不溶解而残留，故测定酸不溶性灰分能较准确地表明生药中是否有泥沙等掺杂物及其含量。

1. 总灰分测定法

供测定样品须粉碎，使其能通过二号筛，混合均匀后，称取供试品2～3 g（如需测定酸不溶性灰分，可取3～5 g），置于炽灼至恒重的坩埚中，称定重量（准确至0.01 g），缓缓炽热，注意避免燃烧，至完全炭化时，逐渐升高温度至500～600 ℃，使其完全灰化至恒重。根据残渣重量，计算供试品中总灰分的含量（%）。如供试品不易灰化，可将坩埚放冷，加热蒸馏水或10%硝酸铵溶液2 mL，使残渣湿润，然后置于水浴上蒸干，残渣照前法炽灼，至坩埚内容物完全灰化。

2. 酸不溶性灰分测定法

取上项所得的灰分，在坩埚中加入稀盐酸10 mL，用表面皿覆盖坩埚，置于水浴上加热10 min，表面皿用热蒸馏水5 mL冲洗，洗液并入坩埚中，用无灰滤纸滤过，坩埚内的残渣用蒸馏水洗于滤纸上，并洗涤至洗液不显氯化物反应为止，滤渣连同滤纸移至同一坩埚中，干燥，炽灼至恒重。根据残渣重量，计算供试品中酸不溶性灰分的含量（%）。

（五）浸出物测定

药材的活性成分或指标性成分不清或含量很低或尚无精确的定量方法时，将待测定的供试品粉碎，使其能通过二号筛，并混合均匀，采用水或其他适宜的溶剂对药材和饮片中可溶性物质进行测定，以药材浸出物的含量作为其质量标准。常用的有水溶性浸出物测定法、醇溶性浸出物测定法和挥发性醚浸出物测定法。

1. 水溶性浸出物测定法

（1）冷浸法：取供试品约4 g，精密称重，置于250～300 mL的锥形瓶中，精密加水100 mL，密塞，冷浸，前6 h内不停地振摇，再静置18 h，用干燥滤器迅速滤过，精密量取续滤液20 mL，置于已干燥至恒重的蒸发皿中，在水浴上蒸干后，于105 ℃干燥3 h，置于干燥器中冷却30 min，迅速精密称重，除另有规定外，以干燥品计算供试品中水溶性浸出物的含量（%）。

（2）热浸法：取供试品2～4 g，精密称重，置于100～250 mL的锥形瓶中，加入水50～100 mL，密塞，称重，静置1 h后，连接回流冷凝管，加热至沸腾，并保持微沸1 h。放冷后，取下锥形瓶，密塞，再称重，用水补足减失的重量，摇匀，用干燥滤器滤过。精密量取滤液25 mL，置于已干燥至恒重的蒸发皿中，在水浴上蒸干后，于105 ℃下干燥3 h，置于干燥器中冷却30 min，迅速精密称重，除另有规定外，以干燥品计算供试品中水溶性浸出物的含量（%）。

2. 醇溶性浸出物测定法

照水溶性浸出物测定法测定。除另有规定外，以各品种项下规定浓度的乙醇代替水为溶剂。

3. 挥发性醚浸出物测定法

取供试品（过四号筛）2～5 g，精密称重，置于五氧化二磷干燥器中干燥12 h，置于索氏提取器中，加乙醚适量，除另有规定外，加热回流8 h，取乙醚液，置于干燥至恒重的蒸发皿中，放置，挥去乙醚，残渣置于五氧化二磷干燥器中干燥18 h，精密称重，缓缓加热至105 ℃，并于105 ℃干燥至恒重。其减失重量即为挥发性醚浸出物的重量。

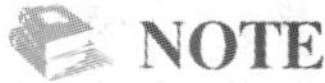

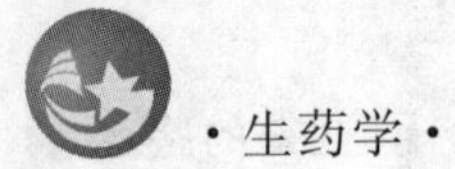

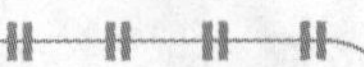

（六）挥发油测定

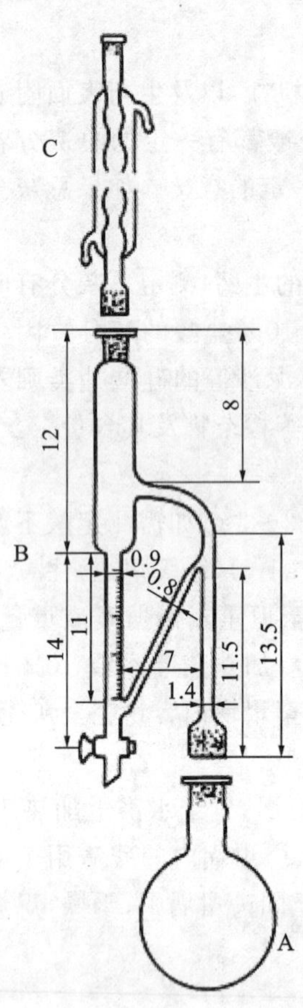

图 4-1　挥发油测定装置

挥发油是一类有挥发性、可随水蒸气蒸馏出来的油状液体，是许多生药的有效成分之一，如薄荷、藿香、当归、川芎等，通过对挥发油进行含量测定来评价生药的品质、控制生药的质量。

挥发油测定的原理：将含有挥发油的生药与水共同蒸馏，在低于100 ℃时，挥发油与水一起蒸馏出来，并凝集于刻度管中。冷却后，油水自动分为两层，根据刻度可以读出样品中挥发油的含量。该方法适用于含较多挥发油的生药。测定时，一般将生药样品粉碎过二号至三号筛，并混合均匀，测定装置如图 4-1 所示，图中 A 为 1000 mL（或 500 mL、2000 mL）的硬质圆底烧瓶，上接挥发油测定器 B，B 的上端连接回流冷凝管 C。以上各部均用玻璃磨口连接。挥发油测定器 B 应具有 0.1 mL 的刻度。全部仪器应充分洗净，并检查接合部分是否严密，以防挥发油逸出。测定方法有两种：甲法和乙法。

1. 甲法

本法适用于测定相对密度在 1.0 以下的挥发油。取供试品适量（相当于含挥发油 0.5～1.0 mL），称重（准确至 0.01 g），置于烧瓶中，加水 300～500 mL（或适量）与玻璃珠数粒，振摇混合后，连接挥发油测定器与回流冷凝管。自冷凝管上端加水使其充满挥发油测定器的刻度部分，并溢流入烧瓶时为止。圆底烧瓶置于电热套中或用其他适宜方法缓缓加热至沸，并保持微沸约 5 h，至挥发油测定器中油量不再增加，停止加热，放置片刻，开启挥发油测定器下端的活塞，将水缓缓放出，至油层上端到达刻度“0”线以上 5 mm 处为止。放置 1 h 以上，再开启活塞使油层下降至其上端恰与刻度“0”线平齐，读取挥发油量，并计算供试品中挥发油的含量（%）。

2. 乙法

本法适用于测定相对密度在 1.0 以上的挥发油。取水约 300 mL 与玻璃珠数粒，置于圆底烧瓶中，连接挥发油测定器。自挥发油测定器上端加水使其充满刻度部分，并溢流入烧瓶时为止，再用移液管加入二甲苯 1 mL，然后连接回流冷凝管。将烧瓶内容物加热至沸腾，并继续蒸馏，其速度以保持冷凝管的中部呈冷却状态为度。30 min 后，停止加热，放置 15 min 以上，读取二甲苯的容积。然后照甲法“取供试品适量”起，依法测定，自油层量中减去二甲苯量，即为挥发油量，再计算供试品中挥发油的含量（%）。

加入二甲苯的原因：由于二甲苯比重小于 1，且能与挥发油混溶而不能与水混合，故馏出的挥发油进入二甲苯层，两者的混合溶液仍比水轻，故可按甲法测定。加入的二甲苯先经蒸馏，使水中含饱和量的二甲苯，以提高准确度。

第二节　生药的基源鉴定

一、基源鉴定的定义

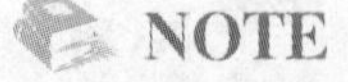

基源鉴定（identification of origin）又称来源鉴定，是应用植（动、矿）物分类学知识，对生物

的来源进行鉴定，确定其正确的学名以保证来源品种的正确性。基源鉴定的内容包括原植（动）物的科名、植（动）物名、拉丁名、药用部位，矿物药的类、族、矿石名或岩石名。基源鉴定是生药四大鉴定方法之一，是生药鉴定工作的基础，也是生药生产、资源开发和利用的依据。

二、基源鉴定的方法

1. 实地调查和采集标本

确定待鉴定标本的信息，了解待采集标本的基本特征和分布特点，实地调查，采集样本。

2. 观察植(动、矿)物形态

对完整的植（动、矿）物标本，借助工具仔细观察标本的形状特征。例如植物类样本，首先观察植物的根、茎、叶、花、果实等各种器官的形态特征。

3. 核对文献

根据观察到的标本形态特征，结合《中国植物志》《中国高等植物科属检索表》《中药志》《中药大辞典》和《中国药用植物图鉴》等文献资料，初步确定植物标本的科、属、种信息。

4. 核对标本

初步确定标本科、属、种信息后，可到有关植（动、矿）标本馆核对已定学名的标本。对于难确定的标本可以核对模式标本，或请专家鉴定。

第三节 生药的性状鉴定

性状鉴定（macroscopical identification）属于传统的经验鉴定方法。利用眼看、手摸、鼻闻、口尝、水试、火试等十分简便的方法来鉴别药材的外观性状，具有简单、易行、迅速的特点。生药及饮片的性状鉴定主要从形状、大小、色泽、表面特征、质地、折断面的特征、气、味等方面，或利用水试、火试等方法来鉴定。

一、性状鉴定的方法

“看”即仔细观察生药的形状、大小、色泽、表面特征和断面特征等，例如党参的“狮子盘头”、海马的“马头蛇尾瓦楞身”、防风的“蚯蚓头”、何首乌的“云锦纹”等。

“闻”即嗅生药散发出的气味，如辛凉香气、败油气、酸臭气等。例如人参气清香、当归气浓香、沉香气芳香等。

“尝”即用舌尖接触生药表面，或取少量生药入口咀嚼能感觉到的味感(剧毒药尝味要小心，尝后立即吐出并漱口)，如味辛、苦、极苦、甜而特异，口咀嚼有沙粒感、粘牙等。例如山楂味酸，黄连味微苦，大黄味苦而微涩、嚼之粘牙、有沙粒感。

“摸”即用手触摸生药，以判断生药的质地及折断面，如硬软、轻重、韧脆、弹柔及粉质、角质、油润、绵性、柴性、黏性等。例如荆三棱坚实体重，而泡三棱体轻。

水试法是利用生药在水中发生沉浮、溶解、颜色、透明度、膨胀性、旋转性、黏性、酸碱性等变化进行鉴别的方法。例如，红花泡水，水变金黄，花不褪色；熊胆粉末入水杯，逐渐溶解盘旋，黄线下垂杯底不扩散；胖大海热水浸泡，体积膨大呈絮状团等。

火试法是利用生药高温加热或燃烧后产生的特殊香气或臭气、颜色、烟雾、响声、膨胀、熔融、聚散等变化进行鉴别的方法。例如，青黛燃烧冒紫红色烟雾；海金沙燃烧有爆鸣声和闪光，无残留；麝香被灼烧后，产生浓郁香气，燃尽后留下白色粉末。

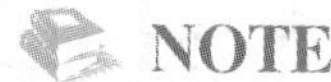

二、性状鉴定的要点

(一)根类生药性状鉴定的要点

(1)根无节、节间之分,一般无芽。

(2)根的形状,通常为圆柱形、长圆锥形、圆锥形或纺锤形等。主根常为圆柱形,如甘草、黄芪、牛膝等;或呈圆锥形,如白芷、桔梗等;有的呈纺锤形,如地黄、何首乌等。少数为须根系,多数细长的须根集中生于短的根茎上,如细辛、威灵仙、龙胆、徐长卿、茜草、紫菀。单子叶植物的根一般为须根系,有的须根先端膨大成纺锤形块根,如百部、郁金、麦冬等。

(3)根的表面常有纵皱纹或横纹,有的可见皮孔。有的根顶端带有根茎或茎基,根茎俗称"芦头",上有茎痕,俗称"芦碗"(如人参等)。

(4)双子叶植物根外有栓皮,横断面可见明显形成层环纹,环内木质部占比较大,自中心向外有放射状纹理(射线),无髓。单子叶植物根外常无栓皮,横断面可见内皮层环纹,皮层占比较大,中柱占比小,自中心向外无放射状纹理(射线),有髓。

(二)根茎类生药性状鉴定的要点

(1)表面有节和节间,节间常见退化的鳞片状叶,有时可见叶痕和叶芽等。

(2)根茎有根状茎、块茎、球茎、鳞茎等。根茎或成球形块茎,如天南星、半夏;或成圆柱形根状茎,如山药、石菖蒲;或成鳞茎形或扁圆形球茎,如浙贝母、川贝母;或成纺锤形块茎,如香附等。

(3)双子叶植物根茎表面常有栓皮,横断面可见形成层,有放射状的纹理,中央有明显的髓部。单子叶植物根茎表面无栓皮,横断面可见内皮层环纹,维管束小点散布,髓不明显。

(三)茎类生药性状鉴定的要点

(1)茎类生药以植物的地上茎或茎的一部分入药,多为木本植物的茎。茎或呈圆柱形,或呈方柱形或扁圆柱形,有明显的节和节间,有的节部膨大并残存小枝痕、叶痕或芽痕。

(2)茎类生药性状各异,包括茎藤,如鸡血藤;茎枝,如桂枝、桑枝等;带叶茎枝,如忍冬藤、络石藤等;带钩的茎刺,如钩藤;茎生棘刺,如皂角刺;茎的翅状附属物,如鬼箭羽;茎的髓部,如灯心草、通草。

(3)木质茎表面较粗糙,木栓层时有纵横裂纹,皮孔易察见;草质茎干缩后常形成纵向隆起的棱线及凹沟。双子叶植物茎的横断面呈放射状结构,草质茎木部不发达,髓疏松或成空洞,木质茎木部发达,皮部薄;单子叶植物茎不呈放射状结构,维管束散在,无明显的髓部。

(四)木类生药性状鉴定的要点

木类生药系树木形成层以内的部分,通常以心材入药,如沉香等。木类生药性状鉴定的要点主要是其形状、大小、表面、颜色、质地、折断面、气味以及横切面等,此外还可用水试、火试的方法鉴别。

(五)皮类生药性状鉴定的要点

(1)皮类生药指用木本双子叶植物或裸子植物茎或根形成层外的部分的生药,可分为枝皮、干皮或根皮。其构造由外向内依次为周皮、皮层、中柱鞘及韧皮部,有的外侧为一死亡组织,称为落皮层。有的则刮去外皮;从外形上观察通常呈板片状、卷片状、槽状、筒状或双筒状,较大的树干近地面处剥下的呈靴筒状。

(2)根皮形状:较不规则,卷曲度不均一。外表面通常有平滑、鳞片状、皱纹、裂纹、皮孔、着生钉刺或毛刺或附着有苔藓、地衣等斑块;内表面一般平滑,颜色较深,常因干燥收缩而形成纵皱纹,有时因内侧组织的纤维存在而形成纵纹理或网状皱纹,有的内表面可见一定形状的结晶性析出物。

(3)折断面的特征:根据皮的各部组织的组成及排列方式不同而异。富含薄壁组织而无纤维或石细胞群的易折断,断面平坦;富含石细胞群或含大量草酸钙簇晶的折断面呈颗粒性;含大量纤维的一般难折断,断面呈纤维性;组织中纤维束与薄壁细胞层相间排列,可层层剥离,呈层片状,折断时有胶质丝状物相连或有粉尘出现,说明组织中含有大量的淀粉粒。

(六)叶类生药性状鉴定要点

(1)叶类生药指采用植物的干燥叶的生药,大多为单叶,如大青叶、枇杷叶;也有为复叶的小叶,如番泻叶;也有为带叶的枝梢,如侧柏叶。

(2)鉴定次序:首先将皱缩的叶片湿润展平,观察叶的组成即单叶或复叶(如夹有枝梗,其叶痕在同一水平面上,叶痕旁无芽痕,则为复叶的小叶轴;若叶痕旁有芽痕,叶痕为互生或对生,则为茎枝)。再观察叶片的形状、大小、质地、色泽、叶尖、叶缘、叶基、上下表面特征及叶脉形状,叶柄的有无、长短及着生情况。观察叶上下表面特征时应注意有无角质层,是否光滑无毛,是否一面或两面被毛,毛茸生长部位、特征等;有的叶片对光透视可见透明的腺点。叶柄的平直或扭曲也有一定的鉴别意义。

(七)花类生药性状鉴定的要点

(1)花类生药包括完整的花、花序或花的某一部分。完整花有未开放的花蕾,如辛夷、槐米、金银花;有已开放的花朵,如红花。花序有已开放的如菊花,有未开放的如款冬花。花的某一部分如雄蕊(莲须)、柱头(西红花)、花粉(蒲黄)。

(2)以花朵入药者,要注意观察萼片、花瓣、雄蕊和雌蕊数目以及其着生位置、形状、颜色、被毛与否、气味等。以花序入药者,除单花的观察外,还需注意花序类别、形状、中轴、总苞片或苞片等性状。以花的某一部分入药者,要分述其药用部位特征等。

(八)果实类生药性状鉴定的要点

(1)果实类生药通常是采用完整成熟或将近成熟的果实,少数为幼果,如枳实;多数采用完整的果实,如枸杞子;有的采用果实的一部分或采用部分果皮或全部果皮,如陈皮、大腹皮等。还有采用带有部分果皮的果柄,如甜瓜蒂;或果实上的宿萼,如柿蒂;有的甚至仅采用中果皮部分的维管束组织,如橘络、丝瓜络;有的采用整个果穗,如桑椹。

(2)鉴定时应观察果实的类型、形状、大小、颜色、表面和横切面特征,以及有无残苞片、花萼、雄蕊、基柱、果柄、有无着生茸毛等。对完整的果实,还需注意所含种子的数目。

(九)种子类生药性状鉴定的要点

(1)完整的种子包括种皮和种仁,种仁又包括胚乳和胚。种子类生药的药用部位大多是完整的成熟种子,如苦杏仁。也有的采用种子的一部分,有的用种皮,如绿豆衣;有的用假种皮,如肉豆蔻衣、龙眼肉;有的用种仁,如肉豆蔻;有的用胚,如莲子心等。极少数为发酵加工品,如淡豆豉。

(2)种子类生药鉴定时应观察种子的形状、大小、颜色及表面特征,各种纹理、突起、茸毛等的有无,以及横、纵切面的特征,剥去种皮后,有无胚乳等。

(十)全草类生药性状鉴定的要点

(1)全草类生药或以草本植物的带根全草入药,如金钱草;或以草本植物茎叶、带叶的花枝和果枝、草质茎入药,如荆芥;或以小灌木草质茎入药,如麻黄。

(2)全草类生药鉴定时,应按其所包含的器官,如茎、叶、花、果实、种子等分别观察。全草类生药应观察全草的形状、大小、颜色及表面特征,横、纵切面特征等。全草类生药茎通常呈圆柱形或方柱形,如薄荷。新鲜的茎通常是绿色的,但也有带紫色或其他颜色,如荆芥茎表面呈紫红色。表面有的光滑无毛,有的被毛,有的有棱线和沟纹。髓部通常疏松,有的形成空洞。

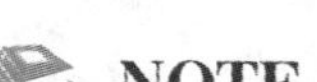

第四节　生药的显微鉴定

显微鉴定(microscopical identification)又称显微鉴别，是指利用显微镜来观察药材的组织构造、细胞形状以及内含物的特征，矿物的光学特性，以及利用显微化学方法，确定细胞壁及细胞内含物的性质或某些品种有效成分在组织中的分布，用以鉴定药材的真伪和纯度甚至品质，以及对中成药是否按处方规定投料进行鉴定，是生药鉴定的重要手段之一。

一、显微鉴定的方法

鉴别时选择具有代表性的供试品，根据各品种鉴别项的规定制片。制剂根据不同剂型适当处理后制片。

(一)显微制片

1. 横切片或纵切片制片

取供试品欲观察部位，经软化处理后，用徒手或滑走切片法，切成 10～20 μm 的薄片，必要时可包埋后切片。选取平整的薄片置于载玻片上，根据观察对象不同，滴加甘油醋酸试液、水合氯醛试液或其他试液 1～2 滴，盖上盖玻片。必要时滴加水合氯醛试液后，在酒精灯上加热透化，并滴加甘油乙醇试液或稀甘油，盖上盖玻片。

2. 粉末制片

供试品粉末过四号或五号筛，挑取少许置于载玻片上，滴加甘油醋酸试液、水合氯醛试液或其他适宜的试液，盖上盖玻片。必要时，按上法加热透化。

3. 表面制片

将供试品湿润软化后，剪取欲观察部位约 4 mm^2，一正一反置于载玻片上，或撕取表皮，加适宜的试液或加热透化后，盖上盖玻片。

4. 解离组织制片

将供试品切成长约 5 mm、直径约 2 mm 的段或厚约 1 mm 的片，如供试品中薄壁组织占大部分。木化组织少或分散存在，采用氢氧化钾法，若供试品质地坚硬，木化组织较多或集成较大群束，可采用硝铬酸法或氯酸钾法。

5. 花粉粒与孢子制片

取花粉、花药(或小的花)、孢子或孢子囊群(干燥的供试品浸于冰醋酸中软化)，用玻璃棒研碎，经纱布滤过至离心管中，离心，取沉淀加新配制的醋酐与硫酸(9：1)的混合液 1～3 mL，置于水浴上加热 2～3 min，离心，取沉淀，用水洗涤 2 次，取沉淀少量置于载玻片上，滴加水合氯醛试液，盖上盖玻片，或加 50%甘油与 1%苯酚各 1～2 滴，用品红甘油胶封藏。

品红甘油胶制法：取明胶 1 g，加水 6 mL，浸泡至溶解，再加甘油 7 mL，加热并轻轻搅拌至完全混匀，用纱布滤过至培养皿中，加碱性品红溶液(碱性品红 0.1 g，加无水乙醇 600 mL 及樟油 80 mL，溶解)适量，混匀，凝固后即得。

6. 磨片制片

坚硬的动物、矿物类药，可采用磨片法制片。选取厚度 1～2 mm 的供试材料，置于粗磨石(或磨砂玻璃板)上，加适量水，用食指、中指夹住或压住材料，在磨石上往返磨砺，待两面磨平，且厚度为数百微米时，将材料移置细磨石上，加水，用软木塞压在材料上，往返磨砺至透明，用水冲洗，再用乙醇处理和甘油乙醇试液装片。

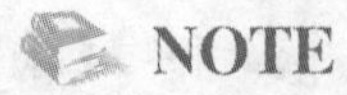
NOTE

7. 含饮片粉末的制剂显微制片

按供试品的不同剂型，散剂、胶囊剂(内容物为颗粒状，应研细)，可直接取适量粉末；片剂取2～3片，水丸、水蜜丸、锭剂等(包衣者除去包衣)，取数丸或1～2锭，研成粉末，取适量粉末；蜜丸应将药丸切开，从切面由外至中央挑取适量样本或用水脱蜜后，吸取沉淀物少量。根据观察对象不同，分别按粉末制片法制片(1～5片)。

(二)细胞壁性质的鉴别

(1)木质化细胞壁：加间苯三酚试液1～2滴，稍放置，加盐酸1滴，因木质化程度不同，显红色或紫红色。

(2)木栓化或角质化细胞壁：加苏丹Ⅲ试液，稍放置或微热后显橘红色至红色。

(3)纤维素细胞壁：加氯化锌碘试液，或先加碘试液，再加硫酸溶液显蓝色或紫色。

(4)硅质化细胞壁：加硫酸无变化。

(三)细胞内含物性质的鉴别

(1)淀粉粒：加碘试液，显蓝色或紫色；或用甘油醋酸试液装片，置于偏光显微镜下观察，未糊化的淀粉粒有偏光现象，已糊化的无偏光现象。

(2)糊粉粒：加碘试液，显棕色或黄棕色；或加硝酸汞试液，显砖红色。

(3)脂肪油、挥发油、树脂：加苏丹Ⅲ试液，显橘红色、红色或紫红色；或加90%乙醇，脂肪油和树脂不溶解(蓖麻油及巴豆油例外)，挥发油则溶解。

(4)菊糖：加10% α-萘酚乙醇溶液，再加硫酸，显紫红色并溶解。

(5)黏液：加钌红试液，显红色。

(6)草酸钙结晶：加稀醋酸不溶解，加稀盐酸溶解而无气泡产生；或加硫酸溶液逐渐溶解，片刻后析出针状硫酸钙结晶。

(7)碳酸钙结晶：加稀盐酸溶解，同时有气泡产生。

(8)硅质：加硫酸不溶解。

(四)显微测量

显微测量是指用目镜测微尺，在显微镜下测量细胞及细胞内含物等的大小。将需测量的目的物显微制片置于显微镜载物台上，用目镜测微尺测量目的物的小格数，乘以每一小格的微米数，得出目的物的大小。通常是在高倍镜下测量，但欲测量较长的目的物，如纤维、导管、非腺毛等的长度时，需在低倍镜下测量。记录最大值与最小值(μm)，允许有少量数值略高或略低于规定。

二、显微鉴定的要点

(一)根类生药显微鉴定的要点

1. 组织构造

依据根组织构造中的维管系统，区别双子叶植物根的初生构造、次生构造和单子叶植物根。

多数双子叶植物根为次生构造，有形成层，韧皮部位于外方，木质部位于内方，有射线，大多无髓。次生构造的双子叶植物根最外层为木栓层，少数是由表皮增厚起保护作用，如紫菀、白头翁；或由表皮及部分皮层细胞的壁发生木栓化形成后生皮层，如玄参、乌头。皮层狭窄，一般初生皮层已不存在，为栓内层积累的次生皮层，韧皮部较发达。木质部有的导管及木纤维等发达，木射线细狭，如巴戟天、远志等；有的导管稀疏地呈放射状排列，木射线宽广，如白芍、人参、黄芪、甘草等。应注意导管的形状、直径、排列形式，木纤维的形状、大小及分布。根大多无

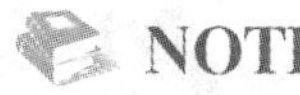

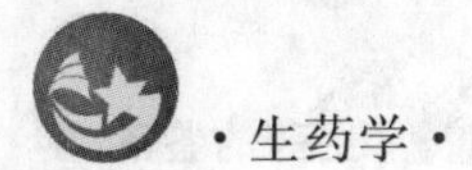

髓,少数有明显的髓部,如龙胆、乌头等。

少数双子叶植物根为初生构造,中柱小、韧皮部束及木质部束数目少,相间排列,初生木质部呈星芒状,一般无髓。

单子叶植物根多为初生构造,维管束中无形成层,韧皮部束和木质部束数目多,相间排列成一圈,无射线,有髓。单子叶植物根通常无次生构造,最外面为表皮,细胞外壁有时增厚或与表皮内侧数列细胞壁小栓化或木质化增厚形成根被,如百部。皮层宽广,内皮层凯氏点明显可辨。髓部大,多为薄壁细胞,少数细胞壁木化增厚,如土麦冬、细花百部。

分泌组织多分布在韧皮部,如桔梗、党参等的乳汁管,人参、三七等的树脂道,木香的油室,当归的油室、油管,细辛、青木香的油细胞。草酸钙结晶的类型:簇晶、针晶、砂晶、方晶、柱晶。此外,注意淀粉粒、纤维、石细胞的形状。

双子叶植物根中常见的异常构造(三生维管组织),如髓维管束(髓束)、木间韧皮部(内涵韧皮部)、多环维管束、复合维管束等,广泛存在于各种植物类群中,有的整科植物有,有的仅少数属或少数种有。且不同植物中异常构造的类型及存在部位也不同,因而对根类、根茎类或茎类生药的鉴别有重要意义。髓维管束可由木质部及韧皮部组成,也可能仅由韧皮部组成,如桔梗科植物。木间韧皮部是在次生木质部中包埋有次生韧皮部,它是由形成层不规则的活动所形成,在某些时候形成层不仅向外也可向内产生韧皮部,如华山参、沉香等。多环维管束是指在中央维管束的外方,有多个同心性维管束环;这些三生维管束是在正常维管束停止活动后,由原中柱鞘细胞产生新的形成层,形成薄壁组织后再分化成的维管组织,如商陆在正常维管束外,先后形成数个同心性形成环,每个形成层环外侧是韧皮部,内侧是木质部,束间均为薄壁细胞,这就是商陆的"罗盘纹"。复合维管束是三生维管结构组织出现在正常构造的皮层、中柱鞘、韧皮部或是髓部中,散在或呈环状排列,其三生形成层均呈小环状,对正常形成层来说是异心型的,如大黄的"星点"、何首乌的"云锦花纹"。

2. 粉末特征

(1)淀粉粒:应注意形状、大小,脐点明显与否、形状及位置,层纹明显与否、层纹的粗细及疏密度等。

(2)菊糖:菊科、桔梗科植物所特有,无一定结晶形状。一般用水合氯醛试液(不加热)装片或用乙醇装片,菊糖结晶大多呈扇状、球形团块,久置逐渐溶化。

(3)结晶:有草酸钙和碳酸钙结晶。单子叶植物有的含硅酸盐结晶(硅质块),如白及、香附、砂仁、豆蔻等。观察草酸钙结晶时,应注意结晶的形状、大小、疏密度及在细胞中的分布,如苍术、白术及龙胆的细小针晶充塞于薄壁细胞中;天冬、麦冬、半夏、山药的针晶较细长,成束地存在于薄壁细胞中。观察方晶时应注意是否形成晶鞘纤维等;观察簇晶时应注意其形状、大小及棱角锐、钝等特征,如人参中簇晶棱角大多锐尖,唐古特大黄中簇晶棱角多钝;砂晶主要存在于茄科、苋科等植物中。例如,川牛膝含晶细胞内砂晶密集或聚于一角;牛膝含晶细胞内砂晶大多散在;麻黄薄壁细胞及纤维上嵌入的草酸钙砂晶形成嵌晶薄壁细胞和嵌晶纤维。碳酸钙结晶形态不规则,常分布于桑科、爵床科等植物中,注意其形状、大小及分布。

(4)纤维:纤维多碎断、成束或单个散在,注意其长度、直径、壁增厚及木质化程度、纹孔及孔沟形状等。有的初生壁及次生壁界线明显,且有分离现象,如黄芪;有的纤维表面有裂纹或碎裂成短鬓状,前者如南柴胡,后者如北柴胡。此外,还要注意有无晶鞘纤维、嵌晶纤维、分隔纤维等。

(5)石细胞:多成群或散生,也有的与木栓细胞或薄壁细胞相毗连。注意形状、大小、壁的厚度、纹孔及孔沟情况,一般无内含物,有的可见淀粉粒,如虎杖;有的可见针晶,如苍术;有的可见方晶;有的含有色物质,如长萼栝楼根。

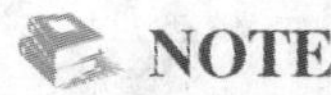

(6)分泌组织:首先辨别分泌细胞、分泌腔(室)、分泌管(道)或乳汁管。

①分泌细胞：注意形状、大小、壁厚薄、内含物性质及颜色，以及与周围细胞的排列关系。大多含挥发油，如细辛、菖蒲有油细胞；有的含油树脂，色较深，经水合氯醛试液透化后也不溶解，如高良姜有树脂细胞。

②分泌腔：一般为油室，多破碎，偶见较小的完整油室。注意辨别其形成方式是裂生的、溶生的还是裂溶生的，以及分泌物的颜色等特征。

③分泌管：有油管及树脂道。多见其纵断面碎片，周围分泌细胞有时不明显，常可见管道中的条状分泌物，注意条状分泌物的颜色及直径。

④乳汁管：多碎断，注意其直径、内含物颜色及特征，有时可见其侧面有短小细胞链。

(7)表皮：常见于单子叶植物中，双子叶植物仅见于较细根，如紫菀、细辛、白薇。注意形状、大小、垂周壁增厚与否、增厚情况、颜色及有无内含物。少数根有毛状物，如麦冬；根茎表皮可能有气孔，注意气孔的形状、大小及副卫细胞数。

有表皮的植物，一般常有下皮，表面观可见其与表皮上下相叠，注意区分表皮及下皮，下皮细胞层数、形状、大小、垂周壁厚度及增厚情况，平直成弯曲及木化与否。有的下皮细胞间夹杂有分泌细胞，如细辛；有的下皮细胞有色素，如紫菀。注意根茎可能有叶绿体，头部可能有叶柄残基及毛茸。

(8)木栓组织：双子叶植物较普遍存在，单子叶植物根茎中也有细胞壁木栓化形成。木栓组织常呈多层重叠，棕色。表面观呈多角形，垂周壁薄或稍厚，平直或细波状弯曲，少数可见纹孔。横断面观细胞扁平，径向壁基本整齐，注意其颜色、形状、大小、壁增厚情况及有无内含物。木栓细胞形态变化较少，不易找到明显的鉴别特征，但有的木栓细胞间夹有石细胞层，并与木栓细胞层交替排列，形成硬栓部与软栓部，如苍术、白术；有的木栓细胞内含有色物质，如虎杖木栓细胞有棕红色物；有的木栓细胞壁浅红色或浅紫红色，如赤芍；有的木栓细胞壁厚，且木化，易彼此分离，如藁本、辽藁本。

(9)导管及管胞：多碎断，注意导管分子的长短、直径、次生壁增厚纹理、穿孔位置及特点，尤以增厚纹理及穿孔较为重要。管胞为蕨类、裸子植物(除麻黄等)的鉴别特征，注意其颜色、大小及次生壁增厚纹理。

(10)薄壁细胞：包括皮层、髓部、韧皮部、木质部及射线的薄壁细胞。注意有的薄壁细胞壁上有微细的斜向交错纹理，如当归韧皮薄壁细胞及伞形科植物根，根茎的韧皮部，木质部薄壁细胞；有的薄壁细胞壁上的纹孔集成纹孔团(群)，如泽泻、胡黄连；有的薄壁细胞纹孔明显，呈裂缝状，有一定的排列方向，如粉萆薢、绵萆薢；有的纹孔大小不一，垂周壁念珠状增厚明显，如青木香；有的细胞内含类圆形核状物，如地黄。

(二)根茎类生药显微鉴定的要点

1. 组织构造

根据根茎中柱、维管束的类型，判别其为蕨类植物、双子叶植物或单子叶植物的根茎。蕨类植物根茎的最外层，多为厚壁性的表皮及下皮细胞，基本薄壁组织较发达。中柱的类型有原生中柱、双韧管状中柱、网状中柱。此外，有的在薄壁细胞间隙生有单细胞腺毛，如绵马贯众。双子叶植物根茎大多有木栓层，皮层中有时可见根迹维管束，中柱维管束无限外韧型，环列；中心有髓。单子叶植物根茎的最外层多为表皮，有的皮层外侧局部形成木栓组织，如半夏、姜；或皮层细胞木栓化形成后生皮层，如藜芦；皮层中有叶迹维管束，内皮层大多明显；中柱中散有多数有限外韧维管束，也有周木维管束，如菖蒲。

2. 粉末特征

其粉末特征与根类相似。鳞茎、块茎、球茎常含大量淀粉粒；鳞茎的鳞叶表皮常可观察到气孔。单子叶植物根茎较易见环纹导管。蕨类植物根茎只有管胞，无导管。

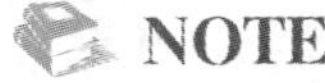
NOTE

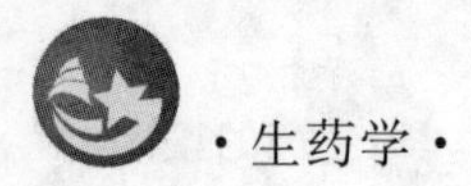

(三)茎藤类生药显微鉴定的要点

1. 组织构造

应根据维管束的排列情况及类型,区别双子叶植物茎或单子叶植物茎。

双子叶植物草质茎的最外层多为表皮;皮层外侧为厚角组织,有的可见内皮层;中柱鞘往往分化为纤维或夹杂有石细胞,束中形成层明显;次生韧皮部大多成束状或板状;髓射线宽;髓较大。次生构造最外层为表皮或木栓组织,形成层连续成环。木质茎的最外层多为木栓组织;皮层为次生皮层;中柱鞘厚壁组织连续成环或断续;形成层环明显,次生韧皮部及次生木质部成筒状结构;射线较狭;髓较小。

单子叶植物茎最外层为表皮,其基本组织中散生许多有限外韧型维管束,无髓。

裸子植物茎的构造与双子叶植物木本茎类似,但木质部多为管胞,通常无导管,韧皮部为筛胞。

2. 粉末特征

除了无叶肉组织外,其他组织、细胞或后含物一般都可能存在。

(四)木类生药显微鉴定的要点

1. 组织构造

通常从三个切面观察:横切面观察到年轮为同心的环轮。木射线呈辐射状分布,观察木射线宽度、密度,导管与木薄壁细胞的比例及分布形式,导管、木纤维的形状、直径等。径向纵切面应注意观察木射线的高度及细胞类型(同型细胞射线或异型细胞射线),木射线在径向纵切面呈横带状,与轴向的导管、木纤维、木薄壁细胞相垂直,同时观察导管的类型,导管分子的长短、直径及有无侵填体,木纤维的类型及大小、壁厚度、纹孔等。切向纵切面主要观察木射线的宽度、高度及类型,木射线在切向纵切面呈梭形,其宽度是指最宽处的细胞列数。高度是指上至下的细胞层,同时观察导管、木纤维等。

2. 粉末特征

以导管、韧型纤维、纤维管胞的形态特征和细胞后含物为主要鉴别点。

(五)皮类生药显微鉴定的要点

1. 组织构造

来源于被子植物(主要是双子叶植物)及裸子植物形成层以外的部分,主要为周皮、皮层及韧皮部。注意木栓细胞的层数、颜色、细胞壁的增厚程度及有无木栓石细胞。皮层狭窄,是由栓内层形成的次生皮层。韧皮部占大部分,注意韧皮射线的宽度、射线弯曲或平直或偏向一边。有的皮类生药的韧皮束中,纤维或石细胞,切向集结成若干层带与筛管、韧皮部薄壁细胞相间排列,前者如黄柏、桑白皮,后者如杜仲。皮类生药组织鉴定时还应注意树脂道、油细胞、乳管等分泌组织及草酸钙结晶。

2. 粉末特征

不应有木质部的组织,如导管、管胞等。注意木栓细胞、纤维、石细胞、分泌组织及草酸钙结晶。

(六)叶类生药显微鉴定的要点

1. 组织构造

通过主脉做横切片,观察上、下表皮、叶肉及主脉维管束。注意上、下表皮细胞的形状、大小、外壁、气孔、角质层厚度、有无茸毛等特征。叶肉部分观察栅栏组织细胞的形状、大小、列数及所占叶肉的比例,通过叶脉(如番泻叶、荷叶),其下有结晶细胞层(如颠茄、曼陀罗),上下表皮内侧均有(等面型叶如桉叶、番泻叶);海绵组织中分布大型油室(如桉叶)、乳汁管(如桑叶)、

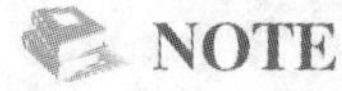
NOTE

分枝状石细胞(如茶叶)、腺毛(广藿香);主脉维管组织的形状、类型及周围或韧皮部外侧有无纤维层。

2. 表面制片

注意上、下表皮细胞的形状,垂周壁的弯曲度、增厚状况及有无纹孔,角质层纹理,气孔的类型及副卫细胞数。上表皮细胞呈多角形或稍不规则,气孔少或无,有的外壁呈乳头状突起(如荷叶);下表皮细胞垂周壁呈波状弯曲,气孔多,有的外壁呈乳头状突起(如箭叶淫羊藿)。毛茸为叶类生药的重要鉴别特征,注意观察非腺毛的细胞数或列数、颜色、形状、平直或弯曲、长短、壁的厚度及其表面形态。菊科植物中非腺毛顶端细胞呈水平方向延长,近中部连接几个短细胞,成"T"形毛,顶端细胞长而弯曲。唇形科植物叶的腺毛,头部呈扁球形,主要由 8 细胞组成,被角质层,柄单细胞而短,形成腺鳞。显微常数如栅表细胞比、气孔指数及脉岛数,对鉴别亲缘相近的同属植物具有一定意义。

(1)栅表细胞比:叶片的 1 个表皮细胞下的栅栏细胞的平均数目。一般在同种植物中比较恒定,可用来区分同属不同种的药材。

(2)气孔指数:单位面积上气孔数占表皮细胞数与气孔数之和的百分比。

(3)脉岛数:每平方毫米面积中脉岛的数目。脉岛是指最细小叶脉把叶肉分割成最小面积,可用作种间区别的参数。

3. 粉末特征

与叶的表面制片基本一致,但毛茸多碎断。

(七)花类生药显微鉴定的要点

可将苞片、花萼、花冠、雄蕊或雌蕊等分别做表面制片,或将完整的花做表面制片观察,也有将萼筒做横切面观察。苞片、花萼的构造与叶相似,但其叶肉组织不甚分化,呈海绵组织状;有的苞片几乎全由厚壁性纤维状细胞组成。花冠上表皮细胞常呈乳头状或绒毛状突起,有的有油室,如丁香;有的有管状分泌细胞,如红花。雄蕊中花粉囊表皮层内侧是纤维层细胞,有网状、条状、螺旋状、环状或点状增厚,多木化。花粉粒为重要特征,注意其形状、大小、萌发孔或萌发沟状况、外壁构造及雕纹等,如金银花、洋金花、红花为圆球形,丁香为三角形,闹羊花为四分体形等;表面有的光滑,如番红花、槐米;有的有刺状突,如菊花、旋覆花、红花、金银花;有的有辐射状纹理,如洋金花;有的有网状纹理,如蒲黄。雌蕊柱头的表皮细胞特别是顶端的表皮细胞常呈乳头状突起,或分化成绒毛状,如番红花;但也有不突起的,如洋金花。

(八)果实类生药显微鉴定的要点

1. 组织构造

一般观察果皮的组织特征,可分外果皮、中果皮及内果皮,内、外果皮相当于叶的上、下表皮,中果皮相当于叶肉。外果皮为一列表皮细胞,有的含橙皮苷结晶,如花椒;有的含散在油细胞,如五味子;有的分化成非腺毛,如乌梅、覆盆子;有的分布有腺毛,如吴茱萸、补骨脂;也有的分布腺鳞,如蔓荆子;有的有不规则网状纹理,如连翘;有的则为平直线状纹理,如五味子;有的呈颗粒状,如山茱萸;有的下皮细胞分化成石细胞,如胡椒。中果皮为多列薄壁细胞,有细小维管束散在,常分布有油室,如花椒;或油细胞,如五味子;或油管,如小茴香。内果皮的变异较大,有的有散在石细胞,有的形成结晶细胞层,如茺蔚子;有的为镶嵌细胞层,如伞形科植物果实;有的分化为纤维层如花椒,或石细胞层如乌梅、牛蒡子。

2. 粉末特征

注意外果皮细胞的形状、垂周壁的增厚状况、角质层纹理及非腺毛、腺毛的有无及其特征;分泌组织、厚壁组织及草酸钙结晶的有无;内果皮细胞的形态。

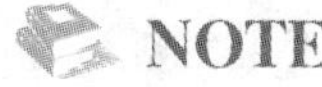

(九)种子类生药显微鉴定的要点

1. 组织构造

观察种皮的构造:有的种皮只有一列细胞,较多的种皮由数列不同的细胞组织构成。有的为1列薄壁细胞,如鸦胆子;有的形成非腺毛,如牵牛子;有的分化为厚壁木化的非腺毛,如马钱子;有的形成腺毛,如急性子;有的镶嵌有石细胞,如杏仁、桃仁;有的全部为石细胞,如五味子、天仙子;有的有黏液细胞层,如芥子、车前子;有的有栅状细胞层,如豆科植物种子;有的每个栅状表皮细胞靠外壁胞腔中含草酸钙球状结晶体,如芝麻;有的表皮以下有栅状细胞层,如牵牛子、菟丝子;有的有油细胞层,如姜科植物种子。姜科植物种子种皮最内层细胞的内壁及侧壁增厚,胞腔偏于外侧,内含硅质块。此外,种皮中可有色素细胞、支持细胞、石细胞、纤维等。注意观察外胚乳、内胚乳或子叶细胞的形状、细胞壁增厚状况。

2. 粉末特征

观察种皮的表面及断面形态特征,毛茸、分泌组织、草酸钙结晶、糊粉粒、淀粉粒等,糊粉粒是种子类生药特有的鉴别特征。

(十)全草类生药显微鉴定的要点

大多为草本植物的地上部分,少数为带根的全株。全草类生药包括草本植物的各个部位,其显微鉴定可参照以上各类生药的鉴别特征。

(十一)菌类生药显微鉴定的要点

大多以子实体或菌核入药,应无淀粉粒和高等植物的显微特征出现。应注意观察菌丝的形状、有无分枝、颜色、大小;团块、孢子的形态;结晶的有无及形态、大小与类型。

三、显微鉴定技术和应用

1. 扫描电子显微镜

扫描电子显微镜(scanning electron microscope)分辨率高,放大倍数为20～20万倍,能使物质的图像呈现显著的表面立体结构(三维空间)。样品的制备较简单,在生药鉴定,尤其在同属植物种间的表面结构的鉴别比较上,已成为一种新的手段并广泛应用,可用于研究花粉粒、种皮和果皮的表面纹饰,茎、叶表皮组织的结构(毛茸、腺体、气孔、角质层、蜡层、分泌物等),个别组织和细胞(管胞、导管、纤维、石细胞)的细微特征,木类生药的解剖以及动物体壁、鳞片及毛茸等的鉴别。

2. 偏光显微镜

在偏光显微镜(polarization microscope)下,生药的某些鉴别要素在色彩上表现出一定的变化,可作为大多数植物类、动物类、矿物类生药的显微鉴别依据之一。植物类生药的组织、细胞及内含物具有稳定、特异的偏光现象,应用偏光显微镜观察可以快速、准确地找到鉴定特征并能排除干扰。淀粉在偏光显微镜下呈现黑“十”字现象,不同类型的淀粉,其黑“十”字形象不同;不同类型的草酸钙结晶在偏光显微镜下呈现不同的多彩颜色;石细胞的细胞壁在偏光显微镜下呈亮黄色或亮橙黄色;纤维、导管在偏光显微镜下则呈强弱不同的色彩。动物的骨碎片、肌纤维、结晶状物、毛茸等在偏光显微镜下,具有强烈颜色和条纹对比。矿物类生药绝大部分为结晶矿物,如石膏、云母石、寒水石等,多具有偏光特性。

第五节　生药的理化鉴定

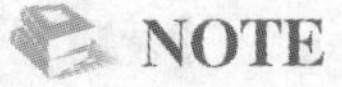

理化鉴定(physical and chemical identification)是利用化学或物理的方法,对生药及其制

剂中所含的某些化学成分进行的鉴别试验，包括一般鉴别、光谱鉴别以及色谱鉴别。随着生药有效成分研究的深入和现代仪器分析技术的提高，生药的鉴定从宏观和微观的形态学鉴定向有效成分和药效鉴定方向发展，理化鉴定的方法和手段也正在不断地更新和发展。

一、一般理化鉴定

一般理化鉴定方法包括通过生药物理、化学性质的测定来鉴定生药，如测定密度、硬度、折光率、旋光度、熔点、沸点等物理常数来鉴定树脂类、液体类、矿物类等生药，还包括呈色反应、沉淀反应、荧光反应等。

(一)物理常数的测定

物理常数包括相对密度、旋光度、折光率、凝固点、熔点等，对油脂类、挥发油及树脂类药材的真实性和纯度的鉴别具有特别重要的意义。

1. 相对密度

测定相对密度可以区别或检查生药的纯杂程度。例如，蜂蜜的相对密度应大于 1.349。

2. 旋光度

测定旋光度(或比旋)可以区别或检查某些生药的纯杂程度，也可用于测定含量。

3. 折光率

测定折光率可区别不同的油类或检查纯杂程度。

4. 凝固点

生药纯度变更，凝固点也随之改变，测定凝固点可以区别或检查生药的纯杂程度，亦可用以测定含量。

5. 熔点

测定熔点可以区别或检查生药的纯杂程度。如冰片(合成龙脑)的熔点应为 205～210 ℃。

(二)化学定性反应

1. 呈色反应

利用生药的化学成分与某些试剂产生特定的颜色反应来进行鉴别。可将适当的试剂直接加到生药表面或切片上。例如：加碱液到大黄表面可显红色(羟基蒽醌类反应)；马钱子胚乳薄片置于白瓷板上，加 1%钒酸铵的硫酸溶液 1 滴，迅速显紫色(士的宁反应)，另取切片加发烟硝酸 1 滴，显橙红色(马钱子碱反应)。

2. 沉淀反应

用适当溶剂和方法将生药中的某类成分提取出来，再将提取液置于试管中，加入适当的试剂使其产生颜色反应或沉淀反应，从而进行鉴别。例如：含生物碱类成分生药的酸水提取液，加入生物碱沉淀剂应产生相应的沉淀反应；也可将生药提取液滴于白瓷点滴板上，加入 1 滴试剂观察其颜色反应。

(三)微量升华

利用生药中所含的某些化学成分，在一定温度下能升华的性质获得升华物，在显微镜下观察其形状、颜色以及化学反应来鉴定生药的方法。例如，大黄中的游离蒽醌、牡丹皮中的牡丹酚、薄荷中的薄荷醇、斑蝥中的斑蝥素、儿茶中的儿茶素、茶叶中的咖啡因均可用微量升华方法得到不同形状的升华物。

操作方法如下：取金属片或载玻片安放在石棉网上，金属片或载玻片上放一个小金属圈(高度约 0.8 cm)，圈内加入生药粉末使其成一薄层，圈上覆盖载玻片。在石棉网下用酒精灯徐徐加热数分钟，至粉末开始变焦，去火待冷。可见载玻片上有升华物凝集。将载玻片取下反转，置于显微镜下观察结晶形状、色泽，或取升华物加试液观察反应。

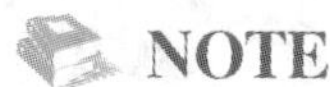

（四）显微化学反应

显微化学反应(microchemical reaction)是将生药的干粉、切片或浸出液置于载玻片上，滴加某些化学试剂使之产生沉淀或结晶，在显微镜下观察反应结果从而进行鉴定的方法。

1. 沉淀或结晶

直接将生药切片或粉末置于载玻片上，滴加各种试液，加盖玻片稍放置，在显微镜下观察产生的结晶、沉淀或颜色。例如：黄连粉末滴加稀盐酸，可见针簇状小檗碱盐酸结晶析出；滴加30%硝酸，可见针状小檗碱硝酸盐结晶析出。

2. 显微化学定位试验

利用显微和化学方法确定生药有效成分在生药组织构造中的部位的试验称为显微化学定位试验。例如：北柴胡横切片加1滴无水乙醇-浓硫酸(1：1)液，在显微镜下观察可见木栓层、栓内层和皮层显黄绿色或蓝绿色，表明有效成分柴胡皂苷存在于以上部位。

（五）荧光分析

利用生药中所含某些化学成分，在紫外光或自然光下能产生一定颜色荧光的性质进行生药真伪鉴别的一种简易方法。通常可直接取生药的切片、断面或粉末在紫外光灯下观察荧光反应，例如黄连断面木部显金黄色荧光；大黄粉末显深棕色荧光。也可取生药的适当溶剂浸出液置于白瓷点滴板上，待溶剂挥干后，置于紫外光灯下观察。例如，秦皮粉末水浴加热后，取滤液在紫外光灯下观察，显碧蓝色荧光。此外，尚可利用荧光显微镜观察生药的荧光以及化学物质存在的部位。

一般理化鉴定法大多属于官能团的鉴别反应，凡有相同官能团的成分均可能呈阳性反应，因此专属性不强，一般情况下，不宜作为质量标准中的最终鉴别项目。

二、分光光度法

分光光度法是通过测定被测物质在特定波长处或一定波长范围内的吸光度或发光强度，对该物质进行定性和定量分析的方法。分光光度法的应用光区包括紫外光区、可见光区、红外光区。方法包括紫外-可见分光光度法、红外分光光度法和原子吸收分光光度法。

1. 紫外-可见分光光度法

紫外-可见分光光度法是在190～800 nm波长范围内测定物质的吸光度，用于鉴别、杂质检查和定量测定的方法。当光穿过被测物质溶液时，物质对光的吸收程度随光的波长不同而变化。因此，通过测定物质在不同波长处的吸光度，并绘制其吸光度与波长的关系图，即得被测物质的吸收光谱。从吸收光谱中，可以确定最大吸收波长 λ_{max} 和最小吸收波长 λ_{min}。物质的吸收光谱具有与其结构相关的特征性。因此，可以通过特定波长范围内样品的光谱与对照光谱或对照品光谱的比较，或通过确定最大吸收波长，或通过测量两个特定波长处的吸收比值而鉴别物质。用于定量时，在最大吸收波长处测量一定浓度样品溶液的吸光度，并与一定浓度的对照溶液的吸光度进行比较或采用吸收系数法计算出样品溶液的浓度。

2. 红外分光光度法

红外分光光度法是在4000～400 cm^{-1}波数范围内测定物质的吸收光谱，用于化合物的鉴别、检查或含量测定的方法。除部分光学异构体及长链烷烃同系物外，几乎没有两个化合物具有相同的红外光谱，据此可以对化合物进行定性和结构分析。例如，原料药鉴别除另有规定外，应按照国家药典委员会编订的《药品红外光谱集》各卷收载的各光谱图所规定的方法制备样品，具体操作技术参见《药品红外光谱集》的说明。

3. 原子吸收分光光度法

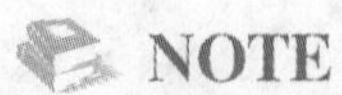

原子吸收分光光度法的测量对象是呈原子状态的金属元素和部分非金属元素，是由待测

元素灯发出的特征谱线通过供试品经原子化产生的原子蒸气时，被蒸气中待测元素的基态原子所吸收，通过测定辐射光强度减弱的程度，求出供试品中待测元素的含量。原子吸收一般遵循分光光度法的吸收定律，通常经比较对照品溶液和供试品溶液的吸光度，求得供试品中待测元素的含量。

三、色谱法

色谱法(chromatography)又称层析法，是一种分离和分析方法，是利用混合物中各组分物理化学性质的差异，如吸附力、分子形状及大小、分子亲和力、分配系数等，使各组分在两相中的分布程度不同，从而使各组分以不同的速度移动而达到分离的目的。

(一)色谱法用于生药成分分离

色谱法根据其分离原理可分为吸附色谱法、分配色谱法、离子交换色谱法与分子排阻色谱法等。吸附色谱法是利用被分离物质在吸附剂上吸附能力的不同，用溶剂或气体洗脱使组分分离的方法。常用的吸附剂有氧化铝、硅胶、聚酰胺等有吸附活性的物质。分配色谱法是利用被分离物质在两相中分配系数的不同使组分分离，其中一相被涂布或键合在固体载体上，称为固定相，另一相为液体或气体，称为流动相。常用的载体有硅胶、硅藻土、硅镁型吸附剂与纤维素粉等。离子交换色谱法是利用被分离物质在离子交换树脂上交换能力的不同使组分分离的方法。常用的树脂有不同强度的阳离子交换树脂、阴离子交换树脂，流动相为水或含有机溶剂的缓冲液。分子排阻色谱法又称凝胶色谱法，是利用被分离物质分子大小的不同导致在填料上渗透程度不同使组分分离的方法。常用的填料有分子筛、葡聚糖凝胶、微孔聚合物、微孔硅胶或玻璃珠等，根据固定相和供试品的性质选用水或有机溶剂作为流动相。

(二)色谱法用于生药成分定性分析和定量分析

根据分离原理不同，色谱法可分为纸色谱法、薄层色谱法、柱色谱法、气相色谱法、高效液相色谱法等。薄层色谱法(thin layer chromatography，TLC)是生药理化鉴定中应用最多的定性分析方法；气相色谱法(gas chromatography，GC)和高效液相色谱法(high performance liquid chromatography，HPLC)是现今最为常用的化学成分定量分析方法。

1. 薄层色谱法

薄层色谱法是目前最为重要的定性分析方法。首先要根据生药中所含主要化学成分的性质，在一定条件下将生药经提取制备成供试品溶液，选择适当的展开剂在薄层板上展开，可在短波(254 nm)或长波(365 nm)紫外光灯下检视，或用一定方法显色后，获得斑点清晰、分离度良好的色谱图，与适当的对照物(对照品、对照提取物或对照药材)按同法在同板上所得的色谱图或主斑点做对比，用以进行生药的鉴别。

薄层色谱法也可用于生药主成分的定量测定，除了将薄层上主成分斑点刮取经溶剂洗脱后进行测定以外，也可在薄层板上直接测定含量。常用的仪器为薄层扫描仪，现在已经很少使用。

2. 气相色谱法

气相色谱法的流动相为气体，称为载气(通常为氮气)，色谱柱分为填充柱和毛细管柱两种，样品注入进样口被加热汽化在色谱柱内，样品中各组分在气、液两相中进行反复分配，因分配系数的不同而达到分离，先后由柱出口进入检测器产生信号，由记录仪记录色谱图，根据组分的量与检测响应值(峰面积)成正比，以进行定性和定量分析。检测器有火焰离子化检测器(flame ionization detector，FID)、热导检测器(thermal conductivity detector，TCD)、氮磷检测器(nitrogen-phosphorus detector，NPD)、火焰光度检测器(flame photometric detector，FPD)、电子捕获检测器(electron capture detector，ECD)、质谱检测器(mass spectrometric detector，MSD)等。

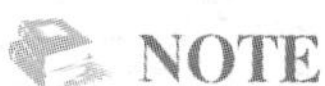

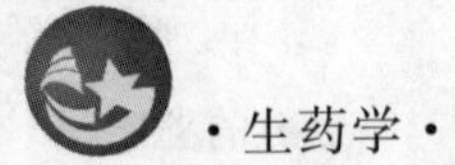

气相色谱法可用于生药鉴定的数据主要是保留时间(t_R)和相对峰面积。应用气相色谱-质谱联用仪可同时对被分离的色谱峰进行分析。由于多数是在高温条件下进行,若成分不汽化,就不能进行分析,故应用范围受到限制,主要适用于分析挥发油的组成或生药农药残留的检测。

3. 高效液相色谱法

高效液相法进行生药分析具有快速、灵敏和准确的特点,因其有适用范围广、流动相选择性广、色谱柱可反复应用以及流出组分容易收集等优点,已广泛应用于生药及其制剂的质量分析,本法已经成为生药含量测定的主要方法。

高效液相色谱法是将具有不同极性的单一溶剂或不同比例的混合溶剂、缓冲液等作为流动相,用泵将流动相压入装有填充剂的色谱柱,经进样阀注入供试品,由流动相带入柱内,在柱内各成分被分离后依次进入检测器,色谱信号由记录仪或积分仪记录,所用仪器为高效液相色谱仪。

常用的色谱柱:硅胶填料用于正相色谱,化学键合硅胶(最常用的是十八烷基硅烷键合硅胶)用于反相色谱,离子交换填料用于离子交换色谱,凝胶用于分子排阻色谱,手性键合填充剂用于对映异构体拆分等。常用检测器:紫外检测器(ultraviolet detector,UVD)、二极管阵列检测器(diode-array detector,DAD)、荧光检测器(fluorescence detector,FLD)、电化学检测器(electrochemical detector,ECD)、示差折光检测器(refractive index detector,RID)、蒸发光散射检测器(evaporative light-scattering detector,ELSD)、质谱检测器(mass spectrometric detector,MSD)等。

四、化学成分指纹图谱

生药中的化学成分种类复杂,当前大多数生药的活性成分尚未完全阐明,以任何一种或几种化学成分作为指标都难以全面评价生药的内在品质。因此,应用现代色谱、波谱分析手段建立生药化学成分指纹图谱(finger print),是实现生药品质控制的有效方法。

生药指纹图谱系指生药经过适当处理后,采用一定的分析手段,得到能够标示该生药特性的共有峰的图谱。建立生药指纹图谱的目的是全面反映生药所含内在化学成分的种类和相对含量,进而反映生药的整体质量。指纹图谱也是国际公认的控制天然产物质量的有效方法。

生药指纹图谱必须同时具有系统性、特征性和重现性。系统性是指指纹图谱反映的化学成分应包括有效组分群中的主要成分,或指标成分的全部。如大黄的有效成分为蒽醌类化合物,则其指纹图谱应尽可能多地反映蒽醌类成分。特征性是指指纹图谱中反映的化学成分信息(具体表现为保留时间或位移值)是具有高度选择性的,这些信息的综合结果能特征性地区分生药的真伪与优劣。重现性是指在规定的方法和条件下,不同的操作者和不同的实验室所建立的指纹图谱的误差应在允许的范围之内。

生药指纹图谱的研究和制定有其具体的内容和技术要求,简述如下。

1. 供试品的制备

应根据生药中所含化学成分的理化性质和检测方法的需要,选择适宜的方法进行制备。制备方法必须确保该生药的主要化学成分在指纹图谱中被体现。应说明选用制备方法的依据。如供试品需要提取、纯化,应考察提取溶剂、提取方法、纯化方法等,提取、纯化方法应力求最大限度地保留供试品中的化学成分;如供试品需要粉碎检测,应考察粉碎方法、粒度等。

2. 参照物的制备

应说明参照物的选择和试验样品制备的依据。应根据供试品中所含成分的性质,选择适宜的对照品或内标物作为参照物。参照物的制备应根据检测方法的需要,选择适宜的方法进行,并说明制备理由。

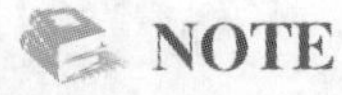

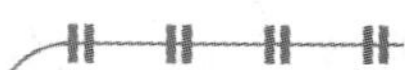

3. 检测方法

根据供试品的特点和所含化学成分的理化性质选择相应的检测方法。应说明选择检测方法的依据和该检测方法的原理，确定该检测方法的方法学考察资料和相关图谱（包括稳定性、精密度和重现性）。对于含成分类型较多的生药，如一种检测方法或一张图谱不能反映该生药的固有特性，可以考虑采用多种检测方法或一种检测方法的多种测定条件，建立多张指纹图谱。建立指纹图谱所采用的色谱柱、薄层板等必须有固定的厂家和型号、规格，试剂、测定条件等也必须相应固定。采用光谱法建立指纹图谱，其相应的检测条件也必须固定。

（1）稳定性试验：主要考察供试品的稳定性。取同一供试品，分别在不同时间检测，考察色谱峰的相对保留时间、峰面积比值的一致性，确定检测时间。

（2）精密度试验：主要考察仪器的精密度。取同一供试品，连续进样 5 次以上，考察色谱峰的相对保留时间、峰面积比值的一致性。采用高效液相色谱法和气相色谱法制定指纹图谱，在指纹图谱中规定共有峰面积比值的各色谱峰，其峰面积比值的相对标准偏差不得大于 3%，其他方法不得大于 5%。采用光谱法检测的供试品，参照色谱法进行相应考察，相对标准偏差不得大于 3%。

（3）重现性试验：主要考察试验方法的重现性。取同一批号的供试品 5 份以上，按照供试品的制备和检测方法制备供试品并进行检测，考察色谱峰的相对保留时间、峰面积比值的一致性。采用高效液相色谱法和气相色谱法制定指纹图谱，在指纹图谱中规定共有峰面积比值的各色谱峰，其峰面积比值的相对标准偏差不得大于 3%，其他方法不得大于 5%。采用光谱法检测的供试品，参照色谱法进行相应考察，相对标准偏差不得大于 3%。

4. 指纹图谱及技术参数

（1）指纹图谱：根据供试品的检测结果，建立指纹图谱。采用高效液相色谱法和气相色谱法制定的指纹图谱，其指纹图谱的记录时间一般为 1 h；采用薄层扫描法制定的指纹图谱，必须提供从原点至溶剂前沿的图谱；采用光谱法制定的指纹图谱，必须按各种光谱的相应规定提供全谱。对于化学成分类型复杂的样品，必要时可建立多张指纹图谱。指纹图谱应根据 10 批次以上供试品的检测结果所给出的相关参数来制定。

（2）共有指纹峰的标定：采用色谱法制定指纹图谱，必须根据参照物的保留时间计算指纹峰的相对保留时间。根据 10 批次以上供试品的检测结果，标定生药的共有指纹峰。色谱法采用相对保留时间标定指纹峰，光谱法采用波长或波数标定指纹峰。

（3）共有指纹峰面积的比值：以对照品作为参照物的指纹图谱，以参照物峰面积作为 1，计算各共有指纹峰面积与参照物峰面积的比值；以内标物作为参照物的指纹图谱，则以共有指纹峰中的一个峰（要求峰面积相对较大、较稳定的共有峰）的峰面积作为 1，计算其他各共有指纹峰面积的比值。各共有指纹峰的面积比值必须相对固定。

生药的供试品图谱中各共有峰面积的比值与指纹图谱各共有峰面积的比值比较，单峰面积占总峰面积大于或等于 20%的共有峰，其差值不得大于 ±20%；单峰面积占总峰面积大于或等于 10%，而小于 20%的共有峰，其差值不得大于 ±25%；单峰面积占总峰面积小于 10%的共有峰，峰面积比值不作要求，但必须标定相对保留时间。未达基线分离的共有峰，应计算该组峰的总峰面积作为峰面积，同时标定该组各峰的相对保留时间。应根据 10 批次以上供试品图谱中各共有指纹峰面积的比值，计算平均比值，列出各批供试品的检测数据。

（4）标准图谱构建：通过对 10 批次以上供试品的分析，从中归纳出合格样品所共有的，且峰面积相对稳定的色谱峰作为指纹峰构建标准图谱，即由所具有完整指纹意义的色谱峰组成的完整图谱。

（5）指纹图谱的相似性评价：通过指纹图谱相似性评价软件，如中药色谱指纹图谱相似度评价系统，计算供试品图谱与标准图谱的相似度，判断供试品合格与否。

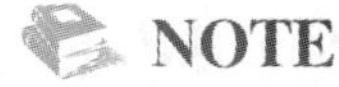

第六节　DNA 分子遗传标记鉴定

药用植物是传统中药的重要来源，其研究必须现代化才能满足新药开发的需要，为确保中药使用安全、有效，对各种药材进行准确的鉴定显得十分重要。传统的鉴定方法：基源鉴定、性状鉴定、显微鉴定、理化鉴定。然而，这些鉴定方法均为生物体遗传表现性的鉴别，它们不仅受到遗传因素的影响，而且与生长发育阶段、环境条件、人类活动（如引种驯化、加工炮制等）有着密切关系，具有很大的变异性和可塑性。随着现代分子生物学技术的迅猛发展，分子生物学和基因工程技术日臻成熟，用 DNA 分子遗传标记（DNA molecular genetic marker）技术对中药材进行鉴定具有不受环境因素、个体发育阶段及组织部位的影响，多态性强，准确率高等特点，展示了良好的应用前景。DNA 分子遗传标记技术在基因定位、品种鉴定、资源评价、物种亲缘关系和系统演化等方面取得了很大进展。

生药鉴定研究首先要找到具有物种特异性的遗传标记（genetic marker），这种遗传标记主要有形态、组织细胞、化学成分、蛋白质、染色体组型、血清学、同工酶等特征。然而有些特征为生物体的遗传性和环境因素共同作用的结果，它们受到遗传因素影响的同时，还与生物体的发育阶段及环境条件对生物体的作用有着密切关系。DNA 分子作为遗传信息的直接载体，不受外界因素和生物体发育阶段及器官组织差异的影响，每一个体的任一体细胞均含有相同的遗传信息。因此利用 DNA 分子遗传标记进行物种鉴别更加准确、可靠。

DNA 分子是由 A、T、C、G 4 种碱基构成的双螺旋结构长链状分子，遗传信息包含在特定的碱基排列顺序中，不同的物种其遗传性不同，遗传上的差异便表现在这 4 种碱基排列顺序的变化之中，这就是生物的遗传多样性（genetic diversity）。比较物种间 DNA 分子遗传多样性的差异来鉴别物种就是 DNA 分子遗传标记鉴别。在真核生物中，其单倍体细胞的碱基对数（bp）为 107～1011，由于 DNA 分子的信息含量巨大，真核生物中各种基因所占基因组 DNA 的比例最多也不会超过 20%。因此，在 DNA 分子上，有编码与物种存活密切相关的基因区域、编码与物种存活不十分密切相关的基因区域和非编码基因区域。基因组 DNA 的这些不同区域在生物进化过程中所受到的选择压力不同，前者所受选择压力大，表现出高度的保守性，后者所受选择压力小，表现出较大的变异性。正是由于这种 DNA 分子不同区域承受的选择压力不同，DNA 分子的不同区域有不同程度的遗传多样性。因此，能够选择适当的 DNA 分子遗传标记，在属、种、亚种、居群或个体水平上对研究对象进行准确的鉴别，这也是中药材（生药）品种 DNA 分子遗传标记鉴别的分子基础。

DNA 分子作为遗传信息的载体具有较高的遗传稳定性，较蛋白质、同工酶等有更高的化学稳定性。自聚合酶链式反应（polymerase chain reaction，PCR）技术的建立并得到发展以来，人们甚至可以从数千年前遗留下来的古代骨骼标本中提取微量的 DNA，经 PCR 扩增后对其特定的 DNA 片段进行分子遗传标记的研究。由于 DNA 分子所载信息量巨大，并且相对稳定，PCR 技术具有高速、高效和特异性高等特点，因此用 DNA 分子遗传标记技术鉴别中药材品种和对中药复方制剂中组分进行检测具有快速、准确、专属性强、重现性好等优点。

一、DNA 分子标记技术的方法与原理

作为基因型的易于识别的表现形式，遗传标记在植物种质资源的研究中有着十分重要的地位。目前，应用较为广泛的遗传标记有形态标记、细胞标记、生化标记和分子标记。形态标记指植物的外部特征，细胞标记主要是染色体的核型和带型，生化标记主要包括同工酶和储藏

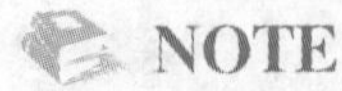

蛋白。DNA 分子标记鉴定是直接在 DNA 分子上检测生物间的差异，是以 DNA 多态性为基础的遗传标记。DNA 分子标记能对不同发育时期的个体、组织器官甚至细胞做检测，数量极多，遍及整个基因组，多态性高，遗传稳定，不受环境及基因表达与否的限制。任何生物种或个体都具有特定的 DNA 多态性，通过直接诊断分析 DNA 的多态性，便能避开遗传特性表现过程中的环境因素、数量性状遗传或部分与完全显性的干扰，快速准确地鉴定药材真伪。随着 DNA 分子标记鉴定技术的发展和成熟，生药分子鉴定进入使用阶段，《中国药典》收载了中药材 DNA 条形码分子鉴定法指导原则。

1. 限制性片段长度多态性(restriction fragment length polymorphism，RFLP)

这是一项以 Southern 杂交为基础的 DNA 分子标记技术，是利用一种或几种限制性内切酶消化不同生物个体的 DNA 分子，再通过特异性的克隆或合成的探针进行分子杂交来揭示其 DNA 的多态性。RFLP 作为遗传工具最先应用于品种鉴别和品系纯度的测定，这是第一个被应用于遗传研究的 DNA 分子标记技术，适合近缘物种及种内群体间的比较。RFLP 指纹图谱的优点：可靠性较高、来源于自然变异、多样性、共显性、数量性。

2. 染色体原位杂交(chromosomal in situ hybridization)

这也是一项基于 Southern 杂交的 DNA 分子标记技术。它利用特异性核酸片段作探针，直接同染色体 DNA 片段杂交，在染色体上显示特异 DNA。可采用同位素标记探针，杂交后通过放射自显影显示杂交信号，也可以采用非放射性大分子如生物素、地高辛等标记特异核酸片段，杂交信号经酶联显色或荧光显色得以显示。原位杂交的优点是准确、直观，但技术非常复杂。

3. 聚合酶链式反应

聚合酶链式反应(polymerase chain reaction，PCR)又称无细胞分子克隆技术，是模仿 DNA 在生物体内的自然复制过程，来扩增 DNA 片段。PCR 的模板是 DNA，依据被扩增区域两侧边界 DNA 系列人工合成一对引物(通常为 20 个碱基的单链脱氧核苷酸小片段)，每种引物分别与对应的一条 DNA 链互补，在 DNA 聚合酶的作用下扩增 DNA 片段。PCR 的优点是不需要同位素，安全性好，便宜，快速易行，易于自动化。目前大多数 DNA 分子标记技术是建立在 PCR 技术的基础之上的。

4. 随机扩增多态性 DNA(random amplified polymorphic DNA，RAPD)

这是一项以 PCR 为基础的 DNA 分子标记技术。RAPD 技术是 1990 年发明并发展起来的，以人工合成的碱基顺序随机排列的寡核苷酸单链为引物，对所研究的基因组 DNA 进行 PCR 扩增，产生多态性的 RAPD 片段，这些扩增片段的多态性反映了基因组相应区域的多态性。RAPD 技术源于 PCR 技术，但又不同于 PCR 技术，差别主要体现在随机扩增引物上。首先，随机扩增引物是单个加入，而不是成对(正、反向引物)加入；其次，随机引物短，一般 RAPD 技术采用的引物含 10 个碱基。由于随机引物较短，与常规 PCR 相比，RAPD 退火温度较低。RAPD 技术操作快速、简便，不依赖基因组遗传信息，因此在遗传研究中被广泛使用。

5. 扩增片段长度多态性(amplified fragment length polymorphism，AFLP)

扩增片段长度多态性技术，又名限制片段选择扩增技术，是在 RFLP 与 RAPD 两种指纹技术基础上建立和发展起来的。首先用限制性内切酶将基因组 DNA 消化；再将人工双链 DNA 接头通过连接酶加在这些限制性片段两端，形成带有接头的特异片段；最后通过 PCR 引物与接头的特异性识别，进行特异的扩增。

AFLP 兼具 RAPD 与 RFLP 的优点，有较高的稳定性，通过少量效率高的引物组合，可获得覆盖整个基因组的 AFLP 标记。AFLP 作为一种高效的指纹技术，已在遗传育种研究中发挥它的优势。

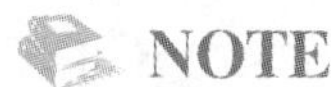

6. DNA 芯片技术

DNA 芯片技术是一种以杂交测序基本理论为基础的新型生物技术。DNA 芯片技术一般先提取基因组(DNA 或 RNA),然后用固相 PCR 系统对靶序列进行高效、特异的扩增,最后将扩增产物用荧光(或生物素、同位素)进行标记。DNA 芯片一般用于测序、基因表达、疾病诊断,也可用于基因型及多态性检测。基因芯片单核苷酸多态性(SNP)标记物定位试验,可以检测单个碱基的变异,确定基因多态性,获得指纹图谱,绘制出更精确的第三代遗传图谱,用于连锁分析。

7. 简单序列重复(simple sequence repeat,SSR)

SSR 即微卫星序列,是以 1～6 bp 短核苷酸为核心单位的串联重复序列,长度小于 100 bp,广泛分布于真核生物基因组中。微卫星几乎分布于染色体的所有区域,在哺乳动物中,几乎每个基因都存在一个微卫星标记。

微卫星 DNA 既可用作探针获得指纹图谱,也可通过 PCR 方法进行微卫星位点多态性分析。由于微卫星核心序列分布于结构基因侧翼或内含子中,因此,它承受的选择压力较小,在物种进化过程中积累了丰富的变异,从而决定了微卫星的多态性较高,技术稳定可靠,操作程序相对简化,因此被认为是一种很有应用价值的遗传标记技术。

二、DNA 分子标记技术在生药鉴定中的应用

DNA 分子标记技术用于生药鉴别中,首先要解决的问题是能否从陈旧的药材标本中提取药材本身的 DNA,并能用于 PCR 扩增,这方面已有成功的报道,其次是寻找一种检测药材 DNA 多态性的方法。

传统的生药鉴定主要依靠颜色、形状、气味、味道和质地等感性特征,这种鉴定方法的不足之处在于不准确,而且对这些特征的把握因人而异。将组织学、形态学和化学法引入生药鉴定上来,是生药鉴定的一个进步,但这些方法仍有很大的局限性。利用 DNA 分子标记技术直接分析药材的 DNA 多态性,找出真品特有的 DNA 片段,对此进行测序,进而制备 DNA 探针,来检测相应的药材,是一种便捷、准确的生药鉴定方法。

1. DNA 分子标记技术在药用植物亲缘关系上的应用

肖培根院士建立了药用植物亲缘学,采用一些小分子化合物作为鉴定亲缘关系的依据,由于 DNA 从本质上反映了药用植物的亲缘关系,现在很多学者建议把两者结合起来考虑,这样能更有效地研究药用植物的亲缘关系。有研究者用 5 个引物对升麻属(*Cimicifuga*)的 5 个种和类叶升麻(*Actaea asiatica* Hara)及乌头属(*Aconitum*)的 1 个种进行了 RAPD 分析,结合分析的结果,他们认为类叶升麻属与升麻属有较近的亲缘关系,而乌头属则与该属较远,这与经典分类学的研究结果相吻合。

2. DNA 分子标记技术在药用植物资源与生物多样性保护上的应用

生物多样性的研究可以看作对生物在空间上存在的现状和相互关系的研究,包括生态系统、区系种类和遗传结构等不同水平上的多样性研究。其中,遗传多样性的研究是生物多样性研究的中心环节。单纯用形态学和细胞学手段研究遗传多样性就失去了分辨能力,而分子生物学手段则使我们看到这些变化成为可能,从而有针对性地制定有效的保护措施。目前在研究药用植物资源时,多采用经典的形态分类学方法,用该方法划分物种建立在个体性状描述和宏观观测水平上,得到的结论往往不完善,易引起争论,同时这是不科学的,DNA 分子遗传标记技术直接分析遗传物质 DNA 在不同生物个体间的差异,使植物分类和资源的研究更加科学化。

3. DNA 分子标记技术在药用植物道地性研究上的应用

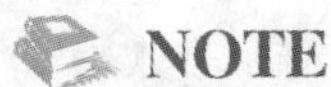

道地药材具有强烈的地域性,表现在它们往往分布在某些狭小的区域,或分布较广,但只

有某些狭小区域的质量好、疗效佳、产量大。药材道地性的原因就是植物的遗传物质DNA及初生和次生代谢过程中的酶系统发生了“道地性”变化。道地药材与非道地药材毕竟同种，甚至同一亚种，二者在形态和生药性状等特征上，差别往往不明显，这给道地药材的鉴别带来了困难。采用DNA分子标记技术并辅以等位酶技术，可以从分子水平上揭示药材的“道地性”，对“道地性”研究有重要意义。

4. DNA分子标记技术在遗传育种上的应用

药用植物的“优良品种”在药材生产上存在着巨大的潜力，“高含量育种”是药用植物育种的主要目的和特色。遗传图谱是生物种类的分子档案，对育种工作者有极大的参考价值。目前应用RAPD技术已构建了一些重要农作物的遗传图谱，但在药用植物方面还是空白，需加大这方面的研究，为药材的开发利用打下坚实的基础。

本章小结

第四章	学习要点
名词术语	生药鉴定，基源鉴定，性状鉴定，理化鉴定，显微鉴定
生药鉴定的一般程序	取样，真实性鉴定，纯度鉴定，品质优良度鉴定
生药鉴定内容	基源鉴定，性状鉴定，理化鉴定，显微鉴定
新技术在生药鉴定中的应用	DNA遗传标记技术

目标检测

目标检测答案
4-1

一、单项选择题

1. 生药的理化鉴定不包括下列哪一项？（　　）

A. 微量升华　　B. 显微化学反应　　C. 薄层层析　　D. DNA芯片技术

2. 供检验药品的保存期限为（　　）。

A. 一年　　B. 二年　　C. 三年　　D. 四年

3. 下列关于各类生药显微鉴定说法正确的是（　　）。

A. 生药龙胆、乌头根部无髓

B. 蕨类植物根茎只有管胞，无导管

C. 皮类生药含木栓细胞、石细胞、分泌组织

D. 种皮中有色素细胞，无石细胞

4. 用水合氯醛试液加热透化装片后，不能观察到的是（　　）。

A. 纤维　　B. 多糖颗粒　　C. 石细胞　　D. 草酸钙结晶

5. 测定生药灰分含量时，灼烧温度应为（　　）。

A. 500～600 ℃　　B. 300～400 ℃　　C. 105 ℃　　D. 160～200 ℃

二、多项选择题

1. 纯度鉴定内容包括（　　）。

A. 杂质检查　　B. 灰分测定　　C. 水分测定　　D. 挥发油测定　　E. 浸出物测定

2. 生药鉴定时，对于供检定样品取样数量说法正确的是（　　）。

A. 总包件数不足5件的，逐件取样

B. 总包件数5～99件，随机抽5件取样

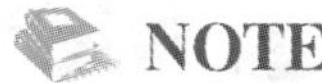

C. 总包件数 100～1000 件，按 5%比例取样

D. 超过 1000 件的，超过部分按 1%比例取样

E. 贵重药材和饮片，不论包件多少均逐件取样

3. 草酸钙结晶类型有（　　）。

A. 簇晶　　B. 针晶　　C. 方晶　　D. 柱晶　　E. 砂晶

三、名词解释

1. 生药鉴定

2. 性状鉴定

3. 真实性鉴定

4. DNA 分子标记鉴定

四、简答题

1. 生药学鉴定的内容有哪些？

2. 简述浸出物测定在生药鉴定中的意义以及常用方法。

推荐阅读文献

[1]　赵维良，依泽. 蕨类法定药用植物基源考证[J]. 中国现代应用药学，2017，34(10)：1501-1506.

[2]　赵中振，陈虎彪. 中药材鉴定图典[M]. 福州：福建科学技术出版社，2010.

[3]　赵中振，陈虎彪. 中药显微鉴定图典[M]. 福州：福建科学技术出版社，2016.

[4]　肖培根. 绿药觅踪 [M]. 北京：中国医药科技出版社，2011.

（李　荣）

NOTE

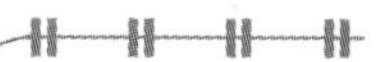

第五章　生药的采收、产地加工与贮藏

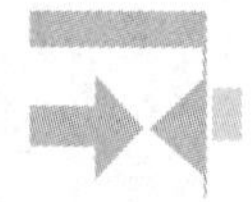

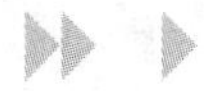

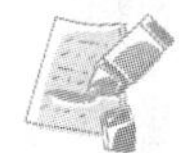

学习目标

扫码看课件

5-1

1. 掌握：生药采收期药效的关系、生药采收的一般原则、中药贮藏和养护的基本知识。

2. 熟悉：生药产地加工的基本方法。

案例解析

5-1

案例导入

青蒿为治疗疟疾的著名生药。某研究生于2014年3月采集生药一批，拟从中提取青蒿素，但未获得成功。采用HPLC分析，并未从生药中检出青蒿素，怀疑品种有误。后经专家鉴定确为菊科植物黄花蒿 *Artemisia annua* L. 的干燥地上部分。

问题：

1. 查阅《中国药典》，试分析该实验失败的原因。

2. 结合该案例，试述对民间谚语"当季是药，过季是草"的理解。

生药来源于天然的植物、动物和矿物，药材的品种、产地、采集、加工炮制、贮藏养护等均会对其质量产生较大影响。

第一节　生药的采收

一、采收期的确定

生药的采收期是指药用部分已符合药用要求，达到采收标准的收获期。所谓适宜采收期，是针对药材的质量而言的。药材质量的好坏，与采收的年限、季节、时间、方法等有密切关系。根据收获期年限长短，生药可分为一年收获、两年收获、多年收获。一般而言，多年生的药用植物有效成分含量随着植株的生长而不断积累。如不同年限生的人参根，人参皂苷含量有显著差异，年生越高，皂苷总量越高。但就皂苷增长速率而言，8年以内的人参根皂苷含量年增长率较高，其中1～3年增长速率最高，9年以后人参皂苷年增长率显著下降。

通过定期定点采集2～5年生黄连样品，分析黄连根茎中盐酸小檗碱和总生物碱的含量，发现盐酸小檗碱含量在每年4月（开花结实期）几乎均为全年最低，总生物碱含量呈逐年上升趋势，在每年10—11月含量达到全年最高，由此可以确定黄连的适宜采收期为10—11月，应采收5年以上生黄连根茎。

此外，生药有效成分的积累动态与药用部分产量的关系因其基源而异，必须根据具体情况加以研究，以确定适宜采收期。

（1）有效成分含量有显著的高峰期而药用部分产量变化不显著，则有效成分含量高峰期即

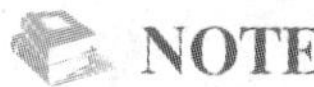

为适宜采收期。

(2)有效成分含量高峰期与药用部分产量高峰期不一致时，要考虑有效成分的总含量，即有效成分的总量=单产量×有效成分百分含量，总量最大值时即为适宜采收期。

二、一般采收原则

目前很多生药有效成分尚不明确，因此利用传统的采收经验及药材种植养殖研究结果，根据各种药用部位的生长特点，分别掌握合理的采收季节是十分必要的。

1. 根及根茎类

一般宜在秋季植物地上部分开始枯萎或早春植物抽苗时采集，这时植物的养分多贮藏在根或根茎部，所采药物产量高，质量好。但也有些根及根茎类药材如明党参于春季采收，太子参则在夏季采收较好，延胡索(元胡)是早春植物，则应在立夏后地上植株部分枯萎前采挖。多数根及根茎类药材需生长一年或两年以上才能采收供药用。

2. 花类

一般在花开放时采收。有些则于花蕾期采收，如金银花应在夏、秋季花蕾前头蓬大，由青转黄时采收；丁香在秋季花蕾由绿转红时采收；辛夷在冬末春初花未开放时采收；玫瑰在春末夏初花将开放时采收；槐米的适宜采收期则是夏季花蕾形成时。

对花期较长，花朵陆续开放的植物，应分批采摘以保证药材质量。花粉粒需盛开时采收，如松花粉、蒲黄等。

3. 果实及种子类

果实类生药除少数采用未成熟果实如青皮、枳实等外，一般应在果实成熟或将近成熟时采收。过早采收则其果肉较薄，过迟则果肉松泡，影响质量与产量。有的在果实成熟后经霜变色时采摘，如川楝子经霜变黄，山茱萸经霜变红时采摘。

种子类生药应在种子完全发育成熟、籽粒饱满、有效成分含量高时采收。对成熟度不一致的品种，应在成熟时随熟随采，分批进行。有些种子成熟后容易散落，如牵牛子、急性子等，则在果实成熟而未开裂时采集。有些既用全草，又用种子的药材，则可在种子成熟时，割取全草，将种子打下后分别晒干贮藏，如车前子、紫苏子等。

4. 叶类

大多在夏、秋季植株茎叶茂盛或开花时采集。此时植株已经完全长成，光合作用旺盛，有效成分含量高，如大青叶、紫苏叶、番泻叶、臭梧桐叶、艾叶等。但有些植物的叶在秋、冬季时采收，如桑叶。

5. 全草类

应在植株生长最旺盛而将要开花前采收，如鱼腥草、淫羊藿、仙鹤草、藿香、泽兰、半枝莲、佩兰、蒲公英、淡竹叶、石斛等。但也有部分品种以开花后秋季采收，其有效成分含量最高，如麻黄、细辛、垂盆草、紫花地丁、金钱草、荆芥等。

多年生草本常割取地上部分，如益母草、薄荷等；一些茎较柔弱、植物矮小及必须带根用的药材则连根采收，如垂盆草、紫花地丁等。

6. 皮类

一般在春末夏初采收，此时正值植物生长旺盛期，浆液较多，容易剥离，且形成层细胞分裂较快，伤口较易愈合，如黄柏、厚朴、秦皮等。少数皮类药材于秋、冬季采取，如川楝皮、肉桂等，此时有效成分含量较高。注意不能将树干整个一圈剥下，以免影响树干的输导系统，造成树木的死亡。

7. 动物类

动物类生药因其种类及药用部位不同而异。大多数均可全年采收，如龟甲、鳖甲、海龙、海马等。一般潜藏在地下的小动物，宜在夏、秋季捕捉，如地龙等；大动物虽然四季皆可捕捉，但一般宜在秋、冬季猎取。有的以卵鞘入药的，则在3月中旬前收集，过时则虫卵孵化成虫；以成虫入药的均应在其活动期捕捉。有翅昆虫在清晨露水未干时捕捉，如斑蝥。鹿茸必须在雄鹿幼角未角化时锯取。牛黄、马宝等结石类药材应在屠宰时注意收取。

8. 矿物类

矿物类生药一般可随时采收。大多结合开矿采掘，如石膏、滑石、雄黄、自然铜等；有的在开山掘地或水利工程中获得动物化石类中药，如龙骨、龙齿等；有些矿物药经人工冶炼或升华方法制得，如轻粉、红粉等。

三、采收方法

生药的药用部分不同，采收方法不同。采收方法的正确与否直接影响到药材的产量与质量。

常见的采收方法有采挖（适用于根与根茎类生药）、收割（适用于全草与花类生药）、采摘（适用于果实、种子、部分花类生药）、击落（适用于高大的木本或藤本植物的果实、种子生药）、剥皮（适用于树皮和根皮类生药）等。

根皮、树皮的采收，容易损害植物生长，应注意采收方法，树皮不可整圈剥取，否则破坏输导系统，造成树木死亡；根皮一般挖根后再剥取。全草多从根的上部将植枝割下，或整枝拔起。对有刺的植物如红花，应于露水未干时采收，应注意植株及苞片上尖刺（可刺伤采集人员手指）。种子类生药，采收时用手摘取或连枝剪下，晒干后再收集。

四、采收注意事项

在采收时要注意保护野生药源，计划采药，合理采挖。凡用地上部分者要留根，凡用地下部分者要采大留小，采密留稀，合理轮采；轮采地要分区封山育药。动物药类，以锯茸代砍茸，活麝取香等都是保护野生动物的有效办法，不可用炸药、毒药或通电捕捉，竭泽而渔、杀鸡取卵的做法应予以严格禁止。

第二节　生药的产地加工

一、产地加工的目的

生药产地加工的目的：①除去杂质和非药用部分，保持药材的纯净；②分离不同药用部位；③进行初步处理，利于药材干燥；④保持有效成分，保证药效；⑤整形、划分等级。

加工药材一般都要达到形体完整，身干无杂，色泽好，不变气、味，有效成分破坏少等要求。所以，药材加工对药材商品形成、中药饮片、中成药以及市场流通和临床使用都有重要意义。

二、产地加工的方法

常用产地加工方法有洗涤、挑选、修整切制、蒸煮烫、发汗、干燥等。

（一）洗涤与挑选

洗涤主要是洗除药材泥沙和污垢，多用于根及根茎类药材。直接晒干或阴干的药材、具有芳香气味的药材一般不用水淘洗。挑选主要是清除杂质和非药用部分，同时初步分级，利于分别加工和干燥。

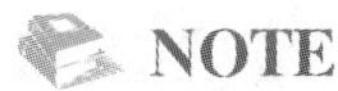

(二)修整切制

运用修剪、切削、整形等方法,去除非药用部分和不合规格的部分,使药材整齐,利于包装,如剪去芦头、须根,进行切片、切瓣、截短等。

目前,药材多在产地趁鲜加工切制,这样易切制、片形好、干燥快、工序减少、成本低。对果实种子或根及根茎类药材以及皮类药材去除表皮或外壳,使药材表面光洁,有利于干燥和贮藏。

(三)蒸、煮、烫

对某些药材经蒸、煮或烫后进行干燥。含黏液汁、淀粉、或糖分多的药材,不易干燥,经蒸、煮或烫处理后,则干燥快,不易生虫。加热时间长短及采取何种加热方法,视药材性质而定,药材加热处理后,不仅容易干燥,而且利于刮皮抽芯。

(四)熏硫

熏硫是在药材干燥前后用硫黄熏制。有些药材,为使其表面色泽洁白,防止霉烂,常用硫黄熏制。以往此方法较为常用,其效果好、成本低、历史悠久。但如果二氧化硫残留量高,不仅会影响生药的性状,服用后还会引起腹泻、恶心、头晕等症状,长时间摄入,可能会导致造血功能的改变,降低机体免疫力,应引起重视。目前《中国药典》已对部分药材的二氧化硫残留量做出限量规定。

(五)发汗

将药材晒或用微火烘至半干或微煮(蒸)后,堆置起来发热,使其内部水分散发的方法习称"发汗",可根据情况反复多次。发汗有利于干燥,同时可使药材变软、变色、增加香味或减少刺激性等。

(六)干燥

干燥可除去药材中的大量水分,避免发霉、虫蛀以及有效成分分解和破坏,利于贮藏,保证药材质量。除少数鲜用的药材外,均需要干燥。常用的有以下几种方法。

1. 晒干

利用阳光直接晒干,是一种最简便、经济的方法。多数药材用此方法干燥,但需注意以下问题:①含挥发油的药材不宜采用此法,以避免挥发油散失。②药材的色泽和有效成分受日光照射后易变色者,不宜用此法。③有些药材在烈日下晒后易爆裂。④药材晒干后,药凉透才可以包装,否则将因内部温度高而发酵,或因部分水分未散尽而造成局部水分过多而发霉等。

2. 烘干

利用加温的方法使药材干燥。一般温度以50~60 ℃为宜,此温度对一般药材的成分没有明显影响,同时抑制了酶的活性。对含维生素C的多汁果实药材可用70~90 ℃的温度以利干燥。但含挥发油或需保留酶活性的药材,不宜用此法。此外,富含淀粉的药材如需保持粉性,烘干温度应缓缓升高,以免新鲜药材遇高热淀粉发生糊化。

3. 阴干

将药材放置或悬挂在通风的室内或荫棚下,避免阳光直射,利用水分在空气中自然蒸发而干燥。主要适用于含挥发性成分的花类、叶类及草类药材。有的药材在干燥过程中易与皮肉分离或空枯,因此必须进行揉搓。有的药材在干燥过程中要进行打光。

4. 焙干

与烘干方法相似,只是温度稍高。焙干多用于某些动物药材的干燥。

(七)挑选分等

对加工后的药材划分规格等级的方法,是产地加工的最后一道工序。药材的规格等级是药材的质量标准,应注重实用而合理。

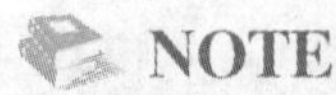

第三节 生药的贮藏与养护

导致生药品质发生变异的原因主要有生药自身因素（内因）和外部环境因素（外因）两个方面。内因主要包括生药的化学成分及其性质、生药含水量不合格、细菌污染等，如挥发油含量高的比较容易散失气味，含糖、淀粉、蛋白质高的比较容易生虫、发霉，较高的含水量以及药材本身受污染则会促进或加剧霉变、虫蛀等情况的发生。

一、生药变异的常见外界因素

外界因素主要包括温度、湿度、空气、光照、微生物等。

1. 温度

温度变化与药材变异有直接关系。在常温（15～20 ℃）下，药材成分一般较为稳定，利于贮存。高温状态可见泛油、气味散失及串味现象，胶类及树脂类中药易发软、粘结及融化，使其成分分解，形态改变；低温则可使鲜品药材结冰冻坏。贮藏温度管理失当，亦会导致微生物及仓虫的繁殖滋生，从而出现霉变、蛀蚀等变异。此外，若堆集过紧，贮藏过程药材产生的热量不能及时散发，可使生药颜色发黑，质地枯朽变质（严重时会起烟或起火，俗称“冲烧”）。

2. 湿度

贮藏中多采用相对湿度作为控制和调节仓库湿度的依据。相对湿度，指空气中水汽压与相同温度下饱和水汽压的百分比，其反映了空气潮湿的程度。贮藏仓库的相对湿度一般应控制在70%左右。相对湿度过高，易导致霉变现象的产生，特别是含糖类、黏液质、淀粉类饮片容易吸潮变质，一些粉末状饮片也易吸潮粘连成块。相对湿度过低时，某些含有结晶水的矿物药容易风化（如胆矾、芒硝等）。

3. 空气

空气中的氧可与药物中的糖、脂肪、挥发油等成分发生化学反应而影响质量。如常见的牡丹皮、大黄、黄精等颜色变深，就是因为所含的鞣质、油脂及糖等与空气中的氧接触而使质量发生变化。薄荷的变色与气味散失，也是与氧作用的结果。

4. 光照

日光中的紫外线，波长短，能量高，可使药材成分氧化、分解，如油脂的酸败、苷类及维生素类的分解等。日光对某些饮片的色素有破坏作用而导致变色，一些花、叶、草类饮片在日光照射下颜色变浅，干燥易碎，如月季花、益母草等。但紫外线同时能杀灭霉菌并使过多的水分蒸发，起到防潮防霉的作用。

此外，贮藏环境中的微生物（以真菌为主）、虫害（如谷象、米象、大谷盗、药谷盗、日本标本虫、印度谷螟、粉螨等）、鼠害等都是导致中药发生变质的常见因素。贮藏的时间越长，药材发生变色、腐烂、气味散失、氧化、分解、挥发等现象的概率就越大。

二、贮藏中常见的生药变异现象

1. 虫蛀

虫蛀是指害虫侵入药材内部所引起的破坏性作用。产地采收加工、运输、贮藏过程中均有可能受到虫害的侵入。饮片中所含的淀粉、糖、脂肪、蛋白质等成分，有利于害虫生长繁殖，此类药材最易生虫，如白芷、北沙参、前胡、大黄、桑螵蛸等。

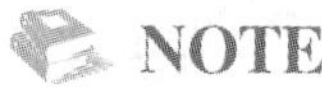

2. 发霉

发霉又称霉变，是指霉菌在药材表面或内部滋生的现象。当温度为 20～35 ℃，相对湿度为 75%以上或中药含水量超过 15%并有足够营养时，药材表面附着的霉菌易于生长繁殖，在此过程中会分泌酶溶蚀药材组织，致使药材成分发生变化。发霉对饮片贮藏危害最大，我国地处温带，特别是长江以南地区，夏季炎热、潮湿，饮片最易发霉。

3. 泛油

药材泛油又称走油，是指某些含脂肪油、挥发油、黏液质或糖类较多的药材，受热或受潮时其表面返软、发粘、颜色变浑、呈现油状物质并发出败油气味的现象。易泛油的中药有柏子仁、桃仁、杏仁、炒苏子、当归、丁香、炒酸枣仁、炒莱菔子、牛膝、麦冬、天冬、熟地、黄精等。动物类药材（如刺猬皮、九香虫等）泛油后躯体易残，色泽加深，外表呈油样，酸败气味强烈。

4. 变色

各种药材都有其特定的色泽。由于保管不善，某些药物的颜色由浅变深，如泽泻、白芷、山药、天花粉等由白色变为黄色；有些药物由鲜艳变暗淡，如红花、菊花、金银花等。色泽的变化不仅改变饮片的外观，也影响药物的内在质量。

5. 气味散失

气味散失是指一些含有易挥发成分（如挥发油等）的药材，因贮藏保管不当而造成成分挥散损失，使得药材的气味变淡或散失的现象。药物发霉、泛油、变色，均能使药物气味散失。中药的气味是中药质量好坏的重要标志之一，由于挥散走气使其有效成分减少，气味发生变化，会导致疗效的降低甚至丧失。

6. 风化

某些含结晶水的矿物类药物，长期与干燥空气接触，逐渐失去结晶水，从而变为粉末状，其质量和药性也随之发生改变，如胆矾、硼砂、芒硝等。

7. 潮解

潮解指在一定温度、湿度影响下，含可溶性糖或无机盐类成分较多的药材（有的中药本身就是无机盐），吸收潮湿空气中的水分，使其表面慢慢溶化成液态的现象。易潮解的中药，矿物类如芒硝、绿矾、硼砂、大青盐等；糖、盐加工炮制品如糖参、全蝎（盐制）、天冬等；海产品如海藻、昆布等。

8. 粘连

粘连指含糖胶、树脂、蜡质等成分的固态中药，在温度升高的条件下，自身变软，黏结成块的变异现象。常见的有芦荟、没药、阿胶、乳香、龟甲胶、儿茶等。

9. 腐烂

某些新鲜的饮片，因受温度、湿度和空气中微生物的影响，而导致腐烂败坏的现象。如鲜生姜、鲜生地、鲜芦根、鲜石斛等。饮片一旦腐烂，不能再入药。

三、常用的生药贮藏与养护方法

贮藏和保管好药材，是保证药物临床疗效的重要环节。应创造产地加工的良好环境，加强药物的入库验收，控制库房的温度和湿度。合理安排药物贮藏的时间顺序，做到“发陈储新”“先进先出”，对已经霉变虫蛀的药物及时整理清理。

为防止常见的虫害、霉变，常用的方法有太阳暴晒、烘烤、低温冷藏、密封贮藏等。无论采用哪种保管方法，都必须坚持“以防为主，防治结合”的原则。科学养护方法，必须实施在药材发生虫蛀、霉变之前，只有这样才能达到良好的保质效果。

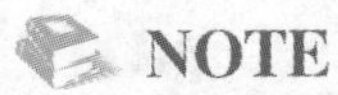

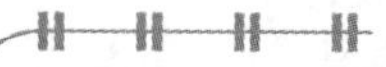

1. 对抗同贮法

对抗同贮法是有效而环保的传统贮藏方法。所谓对抗同贮法，是将两种或两种以上的药物共同贮藏，利用其中某些品种的中药所散发的特殊气味、吸湿性能或特有的驱虫杀菌的化学成分，来防止其他药材发生虫霉变质现象的一种贮藏方法。

常见对人畜无害又能防治仓贮虫害的药材有很多，如除虫菊、吴茱萸、花椒、柑橘（皮、核）、柚皮、黑白胡椒、野蒿、辣蓼、大蒜、苦楝、臭椿、硫黄、姜粉、干辣椒等。此外，草木灰、生石灰、高度酒等也有一定防霉除虫作用。

长期实践表明，泽泻、山药与牡丹皮同贮可防虫保色；藏红花、冬虫夏草同贮可防生虫；蜜拌桂圆肉可保味保色；大蒜与芡实、薏苡仁、土鳖虫、全蝎、僵蚕等药材同贮，能使这些药材不易生虫；细辛、花椒可养护鹿茸防虫蛀蚀；当归可防麝香走味变色等。

2. 气调养护

气调养护是一种新兴的无公害养护方法，即在密闭的容器或环境内，冲入氮气或二氧化碳等惰性气体，把影响药材变质的空气中的氧气浓度进行有效控制，造成一个低氧环境（2%以下），使害虫不能生长，霉菌的繁殖受到抑制，从而保证药材质量。这种方法可以消除长期使用化学杀虫剂对环境和药材造成污染的弊病。贮藏时一般用特制的塑料帐将放置药材的堆垛密封，抽出垛内的空气，充入氮气或二氧化碳等惰性气体，定期进行测试，检查帐内气体浓度、温度和湿度等，使之符合贮藏要求。需要气调养护的药材应充分干燥，保持安全湿度，防止罩帐内壁凝结水珠，导致药材发霉。

气调养护应注意：①合理有效地利用空间：气调库的容积利用系数要比普通冷库高，有人将其描述为“高装满堆”，这是气调库建筑设计和运行管理上的一个特点。所谓“高装满堆”是指装入气调库的药材应具有较大的装货密度，除留出必要的通风和检查通道外，尽量减少气调库的自由空间。因为，气调库内的自由空间越小，意味着库内的气体存量越少，这样一方面可以适当减少气调设备，另一方面可以加快气调速度，缩短气调时间，减少能耗，并使药材尽早进入气调贮藏状态。②快进整出：气调贮藏要求药材入库速度快，尽快装满、封库并及时调气，让药材在尽可能短的时间内进入气调状态。平时管理中也不能像普通冷库那样随便进出货物，否则库内的气体成分就会经常变动，从而减弱或失去气调贮藏的作用。药材出库时，最好一次出完或在短期内分批出完。

3. 微波干燥养护

微波干燥养护不同于传统干燥方式，使被加热物体本身成为发热体，称为整体加热方式，不需要热传导的过程，因此能在短时间内达到均匀加热的效果。这一特点可使热传导较差的物质在短时间内得到加热与干燥。与传统干燥方式相比，具有干燥速度快、能源利用率高、生产效率高、干燥均匀、清洁生产、易实现自动化控制等优点。

微波干燥药材可以较好地保留药材中的有效药成分。在干燥的同时，还可以杀灭药材中的各种霉菌和虫卵，防止储存过程中产生的霉变或虫蛀，因而在药材干燥领域越来越受到重视。

4. 辐照养护

利用放射性钴-60 产生的 γ-射线或加速产生的 β-射线辐照药材时，附着在药材上的霉菌、害虫吸收放射能，很快引起分子电离，从而产生自由基，使机体内的水、蛋白质、核酸、脂肪和糖类等发生不可逆的变化，导致生物酶失活，生理生化反应延缓或停止，新陈代谢中断，霉菌和害虫死亡。辐照养护能有效地保护药材的品质，相对延长贮藏期。钴-60 辐射防霉除虫养护效率高，效果显著；不破坏药材外形，不影响药效。

知识拓展 5-1

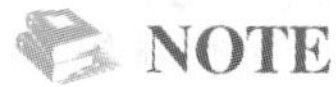

此外，生药还有远红外加热干燥养护、气幕防潮养护等贮藏养护方法。

本章小结

第五章	学习要点
名词术语	采收期、产地加工、对抗同贮法、气调养护
采收原则	根及根茎类、花类、果实及种子类、叶类、全草类、皮类、动物、矿物类
产地加工	洗涤与挑选、修整切制、蒸、煮、烫、熏硫、发汗、干燥、挑选分等
贮藏与养护	常见变异现象与常用养护方法

目标检测

目标检测答案
5-1

一、单项选择题

1. 贮藏中常见的生药变异现象不包括(　　)。

A. 泛油　B. 变色　C. 潮解　D. 风化　E. 发汗

2. 果实和种子入药，其采收时节大多是(　　)。

A. 充分成长时　B. 清晨或傍晚　C. 成熟时　D. 八月　E. 春、夏季

3. 根和根茎类生药中，以夏季采收为宜的是(　　)。

A. 人参　B. 麻黄　C. 天麻　D. 延胡索　E. 白芍

4. 容易发生“泛油”现象的生药是(　　)。

A. 桃仁　B. 白芷　C. 人参　D. 肉桂　E. 芒硝

5. 金银花通常于(　　)采收。

A. 盛花期　B. 花蕾期

C. 果实尚未成熟时　D. 果实成熟时

E. 花瓣变色时

二、多项选择题

1. 下列药物中，哪几种应在果实和种子未成熟时采收？(　　)

A. 枳实　B. 瓜蒌　C. 天麻　D. 青皮　E. 乌梅

2. 生药贮藏保管中变质现象包括(　　)。

A. 虫蛀　B. 破碎　C. 生霉　D. 变色　E. 泛油

3. 生药传统的养护技术中不包括(　　)。

A. 气调养护技术　B. 密封养护技术　C. 低温养护技术

D. 高温养护技术　E. 除湿养护技术

4. 生药采用“发汗”方法加工的目的是(　　)。

A. 促使变色　B. 增强气味　C. 减少刺激性

D. 利于干燥　E. 使药材中的酶失去活力

5. 引起中药饮片变异的因素有(　　)。

A. 温度　B. 湿度　C. 光线　D. 氧气　E. 微生物

三、简答题

1. 简述影响生药变异的常见外界因素。

2. 如何根据有效成分含量确定生药的采收期？

推荐阅读文献

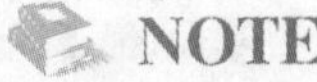

[1]　陈林伟，秦昆明，朱艳汇，等. 中药材产地加工的研究现状及展望[J]. 中国中药杂志，

2015,40(4):602-606.

[2] 段金廒,宿树兰,吕洁丽,等.药材产地加工传统经验与现代科学认识[J].中国中药杂志 2009,34(24):3151-3157.

[3] 毛春芹,季琳,陆兔林,等.中药材硫磺熏蒸后有害物质及其危害研究进展[J].中国中药杂志,2014,39(15):2801-2806.

（汤建清）

NOTE

第六章　中药的炮制

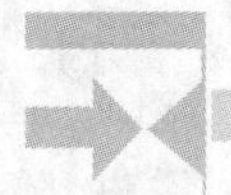

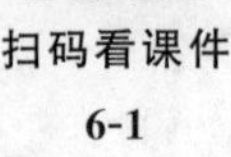

扫码看课件

6-1

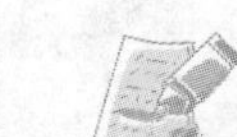

学习目标

1. 掌握：中药炮制的基本概念、目的。
2. 熟悉：中药炮制的发展概况、方法。
3. 了解：中药炮制的机制。

中药有独特的理论体系和应用形式，分为中药材、中药饮片和中成药三种商品形式。但中药材并不能直接用于临床，必须经过炮制。中药炮制是按照中医药理论，根据中药材自身性质，以及调剂、制剂和临床应用的需要，所采取的一项制药技术。炮制古称"炮炙""修治""修事""修制"等。

第一节　中药炮制的起源与发展

一、中药炮制的起源

中药炮制起源的具体年代已无从考证，可以说是随着中药的发现和应用而产生的。其历史可追溯到原始社会，与火的发现和应用以及熟食的方法直接相关，故有药食同源之说。

在远古时代，人类以觅食野草、野果或动物等为生。在寻找食物的同时，发现有的动植物可导致呕吐、泄泻、昏迷，甚至死亡；有的可使疾病好转或痊愈。人们逐渐积累，便成了最初的中药知识。随着火的发现与应用，便产生了熟食的方法。为了降低或消除中药的毒性，就将加工食物的方法用于有毒中药的加工处理上，于是便产生了最早的中药"炮炙"，当不局限于火的时候，则称为"炮制"。

二、中药炮制的发展

中药炮制的发展历程通常利用历代中医药文献来归纳总结。通过对古代中医药文献中有关炮制内容的整理，根据其不同时期的发展特点划分为三个时期，即中药炮制的起始形成时期（春秋战国至宋代，公元前 722—公元 1279 年）；中药炮制理论形成与技术扩大应用时期（金至清代，1115—1911 年）；中药炮制技术提高与原理解析时期（现代，1912 年至今）。

1. 中药炮制的起始形成时期（春秋战国至宋代）

从春秋战国至宋代，从《五十二病方》至《雷公炮炙论》，中药炮制的基本方法逐渐形成。

《五十二病方》是我国最早有炮制内容记载的方书，记载了如燔、削、煅、炙、熬、咀、蒸、酒渍等炮制方法。其中，以燔用得最多，如："止血出者，燔发，以安（按）其痏"，为最早的血余炭。

汉代的《神农本草经》是我国第一部药学专著，记载了 13 种中药的 5 种炮制方法，如蒸桑螵蛸、熬露蜂房、烧贝子、炼矾石、酒煮刺猬皮等。医圣张仲景对中药炮制十分重视，其在《金匮

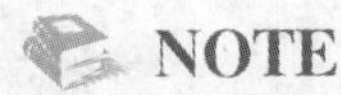

玉函经》的“证治总例”中明确论述:有须烧炼炮炙,生熟有定。

南北朝刘宋时代,雷敩集前人炮制经验之大成,撰成我国第一部炮制专著《雷公炮炙论》。书中描述了中药的各种炮制方法,如拣、切、晒干、炒、蒸、煮、浸等;广泛地应用辅料炮制中药,如苦酒浸、蜜涂炙、同糯米炒、酥炒、麻油煮、糯泔浸、药汁制等。该书对炮制的作用也做了较多的介绍,如“……用此沸了水飞过白垩,免结涩人肠也。”该书对后世中药炮制的发展有较大的影响,其中许多炮制方法具有科学道理。如对挥发性中药茵陈,指出“勿令犯火”,即防止高温处理。对某些含鞣质的中药,如白芍等需用竹刀刮去皮,知母、没食子勿令犯铁器,至今仍有指导意义。

唐代随着政治、经济与文化的发展,中药炮制也有了较大的发展,除了沿用秦汉之法外,又有了新的进步。如孙思邈的《备急千金要方》单列合和篇,提出:“诸经方用药,所以熬炼节度,皆脚注之,今方则不然,于此篇具条之,更不烦方下别注也”,类似于现今药典的炮制通则,无疑是一个很大的发展。《新修本草》作为我国第一部药典,规定了中药炮制用酒和醋均为米酒、米醋。书中除沿用前法外,还对炮制作用有论述,如:用枇杷叶须以布拭去毛,毛射人肺令咳不已。

宋代王怀隐在《太平圣惠方》记载了巴豆:去皮心膜,以湿纸三重裹,于煻灰火内煨令熟,取出,细研压去油。这应该是制霜法的开始。太平惠民和剂局编撰的《太平惠民和剂局方》被称为第一部方典。书中亦专列“论合和法”,强调“凡有修合,依法炮制,分两无亏,胜也”。有“论炮炙三品药石类例”,列举 185 种中药的炮制方法和要求,类似于现在的全国炮制规范。至宋末,中药炮制工艺及适用品种已初具规模,完全构成炮制技术的起始形成乃至发展成型时期。

2. 中药炮制理论形成与技术扩大应用时期(金至清代)

金至清代,中医药事业迅速发展,涌现出各有专长的金元四大家;明代本草学上的宏篇巨著《本草纲目》流传百世,还出现了第二部炮制专著《炮炙大法》;清代第三部炮制专著《修事指南》问世。这个时期的炮制技术主要是沿用宋以前之法,而对中药炮制理论却有精辟的论述,形成了传统中药炮制的辅料作用论、生熟各宜论和制药论。

葛乾孙在《十药神书》中首先提出炭药止血的理论:“大抵血热则行,血冷则凝……见黑则止,此定理也。”陈嘉谟在《本草蒙筌》中指出:“酒制升提,姜制发散。入盐走肾脏仍仗软坚,用醋注肝经且资住痛,童便制除劣性降下,米泔制去燥性和中,乳制滋润回枯助生阴血,蜜制甘缓难化,增益元阳,陈壁土制窃真气骤补中焦,麦麸皮制抑酷性勿伤上隔。乌豆汤、甘草汤渍曝并解毒致令平和,羊酥油、猪脂油涂烧,咸渗骨容易脆断……”。第一次系统总结了辅料炮制的作用,现称为“辅料作用论”。徐大椿在《医学源流论》中提出:“或以相资为制,或以相反为制,或以相畏为制,或以相恶为制,或以相喜为制”的制药论。

缪希雍所著的《炮炙大法》收载了 400 多种中药的炮制方法,用简明的笔法叙述各药出处、采集时间、优劣鉴别、炮制辅料、操作方法及贮藏,是中药炮制的第二次系统总结。书中将前人的炮制方法进行了归纳,即为著名的“雷公炮炙十七法”。

张仲岩所著的《修事指南》收录了 200 多种中药的炮制工艺,所收各种炮制方法基本遵雷公法,但在辅料炮制作用上有所发展。提出:吴茱萸汁制抑苦寒而扶胃气,猪胆汁制泻胆火而达木郁……进一步充实了陈嘉谟的“辅料作用论”。

赵学敏所著的《本草纲目拾遗》记载了 900 余种中药,240 余种炮制方法,其中近 70 种是炭药。其在张仲景“烧灰存性”的基础上明确提出“炒炭存性”的要求。把炭药的炮制与应用推向一个新的阶段。

金元明清时期,医药学家在前人对炮制作用解释的基础上,总结概括,形成并发展了中药炮制理论,推动了中药炮制的进一步发展。

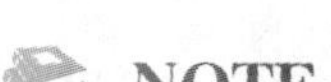

3. 中药炮制技术提高与原理解析时期(现代)

民国期间政府废止了中医药,中药炮制也基本处于停滞状态。1949 年后,随着各行各业的发展,中药炮制也有了长足的进步。主要体现在文献整理,工艺及质量标准规范化研究,共性技术研究,相关设备研究及炮制原理探索等方面。

1963 年,卫生部中医研究院中药研究所和药品生物制品检定所共同编写了《中药炮炙经验集成》。它是后来研究中药炮制工艺和编写教材的依据。《中国药典》从 1963 年版开始收载中药炮制内容,并制定了"中药炮制通则"。各省市也出版了具有自己特色的《中药炮制规范》。1988 年中华人民共和国药政管理局编写了《全国中药炮制规范》。1979 年首次编写出全国高等医药院校《中药炮制学》统编教材。国家从"七五"开始,在科研方面投入大量财力进行中药的炮制工艺、质量标准及其炮制原理研究。

相信在不久的将来,中药炮制一定会出现工艺规范、标准完善、原理清晰、设备先进的新局面。

第二节　中药炮制的目的与方法

中药来源于自然界的植物、动物和矿物,其或质地坚硬、粗大,或含有杂质、泥沙,或含有毒性成分等,所以都要经过加工炮制后才能应用。

一、中药炮制的目的

中药炮制的目的可概括为以下 8 个方面。

1. 提高中药净度,确保用药质量

中药在采收、运输、保管等过程中,常混有沙土、杂质、霉烂品及非药用部位,因此,必须加以净制,使其达到一定的净度,以确保临床用药的卫生、安全有效和剂量准确。如根类中药不仅要洗净泥土沙石,还要根据需要去除芦头、粗根皮或木心;有些果实类中药要去核、去毛或去瓤;动物类中药要去头尾、皮骨、残肉等。

2. 降低或消除中药的毒性或副作用

有的中药虽有较好的疗效,但因毒性或副作用太大,临床应用不安全,则须通过炮制降低其毒性或副作用。历代对有毒中药的炮制都很重视,通过净制、加热或加辅料等方法去除其毒性。如砂烫马钱子,水浸、漂,蒸、煮草乌,以降低其毒性。常山生用令人吐,炒黄或酒炙后可减轻恶心呕吐的副作用。

3. 改变或缓和中药的性味

四气五味是中药的基本性味之一,是中药在临床配伍应用中的主要依据。炮制对中药性味的影响是多方面的。一是可通过炮制纠正中药性味偏胜偏衰的情况;二是通过炮制增强中药的温热及寒凉之性,辛酸咸之味;三是通过炮制改变中药的苦寒或温热之性味,扩大用药的范围。

4. 改变或增强中药的作用趋向

中药的作用趋向以升降浮沉来表示。炮制可以改变或增强中药的作用趋向,所谓"升者引之以咸寒,则沉而直达下焦;沉者引之以酒,则浮而上至巅顶。"如黄柏禀性至阴,气薄味厚,主降,上清丸中黄柏经酒制后,转降为升;盐制后引药入肾,增强滋肾阴、泻相火的作用。

5. 改变或增强中药的作用部位

一种中药往往归入数经,临床上常嫌其作用分散,通过炮制进行适当调整,使其作用专一,特别是辅料的应用对归经产生很大的影响。如柴胡,入心包络、肝、三焦、胆经,经醋制后,作用

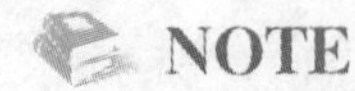

专于肝经，使其更有效地治疗肝经的疾病，即“醋制入肝”。

6. 增强中药疗效，扩大用药范围

中药除了通过配伍来提高疗效外，炮制是达到这一目的的又一有效途径和手段。中药所含的活性物质，通过适当的炮制处理，可以提高其溶出率，并使溶出物易于吸收，从而增强疗效。明代《医宗粹言》写道：决明子、萝卜子、芥子、苏子、韭子、青葙子，凡药用子者俱要炒过，入煎方得味出。这便是现代“逢子必炒”的根据和用意。因为种子被有硬壳，不易煎出有效成分，炒后表皮爆裂，有效成分便于煎出。款冬花、紫菀等化痰止咳药经蜜炙后，增强了润肺止咳作用，蜂蜜甘缓益脾，润肺止咳，作为辅料应用后与中药有协同作用而增强疗效。

例如，半夏经炮制后可以变成四个炮制品，黄连经炮制后也可以变成四个炮制品，扩大了其临床应用范围与应用价值，这就是中药炮制的奥妙之处。

7. 利于调剂、制剂与服用

根及根茎类、藤木类、果实类中药经炮制后加工成一定规格的饮片，如切成片、丝、段、块等，便于调剂时分剂量和配方。矿物类、贝壳类及动物骨甲类中药，如自然铜、牡蛎等，这类中药质地坚硬，难于粉碎，不便制剂和调剂，而且在短时间内也不易煎出有效成分，因此必须经过炮制，采用煅、煅淬、砂烫等炮制方法使质地变为酥脆，易于粉碎，而且使有效成分易于煎出。动物类或其他有特异不快臭味的中药，往往为患者所厌恶，难以口服或服后出现恶心、呕吐、心烦等不良反应。为了利于服用，常将此类中药采用漂洗、酒制、醋制、蜜制、麸炒等方法处理，能起到矫臭矫味的效果。如酒制乌梢蛇、麸炒僵蚕、醋制乳香、醋制没药等。

8. 利于贮藏，保存药效

中药在加工炮制过程中都经过干燥处理，使中药含水量降低，避免霉烂变质，有利于贮存。某些昆虫类、动物类中药经过加热处理，如蒸、炒等能杀死虫卵，防止孵化，便于贮存，如桑螵蛸等。植物种子类中药经过加热处理，如蒸、炒等，能终止种子发芽，便于贮存而不变质，如苏子、莱菔子等。某些含苷类中药经加热处理以破坏酶的活性，避免有效成分被酶解损失，以利久贮，如黄芩、杏仁等。

二、中药炮制的方法

（一）净制

净制又称净选、治削，是指中药材在被切制、炮炙或调配、制剂前，选取规定的药用部位，除去非药用部位、杂质及霉变品、虫蛀品等，使其达到药用净度标准的方法，是中药炮制的第一道工序。

去除杂质的方法有挑选、筛选、风选和水选等。

1. 挑选

挑选是用手工方法去除混在药材中的杂质、霉变品和非药用部位，或将药材按大小、粗细等进行分档，以便使其洁净和利于进一步加工处理。

2. 筛选

筛选是指根据药材和杂质粒径大小的不同，选用适宜的筛或罗，筛除药材中夹杂的泥沙、灰屑等杂质；或依次用不同孔径的筛，对药材进行大小分档；或筛除药材炮制时所用的固体辅料。

3. 风选

风选是指根据药材和杂质重量的不同，利用风力，将药材中的杂质和叶、果柄、花梗、干瘪之物等非药用部位除去。

4. 水选

水选是指根据药材与杂质的比重不同，借助水的浮力而清除杂质。采用水洗或浸漂的方

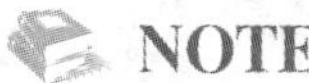

法，将药材中的杂质和非药用部位除去。

5. 磁选

磁选是指利用药材与杂质的非磁性和磁性的特性，通过强磁性材料吸附磁性物质的方法分离药材与杂质。

非药用部位是指中药材中有效成分含量较低、生物活性和药理作用较弱，或者含有一定刺激性、毒性成分的部位。去除非药用部位分为去根、去茎、去地上部分，去枝梗，去皮壳，去毛刺，去心，去核，去瓤，去芦，去头、鳞、足、翅，去残肉、筋膜、骨塞。

分离不同的药用部位是指有些同一来源的中药，因入药部位或等级规格不同而具有不同的药效，因而必须经过净制处理，使之分别入药并发挥其各自特殊的临床疗效。如麻黄、麻黄根分别以原植物的不同部位——草质茎（地上部分）、根与根茎（地下部分）入药，作用截然不同。麻黄味辛、微苦而性温，是辛温解表药，能发汗，平喘，利水；麻黄根味甘性平，是敛汗固表药，以止汗为长，主治体虚自汗，盗汗等。

（二）切制

将净制过的中药材进行软化，并切成一定规格的片、块、段、丝的过程，称为切制。根据药材的性质、入药部位、采集加工以及所含成分的不同，饮片切制可分为趁鲜切制、软化切制和炮炙后切制等三种途径。

1. 趁鲜切制

某些植物药材，按传统方法干燥后，难以软化，需在产地采收、洗净，干燥至一定程度后，直接切制成饮片再干燥，如乌药、茯苓、地榆。

2. 软化切制

大多数植物药在采收后需先经过产地加工，制成不同商品规格的药材，进入市场流通，由饮片生产企业将干燥的中药材进行软化，再切成一定规格的饮片，干燥后包装。

软化是指将干燥的药材欲切成饮片前所采取的不同程度的水处理过程，通过软化使药材吸收适当的水分，质地由硬变软，利于切制。软化的方式有多种，通常可以采取常温常压软化、常温减压软化、加温减压软化等途径。

3. 炮炙后切制

部分毒剧药材生品不能直接入药，必须经过蒸煮等复杂的过程炮制以后方能保证内服用药安全。例如天南星、半夏、白附子、川乌、草乌等，常炮制符合要求后再切片干燥。

饮片切制可根据厚度划分为极薄片（厚度 0.5 mm 以下）如羚羊角，薄片（厚度 1～2 mm）如鹿角，厚片（厚度 2～4 mm）如天麻；丝片包括细丝片（宽 2～3 mm）和宽丝片（宽 5～10 mm），如陈皮和枇杷叶；段包括长段（长 3 cm）、中段（长 15 mm）、短段（长 5～14 mm），如白茅根段、薄荷、党参；块指近方形或不规则的块状饮片（边长 8～12 mm），如茯苓。

有些药材不易软化切制，可根据不同情况选择适宜工具或采用其他方法进行加工处理，使之大小适宜，便于调剂和制剂。

（1）镑：将软化的药材用钳子夹住，另一只手持镑刀一端，来回镑成极薄的饮片。此法适用于质地坚硬的动物骨、角类药材如羚羊角、水牛角等。

（2）刨：将药材固定，用刨刀刨成薄片即可。此法适用于木质或坚硬粗大的藤木类药材切制。如檀香、松节、苏木等。

（3）劈：利用斧类工具将动物骨骼类或木质类药材劈成块或厚片。如降香、松节等。

（4）锉：有些药材，习惯上用其粉末。但由于用量小，一般不事先准备，而是随处方加工，如水牛角、羚羊角等。调配时，用钢锉将其锉为末，或再加工继续研细即可。

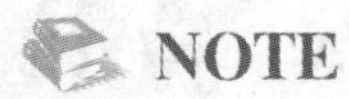

（5）碾捣：某些药材由于质地特殊或形体较小，不便于切制，整体应用会影响有效成分的煎

出，影响疗效；因此不论生熟，均碾碎或捣碎后入药，以便调配和制剂，使其充分发挥疗效。常用的工具有铁或铜制的“冲钵”、碾槽，石制的“臼”，瓷制的研钵等。

(6)制绒：某些纤维性和体轻泡的药材经捶打，推碾成绒絮状，可以缓和药性或便于应用。如麻黄碾成绒，则发汗作用缓和，适于老年、儿童和体弱者服用。另外，艾叶制绒，便于配制“灸”法所用的艾条或艾炷。

(7)揉搓：对于质地松软而呈丝条状的药材，须揉搓成团，便于调配和煎熬，如竹茹、骨精草等。

(8)拌衣：将净药材表面用水湿润，使辅料粘于药材上，以增加中药疗效，便于临床应用。如拌衣，主要有朱砂拌和青黛拌。

中药材切成饮片后，为保存药效，便于贮存，必须及时干燥，否则影响质量。由于各种饮片性质不同，干燥方法不尽相同，主要分为自然干燥和人工干燥。自然干燥是指把切制好的饮片置于日光下晒干或置于阴凉通风处阴干，不需要特殊设备，简便易行、成本低。但易受自然气候条件的制约，而且干燥的时间较长、劳动强度大、效率低，其过程和干燥程度都较难控制，同时饮片亦不够卫生。人工干燥是利用一定的干燥设备，对切制后的饮片进行干燥。一般药材干燥温度以不超过 80 ℃为宜，含芳香挥发性成分的药材以不超过 50 ℃为宜，且干燥后的饮片含水量应控制在 7%～13%。

（三）火制

1. 炒制

将净制或切制过的药材，加辅料或不加辅料，置于预热容器内，用适当的火力连续加热，并不断翻动至一定程度的操作过程，称为炒制。根据炒制的操作及加辅料与否，分为清炒和加固体辅料炒。

(1)清炒：不加任何辅料的炒法。根据加热程度不同，清炒可分为炒黄、炒焦和炒炭。

①炒黄：将净制或切制过的饮片，置于预热容器内，用文火或中火连续加热，并不断翻动，至饮片表面呈黄色或较原色加深，或发泡鼓起，或爆裂，并逸出固有气味的操作过程，称为炒黄。炒黄多适用于果实种子类中药，如炒王不留行、炒苍耳子、炒槐米、炒九香虫。

②炒焦：将净制或切制过的饮片，置于炒制容器内，用中火或武火加热，炒至表面呈焦黄色或焦褐色，内部颜色加深，并具有焦香气味的操作过程，称为炒焦。炒焦多适用于健脾胃、消食类的中药，如焦麦芽、焦山楂。

③炒炭：将净制或切制过的饮片，置于炒制容器内，用武火或中火加热，不断翻动，至中药表面呈焦黑色或焦褐色，内部呈焦褐色或焦黄色的制备工艺，称为炒炭。炒炭的目的是产生或增强药物的止血作用，如荆芥炭、地榆炭。

(2)加固体辅料炒：将净制或切制过的药材与固体辅料共同加热，并不断翻动至一定程度的操作过程，称为加固体辅料炒。根据所加固体辅料的不同，加固体辅料炒分为米炒、土炒、砂炒、蛤粉炒、滑石粉炒和麸炒。

①米炒：将净制或切制过的药材与定量的米共同加热，并不断翻动至一定程度的操作过程，称为米炒。米炒多适用于某些补中益气的中药及某些具有毒性的昆虫类中药，如米炒党参、米炒斑蝥。

②土炒：将净制或切制过的药材与定量的灶心土(伏龙肝)粉共同加热，并不断翻动至一定程度的操作过程，称为土炒。土炒多适用于炮制补脾止泻的中药，如土炒白术。

③砂炒：将净制或切制过的药材与热河砂共同加热，并不断翻动至一定程度的操作过程，称为砂炒，亦称砂烫。砂炒适用于质地坚硬的动物和植物类中药，如砂烫鳖甲、砂烫马钱子。

④蛤粉炒：将净制或切制过的药材与热蛤粉共同加热，并不断翻动至一定程度的操作过

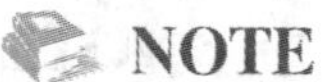

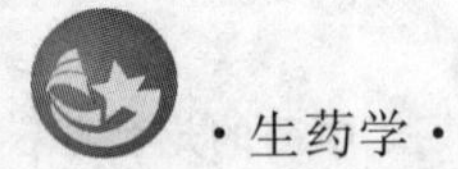

程,称为蛤粉炒,亦称蛤粉烫。蛤粉炒适用于胶类中药,如阿胶、鹿角胶。

⑤滑石粉炒:将净制或切制过的药材与热滑石粉共同加热,并不断翻动至一定程度的操作过程,称为滑石粉炒,亦称滑石粉烫。滑石粉炒适用于韧性较大的动物类中药,如水蛭、刺猬皮。

⑥麸炒:将净制或切制过的药材,与均匀撒布热锅中已起烟的麸皮共同加热翻炒至一定程度的操作过程,称为麸炒。麸炒适用于健脾和胃或有燥烈之性或有腥臭之味的中药,以达到"麸皮制抑酷性勿伤上膈"和"麸皮制去燥烈而和胃"的作用,如苍术、枳壳。

2. 炙法

将净制或切制过的药材加入定量的液体辅料润炒的操作过程,称为炙法。根据所用液体辅料不同,可分为酒炙、醋炙、盐炙、蜜炙、油炙、药汁炙等。根据不同中药的特性,炙法的炮制工艺分为先拌辅料后炒药和先炒药后加辅料两种。

(1)酒炙:将净制或切制过的药材与定量黄酒拌匀,稍闷润,待酒被吸尽后,置于炒制容器内,用文火炒干,颜色加深,取出,放凉。酒炙适用于质地较坚实的根及根茎类中药,如黄连、川芎、白芍等。黄酒的用量:一般每 100 kg 中药,用黄酒 10～20 kg。

(2)醋炙:将净制或切制过的药材加入定量米醋润炒的操作过程,称为醋炙。大多数植物类中药如甘遂、商陆等,可以用先拌醋后炒药的工艺。而树脂类中药如乳香、没药等,要采用先炒药后喷醋的工艺。醋的用量:一般每 100 kg 中药,用米醋 10～30 kg。

(3)盐炙:将净制或切制过的药材加入定量盐水润炒的操作过程,称为盐炙。大多数植物类中药如知母、杜仲等,可以用先拌盐水后炒药的工艺。而含黏液质较多的中药如车前子,要采用先炒药后喷盐水的工艺。盐的用量:一般每 100 kg 中药,用食盐 2 kg。

(4)蜜炙:将净制或切制过的药材加入定量炼蜜润炒的操作过程,称为蜜炙。大多数中药如麻黄、百部等,可以用先拌辅料后炒药的工艺。而质地较硬的中药如百合,要采用先炒药后加辅料的工艺。炼蜜的用量:一般每 100 kg 中药,用炼蜜 25 kg。

(5)油炙:将净制或切制过的药材与定量的食用油脂共同加热处理的操作过程,称为油炙法。油炙的工艺有以下三种。

①油炒:取羊脂油置于锅内,用文火加热熔化后,倒入净制或切制过的药材,拌炒至油被吸尽,中药表面显油亮光泽时,取出,放凉。如淫羊藿。羊脂油的用量:一般每 100 kg 中药,用羊脂油(炼油)20 kg。

②油炸:取植物油置于适宜容器内,用文火加热至沸腾时,投入净制过的药材,炸至表面呈黄色,质酥脆时,捞出,沥去油,放凉。如车前子。

③涂酥:取净制过的药材,再置于烘箱或烤箱内烘烤,烤热后,均匀地涂布酥油或麻油,待油渗入中药内部后,继续涂油和烘烤,如此反复操作,至中药呈黄色,质地酥脆时,取出,放凉。如蛤蚧。

(6)药汁炙:将净制或切制过的药材加入定量药汁共同加热处理的操作过程,称为药汁炙。常见的有姜汁炙、甘草汁炙、黑豆汁炙、米泔炙、胆汁炙等。先拌药汁后炒药工艺,适用于大多数中药,如姜炙厚朴、姜炙竹茹等。

3. 煅制 将净制过的药材,置于适宜的耐火容器内,高温加热至红透或酥脆的操作过程,称为煅制。煅制的操作根据所煅中药的种类、性质、目的、加辅料与否,分为明煅、暗煅和煅淬。

①明煅:将净制过的药材,置于适宜的耐火容器内,高温加热处理的操作过程,称为明煅。明煅适用于矿物、贝壳及化石类中药,如煅白矾、煅牡蛎等。

②暗煅:将净制过的药材,在高温缺氧的条件下,密闭加热使其成炭的方法,又称为扣锅煅、密闭煅、焖煅、子母锅煅。暗煅适用于煅制质地疏松、炒炭易灰化及难以炒炭的中药。如灯心草。

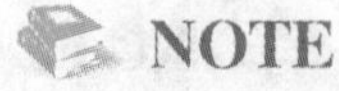

③煅淬：取净药材，按明煅法煅烧至红透时，取出，立即投入规定的液体辅料中浸泡，使之酥脆(可反复煅至酥脆)，取出，干燥，打碎或研粉。如煅自然铜。

(四)水火共制

蒸、煮、燀制，既要用水又要用火，故属于水火共制法。蒸制主要适用于具有滋补作用或有毒副作用的中药，制后可使其补益作用增强，毒副作用降低。煮制主要适用于有毒中药，制后可降低毒副作用。燀制主要适用于须去皮的种子类药物，制后便于分离种皮和种仁。

1. 蒸制

将净制或切制过的药材，不加辅料或加辅料拌润，置于适宜容器内，用水蒸气加热至一定程度的操作过程，称为蒸制。其中，利用流通蒸汽直接加热者，称为“直接蒸法”；在密闭条件下隔水加热或用蒸汽加热者，称为“间接蒸法”，又称为“炖法”。

2. 煮制

将净制过的药材加入辅料或不加辅料，置于适宜容器内，加适量清水共同加热至一定程度的操作过程，称为煮制。

3. 燀制

将净制过的药材置多量沸水中短暂时间烫煮，取出，分离种皮的操作过程，称为燀制。

(五)其他制法

1. 复制

将净制或切制过的药材加入一种或数种辅料，分步操作至规定程度的制备过程，称为复制。如复制天南星、半夏、白附子、附子等有毒中药。

2. 发芽

将净制过的新鲜成熟种子，在适宜的温度或湿度条件下，促使萌发幼芽的操作过程，称为发芽。如用此法可制备麦芽、谷芽。

3. 发酵

经净制或粉碎过的药材，制成一定形状，在适宜的温度和湿度条件下，利用霉菌和酶的催化分解作用，使其发泡、生衣的操作过程，称为发酵。如六神曲、淡豆豉。

4. 制霜

中药制成松散粉末或制取结晶的操作过程，称为制霜。根据操作方法的不同，制霜法可分为去油制霜、渗析制霜和升华制霜。去油制霜适用于含油脂较多，且多具滑肠或峻泻的果实、种子类中药，其经过适当加热，除去油脂，制成松散粉末。如巴豆霜。渗析制霜是取净制过的中药，共置于适宜容器内，置于阴凉通风处，待析出结晶，随时刮取，至无结晶析出为止。如西瓜霜。

第三节　中药炮制的机制

炮制传统的基本理论主要体现在生熟理论和药性理论。中药炮制前后生熟效异，一般主要表现在三方面：生泻熟补、生峻熟缓、生毒熟减。从现代的角度去分析，药物炮制之后，各种性味功能的变化，其基础都是物质的变化，这些物质基础的变化，或为量变，或为质变。

一、影响药物性味功能的机制

性味是每一种药物本身所固有的性质，性味的多样性说明药物具有多种多样的功能。黄连为大苦大寒的药物，主入血分，经过辛温的生姜汁制后，降低了苦寒性，并增入气分。生甘草

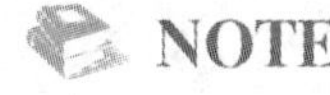

味甘、微苦，性平，生用主泻，有清热解毒的作用，经蜜制后主补，性味改变为甘、温，具有益气健脾、调和营卫的作用。鲜地黄性大寒，味甘苦，清热生津，凉血，止血；地黄性寒，味甘苦，清热凉血，养阴生津；熟地黄性微温，味甘，滋阴补血，益精填髓。研究表明，地黄炮制后梓醇含量降低率为40%～80%；生地黄经长时间加热蒸熟后，部分多糖和多聚糖可水解转化为单糖，熟地黄中单糖的含量比生地黄高2倍以上；还原糖含量随着蒸制时间的延长和蒸晒次数的增多而增多，地黄在炮制过程中生成新化合物5-羟甲基糠醛，结果表明，地黄炮制成熟地黄后，5-羟甲基糠醛的含量增加20倍左右。

二、影响药物疗效的机制

马钱子生品具有通络止痛、散结消肿的功能，以士的宁和马钱子碱为主。研究证明，马钱子经砂烫法和油炸法炮制后可起到减毒增效的作用。当炮制温度为230～240 ℃时，3～4 min后，士的宁可转化10%～15%，马钱子碱可转化30%～35%，此时，它们的异型化合物异士的宁和异马钱子碱的含量增加。士的宁和马钱子碱的毒性比其异型化合物异士的宁和异马钱子碱大10～15.3倍，而异士的宁和异马钱子碱的镇痛、抗炎、抑制肿瘤等活性强于士的宁和马钱子碱。炮制后士的宁和马钱子碱的含量显著减少，同时异士的宁和异马钱子碱等开环化合物的含量明显增加。这是由于士的宁和马钱子碱在加热过程中醚键断裂开环，转变成相应的异型结构和氮氧化物。从生品和各炮制品的总碱含量及急性毒性试验的结果可以看出，马钱子炮制主要是通过改变毒性成分的结构，并不是单纯地降低含量来降低其毒性。研究还表明，异马钱子碱、异马钱子碱氮氧化物对心肌细胞有保护作用，而马钱子碱则无此作用。马钱子生物碱能抑制肿瘤细胞，但以异士的宁氮氧化物和异马钱子碱氮氧化物作用最强。

生大黄苦寒沉降，泻下作用峻烈，具有攻积导滞、泻火解毒的功能。炮制后可明显降低致泻的作用。大黄经炮制后，水解后总蒽醌苷元的含量为生大黄＞炒大黄＞大黄炭，游离蒽醌（苷元）的含量为生大黄＞大黄炭＞炒大黄，炮制品中鞣质的含量下降18%（炒大黄）～80%（大黄炭）。研究表明，大黄生品含有2%～3%蒽苷类及结合型蒽醌类衍生物，而游离型蒽醌类衍生物含量较少。大黄致泻能力与结合型蒽醌含量成正比，而游离型蒽醌类化合物不致泻，其收敛成分为没食子酸等鞣质类成分。大黄酒炒炮制后，结合型蒽醌减少，泻下作用弱于生大黄。

三、降低药物毒性的机制

川乌为重要温里药，生品有大毒，川乌炮制后毒性降低可内服。乌头主要有效成分为乌头碱等双酯型生物碱，其炮制原理正是通过加水加热处理，使极毒的双酯型乌头碱C-8位上的乙酰基水解得到相应的苯甲酰单酯型生物碱，其毒性仅为双酯型乌头碱的1/500～1/15，再进一步将C-14位上的苯甲酰基水解，得到亲水性的氨基醇类乌头原碱，其毒性仅为双酯型乌头碱的1/4000～1/2000。炮制后毒性降低。

巴豆生品有大毒，经加热去油制霜后其泻下作用缓和，且降低了对皮肤和黏膜组织的刺激性和毒性。主要原因是巴豆中主含巴豆油及巴豆毒素，巴豆油分解后可产生巴豆油酸，能刺激肠的蠕动而引起剧烈的泻下作用；巴豆毒素属于一种毒性球蛋白，能溶解红细胞，但加热至110 ℃，毒性即消失。

斑蝥生品有大毒，可引起剧烈的消化道反应以及中毒性肾炎，甚至引起肾功能或循环系统衰竭而致死亡，故生品不可内服，多外用。斑蝥炮制后可降低其毒性，可内服。研究表明，斑蝥含斑蝥素、蚁酸等有效成分，它们同时也为毒性成分。斑蝥素在84 ℃开始升华，其升华点为110 ℃，米炒斑蝥的温度为128 ℃，可使斑蝥素部分升华而降低含量，故可减毒。采用低浓度氢氧化钠溶液炮制处理，可有效地使斑蝥素在虫体内转化为斑蝥素钠，既降低毒性，又可保留和提高斑蝥的抗癌活性。

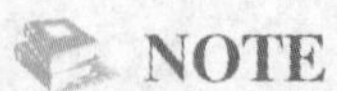

本章小结

第六章	学习要点
中药炮制的起源与发展	3个不同历史时期、炮制学专著
中药炮制的目的	安全、有效
中药炮制的方法	净制、切制、火制、水火共制、其他制法
中药炮制的机制	制药理论、辅料作用理论、解毒方法

目标检测

目标检测答案

6-1

一、单项选择题

1. 指出“凡药制造，贵在适中，不及则功效难求，太过则气味反失”的是（　　）。

A. 雷敩　　B. 李时珍　　C. 陈嘉谟　　D. 张仲景

2. 缪希雍（明）所撰炮制专著的名称为（　　）。

A. 修事指南　　B. 炮炙大法　　C. 雷公炮炙论　　D. 证类本草

3. “雷公炮炙十七法”是由谁归纳总结的？（　　）

A. 雷敩　　B. 缪希雍　　C. 李时珍　　D. 张仲岩

4.《修事指南》的作者是（　　）。

A. 张仲岩　　B. 张仲景　　C. 陈嘉谟　　D. 缪希雍

5. 制后可缓和辛散之性的是（　　）。

A. 麻黄　　B. 相思子　　C. 商陆　　D. 黄连

6. 须去木心的药物是（　　）。

A. 柴胡　　B. 麻黄　　C. 巴戟天　　D. 莲子

7. 炮制后可改变药性，扩大药物用途的是（　　）。

A. 姜半夏　　B. 制南星　　C. 胆南星　　D. 法半夏

8. 蒲黄炒炭止血，生用（　　）。

A. 行血化瘀，利尿通淋　　B. 引药入肝，疏肝止痛

C. 解表散寒　　D. 止咳平喘

9. 可引药上行的炙法是（　　）。

A. 醋炙　　B. 蜜炙　　C. 姜炙　　D. 酒炙

10. 为使矿物药质脆易碎，便于调剂和制剂，多采用（　　）。

A. 炒法　　B. 炙法　　C. 煅法　　D. 提净法

11. 苍术麸炒后燥性缓和是由于除去了过量的（　　）。

A. 挥发油　　B. 苷类　　C. 生物碱　　D. 鞣质

12. 山楂炮制可缓和刺激性的原因是（　　）。

A. 挥发油组成改变　　B. 有机酸含量提高　　C. 油脂含量降低　　D. 有机酸含量降低

13. 在煅法中，可改变药物的化学成分，产生治疗作用的是（　　）。

A. 自然铜　　B. 炉甘石　　C. 明矾　　D. 石膏

14. 蛤粉炒法适用的药物是（　　）。

A. 胶类药　　B. 动物类药　　C. 树脂类药　　D. 矿物类药

NOTE

15. 宜用中火炒黄的是(　　)。

A. 牵牛子　　B. 芥子　　C. 槟榔　　D. 苍耳子

16. 常用米泔水浸泡的药物是(　　)。

A. 枳壳　　B. 苍术

C. 栀子　　D. 党参

17. 荆芥(炒炭)生用利于(　　)。

A. 祛风解表　　B. 活血化瘀　　C. 止血　　D. 止泻痢

18.《中药饮片质量标准通则(试行)》规定:炒炭品含生品和完全炭化者不得超过(　　)。

A. 1%　　B. 2%　　C. 3%　　D. 4%

19. 下列哪类药物宜用淘洗法处理?(　　)

A. 质地坚硬,水分难渗入的药材　　B. 质地松软,水分易渗入的药材

C. 毒性药材　　D. 质地坚硬,短时间水分不易渗入的药材

20. 质地松泡(粉性大)的药物宜切(　　)。

A. 薄片　　B. 厚片　　C. 丝　　D. 段

二、多项选择题

1. 中药炮制学专门研究(　　)。

A. 中药炮制理论　　B. 炮制工艺

C. 炮制品的规格标准　　D. 中药炮制历史沿革

E. 中药炮制的发展方向

2. 下列哪些炮制过程直接影响临床疗效?(　　)

A. 净制　　B. 切制　　C. 加热炮制　　D. 辅料炮制　　E. 原药材质量

3. 炮制后可降低毒性的药物有(　　)。

A. 芫花　　B. 朱砂　　C. 甘遂　　D. 巴豆　　E. 地榆

4. 去毒常用的炮制方法有(　　)。

A. 水泡　　B. 去油制霜　　C. 加热处理　　D. 加辅料处理　　E. 水漂

5. 其所含有效物质生物碱遇热活性降低,宜生用的药物是(　　)。

A. 山豆根　　B. 石榴皮　　C. 龙胆草　　D. 地榆　　E. 延胡索

6. 有毒成分的指标一般包括(　　)。

A. 有毒成分的含量　　B. 有副作用成分的含量　　C. 重金属的含量

D. 砷盐含量　　E. 农药残留量

7. 传统的贮藏保管方法有(　　)。

A. 防湿养护法　　B. 对抗同贮法　　C. 密闭贮藏法　　D. 清洁养护法　　E. 气幕防潮技术

8. 动物类药材,为清洁药物,须去残肉的有(　　)。

A. 龟甲　　B. 鳖甲　　C. 羚羊角　　D. 斑蝥　　E. 乌梢蛇

9. 常规检查水处理软化程度的方法有(　　)。

A. 弯曲法　　B. 指掐法　　C. 手捏法　　D. 穿刺法　　E. 刀劈法

10. 清炒法包括(　　)。

A. 炒黄　　B. 炒焦　　C. 炒炭　　D. 煅炭　　E. 烘焙

三、名词解释

1. 炮制

2. 复制法

3. 炙法

4. 饮片

NOTE

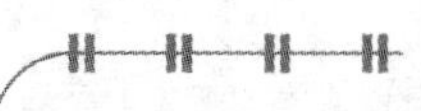

5.辅料

四、简答题

1.简述中药炮制的目的。

2.简述炮制对性味的影响。

3.炙法和加辅料炒法有何异同?

推荐阅读文献

叶定江,张世臣.中药炮制学[M].北京:人民卫生出版社,2000.

(李　娴)

NOTE

第七章　生药的质量

扫码看课件 7-1

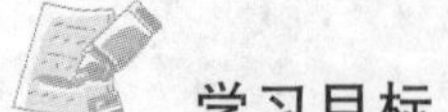

学习目标

1. 掌握：生药质量评价的内容和方法。
2. 熟悉：生药质量标准的制定；影响生药质量的因素。
3. 了解：中药材生产质量管理规范。

案例解析 7-1

案例导入

从20世纪60年代的“巴尔干半岛肾病”，到20世纪90年代的“中草药肾病（Chinese herbs nephropathy，CHN）”，最终研究者把元凶锁定为中草药中含有的一种硝基菲类化合物—马兜铃酸，因而称为“马兜铃酸肾病（aristolochic acid nephropathy，AAN）”。由于某些含马兜铃酸中草药引起肾脏损害，引发人们广泛关注，对其肾毒性的机制进行了大量的研究，许多国家禁止此类药物的应用。

问题：

1. 含有马兜铃酸的生药有哪些？
2. 怎样理解“生药的有效和无害同等重要，药物的最基本要求是安全”？

第一节　生药的质量评价

来源于天然的生药是传统医药治疗疾病和医疗卫生保健的重要组成部分，有效性和安全性是其使用价值体现的两个方面，二者缺一不可，生药质量不合格，就失去了使用价值，生药的有效性和安全性对保证生药的质量具有重要的意义。

一、生药的有效性评价

生药是多成分的复杂体系，这就决定了生药的功效发挥是多种有效成分的综合体现。生药的有效性取决于所含的化学成分，因此，生药的有效性评价可通过对生药中含有的能够表征该生药医疗效应的化学成分进行定性定量分析，建立含量测定项目，评价生药的内在质量，并衡量其商品质量是否达到要求，从而确保临床疗效。

在生产流通的各个环节中，生药的有效成分是一个动态变化的过程，研究影响生药成分变化的各种因素，进而对其质量进行全面动态监测和调控，以确保生药品质优良，并在此基础上，建立生药质量评价方法和评价标准是生药质量控制的基本要求。

此外，基于药效的生物效应评价（biological potency evaluation）也是生药质量控制的一个手段，它是对生药有效性的直接评价，突出了生药的药效学作用，不用关注生药具体的成分组成，不受药效物质基础研究进程的限制，也符合生药物质基础研究现状。从药物质量控制模式

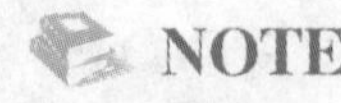

的适用性来看，生物检定技术由于与生药安全性及有效性关联密切，往往比化学成分检测更具有实际价值。然而，由于生药作用的整体性和复杂性，生物效应评价方法的建立尚有难度，因而目前该方法应用还较少。

（一）有效成分的定量分析

1. 测定成分的选择

生药中化学成分数目众多，依据生物活性，可分为活性成分（active constituent）和非活性成分，其中与主要功效一致的活性成分又称为有效成分（effective constituent）。就生药研究现状而言，大部分药物的有效成分尚未阐明。然而药物有效必定有其物质基础。当以化学成分作为有效性评价指标时，应该首选有效成分，进行针对性定量分析，如生药丹参中丹参酮$Ⅱ_A$（tanshinone$Ⅱ_A$）和丹酚酸B（salvianolic acid B）的测定、黄芪中黄芪甲苷（astragaloside）的测定等。对有效成分尚不清楚而化学上大类成分清楚的生药，可以进行总成分的定量分析，如对生药中总黄酮、总生物碱、总皂苷、总有机酸进行测定；对有效成分不清楚的生药，可选用“指标成分”（index ingredient）进行定量分析。“指标成分”是指虽不具有与传统功效相同的药效，但具有其他生物活性的化学成分，要求专属性强，最好是该生药的特征性成分。

对生药中测定成分的选择，可以参考有关质量标准或文献，根据生药特点、现有研究基础和成分的性质进行综合考虑。

2. 含量测定方法的选择

通常采用化学分析法或仪器分析法来测定生药中有效成分的含量。

(1)化学分析法：所用仪器简单、结果准确，主要用于测定生药中含量较高的一些成分或矿物药中的无机成分，如总生物碱、总皂苷等。但其灵敏度低、操作烦琐、专属性不高，对微量成分测定误差较大，限制了其在生药有效成分测定中的应用。经典的化学分析方法分为容量分析法（滴定分析法）和重量分析法。

容量分析法是将已知浓度的试剂（滴定液）滴加到待测物质的溶液中，或者是将被测物质的溶液滴加到标准溶液中，直到所加的试剂与被测物质定量反应完全为止，然后根据试剂的浓度和消耗的体积，计算被测物质含量的方法。容量分析法操作简便、快速、比较准确（一般情况下相对误差可为0.2%以下），仪器普通易得。方法有酸碱滴定法、非水溶液滴定法、氧化还原滴定法等。

重量分析法是采用物理或化学反应将试样中待测组分与其他组分分离出来并转化为一种称量形式，根据称得的重量，计算待测组分含量的方法，通常用于生药中水分、灰分、浸出物和挥发油等的常规检查和某些生物碱类和矿物质等类成分的测定。方法有沉淀法、挥发法和萃取法等。重量分析法对常量分析准确度较高（相对误差一般不超过0.2%），但操作较复杂，对低含量组分测定误差较大。

(2)仪器分析法：现在已被广泛用于生药的含量测定分析，特别是现代分离、分析技术和现代分析仪器的迅猛发展，使测定生药中各种有效成分，甚至微量成分的含量已成为可能，其中光谱法和色谱法应用最为广泛。

光谱法分为紫外-可见分光光度法、红外光谱法、质谱法、核磁共振波谱法、X-射线衍射分析等。紫外-可见分光光度法较普遍用于生药中大类成分的含量测定。

色谱法主要分为高效液相色谱法、气相色谱法、电泳色谱法等，此外，还包括液相色谱-质谱（LC-MS）、气相色谱-质谱（GC-MS）、高效毛细管电泳-质谱（HPCE-MS）等各种联用技术。由于这些技术具有快速、微量、专属、准确的特点，加上能够快速获得化合物的大量结构信息，已逐渐成为分析生药成分及其代谢物含量的有效方法之一。

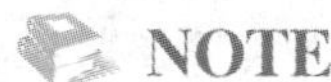

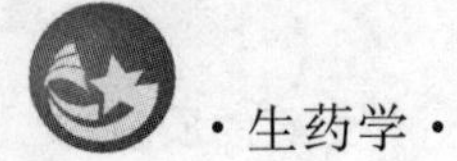

3. 含量测定方法的建立

由于生药中所含化学成分非常复杂，一般需先用合适的溶剂将有效成分提取出来，经过适当的分离精制后，再选择适当的方法进行含量测定。测定方法的选择应遵循“准确、灵敏、简单、快速”的原则，同时也应该考虑方法的专属性、稳定性等。含量测定时可以引用药典或文献收载的与之相同成分的测定方法，但对成分不同或者新成分进行含量测定时，应自行建立测定方法，并对方法学进行考察验证，以证明采用的含量测定方法符合相应的分析要求。

(1)提取条件的选择：生药成分复杂，在参考所含成分的理化性质和药理作用的研究基础上，根据与治疗作用相关的有效成分或有效部位的理化性质，优选提取条件，包括提取方法、溶媒、温度、时间等因素，并通过实验数据加以确定。提取方法包括冷浸法、连续回流法、超声波提取法、微波萃取法等。超声波提取法提取效率高，一般样品在 30～40 min 内即可完成，是生药含量测定时优先考虑的提取方法。提取条件选择遵循的原则是力求最大限度地保留供试品中的目标化学成分。另外，为了使待测成分尽可能提取完全，对生药的粉碎度也有一定要求。

有时为将生药中无效组分除去，尽量保留有效成分或有效部位，还需要对其进行进一步的分离纯化。常见的分离纯化方法有水提醇沉法、醇提水沉法、酸碱沉淀法、盐析法、过滤分离法和结晶法等；随着分离纯化技术的发展，更多的方法得以应用，如柱色谱、固相萃取、大孔吸附树脂、膜分离等均广泛用于生药的成分分离、纯化。

(2)测定条件的选择：如分光光度法(包括比色法)最大吸收波长的选择、液相色谱中固定相、流动相、内标物的选择等。

4. 方法学考察

方法学考察的目的是证明建立的含量测定方法适合于相应分析要求，有如下一些项目。

(1)线性：定量测定的基础。对生药有效成分进行定量分析，必须考察供试品浓度的变化与试验结果(或测得的响应信号)的线性关系。方法如下：用贮备液经精密稀释，或分别精密称样，制备一系列供试品溶液的方法进行测定，需至少制备 5 个浓度供试样品。以测得的响应信号对被测物浓度作图，观察是否呈线性，再用最小二乘法进行线性回归。必要时(如采用蒸发光散射检测器时)，响应信号可经数学转换，再进行线性回归计算。回归方程的相关系数(r)越接近于 1，表明线性关系越好。

用紫外-可见分光光度法测定时，以对照品配制一定浓度范围的对照品系列溶液，吸光度 A 一般为 0.3～0.7，5 个浓度，用浓度 c 对 A 作线性回归，得一直线方程，方程的截距应接近于零，相关系数 r 应大于 0.99。

用 HPLC 测定时，以对照品配制一定浓度范围的对照品系列溶液，5～7 个浓度，用浓度 c 对峰高 h 或峰面积 A 或被测物与内标物的响应值之比进行线性回归或非线性拟合(如 HPLC-ELSD)，建立方程，方程的截距应趋于零，相关系数 r 应大于 0.999。

(2)范围：指能达到一定精密度、准确度和线性，测试方法适用的高低限浓度或量的区间。范围应根据分析方法的具体应用和线性、准确度、精密度结果及要求确定。对于有毒的、具特殊功效或药理作用的成分，其范围应大于被限定含量的区间。

(3)精密度试验：精密度指生药成分定量分析中，测定同一供试品的一组测量值彼此符合的程度，它们越接近就越精密。常用标准(偏)差(standard deviation，SD)，相对标准(偏)差(relative standard deviation，RSD)，也称变异系数(coefficient of variation，CV)来表示，并可细分为批内(或日内)精密度及批间(或日间)精密度。通常采用高、中、低三种浓度的同一样品各 5～10 份，每种浓度的供试品按所拟定的分析方法操作，一次开机后，一一测定。所得 RSD 应在 5%以内。

(4)重复性试验：指在同一条件下对同一批样品，从样品供试品溶液制备开始，制备至少 6 份以上供试品溶液，进行测定，计算其含量的平均值和相对标准(偏)差(RSD)。RSD 一般应

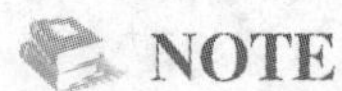
NOTE

根据样品含量高低、含量测定方法和繁简进行制定，如生药成分含量很低一般不大于5%；如含量较高，则应从严要求。

(5)稳定性试验：稳定性是指在正常实验条件下，供试品或对照品溶液在分析过程中的稳定程度。生药成分复杂，分离纯化后得到的供试品受外界环境如温度、光照、氧化等影响，在测定过程中可能会发生变化，因此，应对被测成分的稳定性进行考察，以确定适当的测定时间。一般是将新制成的一份供试品溶液及可能存在的一份对照品溶液重复测定2次，作为初始值。在一定条件下(室温或冰箱中)放置一段时间，在这一段周期中至少安排间隔测定两次，计算数次测定结果与初始值的最大绝对偏差及所有结果的相对标准(偏)差。色谱测定一般考察储存24 h或数天的稳定性，需要注意主要成分的含量稳定性，同时还需注意是否有新降解产物的出现。

(6)回收率试验：采用加样回收法，于已测知成分含量的生药内再精密加入一定量被测定成分的标准品，依法测定，用实测值与原样品中含被测成分量之差，除以加入的标准品量计算回收率。加入被测成分标准品量相同或不同，要求至少测定高、中、低三个浓度，每个浓度测定3次，共提供9个数据进行评价。回收率要求一般在95%～105%。

5. 样品测定

在方法学考察基础上，说明所建立方法的应用情况，测定样品至少3批以上。

6. 含量限度的制定

含量限度是在保证药物成分对临床安全和疗效稳定的情况下，有足够典型的样品试验数据为基础，根据样品检测实际情况规定，作为暂行限度，至少要求测10批样品数据。生药含量限度的主要方式为规定幅度，如部颁标准中进口西洋参，人参中总皂苷为5.0%～10.0%；《中国药典》(2020年版)规定黄连中含小檗碱($C_{20}H_{17}NO_4$)以盐酸小檗碱($C_{20}H_{18}ClNO_4$)计不得少于5.5%；剧毒药必须规定幅度，如《中国药典》(2020年版)规定马钱子含士的宁($C_{20}H_{22}N_2O_2$)应为1.20%～2.20%。

(二)生物效应评价法

生物效应评价法，又称生物效价检测法或生物活性检测法，是利用药物对于生物整体、离体器官、细胞、酶或分子等所起的作用，在严格控制试验的条件下，通过比较对照物和供试品对生物体或离体器官与组织的特定生物效应，从而测定和评价供试品质量、活性或作用强度(效价)。它是以药理学为基础，测定药物有效性的一种方法。生物效应评价法适用于结构复杂、理化方法不能测定其含量，或者理化测定不能反映其临床生物活性的药物。

由于生药作为一个复杂体系，其多成分、多靶点、多药理效应、多种临床应用的特点决定了目前很难全面、准确、清晰地实现化学成分与药理效应的关联，生药的药效物质基础及作用机制尚不能在短期内获得全部揭示，难以准确评价生药的有效性和安全性。因此，生物效应评价法是评价生药有效性的一个重要的辅助方法。

将生物效应评价法引入生药质量控制和评价体系，不仅可以鉴定生药品种和质量，还可以评价药效，尤其对于化学成分复杂、理化方法不能表征其含量及理化测定不能反映生物活性和临床疗效的生药而言，此方法更能突显其优越性。因此，生物效应评价法在某些生药质量控制和评价中具有独到的优势，主要体现在以下几个方面：①适用性和专属性强，生物效应谱可为生药品种、品质鉴定提供重要依据；②突出生药的药效学作用，直接关系生药用药的有效性和安全性；③量效关系确切，可为临床用药剂量的规范化提供参考依据；④无须全面研究和阐明生药的化学成分或有效成分，不受物质基础研究进程的限制，符合生药物质基础研究现状。

1. 生物效应评价法的方法建立

(1)生物模型的筛选：选取三类生物模型，即①基本工具菌；②相关病原微生物或低等原生

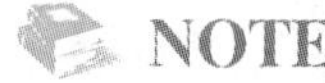
NOTE

动物;③目标组织细胞及细胞器、蛋白质、基因等小分子物质。

(2)检测方法的选择:具有快速、灵敏、客观、可定量、普适性好等特点。如抗生素微生物效价检测法、免疫测定法、生物热动力学法等。

(3)检测指标的筛选:尽可能与生药功能主治或生物活性作用相关联且可量化,重现性好。如可用于生物效价检测的生物热动力学方法的主要参数为有效成分含量或有效成分半数有效浓度 EC_{50} 值、生长速率常数 K、抑制率 I 和半抑制率 ICS、最大发热功率、热焓变化 ΔH 等。

(4)检测方法的方法学考察:选择性、准确性、精密度、重复性、检测限度、定量限度、线性、范围、耐用性等。

(5)检测方法的常规药理验证:根据所选生药的药理作用,开展其常规药效药理学试验,如解热、抗炎、抑菌、抗病毒、调节免疫等试验,以验证生物效价检测方法所得结论的客观性和可靠性,筛选快速、灵敏、稳定、高效、经济、通用性好的生物效价检测方法,进而建立基于生物效价检测的生药药理活性评价模式和方法。

目前生药的生物效应检测指标有:酶活力、抗凝集素活性、抗氧化活性、抗菌活性等。

2. 生物效应评价法用于生药质量评价的研究实例

水蛭的抗凝血酶活性测定:水蛭为水蛭科动物蚂蟥 *Whitmania pigra* Whitman、水蛭 *Hirudo nipponica* Whitman 或柳叶蚂蟥 *Whitmania acranulata* Whitman 的干燥全体,具有治疗中风、高血压、冠心病、经闭、跌打损伤等功效。《中国药典》(2020 年版)中水蛭的质量控制采用抗凝血酶活性检测的方法,具体如下:取本品粉末(过三号筛)约 1 g,精密称定,加入 0.9%氯化钠溶液 5 mL,充分搅拌,浸提 30 min,并适时振摇,离心,量取上清液 100 μL,置于试管中,加入含 0.5%(牛)纤维蛋白原(以凝固物计)的三羟甲基氨基甲烷盐酸缓冲液(临用配制)200 μL,摇匀,置于水浴中(37 ℃±0.5 ℃)温浸 5 min,滴加每毫升中含 40 单位的凝血酶溶液(每分钟滴加 1 次,每次 5 μL,边滴加边轻轻摇匀)至凝固(水蛭)或滴加每毫升中含 10 单位的凝血酶溶液(每 4 min 滴加 1 次,每次 2 μL,边滴加边轻轻摇匀)至凝固(蚂蟥、柳叶蚂蟥),记录消耗凝血酶溶液的体积,计算。本品每克含抗凝血酶活性水蛭应不低于 16.0 U;蚂蟥、柳叶蚂蟥应不低于 3.0 U。

《中国药典》中水蛭的质量控制采用抗凝血酶活性检测的方法,已经把生物效应评价的理念纳入中药质量标准体系,说明突出生物活性的生物检测技术将是中药质量评价与控制的发展方向。

3. 生物效应评价法存在的问题

生物效应评价法能针对不同的研究对象(如微生物、组织、细胞、分子、基因)均只需要一个方法(生物活性测定法)、一台仪器(生物活性检测仪)、一套指标(生物热谱图和热动力学参数),即可以完成监测和评价,而不像一般的药理活性筛选,研究对象不同,检测方法不同,检测仪器不同,检测指标也不同。但生物效价评价法作为一种生物活性的检测方法,由于生物个体差异的存在,生物检定结果误差大,在准确度、精密度、快捷性和可重复性方面与化学分析方法尚有差距。此外,检测方法建立较难,对检测对象有一定的限制,须具备定量药理学与药检分析的双重属性与要求,检测的活性特征范围也比较局限等,这种方法目前在生药质量控制方面的应用还不成熟,有待于进一步的开发应用。

二、生药的安全性评价

生药的安全性评价是指采用现代毒理学、化学分析或仪器分析等手段,对商品生药的毒性和有害物质进行检测,确定其使用是否安全的一种方法,为生药质量标准中安全性检测指标的建立提供科学数据。在临床应用中,药物的有效和无害同等重要,而药物的最基本要求就是安全。生药如果被有害物质污染,如农药、霉菌和霉菌毒素以及重金属等,将会危害人体的健康。

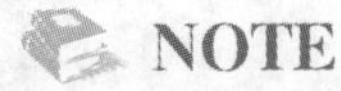
NOTE

因此，建立有害物质的检查方法并规定其允许的含量范围是十分必要的。影响生药安全性的因素主要包括内源性毒性成分（包括肝毒性成分、肾毒性成分等）和外源性毒性成分（包括重金属、有害元素、农药残留、黄曲霉毒素等）。常见的安全性评价方法包括生药中内源性的毒性成分分析及其限量和外来有害物质（如重金属、农药残留等）的检测及其限量等。

（一）生药中内源性毒性成分

生药的成分复杂，其毒性成分可能是活性成分也可能是非药效成分。如生药苍耳子中的苍术苷（atractyloside）、千里光中的吡咯里西啶生物碱（pyrrolizidine alkaloids，PAs）等，为有毒成分而非药效成分；而附子中的乌头碱（aconitine）、马钱子中的士的宁（strychnine）等，既是有毒成分又是药效成分。为保证临床用药安全有效，需要对生药中内源性物质进行检测并制订限量范围。

1. 肝毒性成分

肝脏是人体的主要解毒器官，是药物和外来物质的代谢处置中心，一方面肝脏的生理状态和生化代谢功能直接影响药物的代谢过程；另一方面药物在肝脏进行代谢转化过程中有可能损害肝脏的功能，甚至造成药源性疾病。生药成分复杂，吡咯里西啶生物碱（PAs）是目前已知的最重要的植物性肝毒成分，如野百合碱（monocrotaline）和千里光碱（senecionine）。

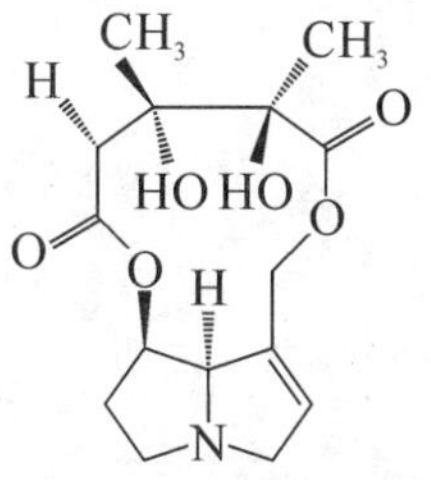

野百合碱 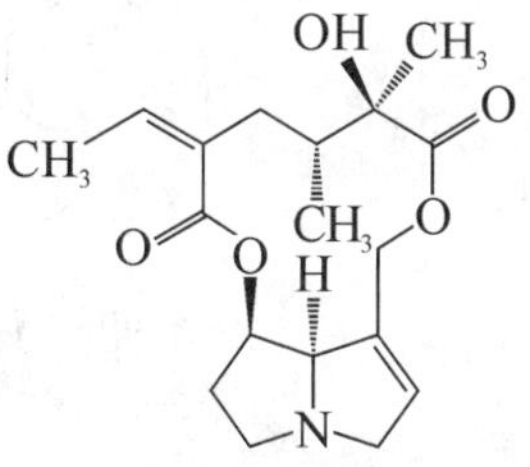　　　　千里光碱

实际上，这类生物碱本身没有毒性，毒性来自其在体内（主要是肝脏）的代谢产物——吡咯（metabolic pyrrole），后者具有很强的亲电性，能迅速与有关的酶、蛋白质、DNA 及 RNA 结合，引起各种毒性反应。摄入 PAs 引起的主要病变是肝静脉阻塞性疾病（HVOD），表现为急性肝炎、严重腹痛、呕吐、腹泻、腹水、肝大、黄疸、水肿。慢性 HVOD 可表现为轻度恶心、厌食、疲劳或肝大。如不治疗，可发展为肝硬化和肝坏死。除了亚急性 HVOD 外，其余情况下均表现为血清肝酶水平升高。流行病学调查显示：在南非、阿富汗、伊朗、牙买加及印度等国家，大量肝病的发生与食用含 PAs 的谷物、饮用含 PAs 的饮料（牛奶、茶叶等）及服用含 PAs 的草药有关。在发展中国家，死亡率较高的肝脏疾病如肝硬化、肝癌等部分原因也归咎于服用含 PAs 的药用植物。此外，因服用含 PAs 的草药而引起中毒死亡的现象时有报道，从而引起国际医药学界的关注。

目前已发现 400 多个不同结构的 PAs，存在于世界各地的 6000 多种有花植物中，这些植物 95％以上集中于以下四个科中，即菊科（Compositae）、紫草科（Boraginaceae）、豆科（Leguminosae）、兰科（Orchidaceae）。

测定植物中 PAs 最常用的方法是 HPLC，其他方法如 GC、HPLC 与其他分析技术联用，如质谱、红外光谱等，越来越多地运用于 PAs 的分析鉴定，尤其是与质谱的联用，不仅可以鉴别和定量分析植物中的 PAs，还可提供未知 PAs 的分子量及结构信息。

为了保证临床用药安全可靠，WHO 专门制定了关于 PAs 的健康及安全指南，一些西方发达国家卫生部门也制定了严格的质量标准。如德国卫生部规定，内服含 PAs 的植物药制剂，每天摄取量不得超过 1 mg，外用时，每天摄取量不得超过 100 mg。

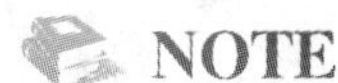

2. 肾毒性成分

马兜铃酸(aristolochic acid,AA)导致不可逆性肾损害以及尿道上皮细胞癌已经是国际医学界的共识。由某些含马兜铃酸中草药引起的肾脏损害,称为“马兜铃酸肾病(aristolochic acid nephropathy,AAN)”,许多国家禁止此类药物的应用。世界上有 200 多种马兜铃属(*Aristolochia* L.)植物,其中药用的有 20 多种。我国应用较多的马兜铃属生药有马兜铃、朱砂莲以及寻骨风等。实验和临床前瞻性研究结果显示,生药关木通确实具有肾脏毒性,关木通含有的马兜铃酸及其在体内的中间代谢物——马兜铃内酰胺(aristolactam)是肾脏毒性的物质基础。生药马兜铃的有毒成分为木兰碱(magnoflorine)和马兜铃酸,可引起间质性肾炎,肾小球病变相对较轻,可能继发于间质及小管病变,主要为球性硬化。生药广防己的有毒成分为汉防己碱(tetrandrine)、马兜铃酸和酚性生物碱,可导致间质性肾炎,也可直接损伤肾小球,破坏肾脏实质细胞,致使肾小球变性、坏死,甚至引发急性肾衰竭、尿毒症;也可直接损伤肾小管。

目前,对马兜铃成分的检测主要有 HPLC、高效毛细管电泳及其与质谱的联用技术。此外,新近我国学者利用 DNA 条形码技术建立起一个可以成功分辨马兜铃科植物草药的标准条形码序列库和一个实时 PCR 检测方案,可以快捷、准确得到检测结果。

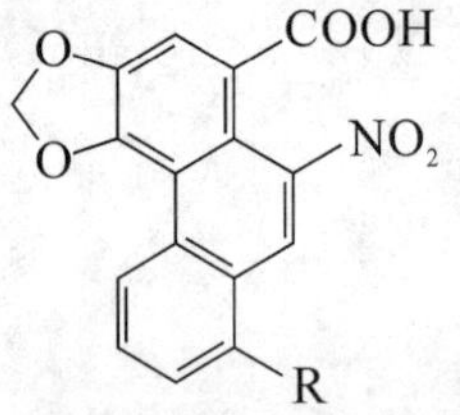

马兜铃酸Ⅰ:R=OCH_3
马兜铃酸Ⅱ:R=H

3. 生药中所含其他毒性成分

(1)生物碱类毒性成分。

川乌、草乌、附子、雪上一枝蒿等,含有乌头碱类,其毒性主要表现为作用于中枢神经系统及周围神经系统,中毒机制是过量的乌头碱先兴奋后麻痹各种神经末梢,刺激迷走神经中枢,甚至麻痹血管运动中枢、呼吸中枢,以致心源性休克、呼吸衰竭而致死。

白花曼陀罗、莨菪、小天仙子等含莨菪碱(hyoscyamine)、东莨菪碱(scopolamine)和阿托品(atropine),此类生物碱皆为 M-胆碱受体阻滞剂,其中毒机制主要为抗 M-胆碱能反应,对周围神经则为抑制交感神经机能,对中枢神经系统则为兴奋作用,严重者转入中枢抑制致嗜睡、昏迷。致死原因主要是因脑中枢缺氧,脑水肿而压迫脑干,使呼吸中枢抑制或麻痹,呼吸和循环衰竭。

马钱子含士的宁和马钱子碱(strychnine),其中以士的宁毒性最大,治疗量的士的宁能增强大脑皮层的兴奋与抑制过程。中毒量则会破坏反射活动的正常过程,使兴奋在整个脊髓中扩散而呈特有的强直性痉挛。严重者可因呼吸肌强直性收缩而引起窒息。士的宁还能加强阻止胆碱酯酶破坏乙酰胆碱的作用,使肠蠕动加强,致腹痛、腹泻。马钱子碱和士的宁极大剂量时,均可阻断神经肌内传,呈现箭毒样作用。马钱子碱也可直接损害肾小管上皮细胞,导致急性肾功能衰竭、尿毒症。

雷公藤、昆明山海棠均含雷公藤碱(wilfordine),有剧毒,煎煮时间不够或过量服用本品后,对胃肠道有强烈的刺激作用,可引起剧烈腹痛、呕吐、腹泻、便血;后期发生尿毒症时,胃肠道症状加剧。吸收后对中枢神经系统有损害,可引起丘脑、中脑、延脑、小脑、脊髓等器官的严重营养不良性改变;肝脏、肾脏、心脏可发生出血与坏死;毒素还可直接作用于心肌,引起肺水肿及急性心源性脑缺血综合征。

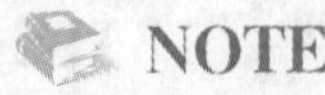
NOTE

生药麻黄所含的麻黄碱（ephedrine）对呼吸、血管运动中枢神经及交感神经皆有一定毒害，即对支气管平滑肌有松弛作用，并能使心率加快、外周血管收缩、血压升高，有类似肾上腺素样作用。

反相高效液相色谱法（RP-HPLC）是生物碱的通用测定方法。生物碱通常显碱性，HPLC 流动相的 pH 对分离效果影响较大，加入适量三乙胺有助于改善分离效果及色谱图峰型。此外，各种联用技术包括 GC-MS、HPLC-MS、CE-ED 等也用于检测各类生物碱。

（2）强心苷及强心甾体类：强心苷是一类对心肌有显著兴奋作用的苷类，在医药上多用为强心药，主要作用于心脏及神经系统，夹竹桃、罗布麻、万年青、杠柳等生药均含强心苷，中毒后主要表现为胃肠道方面，严重时可出现传导阻滞、心动过缓、异位节律等，最后因心室纤颤，循环衰竭而致死。

蟾蜍的耳后腺及皮肤腺所分泌的白色浆液，经加工制成的蟾酥，为重要强心药之一，其强心成分属强心甾体类化合物，其中毒症状出现时间多在 30 min 之后，首先有上腹部不适，继则恶心呕吐、口唇青紫、心悸，甚至昏迷、以致休克，多数患者有心动过缓伴心律不齐及不同程度的房室或窦房传导阻滞。

（3）氰苷类：杏、桃、枇杷等的种仁均含苦杏仁苷（amygdalin），为氰苷类化合物，苦杏仁苷在水中溶解度较大，不稳定，易被同存于种仁中的苦杏仁酶水解，苷元水解后可产生有毒的氢氰酸，可引起组织缺氧，并损害中枢神经，中毒后主要表现为中枢神经系统症状。

另外，巴豆、苍耳子、蓖麻子等种子中均含有毒蛋白，其毒理作用是对胃肠黏膜有强烈的刺激和腐蚀作用，能引起广泛性的内脏出血。如巴豆中含有毒蛋白，能溶解红细胞使局部细胞坏死，内服使消化道腐蚀出血，并损坏肾脏尿血，外用过量可引起急性皮炎。苍耳子中的毒蛋白能损害肾脏及心肝等内脏实质细胞，并引起神经消化系统机能障碍，使毛细血管通透性增加。蓖麻子含蓖麻毒蛋白（ricin），是一种细胞原浆毒，2 mg 即可使人中毒死亡，易使肝肾等实质细胞发生损害而致混浊肿胀、出血及坏死等，并有凝集和溶解红细胞及麻痹呼吸中枢、血管运动中枢的作用。该类成分的检测主要是放射免疫检测法。

（二）生药中外源性毒性成分

生药大多源于自然环境下生长的植物、动物或矿物，生长环境复杂，受多种天然因素的影响，其存在有害残留物或污染物质的概率较高，严重影响生药的使用安全。生药中外源性毒性成分主要是指重金属（heavy metal）、有害元素（hazardous element）、农药残留（pesticide residue）、黄曲霉毒素等有害物质。生药外源性毒性成分的来源和环节主要有生态环境的污染（土壤、地质背景、水源、大气等）、栽培和仓储过程中施用农药或驱虫剂、加工炮制过程中辅料的污染、包装材料有害物质污染等。对外源性毒性成分的控制是生药安全性评价的基本要求，对生药中相关有害残留物进行严格的限量检测和控制，将有效提高生药临床应用的安全性。

1. 重金属及有害元素

目前被公认的对人体有害的重金属和有害元素主要有砷（As）、汞（Hg）、铅（Pb）、镉（Cd）等。重金属在植物体内难以降解，人体摄入后表现出较强的蓄积性毒性，危害很大。毒性作用主要是由于它们进入体内并与体内酶蛋白上的—SH 和—S—S—键牢固结合，从而使蛋白质变性，酶失去活性，组织细胞出现结构和功能上的损害。砷主要是扩张毛细血管，麻痹血管舒张中枢，使腹腔脏器严重充血，引起肝、肾、心等实质脏器的损害。铅可影响人体神经、造血、消化、泌尿、生殖和发育、心血管、内分泌、免疫、骨骼等；更为严重的是它影响婴幼儿的生长和智力发育，损伤认知功能、神经行为和学习记忆等脑功能，严重者造成痴呆。金属汞进入人体后，很快被氧化成汞离子，汞离子可与体内酶或蛋白质中许多带负电的基团如巯基等结合，使细胞

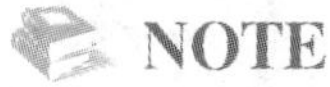

内许多代谢途径，如能量的生成、蛋白质和核酸的合成受到影响，从而影响细胞的功能和生长。金属镉与含羟基、氨基、巯基的蛋白质分子结合，能使许多酶系统受到抑制，从而影响肝、肾器官中酶系统的正常功能。

重金属的来源一方面与其生长的环境条件如土壤、大气、水、化肥、农药的施用等有关，另一方面与植物本身的遗传特性和对该类元素的富集能力等有关。

重金属总量常用硫代乙酰胺或硫化钠显色反应比色法测定，有害元素砷常用古蔡法或二乙基二硫代氨基甲酸银法测定。由于在生药生产中遇到铅的机会较多，且铅易积蓄中毒，故检查时多以铅为代表，并规定重金属限度一般不得超过 2×10^{-5}。单个重金属和有害元素测定方法有原子吸收分光光度法（atomic absorption spectrophotometry，ASS）和电感耦合等离子体质谱法（inductively coupled plasma mass spectrometry，ICP-MS）。ASS 的测定对象是呈原子状态的金属元素和部分非金属元素，原子吸收一般遵循分光光度法的吸收定律，通常通过比较标准品溶液和供试品溶液的吸光度，求得待测元素的含量。ICP-MS 是将被测物质用电感耦合等离子体离子化后，按离子的质荷比分离，测得各种离子谱峰的强度来进行定量，样品由雾化器雾化后由载气携带从等离子体焰炬中央穿过，迅速被蒸发电离并通过采样锥导入质量分析器中，样品在极高温度下完全蒸发和解离，电离的百分比高，因此几乎对所有元素都有较高的检测灵敏度。《中国药典》（2020 年版）（四部）收载这些测定方法。

《中国药典》（2020 年版）对 28 种生药：人参、三七、山茱萸、山楂、丹参、冬虫夏草、水蛭、甘草、白芍、白芷、当归、西洋参、牡蛎、阿胶、昆布、金银花、珍珠、栀子、枸杞子、桃仁、海螵蛸、海藻、黄芪、黄精、葛根、蛤壳、蜂胶、酸枣仁中的重金属及有害元素的限量做了明确规定。

2. 农药残留

由于生药的需求量逐年增多，野生品种远远不能满足市场的需求，野生变家种便成了必然的趋势。为了追求生药栽培品种的产量，频繁地使用农药便成为必然。但长期广泛使用农药也会带来生药的农药残留问题，以前我国使用最多的农药主要为有机氯、有机磷类，尤其是以六六六（BHC）、滴滴涕（DDT）为代表的有机氯农药是我国最早大规模使用的农药，虽然在 1983 年已禁止使用，但因其有累积性，不易降解，目前在许多药材中仍可检出。因此，生药中农药的污染，直接影响了临床用药的安全性，所以必须对生药中的农药残留量进行控制。

生药中常见的农药残留有有机氯化合物（organic chlorine compound）、有机磷化合物（organic phosphorus compound）和拟除虫菊酯类（synthetic pyrethroid）等。生药在种植、采收、包装运输、贮藏等各个环节中都有可能和农药接触，被其污染。农药残留的检测方法主要是气相色谱法。此外，生药中农药残留量的测定还有气相色谱-质谱联用法、柱后衍生高效液相色谱法、高效液相色谱-质谱联用法等方法。

《中国药典》（2020 年版）规定了 33 种农药不得检出，见表 7-1。

表 7-1 《中国药典》（2020 年版）对中药材及饮片中禁用农药的规定

序号	名称	残留物	定量限(mg/kg)
1	甲胺磷	甲胺磷	0.05
2	甲基对硫磷	甲基对硫磷	0.02
3	对硫磷	对硫磷	0.02
4	久效磷	久效磷	0.03
5	磷胺	磷胺	0.05
6	六六六	α-六六六、β-六六六、γ-六六六和 δ-六六六之和，以六六六表示	0.1

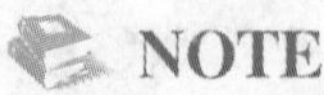

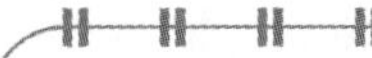

续表

序号	名称	残留物	定量限(mg/kg)
7	滴滴涕	4,4′-滴滴涕、2,4′-滴滴涕、4,4′-滴滴伊、4,4′-滴滴滴之和,以滴滴涕表示	0.1
8	杀虫脒	杀虫脒	0.02
9	除草醚	除草醚	0.05
10	艾氏剂	艾氏剂	0.05
11	狄氏剂	狄氏剂	0.02
12	苯线磷	苯线磷及其氧类似物(砜、亚砜)之和,以苯线磷表示	0.02
13	地虫硫磷	地虫硫磷	0.02
14	硫线磷	硫线磷	0.02
15	蝇毒磷	蝇毒磷	0.05
16	治螟磷	治螟磷	0.02
17	特丁硫磷	特丁硫磷及其氧类似物(砜、亚砜)之和,以特丁硫磷表示	0.02
18	氯磺隆	氯磺隆	0.05
19	胺苯磺隆	胺苯磺隆	0.05
20	甲磺隆	甲磺隆	0.05
21	甲拌磷	甲拌磷及其氧化物(砜、亚砜)之和,以甲拌磷表示	0.02
22	甲基异柳磷	甲基异柳磷	0.02
23	内吸磷	*O*-异构体与 *S*-异构体之和,以内吸磷表示	0.02
24	克百威	克百威及 3-羟基克百威之和,以克百威表示	0.05
25	涕灭威	涕灭威及其氧化物(砜、亚砜)之和,以涕灭威表示	0.1
26	灭线磷	灭线磷	0.02
27	氯唑磷	氯唑磷	0.01
28	水胺硫磷	水胺硫磷	0.05
29	硫丹	α-硫丹和 β-硫丹与硫丹硫酸脂之和,以硫丹表示	0.05
30	氟虫腈	氟虫腈、氟甲腈、氟虫腈砜与氟虫腈亚砜之和,以氟虫腈表示	0.02
31	三氯杀螨醇	*O*,*P*′-异构体与 *P*,*P*′-异构体之和,以三氯杀螨醇表示	0.2
32	硫环磷	硫环磷	0.03
33	甲基硫环磷	甲基硫环磷	0.03

3. 其他有害物质

(1)黄曲霉毒素(aflatoxin,AF):黄曲霉毒素是由黄曲霉(*Aspergillus flavus*)和寄生曲霉(*A. parasiticus*)产生的一类代谢产物。目前已分离出 14 种,分为 AFB_1 和 AFG_1 两大类,其基本结构都是二呋喃香豆素的衍生物。在污染的食品中以 AFB 多见,最容易存在于花生、玉米、大米、植物油脂等常见的食品中,许多生药因贮藏不当也易霉变而产生黄曲霉毒素,霉菌素有致癌作用,而黄曲霉毒素致癌作用强度位居前列。因而有必要对生药中的黄曲霉毒素进行限量控制,以确保用药的安全。

生药污染黄曲霉毒素主要与药材品种、产地有关,如薏苡仁、益智仁、柏子仁等含油性大、

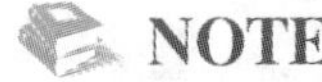

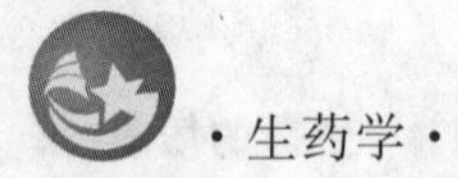

易霉变的药材容易受到污染;其次与工艺制剂有关,如豆豉、曲类需发酵,极易发生霉变;再次,由于对药材未进行及时处理,没有及时晒干或者贮存不当,易霉变,尤其在炎热潮湿的产地。

在实际检验工作中我国颁布了一系列黄曲霉毒素检测方法的国家标准,如采用薄层色谱法或间接竞争性酶联免疫吸附法(enzyme-linked immunosorbent assay,ELISA)测定食品中黄曲霉毒素 B_1、采用免疫亲和层析净化-高效液相色谱法和免疫亲和层析净化-荧光光度法测定黄曲霉毒素。

《中国药典》(2020 年版)对 22 种生药:九香虫、土鳖虫、延胡索、水蛭、陈皮、胖大海、桃仁、僵蚕、柏子仁、莲子、使君子、槟榔、麦芽、肉豆蔻、决明子、远志、薏苡仁、大枣、地龙、蜈蚣、全蝎、酸枣仁规定了黄曲霉毒素限量要求:每 1000 kg 药材含黄曲霉毒素 B_1 不得超过 5 μg,含黄曲霉毒素 G_2、黄曲霉毒素 G_1 和黄曲霉毒素 B_2 的总量不得超过 10 μg。

(2)二氧化硫(sulfur dioxide):有些生药在产地加工时,会用硫黄熏蒸作为处理手段,目的在于防霉、防腐和干燥。常用此法加工的生药有当归、白芷、菊花、金银花、白芍、半夏、川贝、天麻等。使用硫黄熏蒸也是一些中药材产地初加工过程中的一种惯用方法,目前尚无简便易行且有效的替代方法。由于二氧化硫是一种较强的还原剂,在导致中药药材本身有效成分发生改变的同时(如白芍经硫黄熏蒸后,单萜成分会发生转化),有可能影响中药材的质量和疗效。再者,生药中若二氧化硫含量过高,会导致服用者产生咽喉疼痛、胃部不适等症状,对肝、肾等器官也有严重损害。

《中国药典》(2020 年版)在正文项下规定了山药、天冬、天花粉、天麻、牛膝、白及、白术、白芍、党参和粉葛的二氧化硫检测限度。

二氧化硫测定的常用方法有比色法、滴定法和离子色谱法等。

除了上述常见的有害物质外,生药中还可能存在一些非正常的外源性有害物,如寄生类生药与蜂蜜等。生药如果寄生在一些有毒的植物上,如马桑及夹竹桃科植物,则寄生类生药就有可能含寄主的毒性成分。如果蜂蜜是采自有毒植物花粉,则该蜂蜜亦可能含有毒性成分。通过检查花粉粒的形态并做毒性试验,可避免出现人食中毒。

第二节　影响生药质量的因素

影响生药质量的因素主要有自然因素(natural factor)和人为因素(human factor)。自然因素包括生药的品种、生长发育、遗传变异、环境因素等;人为因素主要有多品种基源、采收期、产地加工、贮藏、运输等多个方面。

一、自然因素对生药质量的影响

生药的品种、生长发育、遗传变异、环境因素等多个自然因素可影响生药的质量,经常是多种因素综合起作用。

(一)生药品种对质量的影响

物种是影响生药质量至关重要的因素。生药有效成分多来源于次生代谢,不同种类的植物由于遗传特性的不同,合成与积累次生代谢产物的种类及量可能存在着很大差异。我国生药品种繁多,来源复杂,存在多基源、同名异物以及异物同名等,直接影响生药质量。例如淫羊藿的原植物分别为小檗科植物淫羊藿 *Epimedium brevicornum*、箭叶淫羊藿 *E. sagittatum*、柔毛淫羊藿 *E. pubescens* 或朝鲜淫羊藿 *E. koreanum*。这 4 种淫羊藿药材中黄酮类化合物的种类和含量有很大差别,其主要化学成分淫羊藿苷的含量分别为 1.18%,3.49%,0.46%和

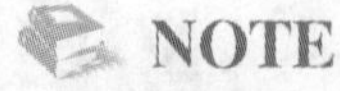

3.69%。

生药品种的历史演变、地区用药习惯的差异、新品种和代用品的出现对生药的品质也有着重要的影响。传统柴胡品种有南北之分，柴胡 *Bupleurum chinense* 为北柴胡，狭叶柴胡 *B. scozonerifolium* 为南柴胡。柴胡属植物种类甚多，除传统的柴胡和狭叶柴胡外，同属多种植物也入药。经 HPLC 检测 23 种国产柴胡中柴胡皂苷 a、柴胡皂苷 b、柴胡皂苷 c 的含量，结果 19 个产地柴胡皂苷 a、柴胡皂苷 b、柴胡皂苷 c 含量之和为 0.62%～3.04%，而产于云南会泽的多枝柴胡 *B. polyclonum* 皂苷含量为 7.44%，产于云南昆明的韭叶柴胡 *B. kunmingense* 皂苷含量为 4.39%，产于四川汶川的汶川柴胡 *B. wenchuanense* 皂苷含量为 4.55%，而产于云南会泽的川滇柴胡 *B. candollei* 仅检测到痕量的柴胡皂苷 a、柴胡皂苷 b、柴胡皂苷 c，说明品种差异对质量的影响甚大。

生药防己的商品药材多达十余种，有粉防己 *Stephania tetrandra*、木防己 *Cocculus trilobus*、广防己 *Aristolochia fangchi* 等，分属防己科和马兜铃科植物，只有粉防己含有肌肉松弛剂成分，能作为"汉肌松"的原料。而广防己含马兜铃酸，具有肾脏毒性，如果误用就有可能导致中毒。

（二）植物生长发育对生药质量的影响

药用植物在不同的生长阶段，有效成分会发生一些变化，因而对生药的质量也会产生一些影响。一般而言，以植株地上部分入药的，以生长旺盛的花蕾、花期有效成分积累为高；以地下部分入药的，休眠期积累为高。如麻黄主要成分生物碱的含量，春季含量甚微，到了夏季突然升高，至八九月含量最高，其后又迅速下降。植物有效成分的含量随不同生长时期的变化，其本质反映了植物个体生长发育对体内各种有效成分积累的影响。

桔梗中皂苷的含量以 4 月返青前达到最高（10.17%），随着地上植株的不断生长发育，根中皂苷含量呈不断下降的趋势，10 月时最低（4.19%），以后又逐渐回升；青蒿花（蕾）期和果期青蒿素含量比生长旺盛期分别高 3.39%和 14.90%。

（三）植物的遗传与变异对生药质量的影响

生长在不同地区的同一物种，因生长环境的不同，其生长过程及形态特征常会产生一定的差异。同一物种内的次生代谢产物常会发生变化，产生多型性，称为化学变种、化学宗或化学型。如蛇床 *Cnidium monnieri* 种内香豆素成分的变化与其地理分布有相关性，可分为三个化学型。类型Ⅰ，以蛇床子素（osthole）和线型呋喃香豆素（6,7-呋喃骈香豆素型）为主要成分，分布于福建、浙江、江苏等亚热带常绿阔叶林区域；类型Ⅱ，以角型呋喃香豆素（7,8-呋喃骈香豆素型）为主要成分，分布于辽宁、黑龙江、内蒙古等温带针叶阔叶混交林区域；类型Ⅲ，以蛇床子素、线型和角型呋喃香豆素同时存在，属于混合的过渡类群，分布于河南、河北、山西等暖温带落叶阔叶林区域的过渡地带。此外，在过渡地带分布的蛇床子中香豆素成分的差异还与其生境有关，如生长于田边、沟边较潮湿的环境，其蛇床子素含量高，为类型Ⅰ；生长于较干燥的路边的样品，角型呋喃香豆素开始出现，且蛇床子素含量降低，为过渡类群。同时，类型Ⅲ的同一居群内，不同个体植株或者含有蛇床子素和线型呋喃香豆素，或者同时含有蛇床子素、线型及角型呋喃香豆素。过渡类群样品的香豆素成分变化还表现为量和质的变化，即从南到北，蛇床子素的含量逐渐降低直至检测限以下，而角型呋喃香豆素则相反从无到有且含量逐渐升高，同时形成过渡交叉类型。这种消长关系，可以从这两类成分的生物合成途径得到阐明；分布于过渡地带的居群样品的蛇床子素含量较高且其他香豆素成分的种类也较为丰富。

引起植物化学成分种内变异的原因，较普遍认为是环境因素的作用，如环境温度的骤变，天然雷电射线以及土壤中微量元素引起的突变，种间杂交也是一个重要因素。

NOTE

（四）环境因素对生药质量的影响

生药大多是药用植物生产的产品，是在一定的生态环境条件下产生的。种质资源是影响生药质量的内因。环境是药用植物生长发育和产品质量形成的物质能量基础。因此，环境因素是影响生药质量不可忽视的原因。不同药用植物要求的生态环境不同，有的以光或温度或土壤为主导因子，这些生态因子随着地理区域的不同会发生改变，而且这些生态因子通常是综合起作用的。

1. 光照对生药活性成分积累的影响

光是植物光合作用的主要因子，也是影响各种化学成分在植物体内积累的首要因素。颠茄 *Atropa belladonna* 露天栽培下阿托品含量为0.703%，而荫蔽条件下栽培含量为0.380%。生药洋地黄属于喜阳植物，通常生活在向阳处，光不仅对其种子萌发有促进作用，日照时间也可影响洋地黄生长期的长短。研究资料表明，昼夜间叶中强心苷含量有明显变化。因此在日出前采的叶，其活性成分含量低，一天之内生物活性增强并达到最高峰的时候是中午或下午，中午采下的叶要比早晨8时采的叶具有较高的生物活性，紫花洋地黄 *Digitalis purpurea* 为15%～30%，毛花洋地黄 *Digitalis lanata* 达20%，西班牙洋地黄 *Digitalis thapsi* 为25%～40%。

含挥发油的植物如薄荷 *Mentha haplocalyx* 栽培到阳光充足的地方，叶的腺毛密度增加，挥发油含量提高，而栽培在阴处的薄荷含薄荷脑较多，薄荷酮较少。虽然充足的阳光一般可提高活性成分的含量，但也不尽然，例如小豆蔻 *ELettaria cardarmonum* 则需栽培在荫蔽处才能生长良好，含油量也高。

2. 环境温度对生药活性成分积累的影响

温度的改变能影响植物体内酶的活性和生化反应速度，从而影响植物的生长发育和活性成分的形成。各种植物对温度的改变反应并不一致，但在一定的范围内，气温的升高对多数植物的生长发育及活性成分积累有利。颠茄、秋水仙、欧乌头、紫花洋地黄等植物的活性成分含量都与年平均温度呈正相关。欧乌头的根在寒冷气候条件栽培可渐变为无毒的，而生长在温暖的地中海地区就变为有毒的。

3. 降水量对生药活性成分积累的影响

降水量与环境的湿度和土壤含水量密切相关。虽然植物对水分的吸收和排出有一定的调节作用，但降水量的多少仍然对植物活性成分的形成和积累有影响。在大陆温暖干旱自然条件下，有利于植物生物碱的积累。例如，欧莨菪 *Scopolia carniolica* 在高加索地区含阿托品达1%，而栽培在瑞典的只含0.3%～0.5%；颠茄叶中生物碱在克里米亚可达1.29%，而在圣彼得堡为0.41%～0.60%。此外，湿度也能影响生药质量，实验证明，在植物生长期，较低的湿度是使洋地黄叶中苷的积累和产量提高的先决条件之一，因此，同一地区不同年份的洋地黄叶中苷的积累变化，很大程度上与降水量有关。

4. 土壤条件对生药活性成分积累的影响

土壤条件是影响植物活性成分积累的较复杂因素。土壤的性质、pH对植物的分布和生长都有一定的影响。土壤环境对于甘草中甘草酸含量存在影响，根据分析，各种土壤环境生长的野生乌拉尔甘草的甘草酸含量依次为栗钙土＞棕钙土＞风沙土＞盐碱化草甸土＞次生盐碱化草甸土＞碳酸盐黑钙土。

土壤中氮元素增加常可提高茄科植物生物碱的积累，氨态的氮肥施用能促进颠茄生物碱的合成，而施用碳酸氢铵则可使生物碱积累获得最大效益。土壤的湿度对药用植物活性成分的积累也有显著影响。栽培在沼泽地的缬草挥发油含量较干地的为少，甚至完全不能形成挥发油。

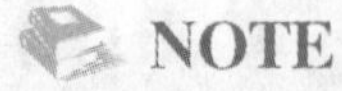

5. 海拔高度和地球纬度对生药活性成分积累的影响

海拔高度和地球纬度主要通过影响光照条件和气温对药用植物产生影响。例如海拔高度增加，金鸡纳属、萝芙木属、洋地黄属和茄属药用植物中生物碱含量可增加。长春花属和薯蓣属中的某些药用植物则适合在低海拔生长。山莨菪中山莨菪碱(anisodamine)的积累与海拔高度也呈正相关，西宁(海拔 2200 m)和北京(海拔 83 m)相比，同年生同一物候期的莨菪不论地上部分还是地下部分其山莨菪碱和莨菪碱(hyoscyamine)的含量，西宁的都高于北京的。酒石酸主要在南方植物的果实中形成，而苹果酸主要在北方植物的果实中形成。松脂酸(abietic acid)为松柏目树脂中典型的酸，主要形成于北方高纬度的植物或南方的高山植物中。

综上所述，影响生药质量的自然因素众多，我国幅员辽阔，地理气候条件复杂多样，在我国一些药用植物主产区，在优越的自然条件以及劳动人民精心的培育下，出现了许多优质而高产的道地药材，如浙江的浙八味(麦冬、玄参、郁金、元胡、白术、白芍、杭白菊、浙贝母)，河南的四大怀药(山药、菊花、牛膝、地黄)以及甘肃的当归、青海的大黄、宁夏的枸杞、云南的三七、四川的黄连、广东的春砂仁和东北的人参等。

大量的研究资料证明，同一品种不同产地的生药中活性成分的含量会有相当大的差异。不同产地生药品质存在差异的原因是复杂的，对野生品种来说，同种植物在不同地理条件下产生的各种遗传上的变异以及环境因素都是重要原因；对栽培品种来说，创造最适宜的生态环境是培植优良品种的主要因素之一。

二、人为因素对生药质量的影响

生药从田间到商品要经过采收、加工、贮藏、运输等环节；在商品药材中也有掺杂使假的现象，这些人为因素都会对生药的质量产生较大的影响。

(一)采收加工对生药质量的影响

生药在采收后往往要经过一定的产地初加工，在这个过程中，有可能会对化学成分产生影响，从而影响生药的质量。因此，产地加工是保证质量的重要条件之一，除少数鲜用外，大多数药材采收后在产地进行初加工，不同的处理方法对有效成分会产生影响。如含苷类和生物碱生药的干燥温度宜为 50～60 ℃，以抑制所含酶的作用，避免有效成分的分解；含挥发油的生药干燥温度超过 35 ℃，会造成挥发油的挥发和损失；有些生药受日晒容易变色、变质或开裂，则加工时不宜日晒，所以，为保证生药的品质，对于不同的生药应采用合适的加工方法，加工不当会使生药变质。

(二)贮藏、运输对生药质量的影响

生药中含有多种化学成分，在贮藏过程中，受环境湿度、温度、光线及氧气等作用，常会发生霉烂、虫蛀、变色和泛油等变质现象，影响临床疗效。有些生药如陈皮、半夏需要贮藏较长时间。而多数生药，贮藏时间过长，有效成分会分解、降低。光照会使多酚类成分和色素氧化，使生药变色；含芳香性成分的生药，光照后成分易挥发，使生药失去固有的气味。在贮藏过程中，含淀粉、蛋白质、脂肪和糖类的生药，容易受到虫害；含黄酮类、羟基蒽醌类和鞣质类的生药容易变色；含水分的生药容易发霉。在湿热的环境中，含糖、含淀粉多的生药常会发生变软、发黏、颜色变深等现象；含挥发油高的生药随着贮藏时间的增加，挥发油的含量下降。所以，贮藏的条件和方法，也会对生药质量造成影响。

在运输过程中，由于受外部环境条件的影响，如包装破损、雨水浸泡导致生药被污染，进而变质，影响或失去疗效甚至产生毒性物质；运输中温度也会影响生药质量，使其疗效大打折扣，如高温天气运输含挥发油多的生药，如薄荷、丁香、桂皮等，会使挥发性药物的有效成分大量挥发，降低它们的药效。

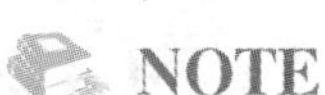

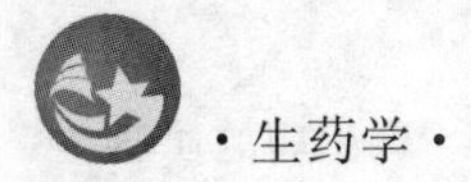

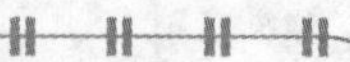

(三)掺杂使假对生药质量的影响

人为掺杂使假对生药质量也有重要的影响。一些贵重的药材,如人参、冬虫夏草等,在商品药材中经常会发现以其他形态相似品种来冒充,或以人工方法加工制造冒充,如以淀粉压模制作冒充的现象。还有的则是在药材中掺入非药用部分或比重大的矿物质等增加药材分量,如在麝香仁中加入泥沙、血粉、铅粒等增加重量。

总之,人为因素对生药质量会产生较大的影响,应该充分利用人为因素的有利条件,严格按照生药质量标准,控制生药的生产和加工等一系列过程,以保证生药的质量,从而保证用药的安全与有效。

第三节　生药的质量标准

由于历代本草记载、地区用药名称和使用习惯的不同,类同品、代用品和民间用药的不断出现,生药的品种混乱现象普遍存在,直接影响生药质量,而质量稳定的生药是临床用药安全有效的先决条件。因此,制定生药质量标准,有效控制生药质量,具有重要的科学意义和实际应用价值。

一、生药质量控制的依据

目前我国生药质量控制主要依据三级标准:一级为国家药典标准;二级为局(部)颁标准;三级为地方标准。

(一)国家药典

药典是国家对药品质量标准及检验方法所做的技术规定,是药品研制、生产、经营、使用、监管部门共同遵循的法定技术标准。国家药典委员会,负责组织国家药品标准的制定和修订,并领导地方药品标准的制定和修订工作。药典一般收载使用较广,对防治疾病效果较好的药品,规定其质量标准和检验方法,具有法律约束力。《中华人民共和国药典》(简称《中国药典》)是国家药品标准的重要组成部分,是国家药品标准体系的核心。自1953年我国颁布第一版《中国药典》以来,新颁布的2020年版《中国药典》为第十一版药典。

与2015年版《中国药典》相比较,2020年版《中国药典》涉及中药部分的主要变化和特点如下。

(1)收载品种方面:一部中药收载品种总数2711种,其中新增品种117种(新增药材1种,裸花紫珠;新增制剂116个),修订品种452种。未收载药材品种3种:马兜铃、天仙藤、穿山甲。

(2)中药有效性控制方面:建立和完善了中药材与饮片专属性鉴别方法,部分产品制定了与临床疗效相关的成分含量控制要求。

(3)中药安全性控制方面:进一步加强了对药材饮片重金属及有害元素、禁用农药残留、真菌毒素以及内源性有毒成分的控制。33种禁用农药不得检出(不得过定量限),写入了四部0212药材和饮片检定通则。

(4)扩大成熟分析技术应用:紧跟国际前沿,不断扩大成熟检测技术在药品质量控制中的推广和应用,检测方法的灵敏度、专属性、适用性和可靠性显著提升,药品质量控制手段得到进一步加强。如新增聚合酶链式反应(PCR)、DNA测序技术指导原则等,推进分子生物学检测技术在中药饮片鉴定中的应用。

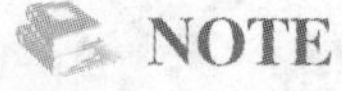

《中国药典》在国家药品标准中占有核心地位,药典编制始终秉承科学性、先进性、实用性

和规范性的原则。《中国药典》(2020 年版)标准体系更加完善、标准制定更加规范、标准内容更加严谨、与国际标准更加协调,药品标准整体水平得到进一步提升,全面反映出我国医药发展和检测技术应用的现状,在提高我国药品质量,保障公众用药安全方面发挥重要作用。

(二)局(部)颁标准

国家食品药品监督管理总局(CFDA)和国家卫生部颁发的药品标准,简称局(部)颁标准。中药品种繁多,由于基源相近,外形相似等原因,存在众多的"同名异物"和"同物异名"现象,除《中国药典》收载的品种外,其余的品种,凡来源清楚,疗效确切,较多地区经营使用的中药材,本着"一名一物"原则,分期分批,由药典委员会编写、收入局颁标准,国家食品药品监督管理总局批准执行,作为药典的补充标准。1998 年以前,药典委员会隶属卫生部,当时该标准由卫生部批准颁发执行,称为部颁标准。目前共颁布 10 册,《中华人民共和国卫生部药品标准》中药材(第一册)收载了 101 种。这些标准,其性质与《中国药典》相似,亦具有法律约束力,也作为全国药品生产、供应、使用和检验部门检查和监督药品质量的依据。

(三)地方标准

地方标准是各省、自治区、直辖市卫生厅(食品药品监督管理局)审批的药品标准(简称地方标准)。地方标准系收载《中国药典》未收载的药品或有收载但规格有所不同的本省(市)、自治区生产、经营、使用的药品,它具有本地区的约束力。地方标准不能同《中国药典》或部颁标准相抵触,但在保证执行此两种标准的原则下,报经上级同意可根据具体需要补充制定某些规定。

同一品种若各地有多处收载,则本省产品应按本省颁发的药品标准执行。现行的《中华人民共和国药品管理法》取消了中成药的地方标准,规定:药品必须符合国家药品标准。由于中药材、中药饮片品种较多,规格不一,各地方用药习惯、炮制方法不统一,全部纳入规范化、标准化管理有较大困难,故中药材的地方标准目前仍然存在,但药品管理法原则规定:实施批准文号管理的中药材、中药饮片品种目录由国务院药品监督管理部门会同国务院中医药管理部门制定。

上述三个标准,以国家药典为准,局(部)颁标准为补充。凡是在全国经销的药材或生产中成药所用的药材,必须符合国家药典和局(部)颁标准。凡不符合以上两个标准或使用其他地方标准的药材可鉴定为伪品。地方标准只能在本标准制定地区使用。市场上经销的药材必须经各省、市、县药检所鉴定方为有效。中国食品药品检定研究院及各省(自治区、直辖市)、市、县(区)药品检验研究院(所)为法定的药品检验机构,药品合格与否,依药品检验报告为准。

二、生药质量标准的制定

生药的质量标准包括由质量标准草案及起草说明组成,质量标准草案包括名称、汉语拼音、药材拉丁名、来源、性状、鉴别、检查、浸出物、含量测定、炮制、性味与归经、功能与主治、用法与用量、注意及贮藏等项。制定质量标准的同时,应编写起草说明。起草说明是说明制定质量标准中各个项目的理由,规定各项目指标的依据、技术条件和注意事项等,既要有理论解释,又要有实践工作的总结及试验数据。质量标准有关项目内容的技术要求如下。

1. 名称

生药名称包括中文名、汉语拼音、药材拉丁名。

2. 来源

内容包括原植(动)物的科名、植(动)物的中文名、拉丁名、药用部位、采收季节和产地加工等。矿物药包括该矿物的类、族、矿石名或岩石名、主要成分及产地加工。

(1)原植(动)物需经有关单位鉴定,确定原植(动)物的科名、中文名及拉丁名,矿物的中文

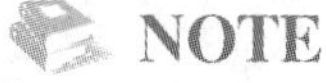

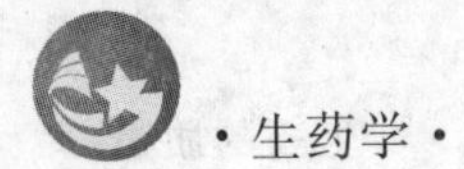

名及拉丁名。

(2)药用部位是指植(动、矿)物经产地加工后药用的某一部分或全部。

(3)采收季节和产地加工是指保证药材质量的最佳采收季节和产地加工方法。

起草说明提供药材鉴定详细资料，以及原植(动)物的形态描述、生态环境、生长特性、产地和分布；引种或野生变家养的植(动)物药材，应有与原种对比的资料。

3. 性状

性状指对生药的外形、颜色、表面特征、质地、断面及气味等的描述，除必须鲜用的按鲜品描述外，一般以完整的干生药为主；易破碎的生药还须描述破碎部分。描述要抓住主要特征，文字要简练，术语需规范，描述应确切。

4. 鉴别

鉴别包括显微鉴别、理化鉴别、色谱或光谱鉴别及其他方法的鉴别。选用方法要求专属、灵敏。

(1)显微鉴别：包括组织切片、粉末或表面制片、显微化学反应。

(2)理化鉴别：包括呈色反应、沉淀反应、荧光反应等，官能团的鉴别反应，凡有相同官能团的成分均可能呈阳性反应。

(3)色谱鉴别：是利用薄层色谱法(TLC)、气相色谱法(GC)或高效液相色谱法(HPLC)等对生药进行真伪鉴定。色谱鉴别应设对照品或对照药材对照。TLC可以在一块层析板上容纳多个样品及出现多个信息(斑点、色泽、R_f值等)，只要一些特征斑点(甚至是未知成分)具再现性，就可以作为确认依据。同时因TLC不需要特殊的仪器，操作简便，加之近年来高效吸附剂、商品化的预制板、拍照装置的应用，极大地提高了分离效果、检出灵敏度、准确性和重现性，使TLC已成为目前应用最多的生药理化鉴别方法。GC适用于含挥发性成分药材的鉴别，一般结合含量测定进行。HPLC较少用于鉴别。

(4)光谱鉴别：在生药鉴别时，由于多数药材的提取物在270～280 nm波长处均可能有最大吸收，因而不能构成某一药材的鉴别特征，或专属性不强。所以在一般情况下，光谱直接用于鉴别的不多。如在特定的情况下，在与类似品或掺伪品对比研究的基础上，能构成鉴别特征的，也可应用。

5. 检查

检查是指生药中可能掺入的一些杂质以及与生药质量有关的项目，根据品种不同或具体情况，具有不同检查内容，是保证质量的重要项目之一。检查包括杂质、水分、灰分、重金属、砷盐、农药残留量、毒性成分等的检测。

(1)杂质：指基源与规定相符，但其性状或部位与规定不符的药材；来源与规定不同的物质；无机杂质如沙石、泥块、尘土等。

(2)药用部分比例：为保证生药质量，有的生药需规定药用部位的比例。例如穿心莲中穿心莲叶不得少于30%。

(3)灰分：有总灰分及酸不溶性灰分，根据生药的具体情况，可规定其中一项或两项。易夹杂泥沙药材或对难以加工处理和炮制也不易除去泥沙的生药，应规定总灰分。同一生药来源不同，其总灰分含量也会相差悬殊。因此需将多产地(或多购进地)的产品进行测定后，再确定总灰分限度。不易夹杂泥沙或未经涂抹而产品加工比较光洁的药材，可不规定总灰分检查。生理灰分高、差异大的生药，可规定酸不溶性灰分检查。

(4)水分：对容易吸湿发霉变质、酸败的生药一般规定水分检查。水分限度制定时应考虑南北气候、温湿度差异，以及生药包装、贮运的实际情况。

(5)酸败度：酸败是指油脂或含油脂的种子类生药，在贮藏过程中，与空气、光线接触，发生复杂的化学变化，产生特异的刺激气味(俗称"哈喇味")，即产生低分子化合物醛类、酮类和游

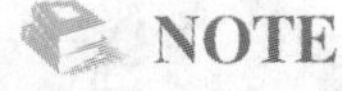
NOTE

离脂肪酸，从而影响生药的感观和内在质量。本检查是通过酸值、羰基值或过氧化值的测定，以控制含油脂种子类的酸败程度。酸败度限度制定要与种子类生药外观性状或经验鉴别结合起来，上述各值与种子泛油程度有明显相关性的才能制定限度。

(6)重金属和有害元素：加强重金属和有害元素的检查是保证生药安全性的措施之一。

(7)农药残留量：重点检查有机氯类、有机磷类和拟除虫菊酯类。加强农药残留量的检查也是保证生药安全性的措施之一。

(8)其他项目：对某些药材炮制是否得当应做检查，可考虑用提取后比色法或 TLC 检查，例如制川乌、制草乌、附子，如炮制不当，所含有毒的酯型生物碱会引起中毒，故需检查并规定限度。

6. 浸出物的测定

某些生药确实无法建立含量测定项，并且证明浸出物的指标能明显区别生药的质量优劣的，可结合用药习惯、生药质地及已知化学成分类别等，选定适宜的溶剂测定其浸出物。测定其浸出物时，须具有针对性。

选择溶剂时，也可与“鉴别”项相结合，即采用鉴别中提取成分的溶剂。一般要用不同溶剂测试，例如某生药含水溶性及脂溶性有效成分，可用水、甲醇或乙醚作溶剂测定浸出物量，经试验比较，标准正文中可收载较为适宜的浸出物，并提供选择所用溶剂的依据。要有多产地样品实测数据来制定限量指标(以干燥品计)。

7. 含量测定

以中医理论为指导，结合现代科学研究选择具生物活性的主要化学成分，作为有效或指标成分，建立含量测定项目评价生药的内在质量，是现阶段衡量其商品质量是否达到要求及产品是否稳定较理想而有效的手段。在建立化学成分的含量测定有困难时，可建立相应的图谱或生物测定等其他方法。

8. 炮制

根据用药需要进行炮制的品种，应制定合理的加工炮制工艺，明确辅料用量和炮制品的质量要求。

9. 贮藏(稳定性试验)

生药的贮藏条件是根据对其进行稳定性试验而确定的。生药稳定性试验包括初步稳定性试验和稳定性试验两种。

(1)初步稳定性试验：生药在临床试验用包装或销售包装条件下，于室温下进行考核，除当月考核一次外，要求每月考核一次，不得少于三个月(也可于 37～40 ℃和相对湿度 75%保存，每月考核一次，连续三个月)，测定各项质量指标(定性和定量)，要求稳定。

(2)稳定性试验：生药在市售包装条件下，置于室温中，继初步稳定性考核后，即放置三个月再考核一次，然后每半年一次。测定各项质量指标(定性和定量)，根据测定数据确定在此包装条件下的有效期。

生药的稳定性试验至少应对三批以上的样品进行考察。若用新的包装材料，应注意观察直接与生药接触的包装材料对生药稳定性的影响。

此外，性味与归经、功能与主治、用法与用量、注意等项应根据该生药品种研究结果制定。

有关质量标准的书写格式参照《中国药典》(2020 年版)。

第四节　中药材生产质量管理

传统中药材的生产主要有两种途径，即野生和栽培(养殖)。如前所述，影响生药(包括中

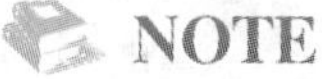

药材)质量的因素很多,包括药用动(植)物的种质、生长发育、生态环境、采收和加工方法等。在科学研究的基础上,对中药材的生产过程(包括栽培、养殖、田间管理、采收、产地初加工、包装运输以及入库等)进行科学的管理和调控,从保证药材质量出发,控制影响药材生产质量的各种因子,规范药材各生产环节乃至全过程,以达到药材"真实、优质、稳定、可控"的目的,是保证中药材质量稳定的基础与关键。近年,随着中医药的不断发展,市场对于中药材的需求越来越大。对野生资源的过度采挖,已造成很多中药材野生资源濒临灭绝,严重破坏了生态平衡。对中药材实施规范化种植,能够为医药企业提供优质的原料药材,能够很好地保护生态资源,同时也能从源头上有效控制药材品质。

国家市场监督管理总局于 2002 年颁布了《中药材生产质量管理规范》(good agricultural practice for chinese crude drugs,简称中药材 GAP),并于 2002 年 6 月 1 日起施行。GAP 实施的目的是要建立中药材生产质量管理体系,对包括种子、栽培、采收、加工、贮藏、流通等方面进行控制,既重视过程控制,又重视终产品检验,既管产前,也管产中与产后,它是一个完整的管理体系,核心是保证药材质量的均一和可控,并尽可能达到优质、高产、稳产和高效。同时,GAP 的实施,也有助于保护生态环境,实现资源的可持续利用。

一、产地生态环境

中药材的生产具有很强的地域性,特定的生态环境是优质中药材生产的条件之一,道地药材就是传统中药材中具有特定种质、特定的产区或特定的生产技术和加工方法所生产的优质中药材。现代研究表明,植物所处生态环境的生态因子会通过对调控体内生化反应酶的制约,产生不同的化学成分。由于化学成分的差异,进而影响到药理作用,因此,确保生药质量的首要任务是中药材生产基地的选择。进行中药材栽培时,应按中药材产地适宜性优化原则,因地制宜,合理布局。其环境(包括生产基地空气、土壤、灌溉水、药用动物饮用水)应符合国家相应标准。

二、种质与繁殖材料

对养殖、栽培或野生采集的药用动(植)物应准确地鉴定其物种(包括亚种、变种或品种、中文名及拉丁名等),并实行检验和检疫制度,以保证质量和防止病虫害和杂草的传播。由于不同品种种质上的差异,生产出的药材在质量、产量、性状、最适宜种植地区等方面会有所不同,最好收集并比较全国此类药材品种种质资源,在同一试验田里种植,进行种质资源品质评价。从中选择并确定性状良好的中药材品种种质,作为中药材种植品种的基源。制定繁殖材料采集操作规程,包括种子采集操作规程、中药材种子质量标准等,以确保种质的质量。

到目前为止,大部分中药材品种的种质来源仍然是野生种引进,只有少数道地药材存在一些适合当地种植并经长期定向培育的品系或农家品种。为此需要加强中药材良种选育、配种工作,建立良种繁育基地。

中药材的繁殖、育苗方法或育苗时间对中药材的质量、采收期都有一定的影响,因此应对此进行较科学合理的对比试验和研究,从中优选出好的技术和方法。制定种子育苗及移栽操作规程。中药材经几年种植后,会出现产量、活性成分含量、抗病性能下降等种质退化现象,这就需要进行中药材品种种质的复壮和纯化工作。因此对于野生原产地或农家品种引种地的溯源是很重要的,必须详细记录,留待以后溯源或新品种培育时使用。

三、栽培与养殖管理

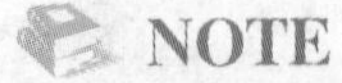

人工因素如施肥、灌溉、植物激素及其他管理措施对植物生长的影响是显著的,对植物的化学成分也有影响。因此有必要进行这方面的对比试验,既可提高各种措施产生的效果和经

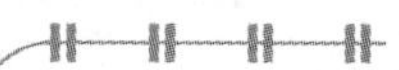

济效益，又可减少盲目采取各种措施产生的浪费。

1. 肥料种类和施用时间

中药材由于应用的药用部位不同，植物的生育期、器官生长发育特性、营养元素含量及其变化规律、干物质积累特点、地上地下部分关系、需肥量、肥料种类和施肥措施对中药材的产量、质量都有影响。一般氮肥有利于合成蛋白质和生物碱，而磷肥、钾肥有利于糖类和油脂等物质的合成。因此有必要对这些因素与中药材质量和产量的关系进行研究，为中药材的高产施肥和质量的提高制定合理的操作规程。盲目增施肥料，片面追求产量，生产出的中药材可能不符合中药材质量标准。在制定标准操作规程（standard operating procedure，SOP）时，必须对土壤的肥力状况进行测定以便了解土壤的实际营养情况。试验方法可采用单因素随机区组进行试验研究，这样可以减少试验统计计算的难度。如有条件可进行多因素的正交试验进行田间试验，以建立合理的肥料种类、使用量及使用时间等的最佳组合。各种植物生产调节剂、植物激素及一些抗生素（如生根粉、赤霉素、青霉素等）对中药材的产量、化学成分和含量有影响。如有必要可参考有关文献进行这方面的对比试验，并把优选出的最好结果应用在操作规程中。同时可参考绿色食品生产中肥料使用准则的有关规定，结合中药材生产的具体情况及参考国际上药用植物生产的经验，制定中药材生产中肥料使用准则。

2. 田间灌溉管理

水分是中药材生长发育的必要条件之一，对中药材的产量和质量影响较大，特别是在较为干燥的地区，水分是决定植物生长发育最为重要的条件。因此要设计水分对中药材产量和质量影响的对比试验，并进行水分对植物各种影响的程度分析。研究药用植物的需水规律，进行不同灌溉方法（如沟灌、浇灌、喷灌和滴灌等）对中药材的影响试验。

3. 各种田间管理措施

特殊的栽培技术不仅能改善药用植物的小气候，而且能对其生长发育产生直接的影响。为避免幼苗之间争夺养分，需适当拔除一些过密的、幼小的和有病虫害的幼苗，保留壮苗，特别对以种子直播的药用植物，应进行间苗和定苗操作。中耕、除草和培土可疏松土壤，减少水肥消耗，防止病虫害的发生，在SOP中应对此有详细的规定。其他如覆盖、遮阴、支架，花序的打顶与摘蕾，与其他植物的套种技术，冬天的防寒及保温问题等也应有详细的规定。各地应根据本地区生态环境来进行选择，制定最合理，切实可行的SOP，同时必须与传统种植技术进行比较，优选出最好的栽培措施。

4. 病虫害防治及农药使用

中药材的农药残留是影响中药材安全性的重要因素。药用植物的农药残留问题，一方面源于栽培生产中使用的农药或储存过程中防虫时使用的农药残留，另一方面由于生态环境中大气、土壤和灌溉水中有农药残留或者被污染，被植物吸收进入体内。中药材大面积的栽培生产，极易发生病虫害。药用植物的病虫害防治技术现在仍属于一个探讨和研究的课题。在中药材种植时，应根据具体的病虫害发生规律，进行相关的防治研究，同时参考有关的文件或文献，如农业部公布的农药管理办法等，尽可能在药用植物栽培中少使用农药或不使用农药，也可参考《绿色食品　农药使用准则》来制定各栽培基地中药材农药使用操作规程或准则。

四、采收与初加工

中药材采收年限、采收季节、采收方法及产地加工，是影响中药材质量的最后两道关口，如果不进行适时的采收及合适的产地加工，势必导致中药材质差效低，而使前面的努力白费。

1. 采收操作规程

中药材采收时应尽量避免对药用部位的损伤，注意不同药用部位的采收方法。同一植物有不同的入药部位，要分别采集，物尽其用。使用的工具、采挖方法、除去非药用部位的方法、

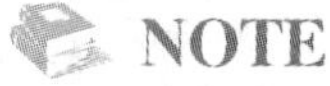

采收后的药材在田间的摆放形式或装入容器等，在采集操作规程中应分条目详细说明。

2. 产地加工

除少数药材外，大部分药材必须在产地进行初加工。目前，中药材产地加工有许多沿用多年的传统方法，且各种药材的加工方法各不相同。根类药材的主要加工方法有分级、清洗、撞去外皮、刮去外皮（山药、芍药、桔梗等）、去心或除去其他非药用部位等；还有切片（葛根、大黄、玄参等）、用沸水烫（天冬、百部等）、蒸煮（何首乌、天麻等）以及拌石灰、牡蛎粉吸干汁液、烟熏、堆积发汗等。

在进行产地加工操作规程制定时，应设计试验进行加工方法的优选，并在试验时评价各因素对中药材质量和加工成本的影响。应防止在初加工过程中可能产生的二次污染。

3. 干燥

中药材的干燥方法对质量也有影响，选择干燥方法时应进行对比试验。如太阳晒干、阴干、烘干、低温干燥或其他干燥方法。对于不同的中药材可灵活选用，但必须注意干燥温度，只有适宜的干燥温度才能使有效成分不受影响，又能达到干燥的目的。

五、包装、储存、运输

中药材的包装方法和使用的材料现在普遍落后，由于现在的中药材包装使用麻袋较多，其他有竹筐或柳条筐，而纸箱包装的中药材较少。因此在中药材经产地加工之后，最好使用纸箱包装，可使各种标志直接印刷在纸箱上。包装前应再次检查并清除劣质品及异物。包装应有批包装记录，每件中药材包装上应注明品名、规格、产地、批号、重量、包装工号、包装日期、生产单位、采收日期、贮藏条件、注意事项，并附有质量合格标志。

中药材的储存和运输对药材的质量也有影响。根据具体药材的实际情况，确定贮藏的时间，有些药材是越陈越好，如陈皮、吴茱萸等；而有的药材必须尽快使用，如含挥发油的薄荷、荆芥等。中药材 GAP 对中药材的仓库要求保持清洁、通风、干燥、避光和防霉变。温度、湿度应符合储存要求，并具有防鼠、虫、禽畜的措施。

中药材的包装、储存和运输可参考已有的药品包装和储存及运输方面的规范和规定。

六、质量管理

中药材质量是中药材 GAP 的核心。中药材质量的准入标准是《中国药典》，中药材质量控制的具体内容可仿照中药新药研制指南的一些要求进行，也可在研究的基础上绘制中药材的化学指纹图谱，作为内控标准。

除此之外，GAP 还包括人员和设备及文件管理。

GAP 认证实施多年，在一定程度上促进了部分中药材的规范化种植，保证了相关中药材的质量，对于实现中药材资源的可持续利用具有积极意义。据公开数据显示，中药材 GAP 认证从 2004 年至 2012 年 5 月 7 日，国家市场监督管理总局发布了 16 个公告，共有 70 余家企业（不计重复）、95 个基地、60 多个中药材品种通过中药材 GAP 认证。2015 年，CFDA 通过了 24 个中药材 GAP 认证。

2016 年 2 月 3 日，国务院印发文件，取消了中药材生产质量管理规范（GAP）认证。GAP 认证取消后，将由中药生产企业（包括饮片、中成药生产企业）对产品生产全过程的质量保证负责，确保供应临床、医药市场的所有药品质量信息可溯源。谁向市场供应药品，谁就应对药品质量负全责。但作为相关生产企业，要保证药品质量稳定可控，药材质量稳定是关键，这是必须进行规范化种植的意义所在。从政府到监管机构，到行业，都强调生产的可追溯质量保证体系。

本章小结

第七章	学习要点
生药的质量评价	有效性评价，安全性评价
有效性评价	①有效成分定量方法建立及方法学考察（UV、HPLC） ②生物效应评价法
安全性评价	①内源性毒性成分（肝毒性成分、肾毒性成分） ②外源性毒性成分（重金属、有害元素、农药残留、黄曲霉毒素、二氧化硫）
生药质量标准	三级：国家药典（一部）；局（部）颁标准；地方标准
生药的质量标准内容	名称、来源、性状、鉴别、检查、浸出物、含量测定、炮制、性味与归经、功能与主治、用法与用量、注意及贮藏等项
GAP 核心	实施规范化种植，保证药材质量均一和可控

目标检测

目标检测答案 7-1

一、单项选择题

1. 与主要功效一致的成分称为（　　），可首选作为生药有效性评价的指标，进行定量分析。

A. 指标成分　　B. 有效成分　　C. 活性成分　　D. 特征性成分

2. 属于肾毒性成分的是（　　）。

A. 野百合碱　　B. 千里光碱　　C. 马兜铃酸　　D. 吡咯里西啶生物碱

3. 农药残留的检测方法主要是（　　）。

A. HPLC　　B. UV　　C. TLC　　D. GC

二、多项选择题

1. 外源性毒性成分包括（　　）。

A. 重金属　　B. 有害元素　　C. 农药残留　　D. 二氧化硫　　E. 黄曲霉毒素

2. 人为因素对生药质量的影响包括（　　）。

A. 采收加工　　B. 贮藏　　C. 运输　　D. 掺杂使假　　E. 遗传与变异

3. 影响生药的质量的自然因素包括（　　）。

A. 生药的品种　　B. 植物生长发育

C. 植物的遗传与变异　　D. 光照

E. 土壤

4. 下列属于河南的四大怀药是（　　）。

A. 黄连　　B. 山药　　C. 菊花　　D. 牛膝　　E. 地黄

5. 关于生药的质量标准，说法正确的是（　　）。

A. 地方标准收载《中国药典》未收载的药品

B. 地方标准具有本地区的约束力

C. 地方标准收载《中国药典》收载的但规格不同的，本地使用的药品

D. 同一品种若各地有多处收载，则本省产品应按本省颁发的药品标准执行

E. 地方标准只能在本标准制定地区使用

NOTE

三、名词解释

1.有效成分

2.药典

3.GAP

四、简答题

1.影响生药质量的因素主要有哪些?

2.生药质量控制的依据是什么?

3.生药质量标准主要制定哪些内容?

4.影响生药安全性的因素主要有哪些?

推荐阅读文献

杨美华.中药质量控制与分析[M].北京:中国协和医科大学出版社,2020.

(王晓琴)

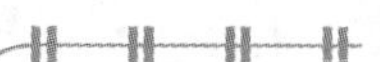

第八章　生药的资源

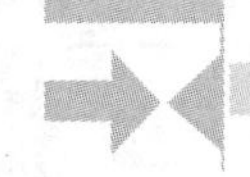

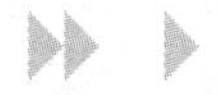

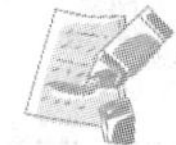

学习目标

1. 掌握：生药资源开发的途径。
2. 熟悉：生物技术在生药资源开发中应用的原理和主要方法。
3. 了解：我国生药资源的概况、综合利用和保护策略。

扫码看课件 8-1

生药资源(resources of crude drug)是我国中医药产业得以生存和发展的重要物质基础，也是我国人民生存不可缺少的重要资源。生药资源包括植物药资源、动物药资源和矿物药资源，前两者统称为生物药资源(biological medicine resources)，属于可再生资源(renewable resources)，后者称为非生物药资源，为不可再生资源(non-renewable resources)。广义的生药资源是指用作药物和保健品的一切天然资源，既包括我国的传统中草药资源，也包括用于提制药用活性成分的天然资源，以及栽培和饲养的药用植物、动物及利用生物技术繁殖的生物个体和活性有效物质。

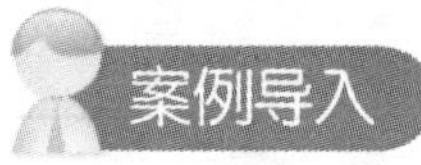

案例解析 8-1

紫杉醇是20世纪从太平洋杉(Pacific Yew)中发现的天然抗癌药物，在临床上已经广泛用于乳腺癌、卵巢癌和部分头颈癌和肺癌的治疗。作为一个二萜生物碱类化合物，其新颖复杂的化学结构、广泛而显著的抗肿瘤活性、全新独特的作用机制受到植物学家、化学家、药理学家的青睐，成为20世纪下半叶举世瞩目的抗肿瘤明星药物。但该成分在植物中含量极低，20世纪末大量采伐野生红豆杉树提取紫杉醇对我国红豆杉资源造成了极大的破坏。

问题：

1. 从红豆杉类植物中提取紫杉醇生产抗癌药物属什么层次的资源开发？
2. 试述如何保护我国的野生红豆杉资源。

第一节　我国生药资源概况

我国幅员辽阔，自然条件复杂，是全球生物多样性(biodiversity)较为丰富的国家之一，蕴藏着极其丰富的生药资源。新中国成立以后，我国分别于20世纪50、70、80年代共进行了三次全国规模的中药资源普查，基本摸清了我国中药资源的家底，发现我国的生药资源种类达12807种，其中，药用植物约占全部种类的87%；药用动物占12%；药用矿物不足1%(表8-1～表8-3)。

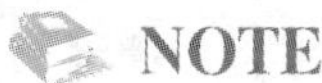

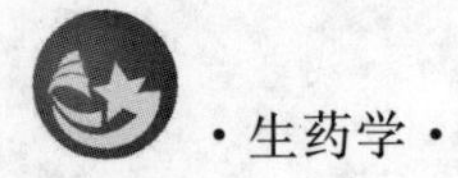

表 8-1　我国药用植物分类统计结果

类别	科数	属数	种类	占药用植物种类的比例
藻类	42	56	115	1.03%
菌类	40	117	292	2.62%
地衣类	9	15	52	0.47%
苔藓类	21	33	43	0.39%
蕨类	49	116	456	4.09%
种子植物类	222	1972	10188	91.4%

表 8-2　我国药用动物分类统计结果

门	纲	目	科	属	种
原生动物	1	1	1	1	2
海绵动物门	1	1	1	1	2
腔肠动物门	3	9	13	13	20
软体动物门	4	17	52	98	198
星虫动物门	1	1	1	2	2
环节动物门	3	4	8	13	31
节肢动物门	6	27	107	188	311
苔藓动物门	1	1	1	2	2
棘皮动物门	4	8	14	24	38
原索动物门	2	2	2	2	3
脊椎动物门	7	70	215	517	972

表 8-3　我国药用矿物分类统计结果

类别	种类数	类别	种类数
铁化合物	7	汞化合物	2
铜化合物	6	砷化合物	4
镁化合物	16	硅化合物	16
钙化合物	13	有色金属	7
钾化合物	2	古动物化石	4
钠化合物	6	其他类	7

第三次普查数据表明，我国中药资源种类最多的 6 个省区分别为云南(5050 种)、广西(4590 种)、四川(4354 种)、贵州(4294 种)、湖北(3970 种)和陕西(3291 种)。我国较常用药材产区以四川省所产种类最多，居全国第一位，有 500 余种，主要的药材有黄连、川芎、乌头、川贝母、川续断、冬虫夏草、川黄柏、厚朴等；浙江省位居第二，有 400 余种，主要的药材有浙贝母、延胡索、芍药、白术、玄参、菊花、前胡等；河南、安徽、湖北等三省产 300～400 种。河南省主要的药材有地黄、山药、牛膝、菊花、山茱萸、牛蒡子、酸枣等。安徽省主要的药材有芍药、牡丹、菊花、菘蓝、茯苓、苍术、半夏等。湖北省主要的药材有九香虫、独活、厚朴、续断、射干、石膏、湖北贝母等。

2012 年，第四次全国中药资源普查筹备启动，包括调查古今有药用记载的植物、动物、矿物的种类和分布、数量和质量、保护和管理、中药区划、中药资源区域开发等。

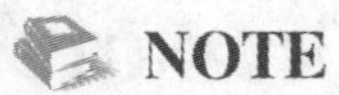
NOTE

第二节　生药资源的开发、利用与保护

生药资源开发、利用的重点主要在医药领域，以开发药材和药物为主，并进行保健食品、饮料、化妆品、香料、色素、矫味剂、保健香烟、解酒剂、兽药、农药等多方面的产品开发。既要科学、充分、合理、有效地利用已有的生药资源，同时也要广泛地挖掘新的生药资源和新用途，在保护的前提下，进行合理的利用规划，提高有效资源的利用效率，发展资源节约型中药产业。

一、生药资源开发的途径

(一)利用生物的亲缘关系寻找新资源

根据“生物亲缘关系相近的动植物类群往往含有相似的化学成分、具有相似的药理活性”这一原理，可以有方向性地、有目的地从亲缘关系相近的动植物中寻找替代品或者开发新的药用资源。如从小檗科的小檗属、十大功劳属植物中寻找小檗碱(berberine)的原料植物，从薯蓣属植物中寻找薯蓣皂苷资源，从百合科植物中寻找新的麦冬品种等，都是从一种生药的利用扩大到同属其他植物的例子。利用动物类群之间的亲缘关系寻找与开发紧缺动物药材的资源也取得了很多成果，如：用水牛角代替犀牛角、用黄羊角和山羊角代替羚羊角、将珍珠层粉用作珍珠的代用品等。

此外，从进口药材的国产近缘植物类群中寻找代用品也有很多成功的实例。如：从国产的萝芙木属植物中寻找利血平(reserpine)代替从印度进口蛇根木，以国产白木香代替进口沉香，以国产云南马钱子代替进口马钱子，以西藏胡黄连代替进口胡黄连，以新疆阿魏代替进口阿魏，以国产金合欢属植物的树胶代替进口阿拉伯胶等。

(二)从历代医书和本草记载中发掘新药源

古代医书、本草著作是我国古人在长期同疾病斗争过程中积累的宝贵经验，是现代生药研究的重要依据，也是挖掘新药源的重要源泉。现代许多中成药均是根据传统中医理论和古代医书、本草著作的记载，经现代研究开发出来的。如六味地黄丸最早出自儿科书籍《小儿药证直诀》，安宫牛黄丸出自清代吴瑭的《温病条辨》，理中丸出自张仲景的《伤寒论》等，举不胜举。根据中医活血化瘀治则，从川芎中分得治疗心血管疾病的有效成分川芎嗪；从活血化瘀和开窍药丹参、冰片等传统药材，开发出治疗冠心病和脑血栓的复方丹参片、复方丹参滴丸、丹参酮II_A磺酸钠注射液等。通过对传统中药材、方剂的现代研究，开发了诸多传统生药的新用途或新药。例如，大黄用于治疗胰腺炎、胆囊炎、肠梗阻；山楂用于治疗冠心病、高血压、高脂血症、脑血管疾病；葛根用于治疗心脑血管疾病；贯众用于治疗乙型肝炎；淫羊藿用于治疗骨质疏松症；虎杖用于治疗高脂血症；山豆根用于治疗癌症等。

知识拓展 8-1

(三)从民族药和民间药中开发新药源

我国是一个多民族国家，各少数民族在漫长的医疗实践中积累了宝贵的用药经验，他们应用的药物总计 3500 种以上，尤其是藏族、蒙古族、苗族、彝族等少数民族医药蕴藏了丰富的用药资源和应用经验，具有很大的开发潜力。《中国药典》(2015 年版)中收载的穿心莲、土木香、小叶莲(鬼臼)、毛诃子、余甘子、冬葵果、草乌叶、沙棘、菊苣、黑种草子和亚乎奴等原先均为民族药或民间药。实际上，许多重要“西药”如阿托品、麻黄碱、地高辛、吗啡、奎宁、士的宁等也都是从民间植物药中开发出来的。

我国从民族药、民间药中开发出几十种药品，如以江西民间用药草珊瑚 *Sarcandra glabra*

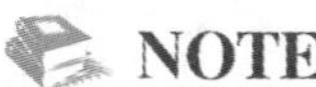

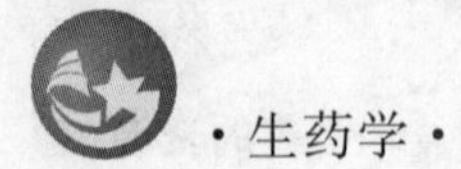

为原料，开发出“肿节风针剂”和“复方草珊瑚含片”；从苗族用于治疗瘫痪的灯盏花中提取灯盏花素，制成灯盏花素片及注射液，是治疗脑血管意外所致偏瘫的有效药物。其他如原为民间草药的仙鹤草芽、矮地茶、羊红膻、山萝卜、鸡骨草、垂盆草和黄毛豆腐柴等均已开发出新药。事实证明，民族药、民间药也是开发药用资源的宝贵财富，有着巨大的开发潜力。

(四)利用现代生物技术开发新药源

由于生药的广泛应用，生药资源压力日益凸显，虽国内外已采取生药栽培和野生抚育等多种手段，但仍不能完全解决生药资源，尤其是濒危动植物生药紧缺的问题。随着现代生物技术的迅猛发展，细胞工程、基因工程、酶工程、发酵工程等多种生物技术和现代分子生物学技术的应用，可以使部分名贵、濒危、难于繁殖的生药从原始、毁灭式的采挖过渡到工业化生产，在扩大新药源研究中发挥重要作用。

细胞工程是利用生物细胞的全能性，用植物体某一部分细胞或组织，经过培养，形成幼苗，节省育种土地，不受季节和环境条件的影响和限制，从而实现大规模工厂化快速繁殖。如培育丹参多倍体、枸杞多倍体，快速繁殖石斛等。利用细胞工程生产次生代谢产物，如通过紫草细胞培养产生紫草素(shikonin)、黄连组织培养产生小檗碱(berberine)、长春花组织培养产生蛇根碱(reserpine)和阿马碱(ajmalicine)等。目前，我国已有百余种药用植物进行了组织培养研究，如人参、三七、甘草、萝芙木、盾叶薯蓣、延胡索、紫杉、石斛等。通过发根农杆菌感染植物组织可产生毛状根无性系，生长迅速，可获得高产、稳产的活性物质。据报道，人参毛状根 20 t 发酵罐生产已获成功。另外，还可利用转基因植物(如转基因大肠杆菌或酵母菌等)作为反应器生产外源基因编码产物，如 α-栝楼素等。

与传统生产方式比较，现代生物技术在生药绿色栽培、紧缺天然活性成分的转化生产、微量成分的转化增量、紧缺生药资源的二次利用、新活性先导化合物的发现、中药加工等方面均有广泛的应用前景。

(五)扩大药用部位，寻找新药源

目前使用的中药材或饮片往往取自植物或动物体的某一部位，如仅用植物的根、根茎、叶、花或果实等，或者仅用动物的角、骨、甲(壳)等。非药用部位常被作为废料而丢弃，较少有针对非药用部位的深层次开发研究。为了充分利用生药资源，可以通过系统的化学、药理学和毒理学研究，科学评价非药用部位的药用价值，从而扩大药用部位，寻找新药源。实际上，未利用的部位往往也有较高的药用价值。以人参为例，人参 *Panax ginseng* C. A. Mey. 传统以根和根茎入药，叶常常被忽视。研究发现，人参的叶中含有和根相同的人参皂苷(ginsenoside)，可作为提取人参皂苷的优良资源。《中国药典》(2020 年版)中记载人参叶中含人参皂苷 Rg_1 和人参皂苷 Re 的总量不得少于 2.25%，远高于人参根和根茎中人参皂苷含量不少于 0.30%的标准。杜仲皮来源紧缺，对杜仲叶进行系统研究后发现，杜仲叶具有与皮相同的补肝肾、强筋骨的功效，目前杜仲叶也已经收录于《中国药典》(2020 年版)。杜仲叶来源更丰富，成本更低，具有较好的开发利用前景。此外，钩藤的茎枝、黄连的地上部分和须根、由砂仁叶提取的挥发油等都已供药用。

另外，同一生药中往往含有不止一种可供药用的成分，未被利用的化学成分也常具有生理活性。因此，生药中含有的多种生物活性物质应综合考虑，充分利用，如沙棘是藏族、蒙古族惯用生药，为胡颓子科植物沙棘 *Hippophae rhamnoides* L. 的干燥成熟果实，研究发现，沙棘叶中含有丰富的黄酮类物质、维生素 C、胡萝卜素和氨基酸等生物活性物质，颇具开发价值。山莨菪 *Scopolia tangutica* Maxim. 作为传统的藏药，含多种莨菪烷类生物碱，具有麻醉、解痉、镇痛、镇静、解磷中毒等多种功效，亦可开发、利用。

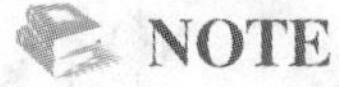

(六)从海洋生物中开发新的药用资源

海洋约占地球表面的71.2%,蕴藏着丰富的生药资源。海洋生物的生长环境和陆地生物相差较大,含有大量的与陆地生物结构不同的化学成分和活性物质,是开发新型药物和功能食品的重要资源。目前已经从海藻、海绵、腔肠动物、被囊动物、软体动物、棘皮动物和微生物体内分离得到15000多种新型化合物。从海绵中提取的胸腺嘧啶和尿嘧啶的1-β-D-阿拉伯呋喃糖基衍生物 spongouridine(Ara-U)和 spongothymidine(Ara-T)等对病毒具有显著的抑制增殖作用,以这两个化合物作为先导化合物合成的抗癌药物阿糖胞苷(arabinosylcytosine,Ara-C)于1969年被FDA批准用于治疗白血病和淋巴瘤,也是第一个由海洋天然产物衍生而来并最终成功上市的药物。从微生物顶头孢霉菌 *Cephalosporium* sp. 中发现的头孢菌素C(cephalosporin C)是头孢菌素类抗生素最为重要的先导化合物,成为海洋药物开发成功的第一种抗生素。

我国是海洋大国,海洋资源丰富,跨越热带、亚热带、温带、寒带不同气温带,拥有四大类型海洋生态系统,目前有记录的海洋生物已达20278种。随着天然资源不断减少,开发海洋药物变得日益迫切和重要。另一方面,海洋生物资源具有巨大潜力,这些丰富的海洋生物资源有待我们进行深入的研究、开发和利用。

二、生药资源的综合利用

随着化学药品毒副作用不断出现,药源性疾病日益增加,人们应用毒副作用相对较小的天然药物的愿望越来越强烈。在全球销售额前25位的药品中,12种是由天然产物衍生出来的。随着科学的进步,人们自我保健意识增强,对天然药物需求量增加,生药产业将迎来快速发展。

生药资源的综合利用主要是利用天然资源,以开发新药材、新药物制剂和探索新的开发途径为主,这是现代生药学研究重中之重的任务,也是药学专业开设生药学课程的主要目的。生药的综合开发通常分为四个层次:①以发展药材和原料为主的初级开发,形成药材和原料,如药材与饮片的产地加工和处理;②以发展中药制剂及其他天然药品为主的二级开发,将生药按照医疗目的进行配伍组方,加工制成一定剂型的药品,如中药片剂、口服液等;③以开发天然药物化学产品为主,提取纯化活性成分,并将其制成药品,或者以其为先导化合物进行人工结构修饰,开发成新化学药品的三级开发,如青蒿素的提取分离和结构改造等;④综合开发,以开发成保健品、化妆品、兽药等多种产品,使资源得以充分利用,即发挥生药资源多种用途而物尽其用、变废为宝的四级开发,如中药功能饮料、天然香料、化妆品、洗化用品的研制等。

(一)天然保健食品的开发

保健食品(health food)以其调节人体生理机能、增强机体防御力、预防疾病、促进健康、延年益寿等特殊的保健功能,备受中老年、妇女和亚健康人群的青睐。2017年我国保健食品产值约4000亿元,我国已拥有全球最大的特殊食品消费市场。目前可用于保健食品的有人参、三七、女贞子、山茱萸、鹿茸、丹参、五味子、升麻、天麻、太子参、地骨皮、当归、怀牛膝、白芍、杜仲、麦冬、红景天、淫羊藿、益母草、川贝母、姜黄、蛤蚧、党参、绞股蓝、银杏叶、刺五加、玫瑰花、地黄等生药。

保健食品开发应尽可能从"药食同源"品种中选择,并着眼于保证和提高功效,确定活性物质并做到质量可控。同时,应进行深入研究,提高科技含量,挖掘出一批具有特色、安全可靠的保健品种。

(二)生药化妆品的开发

在中国古代本草著作中就有美容药物的记载,如《本草纲目》中记载有250多味有美容作用的药物。中草药的美容确有独到之处。它不是单纯的化妆或护肤,讲求整体美容,即促进人

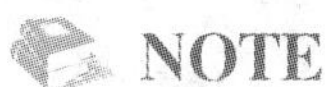

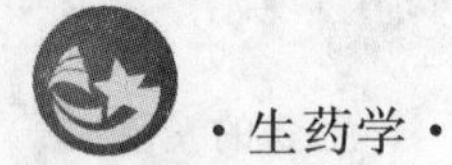

体整体与体表的正常发育与代谢，防止衰老。且具有护肤美容的中草药中有不少属于补益药或药食同源的补品，取材方便，副作用小，中药化妆品几乎涵盖了现代化妆品的各种类别。生药化妆品具有诸多作用：①保护作用，能保护面部、皮肤、毛发，使其柔软光滑、富有弹性，以抵御风寒、烈日、紫外线辐射，防止皮肤开裂等，如乳液、雪花膏、防晒霜、发乳等；②营养作用，能营养面部、皮肤、毛发，使其增加组织活力，保持皮肤角质层的含水量，减少皮肤细小皱纹以及促进生理机能，如营养霜；③美化作用，能美化面部、皮肤及毛发，如粉底霜、粉饼、唇膏、香水等；④防治作用，对于皮肤、毛发、口腔、牙齿等部位能影响外观或功能的生理病理现象，具有一定的防治作用，如雀斑霜、粉刺霜、去头屑洗发水、生发水等。

(三)药膳

药膳是一种既有药物功效，又有食物美味，由食物、中药和调料精制而成，可防病治病、强身益寿的特殊食品。近年来，我国药膳事业得到了显著的发展，如许多城市相继出现了药膳餐馆，开发了各种药膳菜肴、饭粥、面点、汤羹、饮料、酒、糖果等；出版了《中国药膳大全》《中国药膳学》《中华食物疗法大全》等药膳专著。可用于药膳食品的中药种类达 300 种，其中多数为常用药材。

(四)天然香料、香精、矫味剂

我国天然香料的资源十分丰富，据调查有 400 余种可用作香料的生药，它们既可作为香料使用，又具有很好的药用价值。如肉桂、八角、茴香、花椒、白芷、丁香、珠兰、薄荷、陈皮、砂仁、广藿香、干姜等不仅是常用中药材，还用作食品调味剂或矫味剂，或用作提取食用香料或定香剂的原料。

(五)生药牙膏、香皂、保健药枕

在牙膏中加入生药提取物，使牙膏在清洁牙齿的同时，还有防治牙病和各种口腔疾病的功能。如用草珊瑚、两面针、三颗针、人参、厚朴、黄芩、金银花、千里光等为原料生产的各种牙膏等。生药香皂也是生药类日用品中最为畅销的品种之一，以苦参、野菊花、川楝子、金银花、蛇床子、黄芩等提取物为原料开发的药皂、洗剂等，具有清洁皮肤、护肤、杀菌止痒、预防治疗皮肤病等作用。保健药枕、电热药包、药物鞋垫、足浴药袋、空气清新剂等生药日用品越来越多，在市场上的占有份额也逐年增加，得到广大消费者的青睐。

(六)生药杀虫剂、杀菌剂

以除虫菊为主要成分的蚊香较其他驱虫药具有无污染、杀蚊能力强、干净、卫生、经济实惠等优点；雷公藤提取物能杀虫、蝇、蛆等，具有毒杀梨叶星毛虫及卷叶虫的能力；黄芩提取物可防止草地真菌的浸染。此外，以中药黄柏、苦楝皮、苦参、芸香、广藿香等为原料，开发生产的生物农药、杀虫剂也广泛用于农业。

三、生药资源的保护策略

生药资源的保护是关系到生药的生产和资源可持续利用的重大问题，是生药现代化的重要任务之一。

(一)对重点区域、重点品种确立保护等级，进行分级保护

《野生药材资源保护管理条例》指出要优先保护道地药材品种和有重要药用价值的种类，对那些野生种群和个体数量较少，稀有濒危程度较高，灭绝后可能造成遗传多样性损失的药用植物种类应重点保护。药用植物分布频度小，野生资源减少速度较快的药用植物应注意保护。

(二)建立自然保护区与国家公园进行原地保存

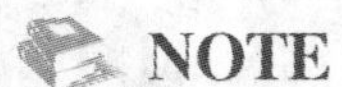

原地保存是在植物原来的生态环境下就地保存与繁殖野生植物。1872 年美国建立了世

界上第一座自然保护区“黄石国家公园”，此后一个多世纪里，世界各地纷纷开辟自然保护区与自然公园，目前全世界的自然保护区总数已达上万个，国家公园 1300 个。我国的自然保护区工作从 20 世纪 50 年代起步。1956 年我国在广东鼎湖山建立了第一个自然保护区，以保护南亚热带季雨林。1957 年建立了福建万木林自然保护区，保护中亚热带常绿阔叶林。1958 年建立了西双版纳自然保护区，保护热带雨林、季雨林。到 2016 年我国已建立各级自然保护区 2740 个，总面积 147 万平方千米，占陆地国土面积的 14.8%。国家级自然保护区 446 处，总面积 97 万平方千米。

自然保护区内药用植物保存较好，如吉林长白山国家级自然保护区，植物资源多达 2380 种，其中国家保护植物 24 种，药用植物 1004 种（含变种、变型），较好地保护了北药资源。神农架有药用植物 195 科 816 属 1886 种（含亚种、变种、变型）。天目山有药用植物 172 科 571 属 1194 种。金佛山有药用植物 211 科 1001 属 2896 种。庐山有药用植物 171 科 756 属 1027 种。鼎湖山有药用植物 193 科 677 属 1077 种。此外，尚有如青藏高原中药及藏药材资源保护区、新疆荒漠沙生药用植物自然保护区、海南南药资源保护区、云南西双版纳中药资源保护区及生产性抚育保护区等。建立自然保护区既是保护珍稀濒危植物物种的重要方法，也是科研院校进行科学考察与野外实习的好地点。

（三）利用植物园或种质库进行迁地保存

迁地保存即在植物原产地以外的地方保存和繁育植物种质材料，包括以保存野生生物为主的植物园（树木园）、动物园或种质资源圃和保存药用种质资源的种子库两类保存方法。

目前全世界有植物园（树木园）1400 多个。著名的英国皇家植物园栽培植物达 25000 种。我国植物园（树木园）总数已达 234 个。绝大多数省市都建立了植物园，保存的各种高等植物近万种，其中引种濒危植物占已公布的濒危植物种类的 80%以上。

种子库保存种子的方法通常将种子存放于低温低湿的环境下，包括长期库和中期库，长期库的温度一般为 −18 ℃，中期库的温度为 0～10 ℃，种子含水量控制在 5%～8%。这种条件只能贮藏正常性种子，顽拗性种子需要用种质资源圃、组培技术或液氮技术保存。此外，还可以组织培养物和花粉等形式保存种质。

可根据药用植物区划以及我国区域性气候特点，在东北、青藏高原、云贵高原、华东、华南等不同地区建立国家药用植物种质资源保存圃，以及适合寒冷、干旱（荒漠）、湿地等特殊环境的种质资源圃，形成全国药用植物种质资源收集保存系统。我国林木种质资源、药用植物种质资源、水生生物遗传资源、微生物资源、野生动植物基因等种质资源库建设工作也正在开展之中。

（四）建立 GAP 基地，变野生为家种家养

随着社会的不断进步和发展，野生药用植物资源远远不能满足人们的医疗需求，因此可以通过人工栽培，建立 GAP 栽培基地，获得高产优质药材，保护该种的野生种群。如肉苁蓉是名贵的沙生中药材，素有“沙漠人参”之称。国内从 1998 年开始肉苁蓉的人工种植研究，对肉苁蓉的繁育及规模化、规范化种植技术开展系列研究，并制定肉苁蓉人工种植标准操作规程（SOP），建立优质、高产肉苁蓉人工种植基地，为我国及世界的中药企业提供优质肉苁蓉药材。目前已形成 3000 亩的种植规模。中国特有物种银杏是著名的“活化石”，银杏叶是一种有多种用途的药用原料，我国的江苏、山东等地建立了一批药用银杏叶基地，对于银杏资源的利用及保护起到了很好的作用。

此外，要加强药用植物资源生物技术研究，利用组织培养和快速繁殖技术实现珍稀濒危药用生物的快速繁殖。在常用的生药中，家养获得成功的有 400 多种。由于麝、鹿、熊、猴等养殖业的发展，很好地保护了野生资源。

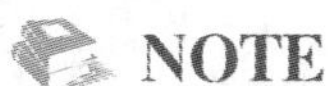

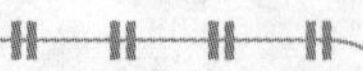

（五）寻找珍稀濒危药材的替代种、代用品

植物系统进化关系和植物化学分类学提示，亲缘关系越近的物种，其所含化学成分越相近，甚至有相同的活性成分。因此，可以通过植物类群之间的亲缘关系，来寻找紧缺药材濒危物种的代用品和新资源，尤其是寻找重点保护的野生动植物的代用物种具有重要意义。如用移山参代替野山参，水牛角代替犀牛角。有些原产国外的药用物种我国不一定有分布，通过寻找代用品可以减少对进口品的依赖。例如：用云南马钱代替进口马钱，白木香代替进口沉香，国产萝芙木取代印度的蛇根木提取降压活性成分利血平。同时应加强、扩大珍贵动物药材代用品的研究和生产，如人工麝香、人工牛黄等，以求缓解对野生资源的压力。

（六）加强对资源保护的研究、宣传和执法力度

积极鼓励和开展生药资源保护的科学研究活动，加强野生植物资源与生物多样性保护的科学研究，建立全国性的药用植物资源的动态监测体系及数据库，完善国家中药种质资源保护体系（国家中药资源自然保护区、种质收集园和基因库）。同时，可利用卫星遥感技术开展中药资源调查，建立和完善药用植物资源信息数据库。加强科普教育与宣传，提高全体公民自觉保护生物多样性，保护珍稀濒危植物，节约资源的意识。

建立和完善相关法律、法规，加强行政管理与执法力度，健全实施保护工作的组织机构，切实做到有法必依，执法必严，违法必究。国家有关部门应抓紧研究制定中药资源普查和监控制度，每年编制发布药用植物资源形势公告，引导市场合理使用。对紧缺药材资源实行区域性、阶段性封山（地）育药材。对已进入紧缺状态的中药材资源，国家必须采取相应的、强有力的措施，限制耗用其药材资源的产品产量，控制已有生产企业的规模，同时停止相关产品的注册。通过自觉的、强制的保护措施，使药用植物资源能够得到持续的开发利用。

总之，药用植物资源的利用与保护是相辅相成的两个方面，在全面统筹、加强科学技术和管理的基础上，开源和节流并重，使药用植物资源可持续利用，充分发挥其社会效益、经济效益和生态效益，可持续服务于人类的健康事业。

第三节　现代生物技术在生药资源开发中的应用

在生药领域，现代生物技术对珍稀濒危物种的保护、资源再生、活性成分的生产以及品种整理鉴定、新药开发等方面将起到重要作用，并将带动新兴药物产业的蓬勃发展。有专家提出分子生药学（molecular pharmacognosy）的概念，并于 2016 年《分子生药学》进入本科生教材系列。迄今为止，全国已有不少中医院校或医学院校开设分子生药学课程。现代生物技术虽有成本较高及基因产品的安全性等问题，但在减轻人类对自然资源的消耗等方面将大有作为。

一、生药品种的繁育和品质改良

运用生物技术繁育和改良生药品种的研究主要集中在离体快繁技术、突变体的筛选和转基因药材等。药用植物染色体加倍后形成的多倍体植株抗性强，生物量和活性成分含量高，有的还能产生新的性状或成分。利用组织培养技术诱导多倍体，筛选出的优质株系可以在短期内大量繁殖，大大地缩短了育种周期。同时利用组织培养过程中出现的芽变或人工诱变，或进行脱毒，培育无病毒植株和新品种，提高药用植物品质。目前对党参、宁夏枸杞、黄芩、川白芷、药用百合、南丹参、太子参、降香、石斛等 50 多种药用植物的多倍体诱导已获得成功。

DNA 重组技术（DNA recombination technology），既可以从生物体中分离出基因，还可以将某些优良性状的基因导入本不具备这些性状的植物体内，达到改良植物品种的目的。如导

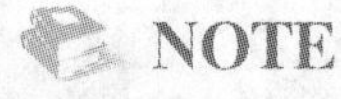

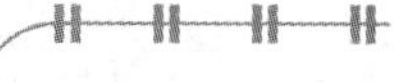

入抗病毒、抗虫害的基因，可获得抗性植株；导入控制植物次生代谢产物生物合成多个关键酶的基因，可达到提高有效成分含量的目的。随着基因工程技术的发展，药用植物基因克隆研究在世界范围内迅速展开，已经克隆了抗肿瘤药物紫杉醇、长春新碱、长春碱，抗菌药紫草宁，抗疟疾药青蒿素，镇痛药吗啡等次生代谢产物的生物合成相关基因。

目前用于植物细胞外源基因导入的方法和技术很多，其中土壤农杆菌介导的转化系统是研究最多、机制最清楚、方法最成熟的基因转化途径。根癌农杆菌具有 Ti 质粒，其中的 T-DNA(transferred-DNA)可以将外源基因导入植物并得以表达。利用根癌农杆菌将半夏凝集素基因 pBIXPTA 导入百合基因组中，培育出抗蚜虫能力增强的转基因植株。将外源卡那霉素抗性基因通过根癌农杆菌介导的基因转移技术导入宁夏枸杞的幼茎外植体，培育出新的植株。中草药基因工程还有一些独具特色的研究，如将小鼠金属硫蛋白-Ⅰ基因转入枸杞，获得了富集锌的枸杞植株。将甜蛋白 Thaumatin 基因转入绞股蓝并使之表达，利用极甜的 Thaumatin 蛋白遮掩其苦涩味。此外，还可利用反义核酸技术，将反义 DNA 或 RNA 片段导入植物细胞，控制某一代谢途径上关键酶的活性，从而使相关成分含量提高。如用反义技术调节亚麻植物毛状根中肉桂醇脱氢酶活性，抑制木质素合成，使抗癌活性成分 5-甲基鬼臼素含量提高。

分子标记辅助育种(molecular mark assisted breeding)是利用分子遗传标记，借助于目标基因紧密连锁的遗传标记的基因型分析，鉴定分离群体中含有目标基因的个体，从而提高了选择效率，减少了盲目性。目前常用于植物基因组分析的分子标记技术有 RFLP(restriction fragment length polymorphism，限制性片段长度多态性)、RAPD(random amplified polymorphic DNA，随机扩增多态性 DNA)、AFLP(amplified fragment length polymorphism，扩增片段长度多态性)、SSR(simple sequence repeat，简单重复序列)等。该方法具有标记位点丰富、不受环境影响、快速、准确、适应性广的特点，通过对遗传多样性和种质资源的研究，构建药用植物遗传连锁图，从野生类型筛选优良目的基因，实现药用植物杂交强优结合。目前，已对银杏、山茱萸、西洋参、枳壳、川芎、厚朴、党参、地黄、百合、人参、防风等进行了种质鉴定和遗传多样性研究，为下一步的遗传育种奠定了基础。

二、生药活性成分的生产

自从 1920 年，德国植物学家 Haberlandt 提出植物细胞具有全能性观点，近几十年来许多科学家开始了植物细胞培养研究。据不完全统计，到目前为止，通过药用植物细胞培养研究过的药用植物超过 400 种，从培养细胞中分离到的次级代谢产物在 600 种以上，其中 60 多种药用植物代谢物含量超过或达到原植物的含量。与野生资源、传统栽培方式相比，培养植物细胞生产活性成分具有如下优势：生长条件不依赖于土壤、季节和环境因素的变化；可以持续生产均质的、可控的生药；能够获得原药用植物不能产生的新化合物；生长周期短，繁殖率高，可大量节约人力和土地资源；能将廉价的化合物转化成立体和区域专一性的高附加值新化合物等。已从高等植物组织细胞培养物中得到多种天然产物，如苯丙素类的花青素、香豆素、黄酮、羟基肉桂酰衍生物、异黄酮、木质素，生物碱类的吖啶、甜菜碱、三尖杉酯碱、单萜、倍半萜、二萜、三萜，醌类的蒽醌、苯醌、萘醌和甾族化合物强心苷等。迷迭香酸、肉桂酸丁二胺、人参皂苷、紫草宁、小檗碱和紫杉醇已实现大规模化制备。

大部分次生代谢物如紫杉醇、田七氨酸、紫草素等，为植物体内非必需有机化合物，在植物体内含量少，故扩大栽植规模无法从根本上缓解制药业对天然药物的需求。通过培养植株组织、器官(不定根、胚状体、原球茎和再生芽等)可获取次生代谢物，且具有生长迅速、繁殖能力强、向培养基中释放代谢产物、不需要外源生长素和光照等优点。目前已建立毛状根培养系统的药用植物有高山红景天、紫草、长春花、人参、丹参、青蒿、甘草等数十种。用长春花毛状根培

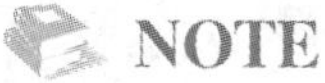

养获取长春碱和长春新碱，用丹参毛状根培养产生丹参酮Ⅰ、丹参酮$Ⅱ_A$和丹酚酸B等，用甘草毛状根生产甘草皂苷，用何首乌毛状根得到大黄素、大黄素甲醚、大黄酚、芦荟大黄素和大黄酸。组织和细胞培养还可产生新的活性成分，如利用天仙子将天仙子胺转化为东莨菪碱；利用人参将洋地黄毒苷配基转化为洋地黄毒苷。许多植物抗毒素、蛋白酶抑制剂等也能从药用植物组织及细胞培养物中找到。组织和细胞培养还可提高活性成分的含量，以长春花无菌苗叶片为外植体诱导毛状根，其长春碱含量是原植物根和叶中的27.4倍和23.5倍，长春新碱含量分别是原植物根和叶的23.5倍和0.5倍。以膜荚黄芪无菌苗叶片为外植体所获得的毛状根培养物中，粗皂苷的含量是干燥根的1.6倍，多糖的含量是干燥根的20倍。

生药化学成分的生物活性与其结构密切相关，利用生物转化修饰活性成分的结构，可以改变中药有效成分的溶解性，提高其生物活性或降低其毒性。用黑根霉 *Rhizopus nigricans* 使孕酮（黄体酮）实现C_{11}羟基化，成为$C_{11}\alpha$-羟基孕酮，解决了皮质激素类药物合成过程中的难题。10-羟基喜树碱是喜树碱的结构类似物，对多种癌症具有显著的疗效，且毒副作用很小，但在喜树中的含量仅为十万分之二，采用无毒黄曲霉菌株T-419可将喜树碱转化为10-羟基喜树碱，转化率为50%以上。淫羊藿苷能促进骨髓细胞DNA合成和骨细胞增殖，其化学结构中含有3个糖基，低糖基淫羊藿苷和淫羊藿苷元的活性明显强于淫羊藿苷，利用曲霉属霉菌产生的诱导酶水解淫羊藿苷可得到低糖基淫羊藿苷或淫羊藿苷元，且转化率高。葛根素是葛根中含量最为丰富的异黄酮，也是葛根的主要有效成分，其水溶性差，嗜热脂肪芽孢杆菌的麦芽糖淀粉酶可将葛根素转化为α-D-葡萄糖基-(1→6)-葛根素和α-D-麦芽糖基-(1→6)-葛根素，溶解度分别是葛根素的14倍和168倍。

三、保护珍稀濒危药用动植物种质资源

建立基因库，保存药用植物的优良种质资源，保护珍稀濒危药用动植物种质资源。许多植物的组织培养物在液氮中超低温保存以后，仍能保持相当高的存活率，并且能再生出新植株和保持原来的遗传特性。将要保存的材料，如某些珍稀药材的组织培养材料、细胞或原生质体等置于适宜的低温条件下进行一定时间的预处理，以提高抗冻能力，放入冷冻保护剂（如二甲基亚砜、甘油、聚乙二醇等）中，置于液氮中（−196 ℃）长期保存。被保存的材料既不会发生遗传上的变异，也不会丧失形态发生的潜能。利用组织培养保存植物种质资源，具有体积小、保存数量多、条件可控、避免病虫害侵染、节省人力和土地以及便于国家和地区间的转移和交换等优点，是一种经济有效的保存方法。

天然冬虫夏草菌生长环境特殊，资源稀少，来源紧张，价格昂贵，采用液体深层培养法发酵获得的冬虫夏草菌丝体，其化学成分和生物活性与天然冬虫夏草接近，售价不及天然虫草的1/10，目前已应用于中成药“金水宝胶囊”和“百令胶囊”中。铁皮石斛生长缓慢、自然繁殖率低，长期过度采集导致自然资源日益枯竭，通过组织培养建立种苗快速繁殖体系，可以提高种苗的繁殖速度，规模化生产铁皮石斛，保护野生铁皮石斛资源。甘草为常用中药，过度的开发利用使其野生资源出现严重危机，生态环境也遭到破坏，将乌拉尔甘草鲨烯合成酶基因通过发根农杆菌 *Agrobacterium rhizogenes* A4介导，转入甘草下胚轴并诱导形成毛状根，转基因毛状根中甘草酸的最高含量约为野生型毛状根的3.6倍，从毛状根中提取甘草酸类成分，减少了对野生甘草的需求。在离体条件下通过筛选促进金线莲生长的优良共生菌种，建立了金线莲与内生真菌培养体系，为保护金线莲种质资源，建立金线莲新的栽培繁殖方法开辟了新方向。另外，生物技术的发展也使利用转基因动物获得像麝香、牛黄、犀牛角等一些动物性中药成为可能，从而节省资源，保护这些濒危动物。

利用生物技术进行生药品种的繁育和活性成分的生产，不受气候条件、地理位置和季节因素的限制便于工厂化生产，生长周期比正常植物的周期短，质量和产量更加稳定。因此，应用

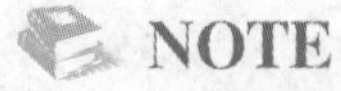

生物技术保存和繁殖珍稀濒危的野生资源，培育药用植物新品种，生产紧缺药材和重要的生药活性成分，可以缓解对野生资源的压力，实现药用动植物资源的优化和合理开发。同时，对于珍稀濒危的药用动植物，在科学确定其保护等级的前提下，按照有关药用动植物资源保护的国际公约、政策和法规，对重点区域、重点品种进行原地保护、迁地保存及人工栽培和饲养，以最大限度地保护药用动植物资源的遗传多样性、物种多样性和生态系统多样性，从而实现生药资源的可持续利用。

本章小结

第八章	学习要点
我国生药资源概况	第三次中药资源普查，12807 种生药
生药资源开发的途径	利用生物的亲缘关系、现代生物技术；从医书和本草记载、民族药和民间药、海洋生物中和扩大药用部位开发生药
生药资源的综合利用	保健食品、化妆品、药膳、香料、香精、牙膏、香皂等
生药资源的保护	分级保护、建立保护区、迁地保存、建立 GAP 基地、寻找替代品、加强保护力度
现代生物技术在生药资源开发中的应用	繁育生药品种，改良品质，生产活性成分，保护资源

目标检测

目标检测答案
8-1

一、单项选择题

1. 通过对传统药材的研究可发现山豆根用于治疗（　　）。

A. 癌症　　B. 高血压　　C. 冠心病　　D. 哮喘

2. 我国药用植物中含有的青蒿素用于治疗（　　）。

A. 冠心病　　B. 疟疾　　C. 结核　　D. 艾滋病

3. 在沙生药材中，素有“沙漠人参”之称的是（　　）。

A. 锁阳　　B. 甘草　　C. 肉苁蓉　　D. 枸杞

4. 研究新药过程中需要进行临床试验，其前后共分为几期？（　　）

A. 一　　B. 二　　C. 三　　D. 四

5. 临床试验中被称为治疗作用确证阶段的是（　　）。

A. Ⅰ期　　B. Ⅱ期　　C. Ⅲ期　　D. Ⅳ期

二、多项选择题

1. 天然药物成分的（　　）是新药研究的重要部分。

A. 提取　　B. 结构修饰　　C. 结构鉴定　　D. 活性筛选　　E. 分离

2. 开发生药资源中进行结构修饰的目的是（　　）。

A. 提高或改变疗效　　B. 降低毒性　　C. 缓解资源短缺

D. 便于临床运用　　E. 便于制剂

3. 生药资源多方向开发利用涉及范围包括（　　）。

A. 保健食品　　B. 矫味剂　　C. 卫生用品　　D. 天然色素　　E. 天然香料

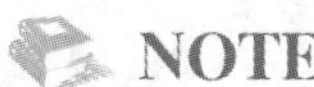

三、名词解释

1. 生物药资源(biological medicine resources)

2. 可再生资源(renewable resources)

3. 先导化合物(lead compound)

四、简答题

1. 简述生药资源开发的层次。

2. 简述生药资源开发的途径。

3. 简述生药资源的综合利用。

4. 如何保护生药资源?

推荐阅读文献

[1] 郑汉臣.生药资源学[M].上海:第二军医大学出版社,2003.

[2] 周秀佳,徐宏发,顺庆生.中药资源学——中药资源的保护与可持续利用[M].上海:上海科学技术文献出版社,2007.

(陈立娜)

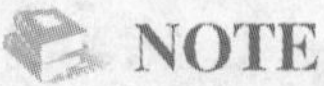

·下篇·

各论

第九章　藻、菌类生药

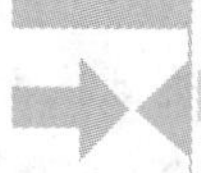

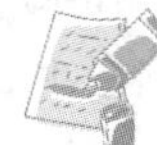

学习目标

扫码看课件 9-1

1. 掌握：重点生药的基源、主产地、采收加工、性状、显微及理化鉴别特征、主要化学成分、药理作用和功效。

2. 熟悉：其他生药的基源、性状特征、化学成分、药理作用和功效。

3. 了解：藻类、菌类的概况。

藻类(algae)和菌类(fungi)属于低等植物，在形态上无根、茎、叶的分化，是单细胞或多细胞的叶状体或菌丝体，在构造上一般无组织分化，无中柱和胚胎。

1. 藻类

藻类是一类最原始的低等植物类群，由于其具有光合色素，能进行光合作用，制造养分供自身需要，是能独立生活的自养原植体生物。已知的藻类植物约 25000 种，分布于世界各地，多数水生，通常分为 8 个门：蓝藻门、绿藻门、裸藻门、轮藻门、金藻门、甲藻门、褐藻门、红藻门。藻类供药用的主要为褐藻类与红藻类的干燥植物体。常见的生药有褐藻类的昆布、海带、羊栖菜、海蒿子；红藻类的海人草、鹧鸪菜等。

【形态特征】 构造简单，没有真正的根茎叶的分化，多为单细胞、多细胞群体、丝状体、叶状体和枝状体等，仅少数具有组织和类似根茎叶的分化。

【化学特征】 藻类生药含有化学成分的类型：①多糖：藻类普遍含有多糖成分，如海带多糖及马尾藻聚糖等。多数多糖类具有很强的生物活性。②蛋白质、氨基酸：藻类蛋白质的含量较高，多具生物活性。藻类含有丰富的氨基酸，其中海带氨基酸具有明显的降压作用。③无机元素：海藻中含有丰富的常量元素和微量元素，如 I、Br、K、Ca、Na、Fe 等。昆布、海藻所含的碘化物可纠正机体缺碘所致的甲状腺肿等症。此外，还含有丰富的维生素类、三萜类、甾体类、脂肪酸类及挥发油类成分。

2. 菌类

菌类可分为细菌门、黏菌门和真菌门，菌类生药均属真菌植物门。常见的菌类生药有冬虫夏草、茯苓、猪苓、灵芝、雷丸、马勃、云芝、麦角、银耳等。

【形态特征】 在形态上无根、茎、叶的分化，一般不含光合作用色素，是一类依靠现存的有机物而生活的低等植物，它主要的发展方向是扩大接触面，增加吸收面。

真菌的营养体一般都由向四周伸展的分枝丝状体所构成，称菌丝体(mycelium)，个别的丝称为菌丝(hypha)。活跃进行营养功能的菌丝或菌丝体的结构是疏松的，但是，当环境条件不佳或繁殖时，菌丝相互紧密地缠结在一起，菌丝体变态成菌丝组织体。常见的菌丝组织体有根状菌索(rhizomorph)、菌核(sclerotium)、子座(stroma)和子实体(sporophore)。

(1)根状菌索：真菌的菌丝体有的可以密结成绳索状，外貌和高等植物的根相似，故称为根状菌索。根状菌索能抵抗不良环境，遇到适宜的条件可从顶端的生长点恢复生长。

(2)菌核：真菌为了度过不良环境，菌丝体上的菌丝密结、特化所形成的菌丝体眠体。菌核

NOTE

质地坚硬，在适宜的条件下，可萌发成子实体，如茯苓。

(3)子座：真菌的子座是容纳子实体的褥座，是由疏丝组织和拟薄壁组织构成的。子座形成后，常在其上面或内部产生子实体，所以子座是真菌从营养阶段到繁殖阶段的一种过渡的菌丝组织体。

(4)子实体：真菌在生殖时期，形成的能产生孢子的菌丝体结构，如灵芝。

【化学特征】 菌类生药常含有多糖类、氨基酸类、核苷类、生物碱类、蛋白酶、甾醇类和三萜类成分，其中多糖类成分分布较普遍，而且大多具有增强免疫及抗肿瘤的作用，如灵芝多糖、茯苓多糖、猪苓多糖等有增强免疫功能或抗肿瘤作用；银耳多糖具有抑制肿瘤、抗辐射、升高白细胞、增强免疫的作用；云芝多糖亦能增强免疫功能。

【重点生药】

冬虫夏草* Cordyceps

(英)Chinese Caterpillar Fungus

案例解析 9-1

案例导入

市场上有一种虫草，在性状方面与正品冬虫夏草相似，但放在水中浸泡之后，虫体分解，并与草部分离，水溶液中加碘试液显蓝色。

问题：

该批冬虫夏草是否为正品冬虫夏草？原因是什么？

【来源】 麦角菌科真菌冬虫夏草菌 *Cordyceps sinensis*(Berk.)Sacc. 寄生在蝙蝠蛾科昆虫幼虫上的子座及幼虫尸体的干燥复合体。

【植物形态】 子座出自寄主的头部，单生，细柱形。子座头部棕色，稍膨大，其上密生多数子囊壳，壳内有多数线形子囊，每一子囊内有2～8个具隔膜的子囊孢子。夏季，子囊孢子从子囊射出后，产生芽管(或从分生孢子产生芽管)，芽管穿入寄主幼虫体内生长，染菌致病幼虫钻入土中，死亡后虫体上形成菌核。翌年夏季，虫体头部生长出有柄棒状棕色的子座，成为冬虫夏草。

【产地】 主产于四川、云南、西藏、青海省区。

【采制】 夏初子座出土、孢子未发散时挖取，晒至六七成干，除去似纤维状的附着物及杂质，晒干或低温干燥。

【性状】 由虫体与从头部长出的真菌子座相连而成。①虫体似蚕，长3～5 cm，直径0.3～0.8 cm；表面深黄色至黄棕色，有环纹20～30个，近头部的环纹较细；头部红棕色；足8对，中部4对较明显；质脆，易折断，断面略平坦，淡黄白色。②子座细长圆柱形，长4～7 cm，直径约0.3 cm；表面深棕色至棕褐色，有细纵皱纹，上部稍膨大；质柔韧，断面类白色。气微腥，味微苦。

冬虫夏草生药图

【显微特征】

1. 虫体横切面

①呈不规则圆柱形。②四周为虫体的躯壳，其上着生长短不一的锐刺毛和长绒毛，有的似分枝状。③躯壳内为大量菌丝，其间有裂隙(图9-1)。

2. 子座头部横切面

①周围由1列子囊壳组成，子囊壳卵形至椭圆形，下半部埋于凹陷的子座内。②子囊壳内有多数线形子囊，每个子囊内又有2～8个线形的子囊孢子。

NOTE

【化学成分】 主要含有核苷类，如腺苷、尿嘧啶、腺嘌呤、腺嘌呤核苷；甾醇类，如麦角甾醇、麦角甾醇过氧化物、胆甾醇棕榈酸酯；糖类，如半乳甘露聚糖、虫草酸(cordycepic acid，又名D-甘露醇，D-mannitol)等成分。

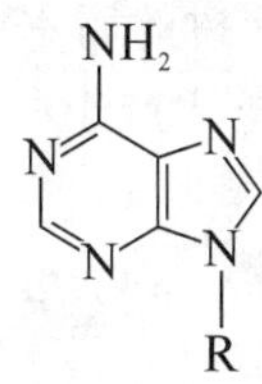

腺嘌呤 R=H
腺苷 R=D-核糖

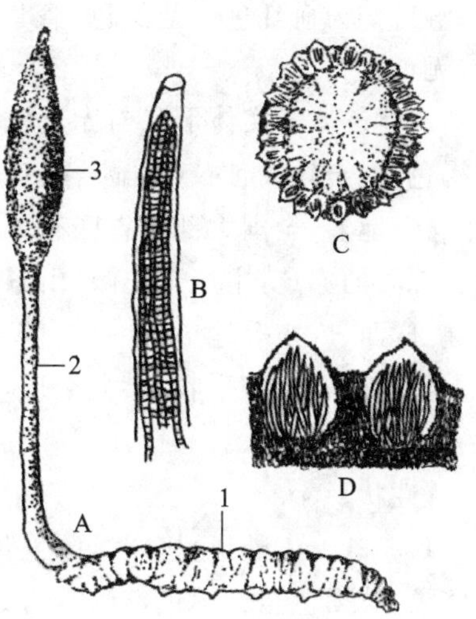

图9-1 冬虫夏草

1. 已死的幼虫(内部为菌核)；2. 子座柄；3. 子座上部
A. 冬虫夏草全形；B. 子囊及子囊孢子；C. 子座横切面；D. 子囊壳(子实体)放大

【含量测定】 采用HPLC测定。按干燥品计算，含腺苷($C_{10}H_{13}N_5O_4$)不得少于0.010%。

【药理作用】

1. 免疫调节作用 对免疫功能有双向调节作用。浸剂能明显增加小鼠脾重，增强网状内皮系统功能，增强小鼠腹腔巨噬细胞吞噬能力，提高机体免疫功能。虫草多糖成分有调节体液免疫、双向调节细胞免疫功能；双向调节自然杀伤细胞的活性。

2. 调节心血管系统功能作用 有抗心律失常，抗心肌缺血、缺氧，降压、降脂作用。冬虫夏草煎剂对垂体后叶素所致的急性心肌缺血具有保护作用。

3. 调节肝功能 抗纤维化作用，在肝纤维化后期虫草能抑制胶原的合成，促进其降解。菌丝发酵对乙型慢性病毒性肝炎患者细胞免疫和体液免疫功能有良好的调节作用。

4. 对泌尿生殖系统的影响 对抗和减轻药物的肾毒性；延缓慢性肾衰竭。冬虫夏草有一定拟激素样作用和抗雌激素样作用，对性功能紊乱有调节恢复作用。

此外，冬虫夏草有抗疲劳、耐缺氧、抗应激和延缓衰老等作用。冬虫夏草素对多种实验性癌瘤均有明显抑制作用。

【功效】 性平，味甘。补肾益肺，止血化痰。用于肾虚精亏，阳痿遗精，腰膝酸痛，久咳虚喘，劳嗽咯血。

【附注】 尚有同属数种真菌寄生于鳞翅目昆虫幼虫体的子座和虫体的复合体在民间也作药用，常见的有：蛹虫草 *Cordyceps militaris* (L.) Link、亚香棒虫草 *Cordyceps hawkesii* Gray.、凉山虫草 *Cordyceps liangshanensis* Zang, Liu et Hu 和九州虫草 *Cordyceps kyushuensis* Kobayasi 等。

灵芝* Ganoderma

(英)ganoderma

知识拓展 9-1

【来源】 多孔菌科真菌赤芝 *Ganoderma lucidum* (Leyss. ex Fr.) Karst. 或紫芝 *Ganoderma sinense* Zhao, Xu et Zhang 的干燥子实体。

【植物形态】

1. 赤芝 子实体伞状，菌柄侧生或偏生于菌盖的一侧，近圆柱形，红褐色至紫褐色、具皮壳，硬而有漆样光泽；菌盖木栓质，肾形或半圆形，宽12～20 cm，厚2 cm；盖面皮壳红褐色具漆样光泽，有同心环棱纹和辐射状皱纹，边缘平截。菌肉近白色至淡褐色；菌管单层，管口面乳白

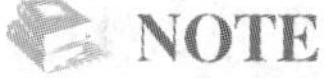

色,触后变为血红色或紫红色,管口圆形。孢子宽椭圆形,双层壁,内壁有小刺,褐色,外壁光滑,无色。

2. 紫芝 子实体形状与赤芝极相似,与赤芝的区别在于菌盖与菌柄呈紫色或黑紫色;菌肉锈褐色;孢子较大,内壁具显著小疣突。

【产地】 全国大部分省区有分布,多生于栎树及其他阔叶树的腐木上。商品药材主要来源于栽培的赤芝,主产于安徽、山东、湖北、浙江等省。野生紫芝主产于浙江、江西、湖南、四川、福建、广西、广东等地。

【采制】 全年采收,除去杂质,剪除附有的朽木、泥沙或培养基质的下端菌柄,阴干或在40~50 ℃烘干。

【性状】

1. 赤芝 ①外形呈伞状,菌盖肾形、半圆形或近圆形,直径 10~18 cm,厚 1~2 cm。②皮壳坚硬,黄褐色至红褐色,有光泽,具环状棱纹和辐射状皱纹,边缘薄而平截,常稍内卷。③菌肉白色至淡棕色,由无数菌管构成。④菌柄圆柱形,侧生,少偏生,长 7~15 cm,直径 1~3.5 cm,红褐色至紫褐色,光亮。⑤菌管内有多数孢子,孢子细小,黄褐色。⑥气微香,味苦涩。

灵芝生药图

2. 紫芝 皮壳紫黑色,有漆样光泽。菌肉锈褐色。菌柄长 17~23 cm(图 9-2)。

3. 栽培品 子实体较粗壮、肥厚,直径 12~22 cm,厚 1.5~4 cm。皮壳外常被有大量粉尘样的黄褐色孢子。

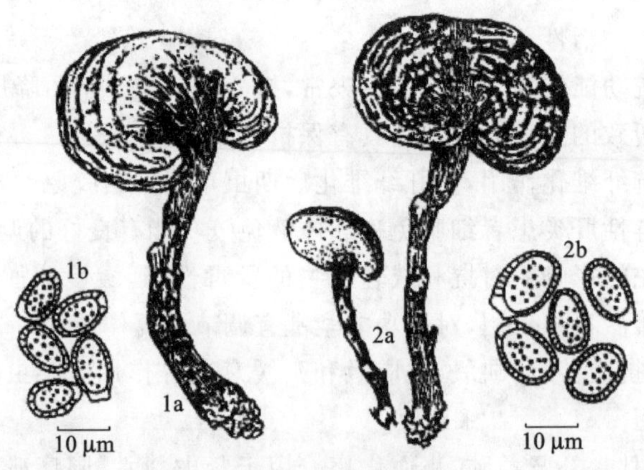

图 9-2 灵芝

1. 赤芝;2. 紫芝;a. 子实体;b. 孢子

【显微特征】 **粉末** 浅棕色、棕褐色至紫褐色。①菌丝散在或粘结成团,无色或淡棕色,细长,稍弯曲,有分枝,直径 2.5~6.5 μm。②孢子褐色,卵形,顶端平截,外壁无色,内壁有疣状突起,长 8~12 μm,宽 5~8 μm。

【化学成分】 主要含有多糖类、三萜类、倍半萜类、核苷类、甾醇类、生物碱类等成分。①多糖类:灵芝的主要有效成分,目前已分离到的多糖有 200 多种,具有抗肿瘤活性、降血糖活性和促进核酸和蛋白质的合成代谢作用。②三萜类:三萜类化合物是灵芝中另一类重要的生物活性成分,也是其苦味成分,多数为高度氧化的羊毛甾烷衍生物,有抗肿瘤活性。如灵芝酸、灵芝草酸、灵芝萜烯三醇。③核苷及生物碱类:含有腺苷、腺嘌呤、尿嘧啶、尿苷等核苷类成分及胆碱、甜菜碱、灵芝碱甲、灵芝碱乙、烟酸等成分。

【理化鉴别】 **TLC** 本品粉末 2 g,加乙醇 30 mL,加热回流 30 min,滤过,滤液蒸干,残渣加甲醇 2 mL 使溶解,作为供试品溶液。与灵芝对照药材共薄层展开,置于紫外光灯下检视,供试品色谱在与对照药材色谱相应的位置上显相同颜色的荧光斑点。

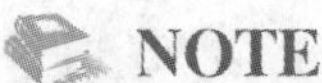

【含量测定】

1. 采用硫酸蒽酮比色法测定灵芝多糖 按干燥品计算，含灵芝多糖以无水葡萄糖($C_6H_{12}O_6$)计，不得少于0.90%。

2. 采用紫外可见分光光度法测定三萜类及甾醇类的含量 按干燥品计算，含三萜类及甾醇类以齐墩果酸($C_{30}H_{48}O_3$)计，不得少于0.50%。

【药理作用】

1. 免疫调节作用 灵芝水煎液、孢子粉均有免疫调节作用。灵芝多糖对正常小鼠、老年小鼠均能有效地维持机体的免疫功能。

2. 抗肿瘤作用 煎剂、灵芝多糖可有显著的抑制肿瘤生长作用。

3. 抗氧化作用 灵芝多糖可阻止自由基损伤作用；促进DNA合成，延缓衰老。

此外，灵芝多糖尚有增进食欲、改善精神状态、提高机体耐寒、耐缺氧能力和增强肾上腺皮质功能作用；灵芝提取物具有止咳、祛痰、保肝作用。

【功效】 性平，味甘。补气安神，止咳平喘。用于治疗心神不宁，失眠心悸，肺虚咳喘，虚劳气短，不思饮食。

【附注】 **云芝 Corioli** 多孔菌科真菌彩绒革盖菌 *Corilus versicolor*(L. ex Fr.)Quel 的干燥子实体。又称杂色云芝。全年均可采收，除去杂质，晒干。菌盖单个呈扇形、半圆形或贝壳形，常数个叠生成覆瓦状或莲座状；表面密生灰、褐、蓝、紫黑等颜色的绒毛(菌丝)，构成多色的狭窄同心性环带，边缘薄；腹面灰褐色、黄棕色或淡黄色，无菌管处呈白色，菌管密集，管口近圆形至多角形，部分管口开裂成齿。革质，不易折断，断面菌肉类白色，厚约1 mm；菌管单层，长0.5～2 mm，多为浅棕色，管口近圆形至多角形，每毫米有3～5个。气微，味淡。含有多糖、多糖肽、葡聚糖、木脂素、氨基酸等成分。本品中云芝多糖的含量不得少于3.2%。云芝中主要活性成分为云芝多糖，云芝多糖具有免疫调节、保肝等作用，主要用于治疗慢性、活动性肝炎，当前商品制剂有云芝肝泰颗粒、云芝菌胶囊等。

茯苓 Poria

【来源】 多孔菌科真菌茯苓 *Poria cocos*(Schw.)Wolf 的干燥菌核。

【产地】 主产于湖北、安徽、河南、云南、贵州、四川等省。有栽培与野生两种，栽培者产量较大，以安徽为多，故有“安苓”之称；野生者以云南为著，称“云苓”。习惯上以云苓质优。

【采制】 多于7—9月采挖，挖出后除去泥沙，堆置“发汗”(内部水分渗出)，摊晾至表面干燥，再“发汗”，反复数次至现皱纹、内部水分大部散失后，阴干，称“茯苓个”；或将鲜茯苓按不同部位切制，阴干，分别称为“茯苓块”和“茯苓片”。

【性状】

1. 茯苓个 ①呈类球形、椭圆形、扁圆形或不规则的团块，大小不一。②外皮薄而粗糙，棕褐色至黑褐色，有明显的皱纹纹理。③体重，质坚实，断面颗粒性，有的具裂隙。④断面外层淡棕色，内部白色，少数淡红色。有的中间抱有松根。⑤气微，味淡，嚼之粘牙。

2. 茯苓块 去皮后切制的茯苓，呈立方块状或方块状厚片，大小不一。白色、淡红色或淡棕色。

3. 茯苓片 去皮后切制的茯苓，呈不规则厚片，厚薄不一。白色、淡红色或淡棕色。

【显微特征】 **粉末** 灰白色。①用水装片，可见无色不规则颗粒状团块或末端钝圆的分枝状团块。②用5%氢氧化钾液装片，团块溶化露出菌丝。菌丝细长，稍弯曲，有分枝，无色或带棕色(外层菌丝)，直径3～8 μm，少数至16 μm。③粉末加α-萘酚及浓硫酸，团块物即溶解，可显橙红色至深红色。④不含淀粉粒及草酸钙晶体。

【化学成分】 主要含有多糖类，如β-茯苓聚糖；三萜类，如茯苓酸；甾醇类、生物碱类、嘌呤

NOTE

类等成分。

【药理作用】 ①抗肿瘤作用;②增强免疫作用;③利尿作用等。

【功效】 性平,味甘、淡;利水渗湿,健脾宁心。用于水肿尿少,痰饮眩悸,脾虚食少,便溏泄泻,心神不宁,惊悸失眠。

【附注】 **茯苓皮 Poriae Cutis** 茯苓菌核的干燥外皮。多于7—9月采挖,加工"茯苓片""茯苓块"时,收集削下的外皮,阴干。呈长条形或不规则块片,大小不一。外表面棕褐色至黑褐色,有疣状突起,内面淡棕色并常带有白色或淡红色的皮下部分。质较松软,略具弹性。气微、味淡,嚼之粘牙。性平,味甘、淡;利水消肿,用于水肿,小便不利。

猪苓 Polyporus

【来源】 多孔菌科真菌猪苓 *Polyporus umbellatus*(Pers.)Fries 的干燥菌核。

【产地】 主产于山西、河南、陕西、云南等省。

【性状】 呈条形、类圆形或扁块状,有的有分枝,长5~25 cm,直径2~6 cm。表面黑色、灰黑色或棕黑色,皱缩或有瘤状突起。体轻,质硬,断面类白色或黄白色,略呈颗粒状。气微,味淡。

【显微特征】 **横切面** 全体由菌丝紧密交织而成。外层厚27~54 μm,菌丝棕色,不易分离;内部菌丝无色,弯曲,直径2~10 μm,有的可见横隔,有分枝或呈结节状膨大。菌丝间有众多草酸钙方晶,大多呈正方八面体形、规则的双锥八面体形或不规则多面体,直径3~60 μm,长至68 μm,有时数个结晶集合。

【化学成分】 含水溶性多聚糖化合物猪苓聚糖Ⅰ、麦角甾醇(ergosterol)、α-羟基二十四碳酸、生物素(biotin,如维生素H)、粗蛋白等。猪苓多糖有抗肿瘤作用,对细胞免疫功能的恢复有明显的促进作用。

【药理作用】 ①利尿作用;②抗肿瘤作用;③免疫增强作用;④抗辐射作用

【功效】 味甘、淡,性平。利水渗湿。用于小便不利,水肿,泄泻,淋浊,带下。

昆布 Laminariae Thallus

【来源】 海带科植物海带 *Laminaria japonica* Aresch. 或翅藻科植物昆布 *Ecklonia kurome* Okam. 的干燥叶状体。

【产地】 海带主产于辽东和山东半岛沿海,现大部分沿海地区均有养殖;昆布主要分布于浙江、福建等海区低潮线至7~8 m深处的岩礁上。

【性状】

1. 海带 卷曲折叠成团状,或缠结成把。全体呈黑褐色或绿褐色,表面附有白霜。用水浸软则膨胀成扁平长带状,长50~150 cm,宽10~40 cm,中部较厚,边缘较薄而呈波状,类革质,残存柄部扁圆柱状。气腥,味咸。

2. 昆布 卷曲皱缩成不规则的团状。全体呈黑色,较薄。用水浸软则膨胀成扁平的叶状,长、宽为16~26 cm,厚约1.6 mm;两侧呈羽状深裂,裂片呈长舌状,边缘有小齿或全缘。质柔滑。

【化学成分】 主要含糖类,如岩藻聚糖;脂肪酸类、含碘化合物等。海带中碘含量不得少于0.35%;昆布中碘含量不得少于0.20%;本品含昆布多糖以岩藻糖($C_6H_{12}O_5$)计,不得少于2.0%。

【药理作用】 ①抗凝血作用:昆布中的岩藻糖和盐藻聚糖;②抗肿瘤作用:昆布多糖;③调节免疫作用:海带多糖;④降压作用:昆布氨酸和牛磺酸。

【功效】 性寒,味咸。消痰软坚散结,利水消肿。用于瘿瘤,瘰疬,睾丸肿痛,痰饮水肿。

海藻 Sargassum

【来源】 马尾藻科植物海蒿子 *Sargassum pallidum*（Turn.）C. Ag. 或羊栖菜 *Sargassum fusiforme*（Harv.）Setch. 的干燥藻体。前者习称“大叶海藻”，后者习称“小叶海藻”。

【产地】 羊栖菜主产于浙江、福建、广东、广西、海南沿海各省，销全国，目前商品以此种占绝大部分。海蒿子主产于山东、辽宁，销北方各省。

【性状】

1. 大叶海藻 皱缩卷曲，黑褐色，有的被白霜，长 30～60 cm。主干呈圆柱状，具圆锥形突起，主枝自主干两侧生出，侧枝自主枝叶腋生出，具短小的刺状突起。初生叶披针形或倒卵形，长 5～7 cm，宽约 1 cm，全缘或具粗锯齿；次生叶条形或披针形，叶腋间有着生条状叶的小枝。气囊黑褐色，球形或卵圆形，有的有柄，顶端钝圆，有的具细短尖。质脆，潮润时柔软；水浸后膨胀，肉质，黏滑。气腥，味微咸。

2. 小叶海藻 较小，长 15～40 cm。分枝互生，无刺状突起。叶条形或细匙形，先端稍膨大，中空。气囊腋生，纺锤形或球形，囊柄较长。质较硬。

【化学成分】 主要含有糖类（如褐藻酸、褐藻多糖、岩藻糖、硫酸酯和褐藻淀粉等）、脂肪酸类、含碘化合物等。本品含海藻多糖以岩藻糖（$C_6H_{12}O_5$）计，不得少于 1.70%。

【药理作用】 ①具有抑制甲状腺功能亢进作用；②调节血脂作用；③降压作用。尚有抗氧化、抑制人型结核杆菌、抑制流感病毒等作用。

【功效】 性寒，味苦、咸。消痰软坚散结，利水消肿。用于瘿瘤，瘰疬，睾丸肿痛，痰饮水肿。

目标检测

目标检测答案 9-1

一、单项选择题

1. 下列药材入药部位是子实体的是（ ）。

A. 冬虫夏草 B. 灵芝 C. 猪苓 D. 茯苓

2. 冬虫夏草的入药部位是（ ）。

A. 子座 B. 菌核

C. 子实体 D. 子座及幼虫尸体的复合体

3. 下列不是菌类生药的是（ ）。

A. 冬虫夏草 B. 灵芝 C. 猪苓 D. 昆布

4. 具有软坚散结、消痰、利水功效的生药是（ ）。

A. 冬虫夏草 B. 灵芝 C. 猪苓 D. 昆布

5. 下列生药入药部位是菌核的是（ ）。

A. 冬虫夏草 B. 灵芝 C. 银耳 D. 茯苓

二、多项选择题

1. 下列入药部位是菌核的有（ ）。

A. 冬虫夏草 B. 雷丸 C. 猪苓 D. 茯苓 E. 马勃

2. 具有利水渗湿作用的生药有（ ）。

A. 冬虫夏草 B. 灵芝 C. 猪苓 D. 茯苓 E. 昆布

3. 下列属于菌类生药的有（ ）。

A. 冬虫夏草 B. 灵芝 C. 猪苓 D. 茯苓 E. 马勃

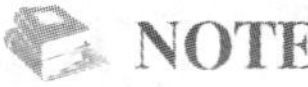

4. 下列属于冬虫夏草的功效的是(　　)。

A. 补肺益肾　B. 健脾宁心　C. 安神　D. 止血　E. 化痰

三、简答题

1. 冬虫夏草的性状特征有哪些?

2. 赤芝的性状特征有哪些?

推荐阅读文献

[1] 尹定华,陈仕江,马开森.冬虫夏草资源保护、再生及持续利用的思考[J].中国中药杂志,2011,36(6):814-816.

[2] 林志彬.灵芝的现代研究[M].3版.北京:北京大学医学出版社,2007.

(王　丽)

NOTE

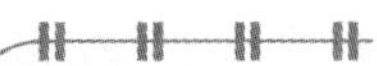

第十章 蕨类生药

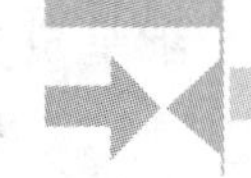

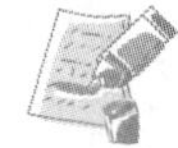

扫码看课件
10-1

学习目标

1. 掌握：重点生药的基源、主产地、采收加工、性状、显微及理化鉴别特征、主要化学成分、药理作用和功效。

2. 熟悉：其他生药的基源、性状特征、化学成分、药理作用和功效。

3. 了解：蕨类的概况。

地球上现存的蕨类植物约有12000种，分布于世界各地，但绝大多数分布在热带、亚热带地区。我国约有64科，2600种，多分布在西南地区和长江流域以南各省。蕨类植物既是进化水平最高的孢子植物，又是最原始的维管植物。在高等植物中，除苔藓植物外，蕨类植物、裸子植物及被子植物在植物体内均具有维管系统(vascular system)，所以这三类植物也总称维管植物(vascular plant)。蕨类植物和种子植物均具有维管组织，但蕨类植物只产生孢子，不产生种子，异于种子植物。

蕨类植物的分类，目前公认的是我国蕨类植物学家秦仁昌1978年的分类系统。该分类系统分为5个亚门：松叶蕨亚门(Psilophytina)、石松亚门(Lycophytina)、水韭亚门(Isoephytina)、楔叶蕨亚门(Sphenophytina)和真蕨亚门(Filicophytina)。真蕨亚门是现代最繁盛的蕨类植物，药用种类数占87%，其中水龙骨科(17属86种)和鳞毛蕨科(5属60种)药用植物富集。主要的蕨类生药：贯众、骨碎补、石杉、海金沙、石韦、狗脊、伸筋草、卷柏、木贼等。

【形态特征】 通常具有根、茎、叶的分化，多年生草本，稀一年生，孢子体发达。孢子可分为两类：一类是肾形、单裂缝、两侧对称的两面型孢子；另一类是圆形或钝三角形、三裂缝、辐射对称的四面型孢子。蕨类植物的茎在进化过程中特化了具有保护作用的毛茸和鳞片。随着系统进化，毛茸和鳞片的类型与结构趋于复杂，毛茸有单细胞毛、腺毛、节状毛、星状毛等；鳞片膜质，形态多种，上面常有粗或细的筛孔。很多类植物根状茎上常有叶柄残基，叶柄中的维管束数目、类型及排列方式，可作为蕨类生药的鉴别依据之一。

【化学特征】 主要含有黄酮类、生物碱类、酚类、萜类及甾体类化合物。①黄酮类：分布最广，常见的有芹菜素(apigenin)、芫花素(genkwanin)、木犀草素(luteolin)和牡荆素(vitexin)等。黄酮醇类也较常见，如高良姜素(galangin)、山柰酚(kaempferol)、槲皮素(quercetin)等。小叶蕨类多含有双黄酮成分，如穗花杉双黄酮(amentoflavone)和扁柏双黄酮(hinokiflavone等。②生物碱类：广泛存在于小叶蕨类植物中，如石松属(*Lycopodium*)；此外，卷柏属(*Selaginella*)、木贼属(*Equisetum*)等均含有生物碱。从石杉科植物中分离得到的石杉碱甲(huperzine A)能防治阿尔茨海默病。③二元酚类及其衍生物：在大叶型的真蕨中普遍存在，如咖啡酸、阿魏酸(ferulic acid)及绿原酸等。多元酚类特别是间苯三酚衍生物在鳞毛蕨属植物中常存在，如绵马酚(aspidinol)、绵马酸类(filicic acid)、东北贯众素(dryocrassin)等，这类化合物具较强的驱虫作用。④三萜类：普遍含有，具有代表性的是何帕烷型和羊齿烷型五环三萜类。此外，很多蕨类植物含有鞣质，孢子中含大量脂肪油等。

NOTE

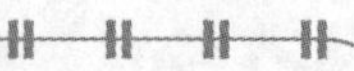

【重点生药】

绵马贯众* Dryopteridis Crassirhizomatis Rhizoma

(英)Male Fern Rhizome

案例解析 10-1

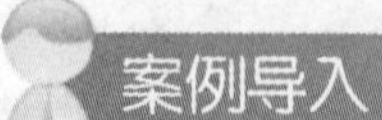

案例导入

有一种贯众，在性状方面与绵马贯众相似，但其叶柄基部断面半月形，维管束呈“U”字形。问题：

1. 该批贯众是否为正品绵马贯众？原因是什么？
2. 可能是哪些植物的根冒充的？

【来源】 鳞毛蕨科植物粗茎鳞毛蕨 *Dryopteris crassirhizoma* Nakai 的干燥根茎及叶柄残基。

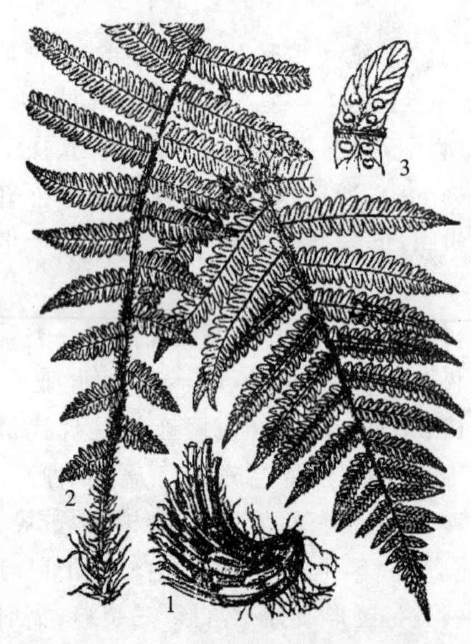

图 10-1　粗茎鳞毛蕨

1. 根茎及叶柄残基；2. 叶；3. 孢子囊群

【植物形态】 多年生草本，高 50～100 cm，根茎粗壮，有较多的叶柄残基及黑色细根，密被棕褐色、长披针形的大鳞片。叶簇生于根茎顶端；叶柄长 10～25 cm，密生棕色条形至钻形狭鳞片；叶片倒披针形，长 60～100 cm，二回羽状全裂或深裂，羽片披针形。孢子囊群着生于叶片背面上部 1/3～1/2 处的羽片上，生于小脉中下部，每裂片 1～4 对。囊群盖肾圆形(图 10-1)。

【产地】 主产于吉林、黑龙江、辽宁、河北、甘肃等省。

【采制】 秋季采挖，削去叶柄及须根，除去泥沙，晒干。

【性状】 ①根茎呈长倒卵形，略弯曲，上端钝圆或截形，下端狭尖，有的常纵剖为两半，长 7～20 cm，直径 4～8 cm。②表面呈黄棕色至黑褐色，密布整齐的叶柄残基及鳞片，并有弯曲的须根。③叶柄残基呈扁圆形，长 3～5 cm，直径 0.5～1 cm；表面有纵棱线；质硬而脆；断面略平坦，棕色，有黄白色维管束(分体中柱)5～13 个，环列；每个叶柄残基的外侧常有 3 条须根，鳞片条状披针形，常脱落。④质坚硬，断面略平坦，有黄白色维管束 5～13 个，环列，其外散有较多的叶迹维管束。⑤气特异，味初淡而微涩，后渐苦、辛(图 10-2)。

绵马贯众生药图

【显微特征】

1. 叶柄基部横切面　①表皮为 1 列外壁增厚的小型细胞，常脱落。下皮为 10 余列多角形厚壁细胞，棕色至褐色。②薄壁组织细胞排列疏松，细胞间隙中优单细胞的间隙腺毛，头部呈球形或梨形，含棕色分泌物。③维管柱整体为网状中柱(dictyostele)，横切面观呈现为周韧维管束(分体中柱)5～13 个，圆形或椭圆形，环列。④每个维管束周围有 1 列扁小的内皮层细胞，凯氏点明显，有油滴散在。⑤内皮层内侧有 1～2 层中柱鞘薄壁细胞，薄壁细胞中含棕色物及淀粉粒(图 10-3)。

根茎构造与叶柄相似：分体中柱 5～13 个，亦有间隙腺毛。

2. 粉末　淡棕色至红棕色。①间隙腺毛单细胞，多破碎，完整者呈椭圆形、类圆形，直径

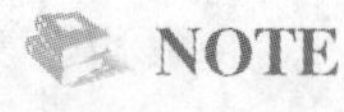

NOTE

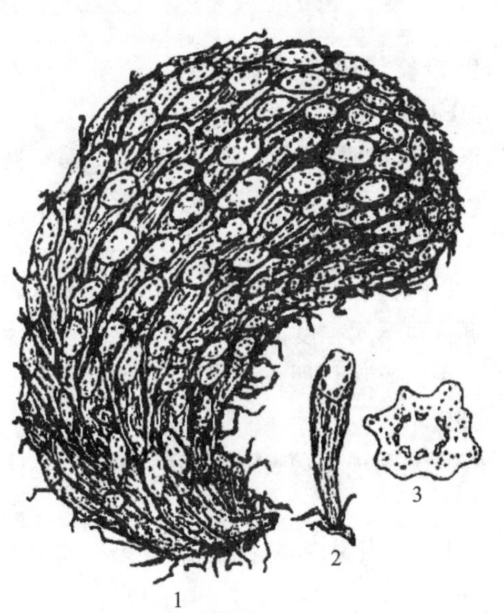

图 10-2 绵马贯众生药图

1. 全形；2. 叶柄残基；3. 根茎横切面

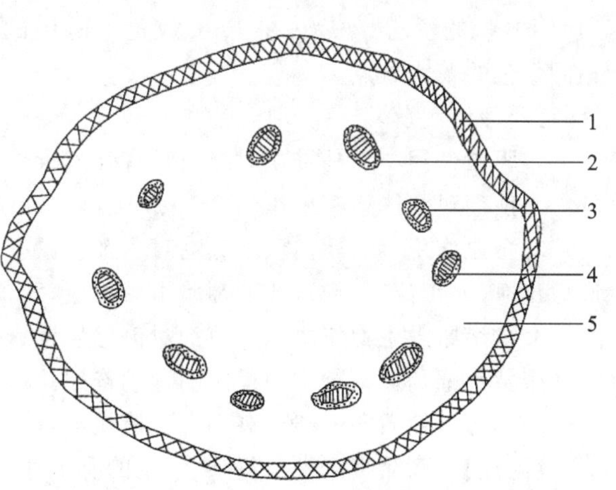

图 10-3 绵马贯众(叶柄基部)横切面简图

1. 厚壁组织；2. 分体中柱；3. 韧皮部；4. 木质部；5. 薄壁组织

15～55 μm，内含黄棕色物。②梯纹管胞直径 10～85 μm。③下皮纤维成束或单个散在，黄棕色或红棕色。④淀粉粒类圆形，直径 2～8 μm。

【化学成分】 含有间苯三酚类、三萜类、鞣质类、挥发油类、黄酮类、生物碱类等化学成分。间苯三酚衍生物绵马精(filmarone)，其性质不稳定，能缓慢分解产生绵马酸类，包括绵马酸(filicic acid)BBB、PBB、PBP、ABB、ABP、ABA，黄绵马酸(flavaspidic acid)AB、BB、PB，白绵马素(albaspidin)AA、BB、PP，去甲绵马素(desaspidin)AB、BB、PB，以及绵马酚(aspidinol)、绵马次酸(filicinic acid)等；还含有东北贯众素(dryocrassin)等。

绵马酸 BBB　$R_1 = C_3H_7$　$R_2 = C_3H_7$

绵马酸 PBB　$R_1 = C_2H_5$　$R_2 = C_3H_7$

绵马酸 PBP　$R_1 = C_2H_5$　$R_2 = C_2H_5$

绵马酸 ABB　$R_1 = CH_3$　$R_2 = C_3H_7$

绵马酸 ABP　$R_1 = CH_3$　$R_2 = C_2H_5$

绵马酸 ABA　$R_1 = CH_3$　$R_2 = CH_3$

黄绵马酸 BB　$R = C_3H_7$

黄绵马酸 PB　$R = C_2H_5$

黄绵马酸 AB　$R = CH_3$

NOTE

【理化鉴别】

(1)本品横切片,滴加1%香草醛乙醇溶液及浓盐酸,镜检,间隙腺毛显红色。

(2)TLC:本品粉末加环己烷超声提取后,与绵马贯众对照药材共薄层展开,喷以0.3%坚牢蓝BB盐的稀乙醇溶液,在40 ℃放置1 h,供试品色谱在与对照药材色谱相应的位置上,显相同颜色的荧光斑点。

【药理作用】

1. 驱虫作用 绵马贯众对绦虫具有强烈毒性,可使虫体麻痹而脱离肠壁,而将绦虫驱出体外。水煎剂对整体猪蛔虫作用2～6 h后,猪蛔虫的活动受到不同程度的抑制。

2. 止血作用 绵马贯众水煎剂对兔及小鼠有促凝作用。临床用肌注或子宫局部注射治疗产后出血、人工流产、剖宫产葡萄胎术后出血,获良好效果。

3. 抗病原微生物作用 水煎剂对流感病毒、伤寒杆菌、大肠埃希菌、铜绿假单胞菌、变形杆菌和金黄色葡萄球菌有不同程度的抑制作用。

【功效】 性微寒,味苦;有小毒。清热解毒,驱虫。用于虫积腹痛,疮疡。

【附注】 商品贯众来源复杂,常见的有下述几个品种。

1. 紫萁贯众 紫萁科植物紫萁 *Osmunda japonica* Thunb. 的带叶柄残基的干燥根茎。叶柄基部呈扁圆柱形,具耳状翅,翅易脱落。质硬,折断面呈新月形,多中空,可见"U"字形分体中柱。

2. 狗脊贯众 乌毛蕨科植物狗脊蕨 *Woodwardia japonica*(L. f.)Sm. 的带叶柄基的干燥根茎。叶柄基部横切面呈类三角形,狗脊蕨有分体中柱2～4个,内面的较大,呈"八"字形排列。

3. 荚果蕨贯众 球子蕨科植物荚果蕨 *Matteuccia struthiopteris*(L.)Todaro 的带叶柄基的干燥根茎。叶柄基部横切面呈三角形,有分体中柱2个,呈"八"字形排列。

4. 蹄盖蕨贯众(峨眉贯众) 蹄盖蕨科植物峨眉蕨 *Lunathyrium acrostichoides*(Sw.)Ching 的带叶柄残基的干燥根茎。叶柄基部有分体中柱2个,呈"八"字形排列,维管束中间常有一个暗色点或成空洞。

骨碎补 Drynariae Rhizoma

【来源】 水龙骨科植物槲蕨 *Drynaria fortunei*(Kunze)J. Sm. 的干燥根茎。

【产地】 主产于贵州、江西、湖北、广东、广西、四川等地。

【性状】 呈扁平长条状,多弯曲,有分枝,长5～15 cm,宽1～1.5 cm,厚0.2～0.5 cm。表面密被深棕色至暗棕色的小鳞片,柔软如毛,经火燎者呈棕褐色或暗褐色,两侧及上表面均具突起或凹下的圆形叶痕,少数有叶柄残基和须根残留。体轻,质脆,易折断,断面红棕色,维管束呈黄色点状,排列成环。气微,味淡、微涩。

【显微特征】

1. 横切面 表皮细胞1列,外壁稍厚。鳞片基部着生于表皮凹陷处,由3～4列细胞组成;内含类棕红色色素。维管束周韧型,17～28个排列成环;各维管束外周有内皮层,可见凯氏点;木质部管胞类多角形。

2. 粉末 棕褐色。鳞片碎片棕黄色或棕红色,体部细胞呈长条形或不规则形,直径13～86 μm,壁稍弯曲或平直,边缘常有毛状物,两细胞并生,先端分离;柄部细胞形状不规则。基本组织细胞微木化,孔沟明显,直径37～101 μm。

【化学成分】 主要含有黄酮类,如柚皮苷、山柰酚、木犀草素、紫云英苷;酚酸类和三萜类等成分。本品中柚皮苷($C_{27}H_{32}O_{14}$)的含量不得少于0.50%。

【药理作用】 具有促进骨伤愈合,抗骨质疏松、抗炎、改善软骨组织、降血脂等作用。

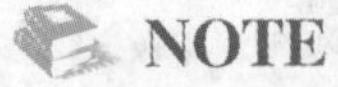

【功效】 性温,味苦。疗伤止痛,补肾强骨;外用消风祛斑。用于跌扑闪挫,筋骨折伤,肾虚腰痛,筋骨痿软,耳鸣耳聋,牙齿松动;外治斑秃,白癜风。

石杉 Huperziae Herba

【来源】 石杉科植物蛇足石杉 *Huperzia serrata* (Thunb.) Trev. 或石杉 *Huperzia selago* (L.) Bernh. 的干燥全草。

【产地】 主产于东北、华东、西南。

【性状】 蛇足石杉 全草暗绿色,稍有光泽,茎上部有叉状分枝,叶椭圆形,长 10～12 mm,宽 2～4 mm,先端渐尖,基部渐狭,边缘有不整齐的锐锯齿,中脉明显,叶薄纸质,孢子囊多生于叶腋处,营养叶与孢子叶同型,孢子囊淡黄色,肾形,光滑,熟易裂开。

【化学成分】 主要含有生物碱类成分,如石杉碱(huperzine) A、B、E、F、L,蛇足石杉碱 B 等。石杉碱 A 是一种高效、低毒、可逆、高选择性的乙酰胆碱酯酶抑制剂,可用于改善记忆力、治疗重症肌无力和老年性痴呆等疾病。

【药理作用】 ①对中枢神经系统作用;②改善记忆力作用。

目标检测

目标检测答案 10-1

一、单项选择题

1. 绵马贯众的分体中柱是( )个。

A. 3～5　　B. 4～8　　C. 3～12　　D. 5～13

2. 绵马贯众的入药部位是( )。

A. 根　　B. 根茎　　C. 叶柄残基　　D. 根茎及叶柄残基

3. 绵马贯众中含有的特征性成分是( )。

A. 生物碱　　B. 绵马酚　　C. 甾醇　　D. 多糖

4. 骨碎补的入药部位是( )。

A. 根　　B. 根茎　　C. 叶柄残基　　D. 根茎及叶柄残基

二、多项选择题

下列属于蕨类药材的有( )。

A. 贯众　　B. 骨碎补　　C. 海金沙　　D. 卷柏　　E. 石韦

三、简答题

绵马贯众的叶柄基部横切面特征是什么?

推荐阅读文献

[1] 刘克海,吴纯洁,万军,等. 贯众的生药学研究[J]. 中医药学刊,2004,22(10):1806-1807.

[2] 赵莉,杨文钰. 蕨类植物的活性成分研究进展[J]. 中药材,2004,27(6):452-456.

(王 丽)

NOTE

扫码看课件
11-1

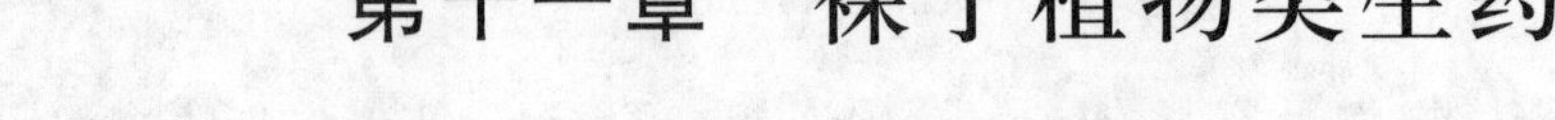

第十一章　裸子植物类生药

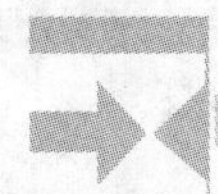

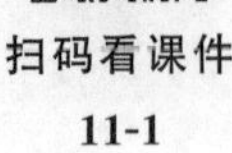

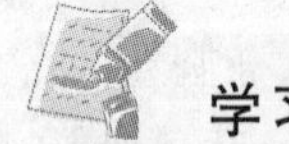

学习目标

1. 掌握：裸子植物的主要特征；重点生药麻黄的来源、主产地、采收加工、性状特征、显微及理化鉴别特征、主要化学成分、药理作用和功效。

2. 熟悉：其他生药如银杏叶、松花粉、红豆杉、侧柏叶、三尖杉的来源、性状特征、化学成分、药理作用和功效。

3. 了解：附注生药麻黄根、白果、松香、柏子仁的来源、性状特征、化学成分、药理作用和功效。

裸子植物是介于蕨类植物和被子植物之间，既具有颈卵器，又能产生种子，并具有维管束的高等植物。裸子植物出现在古生代，在中生代至新生代遍布各大陆。现代裸子植物有12科71属近800种。我国有11科41属236种47变种。主要的生药有麻黄、银杏叶、白果、侧柏叶、侧柏仁、松香、松花粉、三尖杉、红豆杉等。

【形态特征】　多年生木本植物；次生木质部几全由管胞组成，稀具导管；韧皮部有筛胞而无伴胞。叶多为线形、针形或鳞形。花单性，雌雄异株或同株；大孢子叶（珠鳞、珠托、珠领、套被）不形成封闭的子房，着生一至多枚裸露的胚珠；胚珠直立或倒生。种子裸露于种鳞之上。

【化学特征】　裸子植物普遍含黄酮类、生物碱类、萜类及挥发油类化合物。①黄酮类：黄酮类及双黄酮类在裸子植物中普遍存在，双黄酮类除蕨类植物外很少发现，是裸子植物的特征性成分。常见的黄酮类有槲皮素（quercetin）、山柰酚（kaempferol）、芸香苷（rutin）、杨梅树皮素（myricetin）等。双黄酮类多分布在银杏科、柏科、杉科，如柏科植物含柏双黄酮（cupressuflavone），杉科和柏科含扁柏双黄酮（hinokiflavone），银杏叶中含银杏双黄酮（ginkgetin）、异银杏双黄酮（isoginkgetin）和去甲基银杏双黄酮（bilobetin）。这些黄酮类和双黄酮类化合物多具有扩张动脉血管作用，如银杏叶总黄酮制剂可用于治疗心血管疾病。②生物碱类：生物碱类主要存于三尖杉科、红豆杉科、罗汉松科、麻黄科及买麻藤科。三尖杉属（*Cephalotaxus*）植物含多种生物碱，如三尖杉酯碱（harringtonine）、高三尖杉酯碱（homoharringtonine）具有抗癌活性，临床上用于治疗白血病。麻黄属（*Ephedra*）植物含有左旋麻黄碱（L-ephedrine）和右旋伪麻黄碱（D-pseudoephedrine）等生物碱，麻黄碱用于治疗支气管哮喘等症，并有升高血压和兴奋作用。③萜类及挥发油类：萜类及挥发油类在裸子植物中普遍存在，挥发油类中含蒎烯、苧烯、小茴香酮、樟脑等。松科、柏科等多种植物富含挥发油和树脂，是工业、医药原料。④其他成分：树脂、有机酸、木脂素等成分，如金钱松根皮含有土槿皮酸，具有抑制真菌的作用，用于治疗脚癣、湿疹、神经性皮炎。

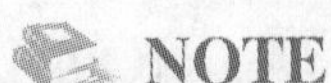
NOTE

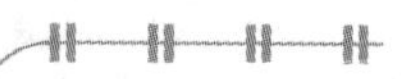

【重点生药】

麻黄* Ephedrae Herba(附:麻黄根)

(英)Ephedra

【来源】 麻黄科植物草麻黄 *Ephedra sinica* Stapf、中麻黄 *Ephedra intermedia* Schrenk et C. A. Mey. 或木贼麻黄 *Ephedra equisetina* Bge. 的干燥草质茎。

【植物形态】

1. 草麻黄 草本状灌木,高 30～60 cm。木质茎短,有时成匍匐状,小枝直伸或微曲,表面细纵槽纹常不明显。叶鳞片状,膜质,2 裂,基部鞘状。雌雄异株,雄球花多成复穗状,常具总梗,苞片通常 4 对,雄蕊 7～8,花丝合生;雌球花单生,在幼枝上顶生,苞片 4 对,雌球花成熟时肉质红色,矩圆状卵圆形或近于圆球形;种子通常 2 粒,包于苞片内,三角状卵圆形。

2. 中麻黄 形态上与草麻黄相似,主要区别:木质茎直立或斜向生长;叶片上部 2～3 裂;雄球花数个簇生于节上;雌球花 3 个轮生或 2 个对生于节上;种子常 2～3 粒。

草麻黄植物图

3. 木贼麻黄 植株可高达 1 m;木质茎直立或斜向生长,节间短;叶片先端不反卷,雄球花多单生或 3～4 个集生于节上;雌球花成对或单生于节上;种子常 1 粒。

【产地】 草麻黄主产于河北、山西、内蒙古、新疆等地;中麻黄主产于甘肃、青海、内蒙古、新疆等地;木贼麻黄主产于山西、甘肃、宁夏等地。草麻黄产量最大,中麻黄次之,商品上常混用;木贼麻黄产量较小,多自产自销。

【采制】 秋季采割绿色的草质茎,晒干。

【性状】

1. 草麻黄 ①呈细长圆柱形,少分枝,直径 1～2 mm,有的带少量棕色木质茎。②表面淡绿色至黄绿色,有细纵脊线,触之微有粗糙感。③节明显,节间长 2～6 cm。④节上有膜质鳞叶,长 3～4 mm,裂片 2(稀 3),锐三角形,先端灰白色,反曲,基部连合成筒状,红棕色。⑤体轻,质脆,易折断,断面略呈纤维性,周边绿黄色,髓部红棕色,近圆形。⑥气微香,味涩、微苦。

2. 中麻黄 多分枝,直径 1.5～3 mm,有粗糙感。节上膜质鳞叶长 2～3 mm,裂片 3(稀 2),先端锐尖。断面髓部呈三角状圆形。

草麻黄生药图

3. 木贼麻黄 较多分枝,直径 1～1.5 mm,无粗糙感。节间长 1.5～3 cm。膜质鳞叶长 1～2 mm,裂片 2(稀 3),上部为短三角形,灰白色,先端多不反曲,基部棕红色至棕黑色。

【显微特征】

1. 茎节间横切面

中麻黄生药图

(1)草麻黄:①呈类圆形而稍扁,边缘有波状棱脊 18～20 条。②表皮细胞类方形,外被厚的角质层,棱脊较密,有蜡质疣状突起,两棱脊间有下陷气孔。③下皮纤维束位于棱脊内侧,壁厚,非木化。④皮层较宽,纤维成束散在。⑤中柱鞘纤维束新月形。⑥维管束外韧型,8～10 个,形成层环类圆形。木质部呈三角形。⑦髓部薄壁细胞含棕色块,偶有环髓纤维。⑧表皮细胞外壁、皮层细胞及纤维壁均可见细小草酸钙砂晶或方晶(图 11-1)。

(2)中麻黄:棱脊 18～28 条;维管束 12～15 个;形成层环类三角形;环髓纤维成束或单个散在。

(3)木贼麻黄:棱脊 13～14 条;维管束 8～10 个;形成层环类圆形;无环髓纤维。

2. 粉末 草麻黄粉末呈淡棕色。①表皮细胞类长方形,外壁布满草酸钙砂晶,角质层厚可至 18 μm。②气孔特异,长圆形,侧面观保卫细胞似电话筒状或哑铃形。③皮层纤维细长,直

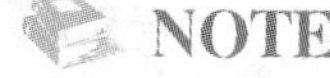

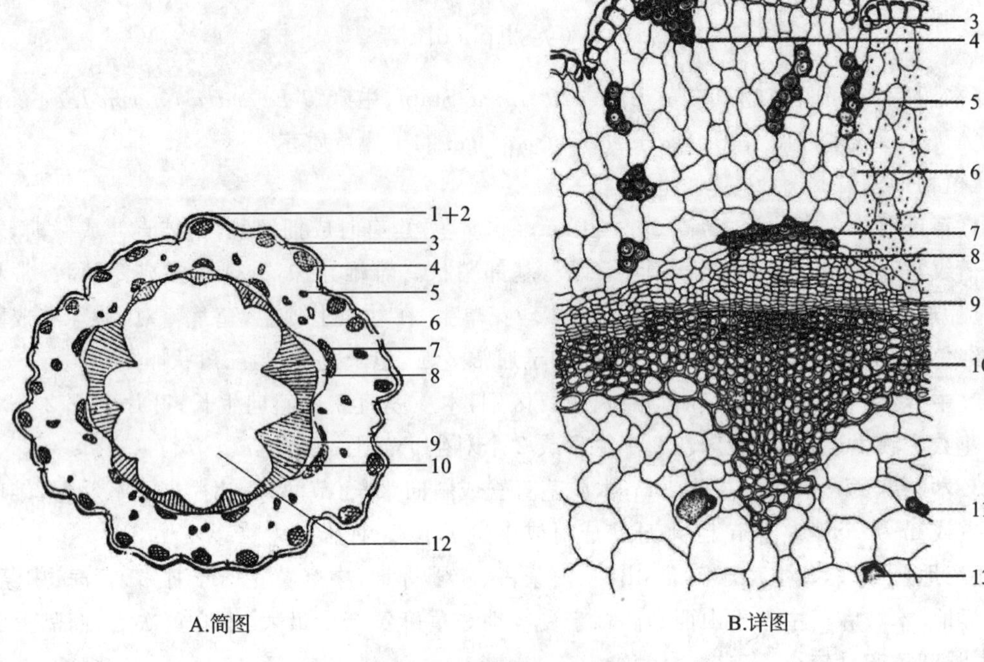

图 11-1　草麻黄茎横切面

1. 角质层；2. 表皮；3. 气孔；4. 下皮纤维束；5. 皮层纤维束；6. 皮层；7. 中柱鞘纤维束；8. 韧皮部；9. 形成层；10. 木质部；11. 环髓纤维；12. 髓；13. 棕色块

径 10～24 μm，壁厚，有的木化，壁上布满砂晶，形成嵌晶纤维。④螺纹、具缘纹孔导管，直径 10～15 μm，导管分子以端壁斜面相接，接触面具有多数圆形穿孔，形成特殊的麻黄式穿孔板。⑤薄壁细胞中常见红棕色块状物（图 11-2）。

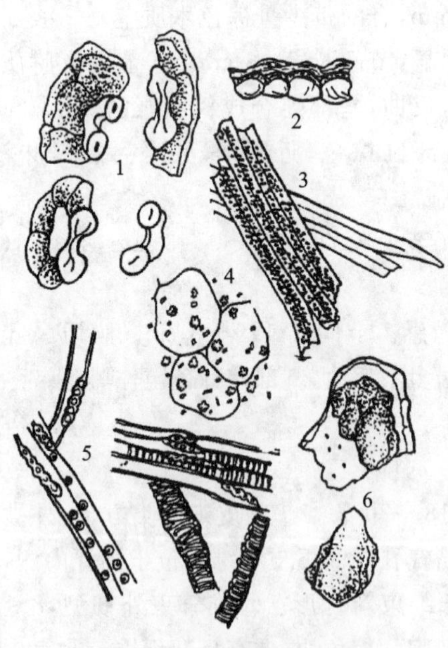

图 11-2　草麻黄粉末图

1. 气孔；2. 表皮碎片；3. 嵌晶纤维；4. 皮层薄壁细胞；5. 导管及麻黄式穿孔板；6. 棕色块

【化学成分】　含多种有机胺类生物碱，草麻黄的总生物碱含量为 0.48%～1.38%；中麻黄的总生物碱含量为 1.06%～1.56%；木贼麻黄的总生物碱含量为 2.09%～2.44%。主要成分为 L-麻黄碱（L-ephedrine），其中草麻黄和木贼麻黄中 L-麻黄碱占总生物碱的 80%，中麻黄中占总生物碱的 30%～40%。其次为 D-伪麻黄碱（D-pseudoephedrine），以及微量的 L-*N*-甲基麻黄碱（L-*N*-methylephedrine）、D-*N*-甲基伪麻黄碱（D-*N*-methylpseudoephedrine）、L-去甲基麻黄碱（L-norephedrine）、D-去甲基伪麻黄碱（D-norpseudoephedrine）等。麻黄碱主要存在于草质茎的髓部，木质茎几乎不含有麻黄碱。

此外，含有少量挥发油，油中含有平喘成分 2,3,5,6-四甲基吡嗪（2,3,5,6-tetramethylpyrazine）和 L-α-松油醇（L-α-terpineol），以及噁唑酮类生物碱、黄酮类化合物以及芳香酸类化合物等。

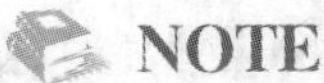
NOTE

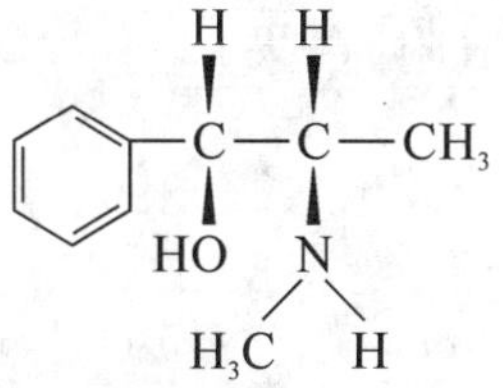

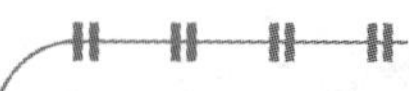

L-麻黄碱(1*R*，2*S*) 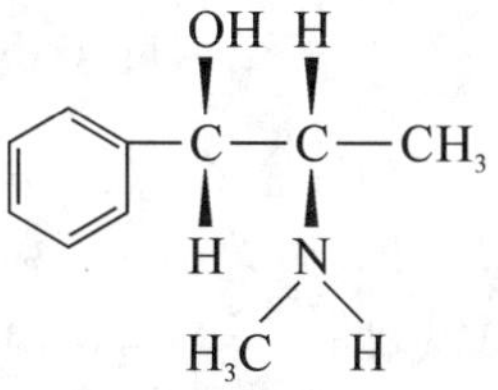　　　　D-伪麻黄碱(1*S*，2*S*)

【理化鉴别】

1. 粉末微量升华 取本品粉末微量升华，得细小针状结晶或颗粒状结晶。

2. 铜络盐反应 取本品粉末的水提液（稀盐酸1～2滴），加氨试液数滴使其成碱性后，用三氯甲烷振摇提取。分取三氯甲烷液，置于两支试管中，一支加氨制氯化铜试液与二硫化碳各5滴，振摇，静置，三氯甲烷层显深黄色；另一支为空白管，以三氯甲烷5滴代替二硫化碳5滴，振摇后三氯甲烷层无色或显微黄色。

3. TLC 以盐酸麻黄碱对照品对照，薄层展开，喷以茚三酮试液，105 ℃加热显色，供试品色谱在与对照品色谱相应的位置上显相同的红色斑点。

【含量测定】 采用HPLC测定。按干燥品计算，含盐酸麻黄碱（$C_{10}H_{15}NO \cdot HCl$）和盐酸伪麻黄碱（$C_{10}H_{15}NO \cdot HCl$）的总量不得少于0.80%。

【药理作用】

1. 解热、发汗 麻黄的水溶性提取物、麻黄碱及麻黄挥发油有发汗作用；麻黄水煎剂、挥发油乳剂、L-α-松油醇均有解热作用；L-α-松油醇有降低正常体温的作用。

2. 平喘祛痰 麻黄碱与伪麻黄碱有支气管扩张及抗组胺哮喘作用，甲基麻黄碱、去甲基麻黄碱、麻黄挥发油及其有效成分2,3,5,6-四甲基吡嗪和L-α-松油醇都有一定的平喘作用。麻黄水溶液提取物有镇咳作用，挥发油有明显的祛痰作用。

3. 抗菌、抗病毒 麻黄煎剂、麻黄挥发油对金黄色葡萄球菌、甲型链球菌、乙型链球菌、炭疽杆菌、白喉杆菌、铜绿假单胞菌、痢疾杆菌、伤寒杆菌均有不同程度的抑制作用。麻黄挥发油对亚洲甲型流感病毒有抑制作用。

4. 收缩血管、升压 麻黄碱兴奋β-肾上腺素受体使心肌收缩力加强，输出量增加，兴奋α-受体使外周血管收缩，血压升高。伪麻黄碱的升压作用较弱。麻黄碱可使黏膜血管收缩，局部用药可消除鼻腔黏膜血管充血，作用较持久。

5. 中枢兴奋 麻黄碱对中枢神经系统有兴奋作用，治疗量可引起精神兴奋、失眠、不安和震颤。

6. 利尿 右旋伪麻黄碱扩张肾血管使肾血流量增加，阻碍肾小管对钠离子重吸收，使尿量增加。

【功效】 性温，味辛、微苦。发汗散寒，宣肺平喘，利水消肿。用于风寒感冒，胸闷喘咳，风水浮肿；蜜麻黄润肺止咳，多用于表证已解，气喘咳嗽。

【附注】 **麻黄根 Ephedrae Radix et Rhizoma** 麻黄科植物草麻黄 *Ephedra sinica* Stapf 或中麻黄 *Ephedra intermedia* Schrenk et C. A. Mey. 的干燥根及根茎。秋末采挖，除去残茎、须根和泥沙，干燥。根呈圆柱形，略弯曲，长8～25 cm，直径0.5～1.5 cm。表面红棕色或灰棕色，有纵皱纹及支根痕。外皮粗糙，易成片状剥落。根茎具节，节间长0.7～2 cm，表面有横长突起的皮孔。体轻，质硬而脆，断面皮部黄白色，木部淡黄色或黄色，射线放射状，中心有髓。气微，味微苦。不含麻黄碱类成分，含麻黄根素，即L-酪氨甜菜碱（L-tyrosine betaine），并含麻黄根碱（ephedradine）A、B、C、D，以及双黄酮类成分麻黄宁（epinine）A、B、C、D。麻黄根碱有显著的降压作用。性平，味甘、涩。固表止汗。用于体虚自汗，盗汗。

知识拓展

11-1

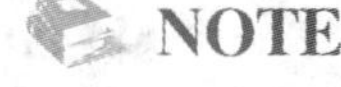

银杏叶 Ginkgo Folium(附:白果)

【来源】 银杏科植物银杏 *Ginkgo biloba* L. 的干燥叶。

【产地】 主产于江苏、山东、浙江、湖北等地。

【性状】 多皱褶或破碎,完整者呈扇形,长 3～12 cm,宽 5～15 cm。黄绿色或浅棕黄色,上缘呈不规则的波状弯曲,有的中间凹入,深者可达叶长的 4/5。具二叉状平行叶脉,细而密,光滑无毛,易纵向撕裂。叶基楔形,叶柄长 2～8 cm。体轻。气微,味微苦。

【化学成分】 主要含山柰酚-3-*O*-葡萄糖苷(kaempferol-3-*O*-glucoside)、槲皮素-3-*O*-葡萄糖苷(quercetin-3-*O*-glucoside)、山柰酚-3-*O*-芸香糖苷(kaempferol-3-*O*-rutinoside)、槲皮素-3-*O*-葡萄糖苷-2,6-二鼠李糖苷、银杏双黄酮(ginkgetin)、穗花杉双黄酮(amentoflavone)等多种黄酮类,以及白果内酯(bilobalide)、银杏内酯 A(ginkgolide A)、银杏内酯 B、银杏内酯 C 等萜类内酯成分。本品中总黄酮醇苷的含量不得少于 0.40%;萜类内酯的含量以银杏内酯 A($C_{20}H_{24}O_9$),银杏内酯 B($C_{20}H_{24}O_{10}$),银杏内酯 C($C_{20}H_{24}O_{11}$)和白果内酯($C_{15}H_{18}O_8$)的总量计,不得少于 0.25%。

【药理作用】 ①增加脑血流量、改善脑细胞代谢,对脑细胞缺血、缺氧的保护作用;②改善学习记忆,对衰老、痴呆、脑功能障碍的作用;③保护缺血心肌,降低毛细血管的通透性;④清除自由基、抗脂质过氧化作用。此外,还有抑制血小板、降血脂、抗微生物等作用。

【功效】 性平,味甘、苦、涩。活血化瘀,通络止痛,敛肺平喘,化浊降脂。用于瘀血阻络,胸痹心痛,中风偏瘫,肺虚咳喘,高脂血症。

【附注】 **白果 Ginkgo Semen** 银杏科植物银杏 *Ginkgo biloba* L. 的干燥成熟种子。秋季种子成熟时采收,除去肉质种皮外层,稍蒸或略煮后,烘干。呈倒卵形或椭圆形,略扁,长 1.5～2.5 cm,宽 1～1.8 cm。表面白色、灰白色至淡棕黄色,平滑,具 2～3 条棱线,顶端渐尖,基部有 1～2 个圆点状种柄痕。中果皮(壳)骨质、坚硬。内果皮膜质,种仁宽卵球形或椭圆形,一端淡棕色,另一端金黄色,横断面外层黄色,胶质样,内层淡黄色或淡绿色,粉质,中心有空隙。气微,味甘、微苦。能敛肺定喘,止带浊,缩小便;用于痰多喘咳,带下白浊,遗尿尿频。生食有毒。

松花粉 Pini Pollen(附:松香)

【来源】 松科植物马尾松 *Pinus massoniana* Lamb.、油松 *Pinus tabulieformis* Carr. 或同属其他数种植物的干燥花粉。

【产地】 主产于浙江、江苏、辽宁、吉林、湖北等地。

【性状】 淡黄色的细粉,体轻,易飞扬,手捻有滑润感,不沉于水。气微香,味淡。

【化学成分】 含脂肪油、甾醇、黄酮类及丰富的微量元素等。

【显微特征】 粉末淡黄色,花粉粒椭圆形,长 45～55 μm,直径 29～40 μm,表面光滑,两侧各有一膨大的气囊,气囊有明显的网状纹理,网眼多角形。

【功效】 性温,味甘。收敛止血,燥湿敛疮。用于外伤出血,湿疹,黄水疮,皮肤糜烂,脓水淋漓。

【附注】 **松香 Rosin** 松科松属若干植物中渗出来的油树脂,经蒸馏或提取除去挥发油后所余固体树脂。主产于广东省。呈透明或半透明不规则块状物,大小不等,颜色由浅黄色至深棕色。主要含松香酸酐、松香酸、树脂、挥发油等。祛风燥湿,排脓拔毒,生肌止痛。

红豆杉 Taxi Cortex,Ramulus et Folium

【来源】 红豆杉科植物东北红豆杉 *Taxus cuspidata* Sieb. et Zucc. 或红豆杉 *Taxus chinensis*(Pilg.)Rehd. 的干燥树皮和枝叶。

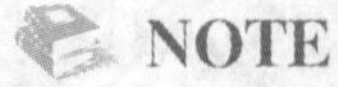

【产地】 东北红豆杉主产于吉林、辽宁和黑龙江省南部;红豆杉主产于我国西南、西北地区。

【性状】

1.东北红豆杉 干皮弯曲或浅槽状,外表面灰棕色,粗糙,内表面红棕色,有细纵纹;质硬而脆,断面纤维性。枝皮红褐色,有浅裂,有密生稍突起的叶柄残基。枝的横断面灰白色至淡棕色,年轮和放射状木部射线可见,髓部细小,棕色,常枯朽。气特异,味苦涩。

2.红豆杉 树皮微卷,外表面灰褐色,易脱落,内表面黄红色,有纵沟纹;质坚,折断面不整齐,呈纤维状;气微,味微涩。

【化学成分】 含多种紫杉烷(taxane)二萜类成分,主要有紫杉醇(taxol)、紫杉宁(taxinine)等。

【药理作用】 紫杉醇具有抗癌作用。

【功效】 利水消肿。用于肾炎浮肿,小便不利,糖尿病。

侧柏叶 Platycladi Cacumen(附:柏子仁)

【来源】 柏科植物侧柏 *Platycladus orientalis*(L.)Franco 的干燥枝梢和叶。

【产地】 全国大部分地区均产。

【性状】 多分枝,小枝扁平。叶细小鳞片状,交互对生,贴伏于枝上,深绿色或黄绿色。质脆,易折断。气清香,味苦涩、微辛。

【显微特征】 粉末黄绿色。①叶上表皮细胞长方形,壁略厚;②下表皮细胞类方形;③气孔甚多,凹陷型,保卫细胞较大,侧面观呈哑铃状;④薄壁细胞含油滴;⑤纤维细长,直径约18 μm。

【化学成分】 ①挥发油类,如 α-侧柏酮(α-thujone)、小茴香酮(fenchone)、蒎烯(pinene)、丁香烯(caryophyllene)等;②黄酮类,如香橙素、槲皮素、杨梅素、扁柏双黄酮等;③脂肪酸类,如棕榈酸(palmitic acid)、硬脂酸(stearic acid)、月桂酸(lauric acid)等。本品中槲皮苷($C_{21}H_{20}O_{11}$)的含量不得少于 0.10%。

【药理作用】 ①止血作用;②镇咳、祛痰、平喘的作用;③抗病原微生物作用;④镇静作用等。

【功效】 性寒,味苦、涩;凉血止血,化痰止咳,生发乌发。用于吐血,衄血,咯血,便血,崩漏下血,肺热咳嗽,血热脱发,须发早白。

【附注】 **柏子仁 Platycladi Semen** 柏科植物侧柏 *Platycladus orientalis*(L.)Franco 的干燥成熟种仁。秋、冬二季采收成熟种子,晒干,除去种皮,收集种仁。多呈长卵形或长椭圆形,长 4~7 mm,直径 1.5~3 mm。表面黄白色或淡黄棕色,外包膜质内种皮,顶端略尖,有深褐色的小点,基部钝圆。质软,富油性。气微香,味淡。养心安神,润肠通便,止汗。用于阴血不足,虚烦失眠,心悸怔忡,肠燥便秘,阴虚盗汗。

三尖杉 Cephalotaxi Ramulus et Folium

【来源】 三尖杉科植物三尖杉 *Cephalotaxus fortunei* Hook. f. 的小枝叶。

【产地】 主产于中南及安徽、浙江等地。

【性状】 小枝对生,基部有宿存芽鳞。叶螺旋状排成 2 列,常水平展开,披针状条形,长 4~13 cm,宽 3~4 mm。先端尖,基部楔形成短柄,上面深绿色,中脉隆起,下面中脉两侧有白色气孔带。气微,味微涩。

【化学成分】 主要含三尖杉碱(cephalotaxine)、粗榧碱(harringtonine)等生物碱类成分。

【药理作用】 三尖杉碱具有抗肿瘤作用。

【功效】 性寒,味苦、涩。抗癌。用于恶性淋巴瘤,白血病,肺癌,胃癌,食道癌,直肠癌等。

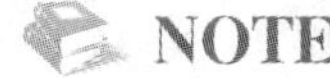

本章小结

第十一章	学习要点
特征	木本;胚珠和种子裸露
化学成分	黄酮类、生物碱类、萜类、挥发油类等
常见生药	麻黄、银杏叶、松花粉、红豆杉、侧柏叶、三尖杉
麻黄	性状:细纵棱;膜质鳞叶;裂片 显微:嵌晶纤维、电话筒状气孔、麻黄式穿孔板 成分:麻黄碱、伪麻黄碱
银杏叶	性状:扇形,二叉状平行脉 成分:黄酮、双黄酮类成分
松花粉	性状:体轻,有滑润感 显微:花粉粒两侧各有一膨大的气囊
红豆杉	性状:断面纤维性 成分:紫杉烷二萜类成分
侧柏叶	性状:小枝扁平,叶鳞片状 显微:气孔凹陷型 成分:挥发油类
三尖杉	性状:叶螺旋状排成2列,披针状条形 成分:三尖杉碱

目标检测

目标检测答案
11-1

一、单项选择题

1. 麻黄的采收期为(　　)。

A. 3—4月　　B. 5—6月　　C. 7—8月　　D. 9—10月

2. 气孔保卫细胞侧面观呈哑铃状的药材是(　　)。

A. 银杏叶　　B. 番泻叶　　C. 草麻黄　　D. 川贝母

3. 草麻黄的主要成分是(　　)。

A. 左旋麻黄碱、右旋伪麻黄碱　　B. 左旋伪麻黄碱、右旋伪麻黄碱

C. 左旋甲基麻黄碱、右旋甲基麻黄碱　　D. 左旋去甲基麻黄碱、右旋去甲基麻黄碱

二、多项选择题

1. 下列属于颈卵器植物的有(　　)。

A. 裸子植物　　B. 被子植物　　C. 苔藓植物　　D. 蕨类植物　　E. 藻类植物

2. 麻黄的来源有(　　)。

A. 麻黄　　B. 草麻黄　　C. 中麻黄　　D. 木贼麻黄　　E. 藏麻黄

三、简答题

有一包浅棕色药材粉末,疑为草麻黄,请用显微方法鉴别之。

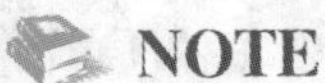

推荐阅读文献

[1] 洪浩，陈虎彪，徐风，等.麻黄药材原植物资源和市场品种调查[J].中国中药杂志，2011,36(5):1129-1132.

[2] 陈未名.红豆杉属(*Taxus*)植物的化学成分和生理活性[J].药学学报，1990,25(3):227-240.

[3] 潘洪平.银杏叶制剂药理作用和临床应用研究进展[J].中国中药杂志，2005,30(2):93-96.

(刘 芳)

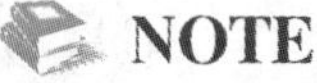

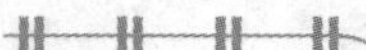

扫码看课件
12-1

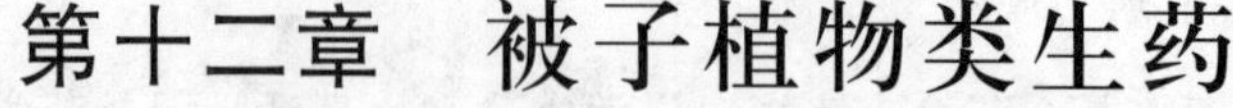

第十二章　被子植物类生药

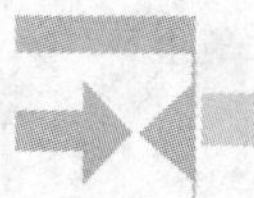

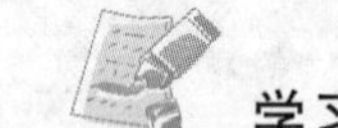

学习目标

1. 掌握：重点科的概述；重点生药的来源、主产地、采收加工、性状特征、显微及理化鉴别特征、主要化学成分、药理作用和功效。
2. 熟悉：其他生药的来源、性状特征、化学成分、药理作用和功效。
3. 了解：非重点科的概况。

我国已知的被子植物有2700多属，约3万种，其中药用种类约11000种，是药用植物最多的类群。大多数生药都来自被子植物。

被子植物的结构复杂而完善，特别是繁殖器官的结构和生殖过程的特点使其种类繁多，适应性极广。被子植物具有多种类型，如水生或陆生，自养或寄生，木本或草本，直立或藤本，常绿或落叶，一年生、二年生或多年生等。

按恩格勒分类系统，被子植物门可分为双子叶植物纲和单子叶植物纲。两纲的主要区别特征见表12-1。

表12-1　双子叶植物纲和单子叶植物纲的区别

项目	双子叶植物纲	单子叶植物纲
根	直根系	须根系
茎	维管束呈环状排列，具形成层	维管束呈散状排列，无形成层
叶	具网状叶脉	具平行或弧形叶脉
花	通常为5或4基数，花粉粒具3个萌发孔	3基数，花粉粒具单个萌发孔
子叶	2枚	1枚

第一节　双子叶植物类生药

一、桑科 Moraceae

本科约有53属，1400余种，分布于热带及亚热带地区。我国有18属，近170种，其中药用种类约55种，全国各地均有分布，长江以南地区较多。重要药用属有桑属（*Morus*）、大麻属（*Cannabis*）等，主要生药有桑白皮、火麻仁等。

【形态特征】　木本，稀草本和藤本，常有乳汁。单叶互生，托叶细小，常早落。花小，单性，雌雄同株或异株，集成柔荑、穗状、头状、隐头状花序；单被，常4～5片，雄花之雄蕊与花被同数且对生；雌花花被有时呈肉质；子房上位，2心皮，合生，通常1室1胚珠。果为小瘦果或小坚果，有的在果期与花被或花轴等形成肉质复果（聚花果）。

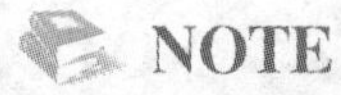

【解剖特征】 本科植物多具有无节乳管，叶中常含碳酸钙结晶(钟乳体)。

【化学特征】 本科植物含多种特有成分及强烈活性成分，如桑色素(morin)、二氢桑色素等黄酮类成分。见血封喉中含有剧毒的见血封喉苷(antiarin)等多种强心苷。大麻属植物含有大麻酚、四氢大麻酚等成分，有致幻作用。

桑白皮 Mori Cortex(附：桑椹)

【来源】 桑科植物桑 *Morus alba* L. 的干燥根皮。

【产地】 全国大部分地区均产，主产于江苏、浙江。

【性状】 呈扭曲的卷筒状、槽状或板片状，长短宽窄不一，厚 1～4 mm。外表面白色或淡黄白色，较平坦，有的残留橙黄色或棕黄色鳞片状粗皮；内表面黄白色或灰黄色，有细纵纹。体轻，质韧，纤维性强，难折断，易纵向撕裂，撕裂时有粉尘飞扬。气微，味微甘。

【化学成分】 主要含有香豆素类成分(如伞形花内酯、东莨菪素)和黄酮类成分(如桑根皮素(morusin)、桑素(mulberrin)等)，并含鞣质类、黏液素类、挥发油类等。

【药理作用】 ①降压作用；②镇静作用。

【功效】 性寒，味甘。泻肺平喘，利水消肿。用于肺热喘咳，水肿胀满尿少，面目肌肤浮肿。

【附注】 **桑椹 Mori Fructus** 桑科植物桑 *Morus alba* L. 的干燥果穗，为聚花果，由多数小瘦果集合而成，呈长圆形，长 1～2 cm，直径 0.5～0.8 cm。黄棕色、棕红色至暗紫色，有短果序梗。小瘦果卵圆形，稍扁，长约 2 mm，宽约 1 mm，外具肉质花被片 4 枚。气微，味微酸而甜。性寒，味甘、酸。滋阴补血，生津润燥。用于眩晕耳鸣，心悸失眠，须发早白，津伤口渴，内热消渴，肠燥便秘。

火麻仁 Cannabis Fructus(附：大麻)

【来源】 桑科植物大麻 *Cannabis sativa* L. 的干燥成熟果实。

【产地】 全国各地有栽培。

【性状】 呈卵圆形，长 4～5.5 mm，直径 2.5～4 mm。表面灰绿色或灰黄色，有微细的白色或棕色网纹，两边有棱，顶端略尖，基部有 1 圆形果梗痕。果皮薄而脆，易破碎。种皮绿色，子叶 2，乳白色，富油性。气微，味淡。

【化学成分】 主要含有脂肪酸，如亚油酸、亚麻酸、油酸等，和生物碱类成分，如胆碱、胡芦巴碱(trigonelline)等。

【药理作用】 ①降压作用；②致泻作用。

【功效】 性平，味甘。润肠通便。用于血虚津亏，肠燥便秘。

桑科小结

桑科	学习要点
特征	常有乳汁；叶多互生，托叶小，早落；花单性
化学成分	黄酮类、酚类
常见生药	桑白皮、火麻仁
桑白皮	性状：外表面白色；质韧，纤维性强 成分：香豆素类、黄酮类
火麻仁	性状：表面灰绿色，有棕色网纹 成分：葫芦巴碱

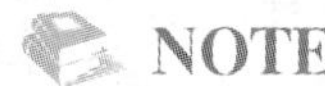

二、马兜铃科 Aristolochiaceae

本科约有 8 属，600 种，我国产 4 属，70 余种。重要药用属有细辛属(*Asarum*)、马兜铃属(*Aristolochia*)等，主要生药有细辛、马兜铃、天仙藤、寻骨风等。

【形态特征】 多年生草本或藤本。单叶互生，叶片多为心形或盾形，全缘，稀 3～5 裂；无托叶，花两性，单被，辐射对称或左右对称，花被下部合生成管状，顶端 3 裂或向一侧扩大，雄蕊常 6～12；心皮 4～6，合生，子房下位或半下位，4～6 室，柱头 4～6 裂；中轴胎座，胚珠多数。蒴果，背缝开裂或腹缝开裂，少数不开裂。种子多数，有胚乳。

【解剖特征】 ①茎维管束多数，外韧形，射线明显，初生射线宽而长，次生射线较窄而短，使维管束相互分离形成特异的形状。②中柱鞘一般为厚壁组织。③叶表皮上的毛茸多单列，有的顶端细胞钩状，角质层常具颗粒，上表皮或下表皮有乳突。气孔不定式。④草酸钙结晶常见，为小方晶、针晶或簇晶。⑤分泌细胞存在于茎、叶、花、果实和种子中。

【化学特征】 本科植物含有生物碱类、挥发油类及硝基菲类成分等。马兜铃酸为本科特征性成分，有肾脏毒性。①硝基菲类：如马兜铃酸、马兜铃内酰胺等。②挥发油类：主要分布于马兜铃属和细辛属中，油中主要成分为单萜、倍半萜和苯丙烯类。③生物碱类：如木兰碱、轮环藤酚碱等。④黄酮类：如异槲皮苷、芸香苷等。

细辛 Asari Radix et Rhizoma

【来源】 马兜铃科植物北细辛 *Asarum heterotropoides* Fr. Schmidt var. *mandshuricum* (Maxim.) Kitag.、汉城细辛 *Asarum sieboldii* Miq. var. *seoulense* Nakai 或华细辛 *Asarum sieboldii* Miq. 的干燥根和根茎。前两种习称“辽细辛”。

【产地】 北细辛主产于辽宁、吉林、黑龙江等地，产量大，销全国并出口。汉城细辛主产于辽宁、吉林，多自产自销。华细辛主产于山东、安徽、陕西、四川、湖北等地，产量少。

【性状】 北细辛常卷缩成团。根茎横生呈不规则圆柱状，具短分枝，长 1～10 cm，直径 0.2～0.4 cm。表面灰棕色，粗糙，有环节，节间长 0.2～0.3 cm，分枝顶端有碗状的茎痕。根细长，密生节上，长 10～20 cm，直径 0.1 cm。表面灰黄色，平滑或具纵皱纹。有须根及须根痕。质脆，易折断，断面平坦，黄白色或白色。气辛香，味辛辣，麻舌。汉城细辛根茎直径 0.1～0.5 cm，节间长 0.1～1 cm。华细辛根茎长 5～20 cm，直径 0.1～0.2 cm，节间长 0.2～1 cm。气味较弱。

知识拓展 12-1

【化学成分】 细辛全草主要含挥发油，油中主要成分为甲基丁香酚(methyl eugenol)、黄樟醚(safrole)、细辛醚(asaricin)、榄香脂素(elemicin)等。另含去甲乌药碱(higenamine)、派立托胺(pellitorine)、细辛脂素(asarone)、L-芝麻脂素(L-sesamin)、*N*-异丁基十四碳四烯酰胺(*N*-isobutyldodecatetraenamide)等。本品中马兜铃酸Ⅰ($C_{11}H_{11}NO_7$)的含量不得过 0.001%；挥发油的含量不得少于 2.0%；细辛脂素($C_{20}H_{18}O_6$)的含量不得少于 0.050%。

【药理作用】 ①挥发油具有解热、镇痛、镇静、抗炎、降压、局麻、松弛支气管平滑肌等作用；②细辛醚具有平喘、祛痰作用；③乙醇提取物有抑菌作用；④去甲乌药碱有强心作用；⑤黄樟醚有抗真菌活性，但有致癌作用。

【功效】 性温，味辛。解表散寒，祛风止痛，通窍，温肺化饮。用于风寒感冒，头痛，牙痛，鼻塞流涕，鼻鼽，鼻渊，风湿痹痛，痰饮喘咳。不宜与藜芦同用。

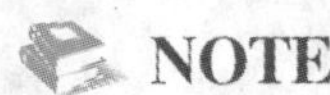

马兜铃科小结

马兜铃科	学习要点
特征	草本,花被下部合生成管状,顶端3裂或向一侧扩大
化学成分	生物碱类、挥发油类
常见生药	细辛
细辛	性状:根细长,表面灰黄色,气辛香,味辛辣,麻舌 成分:挥发油类

三、蓼科* Polygonaceae

本科约有50属,1150种。我国有13属,235种。重要药用属有大黄属(*Rheum*)、蓼属(*Polygonum*)、酸模属(*Rumex*)等,主要生药有大黄、何首乌、虎杖等。

【形态特征】 多为草本。茎节常膨大。单叶互生;托叶膜质,包于茎节形成托叶鞘。花多两性;单被,花被片3~6,常花瓣状;子房上位,1室,1胚珠,基生胎座。瘦果或小坚果,常包于宿存花被内。

【解剖特征】 ①叶多为异面型,毛茸广泛存在;蓼属植物叶常有分泌细胞或分泌腔。②茎的表皮下常有厚角组织束或厚壁组织群;木栓层常发生于表皮下,中柱鞘部位常有厚壁组织环或纤维束。③少数种根茎或根常有异型维管束,如髓部维管束(大黄属)、皮层维管束(蓼属)、内生韧皮部,束间韧皮部束,半圆形维管束群(沙拐枣属)。木质部具典型的单纹孔分隔纤维。草酸钙簇晶较普遍。

【化学特征】 本科植物普遍含蒽醌类、芪类、鞣质类及黄酮类成分,有些属还含芪类化合物。①蒽醌类:蒽醌类衍生物广泛存在于大黄属、酸模属和蓼属。有的是游离状态,如大黄素、大黄酚、大黄素甲醚、芦荟大黄素及大黄酸等;有的结合成糖苷,如番泻苷A、番泻苷B、番泻苷C、番泻苷D。②芪类:芪类成分存在于蓼属和大黄属,如虎杖含3,4,5-三羟基芪-4-β-D-葡萄糖苷;河套大黄含土大黄苷。③鞣质类:如没食子酰葡萄糖、α-儿茶素、没食子酸、大黄四聚素、大黄鞣质等。④黄酮类:本科植物茎叶中含有多种黄酮类成分,常见的有芸香苷、萹蓄苷、虎杖黄酮苷、金丝桃苷等。

【重点生药】

大黄* Rhei Radix et Rhizoma

(英) Rhubarb

案例导入

有一种市售大黄,与正品大黄性状相似,但外表颜色较深,根茎横切面髓部无"星点",紫外光灯下观察,显亮蓝紫色荧光。

问题:

1. 该批大黄是否为正品大黄?能否作为正品大黄入药?
2. 可能是哪些植物的根冒充的?

案例解析 12-1

【来源】 蓼科植物掌叶大黄 *Rheum palmatum* L.、唐古特大黄 *Rheum tanguticum* Maxim. et Balf. 或药用大黄 *Rheum officinale* Baill. 的干燥根和根茎。

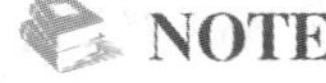

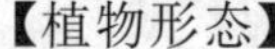

【植物形态】

1. 掌叶大黄 多年生草本。根及根茎肥厚，黄褐色。茎直立，中空。基生叶宽卵形或近圆形，掌状半裂；茎生叶较小，有短柄；托叶鞘膜质筒状。圆锥花序顶生；花小，数朵成簇，紫红色或带红紫色；花被片 6。瘦果三棱状，具翅。

掌叶大黄植物图

2. 唐古特大黄 叶片掌状深裂，裂片披针形或窄线形。

3. 药用大黄 叶片掌状浅裂，裂片宽三角形。花较大，黄白色。

【产地】 掌叶大黄主产于甘肃、青海、西藏与四川，产量占大黄的大部分；唐古特大黄主产于青海与甘肃；药用大黄产于四川、云南、贵州与陕西南部，产量很小。

【采制】 10—11 月地上部分枯萎时，或 4—5 月未开花前采挖生长 3 年以上的植物地下部分，除去顶芽及细根，刮去外皮，根茎按大小横切或纵切成厚片或瓣状或马蹄状，也有加工成卵圆形和圆柱形的。粗根截成段。焙干或阴干。出口商品需除尽外皮。

【性状】

1. 根茎 ①呈类圆柱形、圆锥形、卵圆形或不规则块状或段状，长 3～17 cm，直径 3～10 cm。②除尽外皮者，表面黄棕色或红棕色，较平滑，可见类白色网状纹理（锦纹）；有时可见放射状纹理（星点）；残留的外皮或外皮未去除者表面暗棕色，有纵横粗皱纹。③质坚实，有的中心较松软。④断面淡红棕色或黄棕色，颗粒性；皮部极窄，髓部宽广，有多数星点（异型维管束）在髓周排成环或散在。⑤气清香，味苦而微涩，嚼之粘牙，有沙粒感，唾液染成黄色。

2. 根 呈圆柱形或类圆柱形，大小不等，质较坚实，断面形成层环明显，木质部发达，深色射线自中心射出，无星点。

大黄生药图

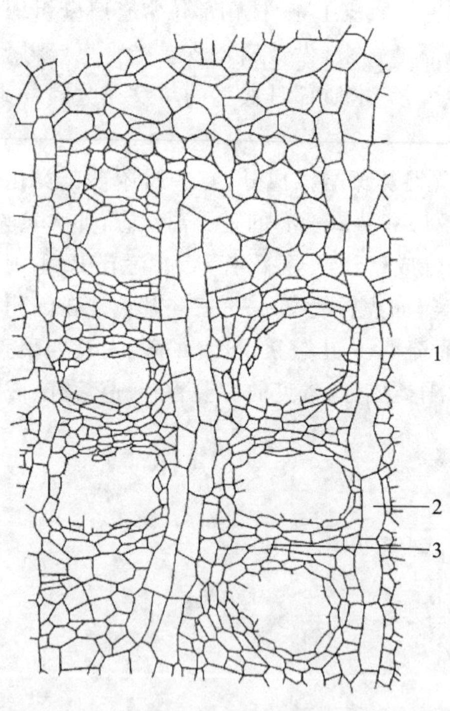

图 12-1 唐古特大黄（根）横切面韧皮部详图

1. 黏液腔；2. 韧皮射线；3. 韧皮薄壁细胞

【显微特征】

1. 根横切面 ①根木栓层和栓内层大多已除去。②韧皮部筛管群明显；薄壁组织发达。③形成层成环。④木质部射线较密，宽 2～4 列细胞，内含棕色物；导管非木化，常 1 至数个相聚，稀疏排列。⑤薄壁细胞含草酸钙簇晶，并含多数淀粉粒（图 12-1）。

2. 根茎横切面 髓部宽广，其中常见黏液腔，内有红棕色物；异型维管束散在，形成层成环，木质部位于形成层外方，韧皮部位于形成层内方，射线呈星状射出（图 12-2）。

3. 粉末 黄棕色。①草酸钙簇晶众多，完整者直径 21～135 μm，晶瓣先端大多短钝。②导管主要为网纹导管和具缘纹孔导管，直径约 160 μm，壁非木化或微木化，具缘纹孔椭圆形或斜方形，有的横向延长。另有螺纹导管和环纹导管。③淀粉粒大多类球形，直径 3～44 μm，脐点星状、点状、飞鸟状或裂隙状；复粒由 2～12 分粒组成（图 12-3）。

【化学成分】 根及根茎主要含蒽醌衍生物 1.5%～5.3%，鞣质类约 5%，苯丁酮苷类约 0.2%，芪类约 0.2%，以及色原酮类、有机酸、糖等。

蒽醌衍生物包括：①游离蒽醌及其苷类：大黄酸（rhein）、大黄素（emodin）、大黄酚（chrysophanol）、芦荟大黄素（aloe-emodin）、大黄素甲醚（physcion）以及它们的单葡萄糖苷与大黄酸苷（rheinoside）A～D，后两类苷有一定的泻下作用。掌叶大黄还含大黄酚的双葡萄糖苷。②二蒽酮苷类：番泻苷（sennoside）A～F，是大黄的主要泻下成分。

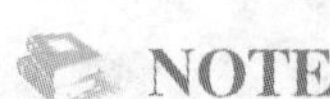

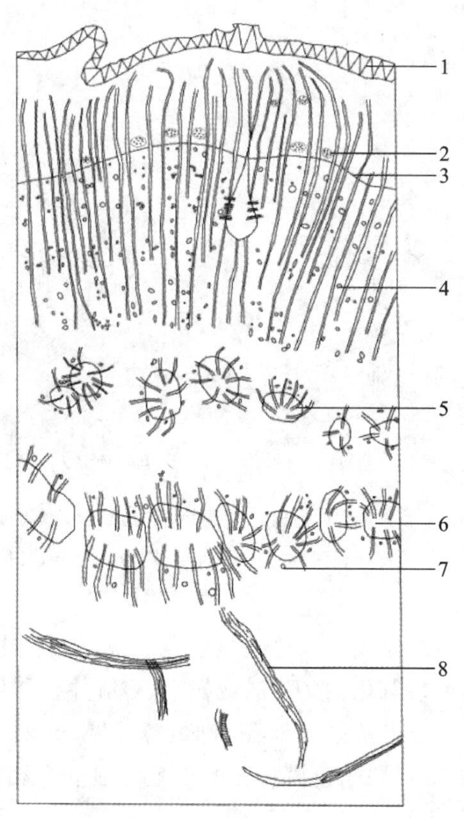

图 12-2 掌叶大黄(根茎)横切面简图

1.木栓层;2.黏液腔;3.形成层;4.导管;5.偏心型星点;6.同心型星点;7.木质部;8.髓中异型维管束

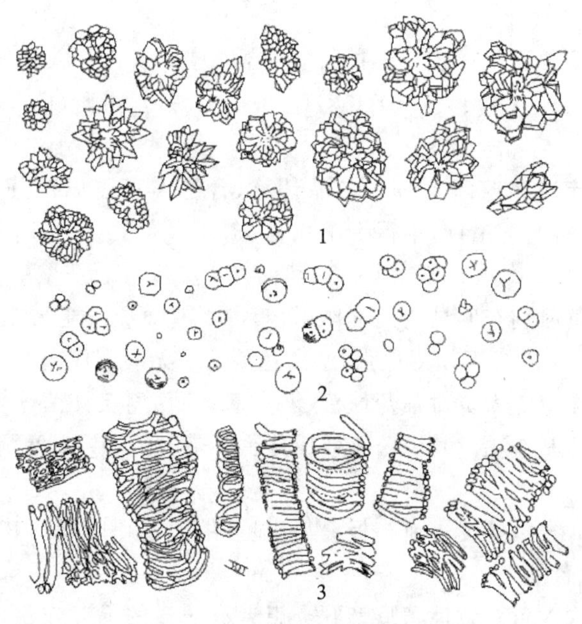

图 12-3 掌叶大黄(根茎)粉末图

1.草酸钙簇晶;2.淀粉粒;3.导管

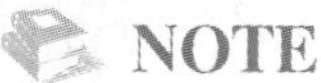

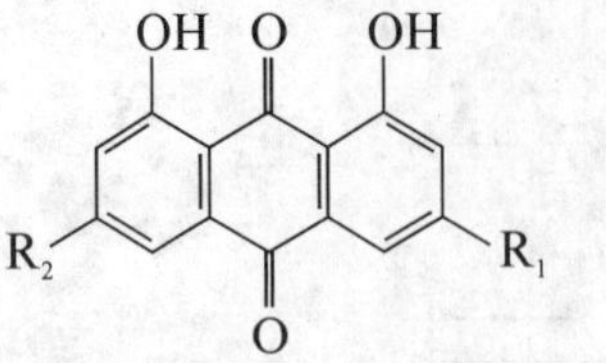

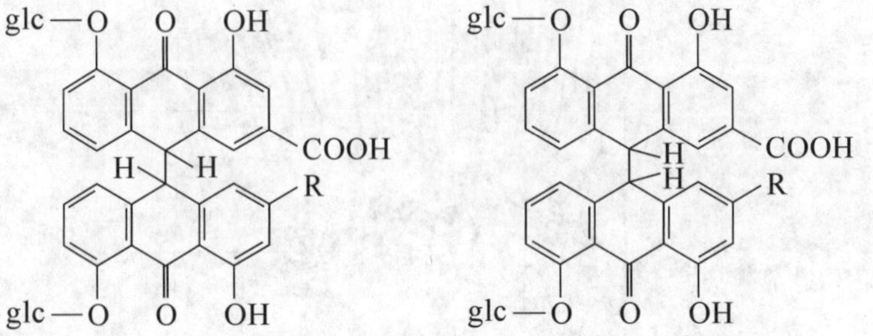

番泻苷 A　R=COOH　　番泻苷 B　R=COOH

番泻苷 C　R=CH_2OH　　番泻苷 D　R=CH_2OH

【理化鉴别】

1. 羟基蒽醌类反应　本品断面或粉末遇碱显红色。取本品粉末微量升华，得黄色针状结晶，高温得羽毛状结晶，结晶加氢氧化钠（钾）液或氨水，溶解并显红色。

2. TLC　以大黄对照药材及大黄酸对照品对照，薄层展开，置于紫外光灯（365 nm）下检视，供试品色谱在与对照药材或对照品色谱相应的位置上显 5 个相同橙黄色主斑点或相同橙黄色斑点，经氨气熏后斑点变为红色。

【检查】　土大黄苷：生药粉末甲醇超声提取，作为供试品溶液，与土大黄苷对照品甲醇溶液（临用新制）在聚酰胺薄膜上共薄层展开，置于紫外光灯（365 nm）下检视，供试品色谱中，在与对照品色谱相应的位置上，不得显相同的亮蓝色荧光斑点。

【含量测定】

1. 采用 HPLC 测定总蒽醌　按干燥品计算，含总蒽醌以芦荟大黄素（$C_{15}H_{10}O_5$）、大黄酸（$C_{15}H_8O_6$）、大黄素（$C_{15}H_{10}O_5$）、大黄酚（$C_{15}H_{10}O_4$）和大黄素甲醚（$C_{16}H_{12}O_5$）的总量计，不得少于 1.50%。

2. 采用 HPLC 测定游离蒽醌　按干燥品计算，含游离蒽醌以芦荟大黄素、大黄酸、大黄素、大黄酚和大黄素甲醚的总量计，不得少于 0.20%。

【药理作用】

1. 泻下作用　大黄煎剂有明显的泻下作用，其泻下有效成分主要是番泻苷类与大黄酸苷等结合蒽醌，以番泻苷 A 的泻下作用最强，游离蒽醌几乎无泻下作用。

2. 抗病原微生物作用　大黄对葡萄球菌、淋病双球菌、痢疾杆菌等多种细菌，流感病毒以及常见致病真菌均有抑制作用。其抗菌有效成分主要是 1,8-二羟基蒽醌类，如大黄素、芦荟大黄素等。

3. 止血活血作用　大黄能促进血小板聚集，显著缩短凝血时间。其止血有效成分主要是儿茶素、没食子酸和大黄酚。

4. 保肝利胆作用　大黄对急性黄疸型肝炎患者有明显的退黄作用，能降低血清谷丙转氨酶（SGPT）、减轻肝脏损害。大黄素和大黄酸能促进胆汁分泌，松弛胆道括约肌。

此外，大黄尚有抗炎、镇痛、改善肾功能、降低血清尿素氮（鞣质类）、抗肿瘤（大黄酸、大黄素）、抗实验性胃溃疡以及降血脂和减肥等作用。

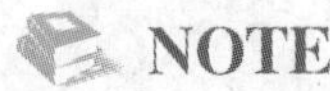

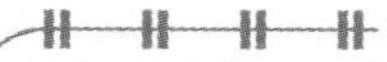

【功效】 性寒，味苦。泻下攻积，清热泻火，凉血解毒，逐瘀通经，利湿退黄。用于实热积滞便秘，血热吐衄，目赤咽肿，痈肿疔疮，肠痈腹痛，瘀血经闭，产后瘀阻，跌打损伤，湿热痢疾，黄疸尿赤，淋证，水肿；外治烧烫伤。

【附注】 同属一些植物在部分地区或民间称"山大黄"或"土大黄"等而作药用。有时与上述 3 种正品大黄混淆。主要有河套大黄 *R. hotaoense* C. Y. Cheng et C. T. Kao、华北大黄 *R. franzenbackii* Münt. 及天山大黄 *R. wittrockii* Lundstr. 等。上述品种也含游离的和结合的蒽醌类成分，但多数不含或仅含少量的大黄酸和番泻苷，而含土大黄苷，故其断面在紫外光灯下显亮蓝紫色荧光。通常根茎断面髓部无星点构造，泻下作用较正品大黄弱，多外用作收敛止血药，或作兽药和工业染料。

何首乌* Polygoni Multiflori Radix

(英)Fleeceflower Root

案例导入

市场上有一种白首乌，一种赤首乌，两者在性状方面相似，但断面颜色不同，根横切面仅赤首乌有"云锦花纹"。

问题：

1. 哪种首乌是正品何首乌？
2. 另一种首乌可能是哪些植物的根冒充的？

案例解析 12-2

【来源】 蓼科植物何首乌 *Polygonum multiflorum* Thunb. 的干燥块根。

【植物形态】 多年生缠绕草本。根末端肥大呈不整齐块状。叶互生，具长柄；叶片心形，全缘；托叶鞘膜质。圆锥花序顶生或腋生，花多数，白色。瘦果椭圆形，有三棱，包于宿存的翅状花被内。

【产地】 主产于河南、湖北、广西、广东、贵州、四川、江苏，销全国及出口。此外，湖南、山西、浙江、安徽、江西、山东、云南等省亦产，多自产自销。

何首乌植物图

【采制】 秋、冬二季叶枯时采挖块根，切去两端，洗净，个大者可再对半剖开，或切片晒干。生用，或用黑豆汁拌匀，蒸成制首乌。

【性状】

1. 何首乌 ①呈团块状或不规则纺锤形，长 6～15 cm，直径 4～12 cm。②表面红棕色或红褐色，皱缩不平，有浅沟，并有横长皮孔样突起和细根痕。③体重，质坚实，不易折断，断面浅黄棕色或浅红棕色，显粉性，皮部有 4～11 个类圆形异型维管束环列，形成云锦状花纹，中央木部较大，有的呈木心。④气微，味微苦而甘涩。

2. 制首乌 多为不规则皱缩状的块片，厚约 1 cm，表面黑褐色或棕褐色，凹凸不平，质坚硬，断面角质样，棕褐色或黑色。气微，味微甘而苦涩。

何首乌生药图

【显微特征】

1. 块根横切面 ①木栓层为数列细胞，充满红棕色物。②韧皮部较宽广，散有类圆形异型维管束(复合维管束)4～11 个，为外韧型，导管稀少。③根中央形成层成环；木质部导管较少，周围有管胞和少数木纤维。④薄壁细胞含草酸钙簇晶及淀粉粒(图 12-4)。

2. 粉末 黄棕色。①草酸钙簇晶较多，直径 10～80(160) μm，偶见簇晶与较大的方形结晶合生。②棕色细胞类圆形或椭圆形，壁稍厚，胞腔内充满淡黄棕色、棕色或红棕色物，并含淀粉粒。③淀粉粒众多，单粒类圆形，直径 4～50 μm，脐点"人"字形、星状或三叉状，大粒者隐约

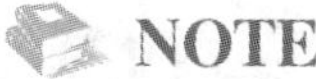

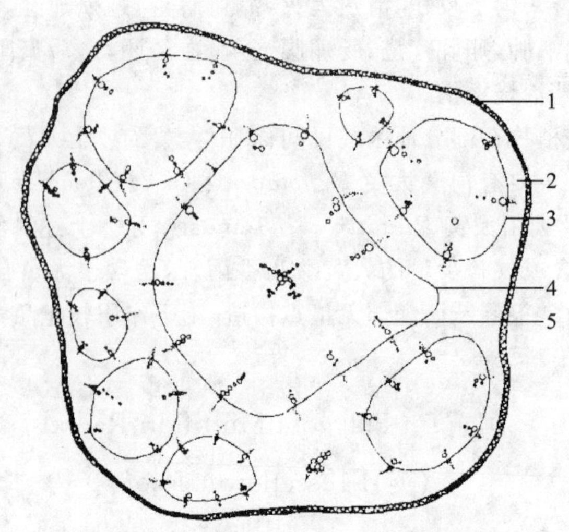

图 12-4　何首乌(块根)横切面简图

1. 木栓层；2. 皮层；3. 异型维管束；4. 形成层；5. 木质部

可见层纹；复粒由 2～9 分粒组成。④木纤维多成束，细长，直径 17～34 μm，有斜纹孔。此外，可见导管、木栓细胞、棕色块(图 12-5)。

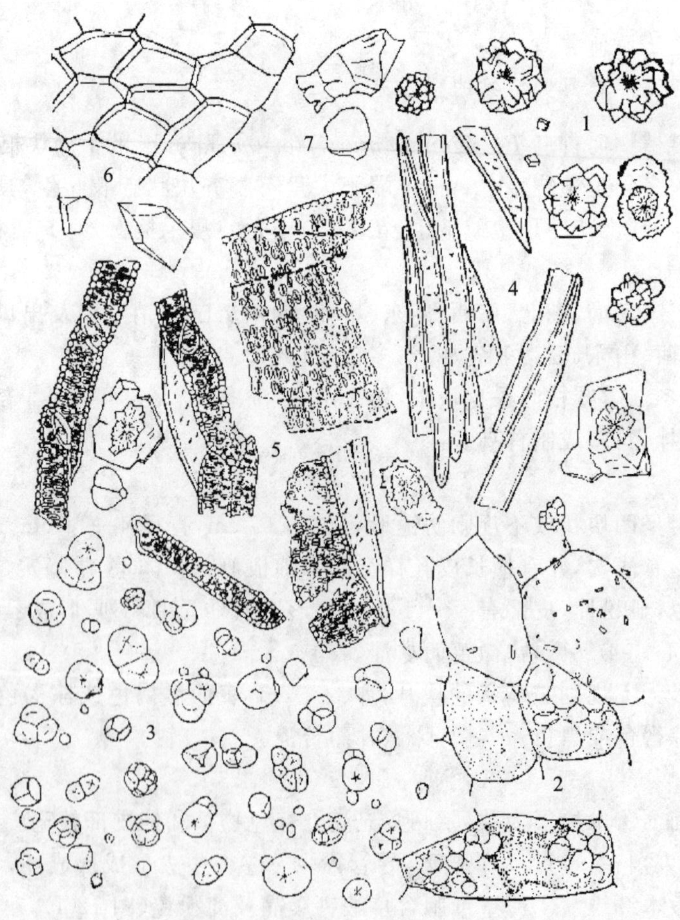

图 12-5　何首乌(块根)粉末图

1. 草酸钙簇晶；2. 棕色细胞；3. 淀粉粒；4. 木纤维；5. 导管；6. 木栓细胞；7. 棕色块

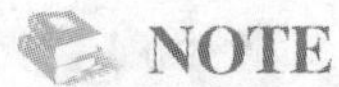

【化学成分】 ①蒽醌衍生物约1.1%，主要为大黄素、大黄酚、大黄素甲醚、大黄酸、大黄酚蒽酮。②芪类，如2,3,5,4′-四羟基二苯乙烯-2-*O*-β-D-葡萄糖苷、白藜芦醇。③鞣质类，如儿茶素、表儿茶素、3-*O*-没食子酰原矢车菊素 B_1（3-*O*-galloyl-procyanidin B_1）以及3,3′-双-*O*-没食子酰原矢车菊素 B_2（3,3′-di-*O*-galloyl-procyanidin B_2）等。④卵磷脂（lecithin）约3.7%。

OH HO O—glc OH

2,3,4,5′-四羟基二苯乙烯-2-*O*-β-D-葡萄糖苷

【理化鉴别】 TLC：以何首乌对照药材对照，薄层展开，置于紫外光灯（365 nm）下检视，供试品色谱在与对照药材色谱相应的位置上显相同颜色的荧光斑点。

【含量测定】

1. 采用HPLC测定 按干燥品计算，含2,3,5,4′-四羟基二苯乙烯-2-*O*-β-D-葡萄糖苷（$C_{20}H_{22}O_9$）不得少于1.0%。

2. 采用HPLC测定结合蒽醌 按干燥品计算，含结合蒽醌以大黄素（$C_{15}H_{10}O_5$）和大黄素甲醚（$C_{16}H_{12}O_5$）的总量计，不得少于0.10%。

【药理作用】

1. 抗氧化作用 何首乌能增强机体超氧化物歧化酶（SOD）的活性，降低单胺氧化酶-B（MAO-B）的活性及脂褐质含量。

2. 降血脂作用 何首乌能阻止胆固醇在肝内沉积，降低血清胆固醇，具有减轻动脉粥样硬化的作用。

3. 强心作用 何首乌对离体蛙心有增强心肌收缩力的作用，尤其对疲劳心脏作用更显著。

此外，何首乌还有抗菌、改善记忆、抗辐射损伤、保肝等作用。

【功效】 性微温，味苦、甘、涩。解毒，消痈，截疟，润肠通便。用于疮痈，瘰疬，风疹瘙痒，久疟体虚，肠燥便秘。制何首乌补肝肾，益精血，乌须发，强筋骨，化浊降脂。用于血虚萎黄，眩晕耳鸣，须发早白，腰膝酸软，肢体麻木，崩漏带下，高脂血症。

【附注】 **首乌藤（夜交藤）Polygoni Multiflori Caulis** 蓼科植物何首乌 *Polygonum multiflorum* Thunb. 的干燥藤茎。茎呈长圆柱形，稍扭曲，有分枝，长短不一，直径4～7 mm。表面紫红色或紫褐色，粗糙，具扭曲的纵皱纹，节部略膨大，有侧枝痕，外皮菲薄，可剥离。质脆，易折断，断面皮部紫红色，木部黄白色或淡棕色，导管孔明显，髓部疏松，类白色。切段者为圆柱形的段，外表面紫红色或紫褐色，切面皮部紫红色，木部黄白色或淡棕色，导管孔明显，髓部疏松，类白色。《中国药典》（2020年版）规定本品含2,3,5,4′-四羟基二苯乙烯-2-*O*-β-D-葡萄糖苷不得少于0.2%。气微，味微苦涩。养血安神，祛风通络。用于失眠多梦，血虚身痛，风湿痹痛，皮肤瘙痒。

虎杖 Polygoni Cuspidati Rhizoma et Radix

【来源】 蓼科植物虎杖 *Polygonum cuspidatum* Sieb. et Zucc. 的干燥根茎和根。

【产地】 主产于江苏、浙江、安徽、广东等省。

【性状】 多呈圆柱形短段或不规则厚片，长1～7 cm，直径0.5～2.5 cm，外皮棕褐色，有纵皱纹及须根痕。切面皮部较薄，木部宽广，棕黄色，射线放射状，皮部与木部较易分离，根茎髓中有隔或呈空洞状。质坚硬。气微，味微苦、涩。

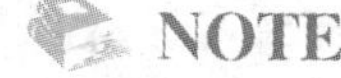
NOTE

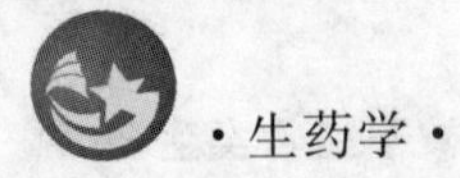

【化学成分】 主要含游离蒽醌衍生物，如大黄素、大黄素甲醚、大黄酚等，为抗菌成分；并含芪类成分，如抗菌成分白藜芦醇(resveratrol)，镇咳及降血脂成分虎杖苷(polydatin)；尚含鞣质类、黄酮类等酚性化合物。本品中大黄素($C_{15}H_{10}O_5$)的含量不得少于0.60%；虎杖苷($C_{20}H_{22}O_8$)的含量不得少于0.15%。

【药理作用】 ①抑制多种病原微生物的作用；②止血作用；③镇痛作用；④降血脂作用。

【功效】 性微寒，味微苦。利湿退黄，清热解毒，散瘀止痛，止咳化痰。用于湿热黄疸，淋浊，带下，风湿痹痛，痈肿疮毒，水火烫伤，经闭，癥瘕，跌打损伤，肺热咳嗽。

蓼科小结

蓼科	学习要点
特征	草本，茎节膨大；单叶互生，托叶鞘
化学成分	蒽醌类、芪类、鞣质类
常见生药	大黄、何首乌、虎杖
大黄	性状：马蹄型；“锦纹”；“星点”(异型维管束) 显微：草酸钙簇晶大而多 成分：结合性蒽醌
何首乌	性状：云锦状花纹(异型维管束) 显微：草酸钙簇晶众多 成分：卵磷脂；蒽醌衍生物；芪类
虎杖	性状：根茎髓中有隔或呈空洞状 成分：蒽醌衍生物；虎杖苷

蓼科目标检测

目标检测答案

12-1

一、单项选择题

1. 大黄粉末或饮片在紫外下显(　　)荧光。

A. 棕色　　B. 亮蓝紫色　　C. 浅蓝色　　D. 黄绿色

2. 大黄中主要含有的有效成分是(　　)。

A. 皂苷　　B. 生物碱　　C. 蒽醌类　　D. 黄酮

3. 何首乌的药用部位为(　　)。

A. 根　　B. 根及根茎　　C. 根茎　　D. 茎

4. 何首乌与大豆共同含有的有效成分为(　　)。

A. 皂苷　　B. 生物碱　　C. 卵磷脂　　D. 黄酮

二、多项选择题

1. 来源于蓼科的植物有(　　)。

A. 大黄　　B. 天山大黄　　C. 何首乌　　D. 虎杖　　E. 河套大黄

2. 具有异型维管束的生药有(　　)。

A. 大黄　　B. 土大黄　　C. 何首乌　　D. 虎杖　　E. 河套大黄

3. 具有微量升华的生药有(　　)。

A. 麻黄　　B. 大黄　　C. 何首乌　　D. 虎杖　　E. 狗脊

4. 含有草酸钙簇晶的生药有(　　)。

A. 细辛　　B. 大黄　　C. 何首乌　　D. 桑白皮　　E. 虎杖

NOTE

三、名词解释

1. 星点

2. 云锦样花纹

3. 锦纹

四、简答题

1. 大黄的蒽醌类成分主要有哪些药理作用？

2. 大黄具有抗菌药理作用的主要有效成分是什么？

推荐阅读文献

[1] 郑俊华，果德安. 大黄的现代研究[M]. 北京：北京大学医学出版社，2007.

[2] 方文君，谭兴起，胡永胜，等. 中药何首乌肝毒性物质基础及其毒性机制研究[J]. 海峡药学，2015，27(6)：41-43.

四、苋科 Amaranthaceae

本科约有 60 属 850 种，我国约有 13 属 39 种。重要药用属有牛膝属（*Achyranthes*）、青葙属（*Celosia*）、杯苋属（*Cyathula*）等，主要生药有牛膝、川牛膝、青葙子等。

【形态特征】 多为草本，叶互生或对生，无托叶。花常两性，排成穗状花序、圆锥状或头状聚伞花序；单被，花被片 3～5，干膜质，每花下常有 1 干膜质苞片及 2 小苞片，雄蕊 1～5；子房上位，心皮 2～3，合生，1 室，胚珠 1 枚，稀多数。胞果，稀为浆果或坚果。种子有胚乳。

【解剖特征】 本科植物根或茎内之维管束排列成多个同心环，或多少不规则。

【化学特征】 本科植物常含花色素、甜菜黄素（betaxanthin）和甜菜碱（betaine）；有的含皂苷和昆虫变态激素。

牛膝 Achyranthis Bidentatae Radix（附：川牛膝）

【来源】 苋科植物牛膝 *Achyranthes bidentata* Bl. 的干燥根。

【产地】 主产于河南武陟、沁阳等地。河北、山西、山东、江苏等省亦产，为栽培品。

【性状】 呈细长圆柱形，有时稍弯曲，上端较粗，下端渐细，长 15～70 cm，直径 0.4～1 cm。表面灰黄色或淡棕色，有扭曲细纵皱纹、横长皮孔及稀疏的细根痕。质硬脆，易折断，受潮则变柔软。断面平坦，黄棕色，微呈角质样而油润，中心维管束木部较大，黄白色，其外围散有多数点状维管束，排列成 2～4 轮。气微，味微甜而稍苦涩。

【化学成分】 含皂苷、羟基促脱皮甾酮（ecdysterone）和牛膝甾酮（inokosterone）等，皂苷水解得齐墩果酸（oleanolic acid）。另含 β-谷甾醇、豆甾烯醇、红苋甾醇（rubrosterone）、琥珀酸、肽多糖 ABAB（有免疫活性）以及活性寡糖 ABS 等。钠、镁、钙、铁、锌、锰含量丰富，钾的含量高。本品中 β-蜕皮甾酮（$C_{27}H_{44}O_7$）的含量不得少于 0.030%。

【药理作用】 ①牛膝皂苷有兴奋子宫平滑肌和抗生育作用；②牛膝多糖有增强免疫作用；③延缓衰老、降血糖、抗病毒、镇痛等作用。

【功效】 性平，味苦、甘、酸；逐瘀通经，补肝肾，强筋骨，利尿通淋，引血下行。用于经闭，痛经，腰膝酸痛，筋骨无力，淋证，水肿，头痛，眩晕，牙痛，口疮，吐血，衄血。

【附注】 **川牛膝 Cyathulae Radix** 苋科植物川牛膝 *Cyathula officinalis* Kuan 的干燥根。主产于四川、云南、贵州等省。野生或栽培。秋、冬二季采挖，除去芦头、须根及泥沙，炕或晒至半干，堆放回润，再炕干或晒干。呈近圆柱形，微扭曲，向下略细或有少数分枝，长 30～60 cm，直径 0.5～3 cm。表面黄棕色或灰褐色，有纵皱纹及侧根痕，可见多数横向突起的皮孔，顶端有时残留根茎和茎基。质坚韧，不易折断，断面浅黄色或棕黄色，维管束点状，排列成数轮同心环。气微，味甜。川牛膝含杯苋甾酮（cyasterone）、异杯苋甾酮（isocyasterone）等甾类化合

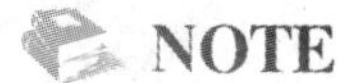

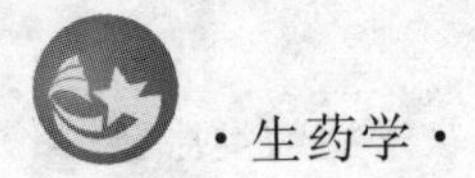

物，并含有甜菜碱、阿魏酸、多糖等。本品中杯苋甾酮($C_{29}H_{44}O_8$)的含量不得少于0.030%。川牛膝有兴奋子宫、抗生育、增强免疫、保肝、利胆、改善微循环等作用。本品性平，味甘、微苦。逐瘀通经，通利关节，利尿通淋。用于经闭癥瘕，胞衣不下，跌扑损伤，风湿痹痛，足痿痉挛。孕妇慎用。

苋科小结

苋科	学习要点
特征	草本，花单被，多为干膜质，胞果
化学成分	皂苷、昆虫变态激素
常见生药	牛膝、川牛膝
牛膝	性状：断面有多数点状维管束，排列成2～4轮（异型维管束） 成分：皂苷、羟基促脱皮甾酮

五、石竹科 Caryophyllaceae

本科约有75(80)属2000种，广布于全球。我国有30属，约388种，分布于全国各省区。重要药用属有石竹属(*Dianthus*)、繁缕属(*Stellaria*)等，主要生药有银柴胡、太子参、瞿麦等。

【形态特征】 多为草本。茎节常膨大。单叶对生，全缘，常于基部连合。花两性，辐射对称，多成聚伞花序；萼片4～5，分离或合生；花瓣4～5，常具爪；雄蕊常8～10枚，子房上位，2～5心皮组成1室，特立中央胎座，胚珠多数。蒴果，齿裂或瓣裂，稀浆果。

【化学特征】 本科植物含皂苷、黄酮类及花色素类。

银柴胡 Stellariae Radix

【来源】 石竹科植物银柴胡 *Stellaria dichotoma* L. var. *lanceolata* Bge. 的干燥根。

【产地】 主产于宁夏、甘肃、陕西、内蒙古等地。宁夏、内蒙古等地有栽培。

【性状】 呈类圆柱形，偶有分枝，长15～40 cm，直径0.5～2.5 cm，表面浅棕黄色至浅棕色，有扭曲的纵皱纹及支根痕，多具孔穴状或盘状小凹坑，习称"砂眼"；根头部略膨大，有多数密集的呈疣状突起的芽苞或茎的残基，习称"珍珠盘"。质硬而脆，易折断，断面不平坦，较疏松，有裂隙，皮部甚薄，木部有黄白色相间的放射状纹理。气微，味甘。

栽培品有分枝，下部多扭曲，直径0.6～1.2 cm。表面浅棕黄色或浅黄棕色，纵皱纹细腻明显，细支根痕多呈点状凹陷。几无砂眼。根头部有多数疣状突起。折断面质地较紧密，几无裂隙，略显粉性，木部放射状纹理不甚明显。味微甜。

【化学成分】 主要含有甾醇类，如α-菠菜甾醇、α-菠菜甾醇-葡萄糖苷、7-豆甾烯醇等；环肽类，如银柴胡环肽Ⅰ；以及生物碱类、挥发油类等化学成分。

【药理作用】 ①降胆固醇作用；②抗菌、抗炎作用。

【功效】 性微寒，味甘。清虚热，除疳热。用于阴虚发热，骨蒸劳热，小儿疳热。

王不留行 Vaccariae Semen

【来源】 石竹科植物麦蓝菜 *Vaccaria segetalis*(Neck.)Garcke 的干燥成熟种子。

【产地】 主产于江苏、河北、河南、陕西等省。

【性状】 呈球形，直径约2 mm。表面黑色，少数红棕色，略有光泽，有细密颗粒状突起，一侧有1凹陷的纵沟。质硬。胚乳白色，胚弯曲成环，子叶2。气微，味微涩、苦。

【化学成分】 主要含三萜皂苷类，如王不留行皂苷(vacsegoside)；黄酮类化合物，如王不留行黄酮苷(vaccarin)、异肥皂草苷(isosaponarin)等；尚含环肽、棉子糖、淀粉、脂肪、蛋白质

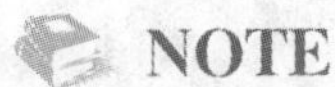

等。本品中王不留行黄酮苷($C_{32}H_{38}O_{19}$)的含量不得少于0.40%。

【药理作用】 ①抗早孕作用;②调节生理功能,影响体内代谢的作用;③收缩子宫作用。

【功效】 性平,味苦。活血通经,下乳消肿,利尿通淋。用于经闭,痛经,乳汁不下,乳痈肿痛,淋证涩痛。

太子参 Pseudostellariae Radix

【来源】 石竹科植物孩儿参 *Pseudostellaria heterophylla*(Miq.) Pax ex Pax et Hoffm. 的干燥块根。

【产地】 主产于江苏、山东、安徽等省。

【性状】 呈细长纺锤形或细长条形,稍弯曲,长3~10 cm,直径2~6 mm。表面黄白色,较光滑,微有纵皱纹,凹陷处有须根痕,顶端有茎痕。质硬而脆,易折断,断面平坦,淡黄白色、角质样;或类白色,显粉性(直接晒干)。气微,味微甘。

【化学成分】 主要含皂苷、多种氨基酸、棕榈酸、亚油酸、三棕榈酸甘油酯及太子参环肽(heterophyllin)A、太子参环肽B,并含多种甾醇类化合物、果糖、蔗糖、麦芽糖、甘露糖等。

【药理作用】 ①对机体具有适应原样作用,即能增强机体对各种有害刺激的防御能力。②加快人体内的物质代谢。

【功效】 性平,味甘、微苦。益气健脾,生津润肺。用于脾虚体倦,食欲不振,病后虚弱,气阴不足,自汗口渴,肺燥干咳。

瞿麦 Dianthi Herba

【来源】 石竹科植物瞿麦 *Dianthus superbus* L. 或石竹 *Dianthus chinensis* L. 的干燥地上部分。

【产地】 瞿麦主产于河北、四川、湖北等省;石竹主产于东北、河北、河南等地。

【性状】

1. 瞿麦 茎圆柱形,上部有分枝,长30~60 cm;表面淡绿色或黄绿色,光滑无毛,节明显,略膨大,断面中空。叶对生,多皱缩,展平叶片呈条形至条状披针形。枝端具花及果实,花萼筒状,长2.7~3.7 cm;苞片4~6,宽卵形,长约为萼筒的1/4;花瓣棕紫色或棕黄色,卷曲,先端深裂成丝状。蒴果长筒形,与宿萼等长。种子细小,多数。气微,味淡。

2. 石竹 萼筒长1.4~1.8 cm,苞片长约为萼筒的1/2;花瓣先端浅齿裂。

【化学成分】 主要含有皂苷类,如石竹皂苷A、石竹皂苷B;蒽醌类,如大黄素甲醚、大黄素;挥发油类,如丁香酚(eugenol)、苯乙醇(phenylethyl alcohol)、苯甲酸苄酯(benzyl benzoate)、水杨酸甲酯(methyl salicylate);生物碱类等化学成分。

【药理作用】 ①利尿作用;②降压作用;③抑菌作用。

【功效】 性寒,味苦。利尿通淋,活血通经。用于热淋,血淋,石淋,小便不通,淋漓涩痛,经闭瘀阻。

石竹科小结

石竹科	学习要点
常见生药	银柴胡、王不留行、太子参、瞿麦
银柴胡	性状:砂眼;珍珠盘
王不留行	性状:黑色;胚乳白色
太子参	性状:细长纺锤形;黄白色
瞿麦	性状:茎黄绿色;叶条形;花棕黄色

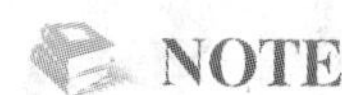

六、毛茛科* Ranunculaceae

本科约有 50 属，2000 种，主产于北温带和寒温带，我国分布 42 属，750 余种。重要药用属有黄连属（*Coptis*）、乌头属（*Aconitum*）、银莲花属（*Anemone*）、芍药属（*Paeonia*）、升麻属（*Cimicifuga*）、铁线莲属（*Clematis*）、唐松草属（*Thalictrum*）、白头翁属（*Pulsatilla*）、毛茛属（*Ranunculus*）、翠雀属（*Delphinium*）、飞燕草属（*Consolida*）、侧金盏花属（*Adonis*）、铁筷子属（*Helleborus*）等。主要的生药有黄连、乌头、附子、白芍、赤芍、牡丹皮、升麻、白头翁、川木通、威灵仙、毛茛等。

【形态特征】 本科植物多为草本或藤本。叶片多缺刻或分裂。花多两性；雄蕊和心皮多数，分离，常螺旋状排列，子房上位。聚合瘦果或聚合蓇葖果。

【解剖特征】 根和根茎入药，其组织构造差别较大。大部分属的根均有表皮或后生表皮，黄连属和芍药属植物常具周皮（木栓组织）；乌头属和银莲花属常见由皮层细胞特化形成的后生皮层或外皮层；铁线莲属可见下皮层；黄连属、乌头属、铁线莲属和唐松草属植物的根和根茎中常具皮层厚壁细胞（石细胞或纤维束），内皮层通常明显。本科植物维管束中常具有"V"字形排列的导管；黄连属、铁线莲属、唐松草属和银莲花属根茎中常有中柱鞘厚壁细胞（石细胞或纤维），有的形成连续环带；乌头属的某些种类在发育过程中，由于髓部次生分生组织的活动，形成许多分体中柱；除芍药属的导管具梯状穿孔板外，本科其他的草本植物均具单穿孔。草酸钙结晶在芍药属中多见簇晶，铁线莲属多见砂晶。

【化学特征】 本科植物化学成分较复杂，主要有：①生物碱类：以异喹啉类生物碱，如木兰花碱（magnoflorine）为主，是本科的特征性成分之一。苄基异喹啉生物碱主要存在于唐松草属、黄连属、翠雀属等，如具抗菌作用的小檗碱（berberine）；双苄基异喹啉生物碱主要存在于唐松草属，如具有抗癌作用的海兰地嗪（hernandezine）；二萜类生物碱，主要存在于乌头属、翠雀属，如毒性很强的乌头碱（aconitine）。②毛茛苷（ranunculin）类：为毛茛科特征性成分之一，普遍存在于银莲花属、毛茛属、白头翁属、侧金盏花属和铁线莲属；为辛辣的油性物质，具引赤发泡和抗炎作用，酶解后可产生原白头翁素（protoanemonin），性质不稳定，易聚合成二聚体白头翁素（anemonin），具显著抗菌活性。③三萜皂苷类：主要分布于毛茛属、金莲花属、银莲花属、铁线莲属及唐松草属，为齐墩果烷型。④强心苷类：主要分布于侧金盏花属、铁筷子属。侧金盏花属植物所含强心苷属毒毛旋花子苷型，如福寿草毒苷（adonitoxin）；铁筷子属植物含海葱甾型，如嚏根草苷（hellebrin）。⑤氰苷类：主要分布于耧斗菜属、扁果草属、唐松草属，如唐松草苷。特别的是，升麻属既不含毛茛苷，也不含木兰花碱，其化学成分主要为四环三萜及其苷类。

【重点生药】

川乌* Aconiti Radix（附：附子、草乌）

（英）Aconite Root

案例解析 12-3

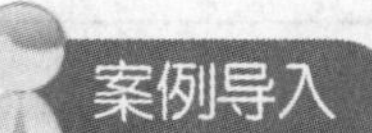

某人服用生川乌后出现急性中毒，表现为呼吸兴奋、流涎、运动麻痹、末梢痉挛等乌头碱症状。

问题：

1. 为什么川乌不能生用要制用？

2. 川乌炮制的减毒机制是什么？

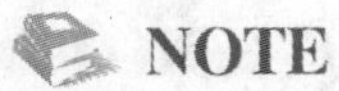

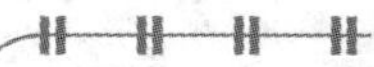

【来源】 毛茛科植物乌头 *Aconitum carmichaelii* Debx. 的干燥主根(母根)。

【植物形态】 多年生草本。块根常 4～5 个连生,母根长圆锥形,侧生子根短圆锥形。茎直立。叶互生,具短柄;叶片卵圆形,掌状 3 深裂,两侧裂片再 2 裂。总状花序顶生,花蓝紫色,萼片 5,上萼片高盔状;花瓣 2,有长爪,距长 1～2.5 mm;雄蕊多数;心皮 3～5。蓇葖果 3～5 个。种子多数。

【产地】 主要栽培于四川江油、平武、绵阳等地。

【采制】 一般于栽后第二年 6 月下旬至 8 月上旬采挖,除去茎叶、须根,洗净泥沙,将母根与子根分开。母根晒干称“川乌”。

川乌植物图

【性状】 ①不规则圆锥形,稍弯曲,顶端常有残留茎基,中部多向一侧膨大,长 2～7.5 cm,直径 1.2～2.5 cm。②表面棕褐色或灰棕色,皱缩,周围有锥形瘤状隆起的侧根(习称“钉角”)及子根脱离后的痕迹。③质坚实,断面类白色或浅灰黄色,粉性,形成层环纹呈多角形。④气微,味辛辣、麻舌。

【显微特征】

乌头生药图

1. 川乌横切面 ①后生皮层为 1 列棕色木栓化细胞,皮层薄壁组织常有少数石细胞,单个散在或数个成群,类长方形、方形或长椭圆形,胞腔较大;内皮层不甚明显。②韧皮部散有筛管群;内侧偶见纤维束。③形成层环呈不规则多角形。④木质部导管多列,呈径向或略呈“V”字形排列。髓宽阔。⑤薄壁细胞充满淀粉粒(图 12-6)。

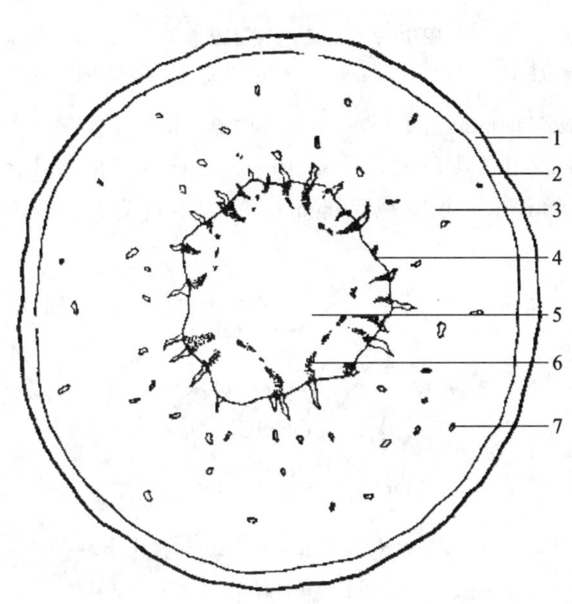

图 12-6 川乌横切面简图

1. 后生皮层;2. 内皮层;3. 韧皮部;4. 形成层;5. 髓;6. 木质部;7. 筛管群

2. 粉末 灰黄色。①淀粉粒众多,单粒球形、长圆形或肾形,直径 3～22 μm,脐点点状、“十”字状或“人”字状;复粒由 2～15 分粒组成。②石细胞近无色或淡黄绿色,呈类长方形、类方形、多角形或一边斜尖,直径 49～117 μm,长 113～280 μm,壁厚 4～13 μm,壁厚者层纹明显,纹孔较稀疏。③后生皮层细胞棕色,表面观多角形,有的壁呈瘤状增厚突入细胞腔。另可见含糊化淀粉粒细胞及导管(图 12-7)。

【化学成分】 主要含生物碱类。①双酯型二萜类生物碱类:乌头碱(aconitine)、次乌头碱(hypaconitine)、新乌头碱(中乌头碱,mesaconitine)、异翠雀碱(异飞燕草碱,isodelphinine),以及塔拉胺(talatisamine)、川乌头碱甲、川乌头碱乙等。②单酯型二萜类生物碱类:苯甲酰乌头

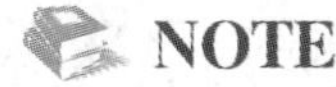

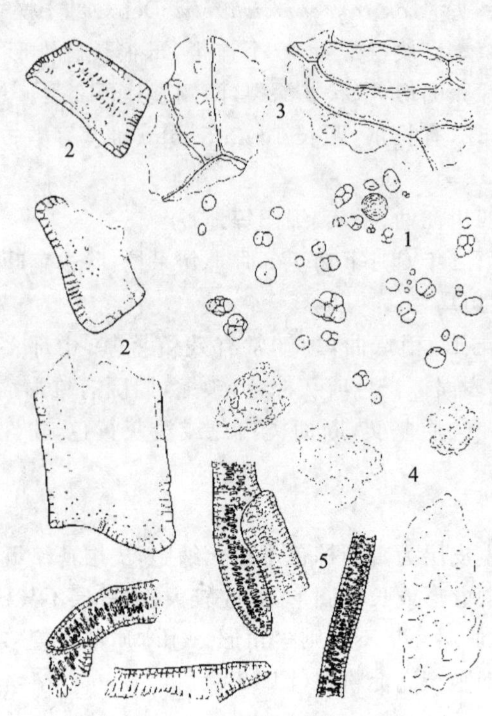

图 12-7　川乌(子根)粉末图

1.淀粉粒;2.石细胞;3.后生皮层细胞;4.含糊化淀粉粒细胞;5.导管

原碱(苯甲酰乌头胺,benzoylaconine)、苯甲酰次乌头原碱(苯甲酰次乌头胺,benzoylhypaconine)、苯甲酰新乌头原碱(苯甲酰中乌头原碱,benzoylmesaconine)等。③其他生物碱类:消旋去甲乌药碱(DL-demethylcoclaurine)、棍掌碱(coryneine)、去甲猪毛菜碱(salsolinol)等。

	R_1	R_2	R_3	R_4
乌头碱	C_2H_5	OH	$—C_6H_5$	OH
新乌头碱	CH_3	OH	$—C_6H_5$	OH
次乌头碱	CH_3	H	$—C_6H_5$	OH
异翠雀碱	CH_3	H	$—C_6H_5$	H

双酯型二萜类生物碱为乌头中的主要毒性成分,毒性极强,乌头碱成人口服致死量为 2～5 mg,小鼠皮下注射 LD50 为 0.32 mg/kg。若双酯型生物碱水解为单酯型生物碱,则毒性明显减小,如苯甲酰乌头原碱的毒性为乌头碱的 1/200 左右。单酯型生物碱可进一步水解为毒性更小的胺醇类生物碱,如乌头胺(aconine)、中乌头胺(mesaconine)、次乌头胺(hypaconine),其毒性仅为乌头碱的 1/2000 左右。

【理化鉴别】 TLC:以乌头碱、次乌头碱、新乌头碱对照品对照,薄层展开,稀碘化铋钾显色。供试品色谱中,在与对照品色谱相应位置上,显相同颜色的斑点。

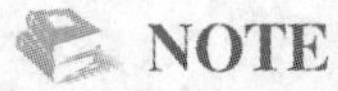
NOTE

【含量测定】 采用 HPLC 测定乌头碱、次乌头碱及新乌头碱。按干燥品计算,含乌头碱

($C_{34}H_{47}NO_{11}$)、次乌头碱($C_{33}H_{45}NO_{10}$)和新乌头碱($C_{33}H_{45}NO_{11}$)的总量应为0.05%～0.17%。

【药理作用】

1. 强心作用 去甲乌药碱有显著的强心活性,能增强心肌收缩力,加快心率,增加心输出量,增加心肌耗氧量。

2. 扩张血管、降压作用 乌头碱均有扩张血管,增加血流,改善血液循环作用,且有一次性降压作用。

3. 镇痛、抗炎与局麻作用 活性成分为乌头碱类生物碱。

4. 毒性 川乌与附子具有很强的毒性。急性中毒时,表现为呼吸兴奋、流涎、运动麻痹、末梢痉挛等,通常称为乌头碱症状。

【功效】 性热,味辛、苦;有大毒。祛风除湿,温经止痛。用于风寒湿痹,关节疼痛,心腹冷痛,寒疝作痛及麻醉止痛。一般炮制后用。生品内服宜慎,孕妇禁用。不宜与半夏、瓜蒌、瓜蒌子、瓜蒌皮、白及、白蔹、天花粉、贝母类同用。

【附注】

1. 制川乌 Aconiti Radix Cocta 川乌的炮制加工品。取川乌,大小个分开,用水浸泡至内无干心,取出,加水煮沸4～6 h(或蒸6～8 h)至取大个及实心者切开内无白心,口尝微有麻舌感时,取出,晾至六成干,切片,干燥。气微,微有麻舌感。生川乌中的双酯型生物碱毒性较强,炮制后水解成毒性明显减小的单酯型生物碱。《中国药典》(2020年版)规定本品含双酯型生物碱以乌头碱、次乌头碱及新乌头碱的总量计,不得过0.040%;本品含苯甲酰乌头原碱($C_{32}H_{45}NO_{10}$)、苯甲酰次乌头原碱($C_{31}H_{43}NO_9$)和苯甲酰新乌头原碱($C_{31}H_{43}NO_{10}$)的总量应为0.070%～0.15%。功效同川乌,用量1.5～3 g,先煎、久煎。

2. 附子 Aconiti Lateralis Radix Praeparata 毛茛科植物乌头 *Aconitum carmichaelii* Debx. 的子根的加工品。6月下旬至8月上旬采挖,除去母根、须根及泥沙,习称"泥附子",加工成下列药用规格。

(1)盐附子:选择个大、均匀的泥附子,洗净,浸入食用胆巴的水溶液中过夜,再加食盐,继续浸泡,每日取出晒晾,并逐渐延长晒晾时间,直至附子表面出现大量结晶盐粒(盐霜)、体质变硬为止,习称"盐附子"。呈圆锥形,长4～7 cm,直径3～5 cm。表面灰黑色,被盐霜。顶端宽大,中央有凹陷的芽痕,周围有瘤状突起的支根或支根痕。质重而坚硬,难折断,受潮则变软。横切面灰褐色,可见充满盐霜的小空隙及多角形环纹(形成层),环纹内侧导管束小点排列不整齐。气微,味咸而麻,刺舌。

(2)黑顺片:取泥附子,按大小分别洗净,浸入食用胆巴的水溶液中数日,连同浸液煮至透心,捞出,水漂,纵切成厚约0.5 cm的片,再用水浸漂,用调色液使附片染成浓茶色,取出,蒸至出现油面光泽后,烘至半干,再晒干或继续烘干,习称"黑顺片"。为不规则的纵切片,上宽下窄,长1.7～5 cm,宽0.9～3 cm,厚2～5 mm。外皮黑褐色,切面暗黄色,油润,具光泽,半透明状,并有纵向导管束脉纹。质硬而脆,断面角质样。气微,味淡。

(3)白附片:选择大小均匀的泥附子,洗净,浸入食用胆巴的水溶液中数日,连同浸液煮至透心,捞出,剥去外皮,纵切成0.3 cm的片,用水浸漂,取出,蒸透,晒干,习称"白附片"。形状、气味与黑顺片相同,但无外皮,全体黄白色,半透明,厚约3 mm。

附子除含与川乌相似成分外,尚含强心成分氯化棍掌碱(coryneine chloride)、去甲猪毛菜碱(salsolinol)及去甲乌药碱(demethylcoclaurine)。按干燥品计算,附子含苯甲酰乌头原碱、苯甲酰次乌头原碱和苯甲酰新乌头原碱的总量不得少于0.010%;含双酯型生物碱以乌头碱、次乌头碱及新乌头碱的总量计,不得过0.020%。

附子性大热,味辛、甘;有毒。回阳救逆,补火助阳,散寒止痛。用于亡阳虚脱,肢冷脉微,心阳不足,胸痹心痛,虚寒吐泻,脘腹冷痛,肾阳虚衰,阳痿宫冷,阴寒水肿,阳虚外感,寒湿痹痛。附片(黑顺片、白附片)直接入药。

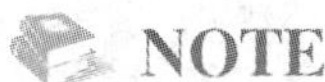
NOTE

3. 草乌 Aconiti Kusnezoffii Radix 毛茛科植物北乌头 *Aconitum kusnezoffii* Reichb. 的干燥块根。主产于东北、华北各省。成分、功效与生川乌类同，一般炮制后用。《中国药典》(2020 年版)规定本品含乌头碱、次乌头碱及新乌头碱的总量应为 0.10%～0.50%。草乌又为中药麻醉剂的组成药物。

4. 制草乌 Aconiti Kusnezoffii Radix Cocta 草乌的炮制加工品。《中国药典》(2020 年版)规定本品含双酯型生物碱以乌头碱、次乌头碱及新乌头碱的总量计，不得过 0.040%；本品含苯甲酰乌头原碱、苯甲酰次乌头原碱和苯甲酰新乌头原碱的总量应为 0.020%～0.070%。功效同草乌，用量 1.5～3 g，先煎、久煎。

黄连* Coptidis Rhizoma

(英) Coptis Root

案例解析 12-4

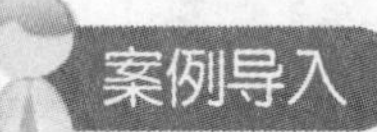

市场上有多种叫黄连的药材，如马尾黄连、土黄连、水黄连、味连、鸡爪黄连、雅连、云连、胡黄连等，断面均为黄色。

问题：

1. 正品黄连的商品规格名有哪些？

2. 其他黄连的可能来源是什么？

【来源】 毛茛科植物黄连 *Coptis chinensis* Franch.、三角叶黄连 *Coptis deltoidea* C. Y. Cheng et Hsiao 或云南黄连 *Coptis teeta* Wall. 的干燥根茎。以上三种分别习称“味连”“雅连”“云连”。

【植物形态】

1. 黄连 为多年生草本。根茎直立，常分枝，黄色。叶基生，卵状三角形，3 全裂，中央裂片具柄，卵状菱形。聚伞花序顶生，花 3～8 朵，花瓣黄绿色，线形或线状披针形，长约为萼片的 1/2，中央有蜜槽；雄蕊多数；心皮 8～12，离生。蓇葖果。

黄连植物图

2. 三角叶黄连 叶掌状 3 全裂，叶片卵状三角形；雄蕊短，长为花瓣长度的 1/2 左右。

3. 云南黄连 根茎节间密，较少分枝。叶片卵状三角形，中央裂片卵状菱形，羽状深裂。花瓣匙形至卵状匙形，先端钝。

【产地】 主产于四川东部、重庆、湖北西部、湖南西北部，均为栽培品，陕西、贵州、甘肃也有栽培。

【采制】 栽培 4～5 年采收，以第 5 年采挖为好，一般在秋末冬初采收。挖出根茎，除去地上部分和泥沙，烘干后撞去须根。

【性状】

1. 味连 多集聚成簇，常弯曲，形如鸡爪，单枝根茎长 3～6 cm，直径 0.3～0.8 cm。表面灰黄色或黄褐色，粗糙，有不规则结节状隆起、须根及须根残基，有的节间表面平滑如茎秆，习称“过桥”。上部多残留褐色鳞叶，顶端常留有残余的茎或叶柄。质硬，断面不整齐，皮部橙红色或暗棕色，木部鲜黄色或橙黄色，呈放射状排列，髓部有的中空。气微，味极苦。

2. 雅连 多为单枝，略呈圆柱形，微弯曲，长 4～8 cm，直径 0.5～1 cm。“过桥”较长。顶端有少许残茎。

黄连生药图

3. 云连 弯曲呈钩状，多为单枝，较细小。

【显微特征】

1. 根茎横切面

(1)味连：①木栓层为数列细胞。皮层较宽，石细胞单个或成群散在。②中柱鞘纤维成束，或伴有少数石细胞，均显黄色。③维管束外韧型，环列。④木质部黄色，均木化，木纤维较发

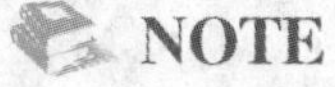

达。髓部均为薄壁细胞,偶见石细胞(图 12-8)。

(2)雅连:髓部有石细胞。

(3)云连:皮层、中柱鞘部位及髓部均无石细胞。

2. 粉末 棕黄色,味极苦。①石细胞鲜黄色,类方形、类圆形、类长方形或类多角形,直径 25～64 μm,壁厚 8～30 μm,常见层纹,孔沟明显。②韧皮纤维鲜黄色,长梭状或纺锤形,直径 20～40 μm,壁厚,可见纹孔。③木纤维众多,鲜黄色,直径 15～35 μm,壁具纹孔。④木薄壁细胞呈类长方形或不规则形,较大,直径约 48 μm,壁稍厚,纹孔明显。此外,还可见鳞叶表皮细胞、导管、细小淀粉粒及草酸钙方晶(图 12-9)。

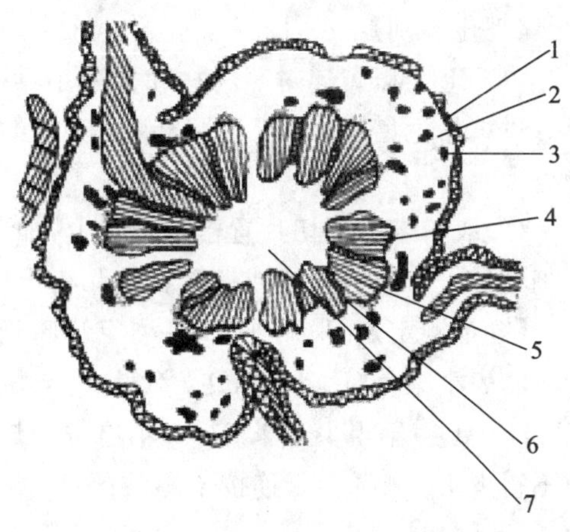

图 12-8 黄连(根茎)横切面图

1. 木栓层;2. 皮层;3. 石细胞;4. 韧皮部;5. 木质部;6. 木化射线;7. 髓部

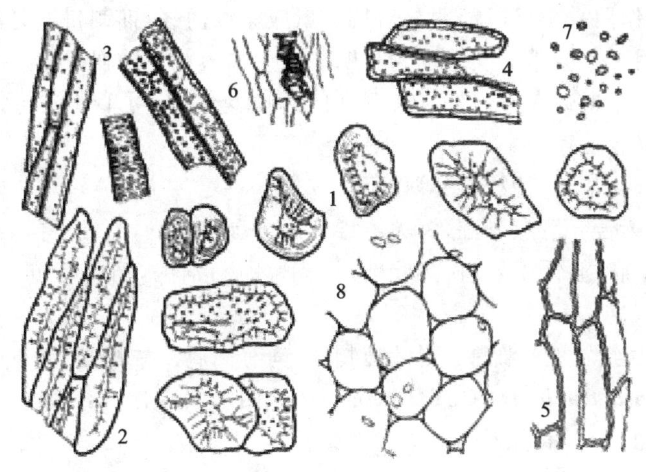

图 12-9 黄连(根茎)粉末图

1. 石细胞;2. 韧皮纤维;3. 木纤维;4. 木薄壁细胞;5. 鳞叶表皮细胞;6. 导管;7. 淀粉粒;8. 草酸钙方晶

【化学成分】 根茎含多种异喹啉类生物碱,以小檗碱(berberine)含量最高,为 5.0%～8.0%,尚含黄连碱(coptisine)、甲基黄连碱(worenine)、巴马亭(palmatine)、药根碱(jateorrhizine)、表小檗碱(epiberberine)以及木兰花碱(magnoflorine)等。有机酸类如阿魏酸、绿原酸等。

小檗碱	$R_1-R_2=O—CH_2—O$	$R_3=OCH_3$	$R_4=OCH_3$	$R_5=H$
黄连碱	$R_1-R_2=O—CH_2—O$	$R_3-R_4=O—CH_2—O$		$R_5=H$
甲基黄连碱	$R_1-R_2=O—CH_2—O$	$R_3-R_4=O—CH_2—O$		$R_5=CH_3$
巴马亭	$R_1=R_2=R_3=R_4=OCH_3$			$R_5=H$
药根碱	$R_1=OH$	$R_2=R_3=R_4=OCH_3$		$R_5=H$

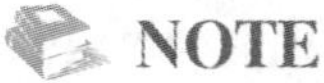
NOTE

【理化鉴别】

(1)TLC:以黄连对照药材和盐酸小檗碱对照品对照,薄层展开,紫外光灯(365 nm)下检视。供试品色谱中,在与对照药材和对照品色谱相应的位置上,分别显示相同颜色的荧光斑点。

(2)取粉末或薄切片置于载玻片上,加95%乙醇1~2滴及30%硝酸1滴,加盖玻片放置片刻,镜检,有黄色针状或针簇状结晶析出(硝酸小檗碱)。

【含量测定】 采用HPLC测定。味连按干燥品计算,含小檗碱($C_{20}H_{17}NO_4$)不得少于5.5%,表小檗碱($C_{20}H_{17}NO_4$)不得少于0.8%,黄连碱($C_{19}H_{14}NO_4$)不得少于1.6%,巴马亭($C_{21}H_{21}NO_4$)不得少于1.5%。雅连按干燥品计算,以盐酸小檗碱($C_{20}H_{18}ClNO_4$)计,含小檗碱不得少于4.5%。云连按干燥品计算,以盐酸小檗碱计,含小檗碱不得少于7.0%。

【药理作用】

1. 抗病原微生物作用 煎剂对葡萄球菌、痢疾杆菌等多种革兰阳性菌、革兰阴性菌,絮状表皮癣菌等多种真菌以及流感病毒等多种病毒均有抑制作用。

2. 抗炎、抗溃疡作用 小檗碱能明显对抗小鼠应激性溃疡,抑制胃酸分泌。

3. 对心血管作用 小檗碱对实验动物具明显的增加冠状动脉血流量、降低血压等作用。

4. 降血糖作用 小檗碱在体内外具有明确的降血糖作用,可单独或与其他类药物联合应用于2型糖尿病的临床治疗。

另外,尚有利胆、兴奋子宫及抗癌等作用。

【功效】 性寒,味苦。清热燥湿,泻火解毒。用于湿热痞满,呕吐吞酸,泻痢,黄疸,高热神昏,心火亢盛,心烦不寐,心悸不宁,血热吐衄,目赤,牙痛,消渴,痈肿疔疮;外治湿疹,湿疮,耳道流脓。

【附注】 商品黄连除主要来源于上述植物外,尚有同属多种植物,如以下两种。

1. 峨眉黄连 *Coptis omeiensis* C. Y. Cheng 产于四川峨眉、洪雅、峨边、马边一带及云南大关、绥江、永善一带,野生。商品称"凤尾连""崖连"。根茎少分枝,多弯曲成蚕状,长4~12 cm,直径3~10 mm,节密集,有的顶端带数个叶柄或叶。本品皮层和髓部均有石细胞群。小檗碱含量达8.6%。

2. 线萼黄连 *C. linearisepala* T. Z. Wang et C. K. Hsich. 产于四川马边、雷波一带,野生。商品常将叶柄捆扎成小把,称"草连"。根茎少分枝,略弯曲,长3~8 cm,直径3~9 mm,节较密集,顶端均带长约10 cm的叶柄。本品皮层与髓部均有石细胞,但较三角叶黄连为少。小檗碱含量达8.5%。

此外,尚有短萼黄连 *C. chinensis* var. *brevisepala* W. T. Wang et Hsiao,根茎小檗碱含量达9.07%。

白芍* Paeoniae Radix Alba

(英)Paeony Root

案例解析

12-5

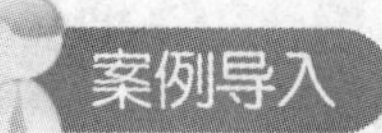

药有白芍和赤芍之分,中医认为疗效有别。白芍柔肝止痛,赤芍清热凉血。

问题:商品白芍和赤芍如何区分?

【来源】 毛茛科植物芍药 *Paeonia lactiflora* Pall. 的干燥根。

【植物形态】 多年生草本。根肥大,圆柱形。茎直立。叶互生,具长柄,茎下部叶为二回

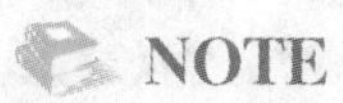

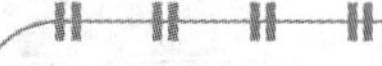

三出复叶，枝端为单叶。花大型，单生于茎枝顶端；萼片3～4，叶状；花瓣10片或更多，白色、粉红色或紫红色；雄蕊多数；心皮3～5，分离。蓇葖果3～5个，卵形。

芍药植物图

【产地】 主产于安徽（亳白芍）、浙江（杭白芍）、四川（川白芍），山东等地亦栽培。以安徽亳州产量大。

【采制】 一般栽培4～5年收获，于夏、秋二季采挖，洗净，除去头尾及细根，按粗细分别放入沸水中煮至透心，取出放入冷水中，捞出刮去外皮（或先刮去外皮后再煮），晒干或整理搓圆后再晒干。

【性状】 ①根圆柱形，平直或稍弯曲，两端平截，长5～18 cm，直径1～2.5 cm。②表面类白色或淡红棕色，平滑，有时可见横向皮孔痕，偶有未除尽的棕褐色外皮。③质坚实而重，角质样，断面类白色或微棕红色，较平坦，形成层环明显，其内方有1～2条断续环纹（为切向相接的导管束所形成），射线宽，放射状。④气微，味微苦、酸。

亳白芍表面粉白色或类白色，较光滑；杭白芍表面棕色或浅棕色，较粗糙。

白芍生药图

【显微特征】

1. 根横切面 ①木栓细胞6～10列，去皮者偶有残存。②皮层窄，薄壁细胞有的可见大纹孔。韧皮部筛管群近形成层处明显。形成层环状。③木质部宽广，导管径向散在，近形成层处成群；木射线较宽，中央初生木质部不明显。④薄壁细胞含糊化淀粉粒，有的含草酸钙簇晶（图12-10）。

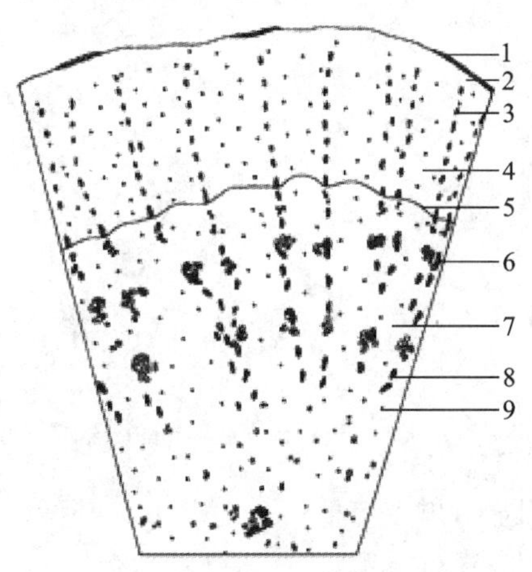

图12-10 白芍（根）横切面简图

1. 木栓层；2. 皮层；3. 筛管群；4. 韧皮射线；5. 形成层；6. 木质部；7. 木射线；8. 木纤维束；9. 草酸钙簇晶

2. 粉末 黄白色。①含糊化淀粉粒的薄壁细胞无色，类圆形、类长方形，淀粉粒多糊化，有的轮廓隐约可见，呈类圆形。②草酸钙簇晶直径11～35 μm，含晶细胞常纵向连接，簇晶排列成行。③木纤维，主为纤维管胞，呈长梭形，直径约至44 μm，壁厚约15 μm，微木化，具大的圆形纹孔，有的胞腔内可见细粒状草酸钙结晶。此外，还可见导管、管胞、薄壁细胞等（图12-11）。

【含量测定】 采用HPLC测定。按干燥品计算，含芍药苷（$C_{23}H_{28}O_{11}$）不得少于1.6%。

【药理作用】

1. 镇静镇痛作用 小鼠腹腔注射芍药苷能减少自发活动，延长戊巴比妥钠小鼠的睡眠时间，抑制因腹腔注射乙酸引起的扭体反应。

2. 扩张血管作用 芍药苷对狗的冠状血管及后肢血管有扩张作用。

3. 抗溃疡作用 芍药苷能抑制大鼠的胃液分泌，并能预防大鼠应激性溃疡病。

4. 免疫调节作用 水煎剂对巨噬细胞有明显的促进作用，对细胞免疫功能有一定的调节作用。

此外，白芍尚有解痉、抗炎、解热、抗肝损伤、抑菌等作用。

【功效】 性微寒，味苦、酸。养血调经，敛阴止汗，柔肝止痛，平抑肝阳。用于血虚萎黄，月经不调，自汗，盗汗，胁痛，腹痛，四肢挛痛，头痛眩晕。

【附注】 赤芍 **Paeoniae Radix Rubra** 芍药 *Paeonia lactiflora* Pall. 或川赤芍 *Paeonia veitchii* Lynch 的干燥根。多为野生。芍药主产于内蒙古、河北、黑龙江、吉林等地；川赤芍主产于四川。春、秋二季采挖，除去地上部分、须根及泥沙，不去外皮，晒干。芍药根圆柱形，长5～40 cm，直径0.5～3 cm。表面棕褐色，粗糙，有横向突起的皮孔及稍扭曲的纵沟纹，外皮易脱落或有的皮部与木部脱落。质硬而脆，易折断，断面平坦，粉红色或黄白色，木部放射状纹理

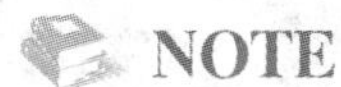

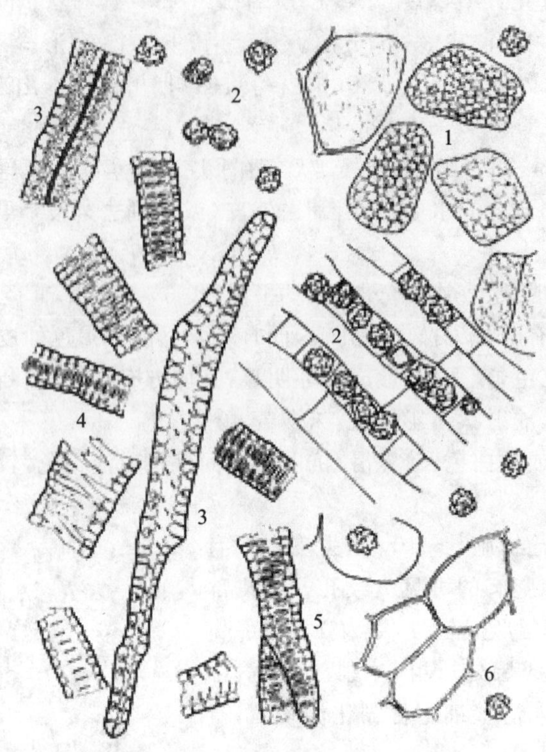

图 12-11　白芍(根)粉末图

1. 含糊化淀粉粒细胞;2. 草酸钙簇晶;3. 木纤维;4. 导管;5. 管胞;6. 薄壁细胞

明显。川赤芍根长 5～20 cm,直径 0.5～2.5 cm。表面棕红色或暗棕色,质松,易折断,断面皮部红褐色至黑褐色,木部黄白色;去皮川赤芍表面淡紫红色或肉白色,断面黄白色。主含芍药苷,含量较白芍高。本品中的芍药苷含量不得少于 1.5%。药理实验表明,赤芍具有扩张血管、增加冠状动脉血流量、增加机体的耐缺氧能力、抗血小板聚集和血栓形成的作用,对体液免疫和细胞免疫均有较强的抑制作用。本品性微寒,味苦。清热凉血,散瘀止痛。用于热入营血,温毒发斑,吐血衄血,目赤肿痛,肝郁胁痛,经闭痛经,癥瘕腹痛,跌打损伤,痈肿疮疡。

威灵仙 Clematidis Radix et Rhizoma

【来源】 毛茛科植物威灵仙 *Clematis chinensis* Osbeck、棉团铁线莲 *Clematis hexapetala* Pall. 或东北铁线莲 *Clematis manshurica* Rupr. 的干燥根和根茎。

【产地】 威灵仙主产于长江以南各省,如江苏、浙江、江西、安徽等省;棉团铁线莲主产于东北地区及山东省;东北铁线莲主产于东北地区。

【性状】

1. 威灵仙　根茎呈柱状,长 1.5～10 cm,直径 0.3～1.5 cm。表面淡棕黄色,上端残留茎基,下侧着生多数细根。根呈细长圆柱形,稍弯曲,长 7～15 cm,直径 1～3 mm;表面黑褐色,有细纵纹,有的皮部脱落,露出黄白色木部。根茎质较坚韧,断面纤维性;根质坚脆,易折断。断面皮部较广,木部淡黄色,略呈方形,皮部与木部间常有裂隙,气微,味淡。

2. 棉团铁线莲　根茎呈短柱状,长 1～4 cm,直径 0.5～1 cm。根长 4～20 cm,直径 1～2 mm;表面棕褐色至棕黑色。味咸。

3. 东北铁线莲　根茎呈柱状,长 1～11 cm,直径 0.5～2.5 cm。根较密集,长 5～23 cm,直径 1～4 mm,表面棕黑色;断面木部近圆形。味辛辣。

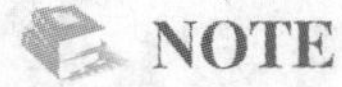

【化学成分】

1. 威灵仙 根含多种三萜皂苷，为齐墩果酸或常春藤皂苷元(hederagenin)的衍生物，如威灵仙次皂苷(prosapogenin)CP_1、CP_2、CP_{2b}、CP_3、CP_{3b}、CP_4、CP_5、CP_6、CP_7、CP_{7a}、CP_8、CP_{8a}、CP_9、CP_{9a}、CP_{10}、CP_{10a}等。尚含原白头翁素(protoanemonin)约 0.25%，遇热或放置易聚合为白头翁素(anemonin)。

2. 棉团铁线莲 根含白头翁素、生物碱、肉豆蔻酸、α,β-亚油酸等。

3. 东北铁线莲 根含三萜皂苷，如铁线莲皂苷(clematoside)A、A′、B、C，皂苷元均为齐墩果酸。

威灵仙生药中齐墩果酸($C_{30}H_{48}O_3$)的含量不得少于 0.30%。

【药理作用】 ①降压作用；②抗利尿作用；③降血糖作用；④抑菌作用。

【功效】 性温，味辛、咸。祛风湿，通经络。用于风湿痹痛，肢体麻木，筋脉拘挛，屈伸不利。

牡丹皮 Moutan Cortex

【来源】 毛茛科植物牡丹 *Paeonia suffruticosa* Andr. 的干燥根皮。

【产地】 主产于安徽、河南、四川、陕西、甘肃等地。

【性状】 筒状或半筒状，长 5～20 cm，直径 0.5～1.2 cm，皮厚 0.1～0.4 cm。外表面灰褐或黄褐色，有多数横长皮孔样突起及细根痕，刮去栓皮者粉红色。内表面灰黄色或紫棕色，有明显的细纵纹，常见细小光亮的结晶(丹皮酚)。质硬而脆，断面较平坦，淡粉红色，粉性。气芳香，味微苦而涩。

【化学成分】 含丹皮酚(paeonol)、牡丹酚苷(paeonoside)、牡丹酚原苷(paeonolide)、牡丹酚新苷(apiopaeonoside)、芍药苷(paeoniflorin)、羟基芍药苷(oxypaeoniflorin)等以及鞣质类、挥发油类成分。鲜根皮中牡丹酚原苷含量高，在干燥与贮藏过程中易酶解成牡丹酚苷及丹皮酚。本品中丹皮酚($C_9H_{10}O_3$)的含量不得少于 1.2%。

知识拓展 12-2

【药理作用】 ①降压作用；②丹皮酚有镇静、催眠、镇痛、抗惊厥、解热、抗炎、抗过敏等作用；③抑菌作用。

【功效】 性微寒，味苦、辛。清热凉血，活血化瘀。用于热入营血，温毒发斑，吐血衄血，夜热早凉，无汗骨蒸，经闭痛经，跌扑伤痛，痈肿疮毒。孕妇慎用。

毛茛科小结

毛茛科	学习要点
特征	草本，叶多分裂，雄蕊和心皮多数，常螺旋状排列，聚合瘦果或蓇葖果
化学成分	生物碱类、毛茛苷类、三萜皂苷类
常见生药	川乌、黄连、白芍、威灵仙、牡丹皮
川乌	性状：钉角；表面棕褐色；断面类白色；形成层环纹呈多角形 显微：石细胞 成分：乌头碱、次乌头碱、新乌头碱
黄连	性状：形如鸡爪；过桥 显微：石细胞；纤维众多；鳞叶表皮细胞 成分：小檗碱、黄连碱
白芍	性状：表面类白色或淡红棕色，平滑；形成层环明显 显微：含簇晶细胞排列成行 成分：芍药苷类

NOTE

续表

毛茛科	学习要点
威灵仙	性状:表面黑褐色,有的皮部脱落,露出黄白色木部 成分:三萜皂苷类
牡丹皮	性状:细小光亮的结晶 成分:丹皮酚

毛茛科目标检测

目标检测答案 12-2

一、单项选择题

1. 黄连粉末或饮片在紫外灯下显(　　)荧光。
A. 棕色　B. 亮蓝紫色　C. 浅蓝色　D. 金黄色
2. 黄连中主要的有效成分是(　　)。
A. 皂苷　B. 生物碱　C. 蒽醌类　D. 黄酮
3. 白芍的药用部位为(　　)。
A. 根　B. 根及根茎　C. 根茎　D. 茎
4. 具有微量升华的药材有(　　)。
A. 太子参　B. 银柴胡　C. 木通　D. 牡丹皮
5. 白芍的主要有效成分为(　　)。
A. 芍药苷　B. 白芍苷　C. 赤芍苷　D. 芍药内酯

二、多项选择题

1. 来源于毛茛科的植物有(　　)。
A. 牛膝　B. 黄连　C. 赤芍　D. 虎杖　E. 附子
2. 附子的加工规格有(　　)。
A. 盐附子　B. 白附片　C. 黑顺片　D. 禹白附　E. 黑附子
3. 黄连药材的植物来源有(　　)。
A. 黄连　B. 三角叶黄连　C. 云连　D. 短萼黄连　E. 峨眉野连
4. 含有草酸钙簇晶的药材有(　　)。
A. 白芍　B. 赤芍　C. 牡丹皮　D. 威灵仙　E. 虎杖
5. 黑顺片的主要有效成分为(　　)。
A. 乌头碱　B. 中乌头碱　C. 乌头胺　D. 中乌头胺　E. 次乌头胺

三、名词解释

1. 过桥
2. 黑顺片

四、简答题

1. 黄连有哪些药理作用?
2. 川乌炮制减毒的机制是什么?

推荐阅读文献

[1]　徐国钧,徐珞珊. 常用中药材品种整理和质量研究(南方协作组　第一册)[M]. 福州:福建科学技术出版社,1994.

[2]　郭晓庄. 有毒中药大辞典[M]. 天津:天津科技翻译出版公司,1992.

[3]　万德光. 中药品种品质与药效[M]. 上海:上海科学技术出版社,2007.

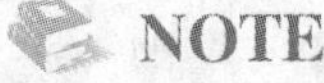

七、小檗科 Berberidaceae

本科约有 17 属，650 余种，分布于北温带或热带高山上。我国有 11 属，300 余种，分布于南北各地。重要的药用属有小檗属(*Berberis*)、八角莲属(*Dysosma*)、淫羊藿属(*Epimedium*)、十大功劳属(*Mahonia*)等，主要生药有淫羊藿、三颗针、十大功劳、八角莲、鲜黄连、桃儿七等。

【形态特征】 草本或小灌木。花两性，辐射对称；萼片与花瓣相似，2～4 轮，每轮常 3 片；雄蕊常 3～9，常与花瓣对生；子房上位，常 1 心皮，浆果或蒴果。

【解剖特征】 本科木本植物幼枝维管束间初生射线宽；中柱鞘部位常成纤维束环；某些属植物髓宽广。草本植物表皮细胞壁常增厚；内皮层明显；维管组织次生构造常不发达；薄壁细胞常含草酸钙柱晶、簇晶与方晶。叶表皮的气孔一般为不定式。

【化学特征】 本科植物化学成分主要有：①异喹啉类生物碱：多集中于小檗属，如小檗碱(berberine)、黄皮树碱(obamegine)，有抗菌、消炎、降压作用；小檗胺(berbamine)有升高白细胞作用；巴马亭(palmatine)、药根碱(jatrorrhizine)、非洲防己胺(columbamine)有抗菌活性；刺檗碱(oxyacanthine)有降压、利胆作用；木兰碱有降压及横纹肌松弛作用；小檗红碱(berberubine)有抗癌活性。②木脂素类：木脂素类衍生物多见于鬼臼属(*Podophyllum*)、八角莲属及山荷叶属(*Diphylleia*)，其中鬼臼毒素(podophyllotoxin)能抑制细胞分裂，有明显抗癌活性，但毒性较大。③黄酮类：如淫羊藿属含有淫羊藿苷(icariin)，具扩张冠状动脉、降低血流阻力作用。

【重点生药】

淫羊藿* Epimedii Folium(附：巫山淫羊藿)

(英) Epimedium Herb

案例导入

市场上有时可见淫羊藿、箭叶淫羊藿、柔毛淫羊藿、朝鲜淫羊藿的地上部分作淫羊藿药用，具有茎、叶、花等药用部位。

问题：

1. 这些淫羊藿能否作为正品淫羊藿入药？
2. 为什么现今淫羊藿的药用部位为叶？

案例解析 12-6

【来源】 小檗科植物淫羊藿(心叶淫羊藿)*Epimedium brevicornu* Maxim.、箭叶淫羊藿 *Epimedium sagittatum*(Sieb. et Zucc.)Maxim.、柔毛淫羊藿 *Epimedium pubescens* Maxim. 或朝鲜淫羊藿 *Epimedium koreanum* Nakai 的干燥叶。

【植物形态】

1. 淫羊藿 多年生草本。根茎横走，着生多数须状根。茎直立。通常无基生叶，茎生叶 2 枚，二回三出复叶，小叶下表面疏生毛茸。聚伞状圆锥花序顶生，花白色。蓇葖果纺锤形，种子深棕色。

2. 箭叶淫羊藿 根茎较细，有多数纤细须根。基生叶 1～3 枚，一回三出复叶，有长柄。茎生叶常 2 枚生于茎顶，小叶下表面被稀疏毛茸。蓇葖果卵圆形，宿存花柱短嘴状。

淫羊藿植物图

3. 柔毛淫羊藿 与箭叶淫羊藿相似，但根茎发达，不规则状分枝。叶背面及叶柄密被白色长柔毛。

4. 朝鲜淫羊藿 根茎略呈圆柱形，横走。茎及叶柄具明显细纵棱。茎生叶 1 枚，二回三出复叶，叶片纸质至薄革质，花后增大。叶缘锯齿纤细，侧生小叶基部歪斜，下面有长柔毛。叶背

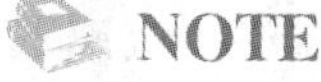

面有稀疏长毛或近无毛。花大,花瓣有长距。

【产地】 淫羊藿主产于陕西、山西、四川,销全国各地,并出口;箭叶淫羊藿主产于湖北、浙江、四川、陕西,销全国各地,并出口;柔毛淫羊藿主产于四川;朝鲜淫羊藿主产于辽宁。

【采制】 夏、秋二季茎叶茂盛时采收,晒干或阴干。

【性状】

1. 淫羊藿 二回三出复叶;小叶片卵圆形,长 3～8 cm,宽 2～6 cm,先端微尖,顶生小叶基部心形,两侧小叶较小,偏心形,外侧较大,呈耳状,边缘具黄色刺毛状细锯齿;上表面黄绿色,下表面灰绿色,主脉 7～9 条,基部有稀疏细长毛,细脉两面突起,网脉明显;小叶柄长 1～5 cm。叶片近革质。气微,味微苦。

淫羊藿生药图

2. 箭叶淫羊藿 一回三出复叶;小叶片长卵形至卵状披针形,长 4～12 cm,宽 2.5～5 cm,先端渐尖,两侧小叶基部显著偏斜,外侧呈箭形。下表面疏被粗短伏毛或近无毛。叶片革质。

3. 柔毛淫羊藿 一回三出复叶;叶下表面及叶柄密被绒毛状柔毛。

4. 朝鲜淫羊藿 二回三出复叶;小叶较大,长 4～10 cm,宽 3.5～7 cm,先端长尖。叶片较薄。

【显微特征】 叶表面观 (1)箭叶淫羊藿:①上、下表皮细胞垂周壁不规则连珠状增厚,下表皮细胞外平周壁具乳头状突起,表面观呈双圆圈状;气孔不定式。②非腺毛 5～14 细胞,基部数个细胞短,向上渐长,顶端细胞特长,平直或作钝角、直角状拐折,也有作不规则弯曲或扭曲;少数非腺毛较长,多至 24 细胞以上,下部细胞短扁,相连呈竹节状,全部细胞含淡棕色物;另有少数非腺毛粗短,3～5 细胞,壁薄,先端圆钝。③异形细胞纵长,沿叶脉纵向排列,内含一至多个草酸钙柱晶,长 15～40 μm,直径 4～13 μm。④另可见草酸钙簇晶,直径 9～41 μm,棱角短钝,有的由多个方晶簇合而成,方晶直径 5～25 μm(图 12-12A)。

(2)朝鲜淫羊藿:非腺毛多细短,2(3)～8 细胞,平直或稍弯曲,顶端细胞多长而尖,上部 1～2(3)细胞,有时全部细胞含黄棕色物,基部细胞具角质细条纹;另一种非腺毛粗长,主要分布在主脉及叶基部,细胞多至 30 余个,多弯曲,下部细胞短或扁,向上渐延长,有的细胞收缩或膨大,两者相间隔,顶端细胞先端钝圆,有的细胞含红棕色或黄棕色油滴状物。少数非腺毛6～10 细胞,顶端细胞先端钝圆或锐尖(图 12-12B)。

(3)淫羊藿:非腺毛较少,主脉或主脉基部略多,3～14 细胞,平直或弯曲,基部细胞短,壁稍厚,向上细胞延长,壁薄,顶端细胞呈波状、钩状、扭曲、倒折或直立,先端钝圆,有的细胞收缩,多数或全部细胞含棕色物。少数非腺毛较细短,细胞较少,顶端细胞特长,先端锐尖,含棕色物(图 12-12C)。

【化学成分】 茎叶含黄酮类成分 1.0%～8.8%,主要有淫羊藿苷(icariin)、淫羊藿次苷Ⅰ(icariside Ⅰ)、宝藿苷Ⅰ(baohuoside Ⅰ)、淫羊藿新苷(epimedoside)A、淫羊藿新苷 C、朝藿定(epimedin)A、朝藿定 B、朝藿定 C、大花淫羊藿苷(ikarisoside)A、大花淫羊藿苷 B、大花淫羊藿苷 C、箭藿苷(sagittatoside)A、箭藿苷 B、箭藿苷 C,还含木脂素、酚苷、生物碱、多糖等。

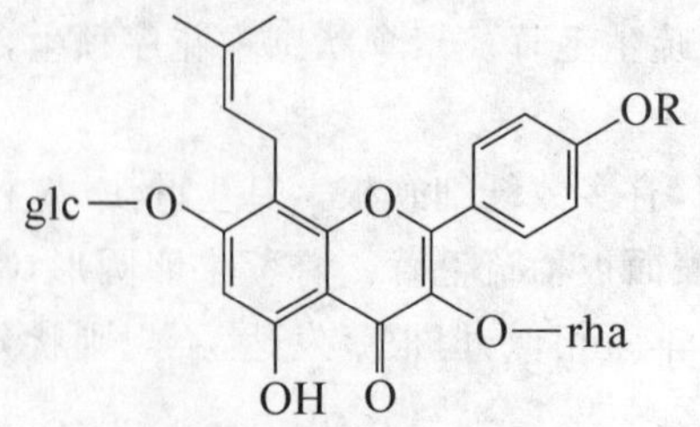

淫羊藿苷　　R=CH_3

淫羊藿新苷 A　R=H

NOTE

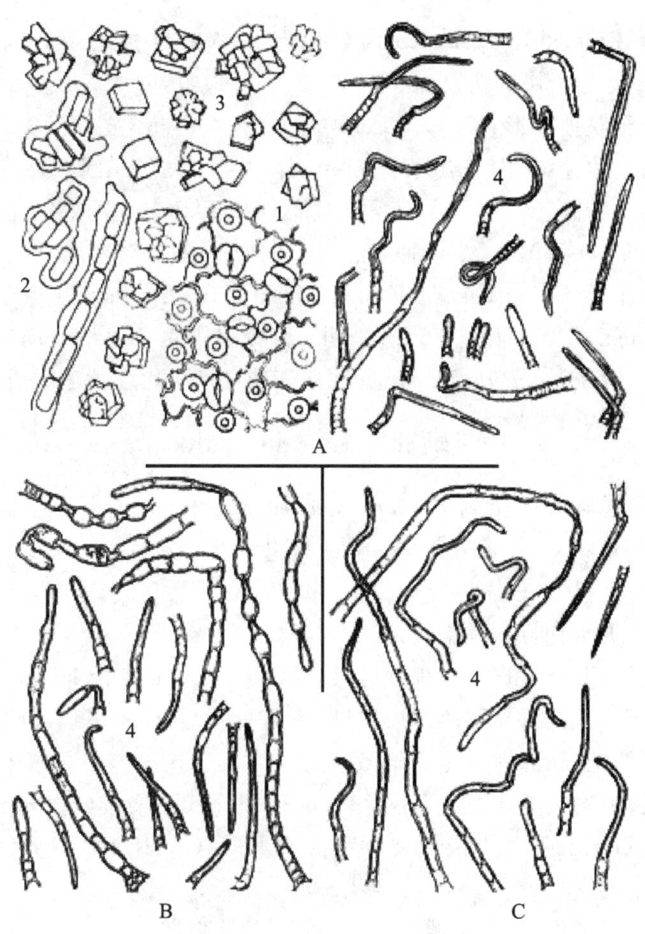

图 12-12 淫羊藿叶表面观

A. 箭叶淫羊藿 B. 朝鲜淫羊藿 C. 淫羊藿

1. 下表皮细胞；2. 草酸钙柱晶；3. 草酸钙簇晶；4. 非腺毛

【理化鉴别】 TLC：本品粉末乙醇温浸滤液，与淫羊藿苷对照品溶液共薄层展开，紫外光灯(365 nm)下检视。供试品色谱中，在与对照品色谱相应的位置上，显相同的暗红色斑点；喷三氯化铝试液，再置于紫外光灯(365 nm)下检视，显相同的橙红色荧光斑点。

【含量测定】

1. 采用紫外-可见分光光度法测定总黄酮 按干燥品计算，叶片含总黄酮以淫羊藿苷($C_{33}H_{40}O_{15}$)计，不得少于 5.0%。

2. 采用 HPLC 测定 按干燥品计算，叶片含朝藿定 A($C_{39}H_{50}O_{20}$)、朝藿定 B($C_{38}H_{48}O_{19}$)、朝藿定 C($C_{39}H_{50}O_{19}$)和淫羊藿苷($C_{33}H_{40}O_{15}$)的总量不得少于 1.50%。

【药理作用】

1. 免疫增强作用 淫羊藿苷和淫羊藿多糖能增强机体细胞免疫功能。

2. 降压降血脂作用 淫羊藿总黄酮及淫羊藿苷静注均能显著增加脑血流量，降低脑血管阻力；淫羊藿总黄酮可以降低全血黏度。

3. 壮阳作用 淫羊藿能促进精液分泌和具有雄性激素样作用，可明显改善男性患者性功能；对糖皮质激素所致的“阳虚证”有明显预防和改善作用。

此外，淫羊藿还具有抗菌、抗病毒、抗炎、抗肿瘤、降血糖等作用。

【功效】 性温，味辛、甘。补肾阳，强筋骨，祛风湿。用于肾阳虚衰，阳痿遗精，筋骨痿软，风湿痹痛，麻木拘挛。

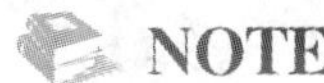

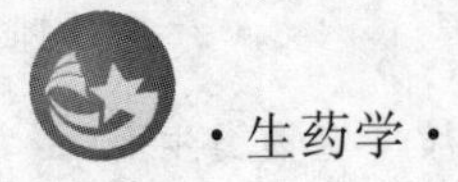

【附注】

1. 巫山淫羊藿 Epimedii Wushanensis Folium 小檗科植物巫山淫羊藿 *Epimedium wushanense* T. S. Ying 的干燥叶。夏、秋季茎叶茂盛时采收，除去杂质，晒干或阴干。为三出复叶，小叶片披针形至狭披针形，长 9～23 cm，宽 1.8～4.5 cm，先端渐尖或长渐尖，边缘具刺齿，侧生小叶基部的裂片偏斜，内边裂片小，圆形，外边裂片大，三角形，渐尖。下表面被绵毛或秃净。近革质。气微，味微苦。本品含朝藿定 C 不得少于 1.0%；功效同淫羊藿。

2. 淫羊藿属植物 在我国有 10 余种，除上述几种外，尚有宝兴淫羊藿 *E. davidi* Franch. 主产于云南，湖南淫羊藿 *E. hunanense*(Hand.-Mazz.)Hand.-Mazz. 主产于湖南，粗毛淫羊藿 *E. acuminatum* Franch. 主产于四川、云南、贵州，黔岭淫羊藿 *E. leptorrhizum* Stearn 主产于贵州，茂汶淫羊藿 *E. platypetalum* K. Meyer 主产于四川等，均含黄酮类成分。

三颗针 Berberidis Radix

【来源】 小檗科植物拟豪猪刺 *Berberis soulieana* Schneid.、小黄连刺 *Berberis wilsonae* Hemsl.、细叶小檗 *Berberis poiretii* Schneid. 或匙叶小檗 *Berberis vernae* Schneid. 等同属数种植物数种植物的干燥根。

【产地】 主产于贵州、四川、甘肃等地。

【性状】 呈类圆柱形，稍扭曲，有少数分枝，长 10～15 cm，直径 1～3 cm。根头粗大，向下渐细。外皮灰棕色，有细皱纹，易剥落。质坚硬，不易折断，切面不平坦，鲜黄色，切片近圆形或长圆形，稍显放射状纹理，髓部棕黄色。气微，味苦。

【化学成分】 含生物碱类，主要有小檗碱(berberine)、小檗胺(berbarmine)、掌叶防己碱(palmatine)、药根碱(jatrorrhizine)。本品中盐酸小檗碱($C_{20}H_{17}NO_4 \cdot HCl$)的含量不得少于 0.6%。

【药理作用】 ①降压作用；②抗菌作用；③抗心律失常。

【功效】 性寒，味苦。清热燥湿，泻火解毒。用于湿热泻痢，黄疸，湿疹，咽痛目赤，聤耳流脓，痈肿疮毒。

小檗科小结

小檗科	学习要点
特征	草本或小灌木。花萼与花瓣相似，浆果或蒴果。
化学成分	生物碱类、黄酮类、木脂素类
常见生药	淫羊藿、三颗针
淫羊藿	性状：三出复叶，小叶边缘具黄色刺毛状细锯齿 显微：非腺毛；草酸钙柱晶；气孔不定式 成分：淫羊藿苷
三颗针	性状：根断面鲜黄色，味苦 成分：小檗碱

八、木通科 Lardizabalaceae

本科有 9 属约 50 种，大部分产于亚洲东部，只有 2 属分布于南美的智利。我国有 7 属 42 种 2 亚种 4 变种，南北地区均产，但多数分布于长江以南各省区。主要生药有木通、大血藤等。

【形态特征】 多为木质藤本，叶互生，掌状或三出复叶，无托叶。花辐射对称，单性，雌雄

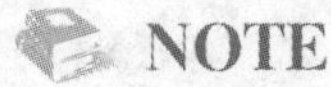

同株或异株,总状花序,蓇葖果或浆果。

【解剖特征】 多有含草酸钙方晶的石细胞。

【化学特征】 含皂苷类、鞣质类等成分。

木通 Akebiae Caulis(附:川木通、预知子)

【来源】 木通科植物木通 *Akebia quinata*(Thunb.)Decne.、三叶木通 *Akebia trifoliata*(Thunb.)Koidz.或白木通 *Akebia trifoliata*(Thunb.)Koidz. var. *australis*(Diels)Rehd.的干燥藤茎。

【产地】 主产于浙江、四川等地。

【性状】

1. 木通 藤茎圆柱形,稍扭曲,直径0.5~2 cm。表面灰棕色至灰褐色,有光泽,有浅的纵沟纹,皮孔圆形或横向长圆形,突起,直径约1 mm,有枝痕。质地坚实而脆,横断面较平整,皮部薄,易剥离,木部灰白色,导管孔排列紧密而无规则,射线细,不明显,中央髓圆形,明显。气微,味微苦而涩。

2. 三叶木通 藤茎扭曲,直径0.2~1.5 cm。表面灰色、灰棕色或暗棕色,颜色不均匀,极粗糙,有许多不规则纵裂纹及横裂纹。皮部易与木部剥离,去皮处表面棕黄色,射线处有深棕色纵沟。质坚韧,难折断,断面木部黄白色,射线浅棕色。

3. 白木通 表面黄棕色或暗棕色,有不规则纵沟纹,有枝痕。断面木部淡黄色,射线约13条,浅黄色放射状。

【化学成分】 ①苯乙醇苷类:如木通苯乙醇苷B(calceolarioside B)。②三萜及三萜皂苷类:三萜类有白桦脂醇、齐墩果酸、常春藤皂苷元、木通酸(quinatic acid)、木通萜酸(akebonoic acid)、松叶菊萜酸(mesembryanthemoidigenic acid)等,三萜皂苷主要以常春藤皂苷元(hederagenin)、去甲常春藤皂苷元(norhederagenin)、齐墩果酸(oleanolic acid)和去甲齐墩果酸(noroleanolic acid)等为苷元。本品中木通苯乙醇苷B($C_{23}H_{24}O_{11}$)的含量不得少于0.15%。

【药理作用】 ①利尿作用:促进电解质排泄,特别是Na^+的排出。②抗菌作用:在体外对革兰阳性菌、阴性菌如痢疾杆菌、伤寒杆菌均具有抑制作用。

【功效】 性寒,味苦。利尿通淋,清心除烦,通经下乳。用于淋证,水肿,心烦尿赤,口舌生疮,经闭乳少,湿热痹痛。

【附注】

1. 川木通 Clematidis Armandii Caulis 毛茛科小木通 *Clematis armandii* Franch.或绣球藤 *Clematis montana* Buch.-Ham.的干燥藤茎。小木通主产于陕西、甘肃、福建、四川等地;绣球藤主产于四川、贵州、云南等地。茎藤呈长圆柱形,略扭曲,长50~100 cm,直径2~3.5 cm。表面黄棕色或黄褐色,有纵向凹沟及棱线;节处多膨大,有叶痕及侧枝痕。残存皮部易撕裂。质坚硬,不易折断。切片厚2~4 mm,边缘不整齐,残存皮部黄棕色,木部浅黄棕色或浅黄色,有黄白色放射状纹理及裂隙,其间布满导管孔,髓部较小,类白色或黄棕色,偶有空腔。气微,味淡。主含以齐墩果酸、常春藤皂苷元为苷元的三萜皂苷类成分,如绣球藤皂苷(clemontanoside)A、绣球藤皂苷B等。本品性寒,味苦。利尿通淋,清心除烦,通经下乳。用于淋证,水肿,心烦尿赤,口舌生疮,经闭乳少,湿热痹痛。

2. 预知子 Akebiae Fructus 木通科植物木通 *Akebia quinata*(Thunb.)Decne.、三叶木通 *Akebia trifoliata*(Thunb.)Koidz.或白木通 *Akebia trifoliata*(Thunb.)Koidz. var. *australis*(Diels)Rehd.的干燥近成熟果实。果实呈肾形或长椭圆形,稍弯曲,长3~9 cm,直径1.5~3.5 cm。表面黄棕色或黄褐色,有不规则的深皱纹,顶端钝圆,基部有果梗痕。质硬,破开后,果瓤淡黄色或黄棕色;种子多数,扁长卵形,黄棕色或紫褐色,具光泽,有条状纹理。气微香,味苦。预知子主含α-常春藤皂苷等三萜皂苷类成分。本品中α-常春藤皂苷($C_{42}H_{66}O_{12}$)的含量

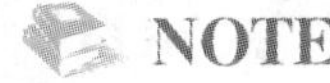

不得少于0.20%。本品性寒，味苦。疏肝理气，活血止痛，散结，利尿。用于胁胀痛，痛经经闭，痰核痞块，小便不利。

木通科小结

木通科	学习要点
特征	木质藤本，复叶互生，蓇葖果或浆果
化学成分	三萜类、苯乙醇苷类、鞣质类
常见生药	木通、预知子
木通	性状：藤茎圆柱形，表面灰棕色，断面导管孔排列紧密 成分：三萜；苯乙醇苷类

九、防己科 Menispermaceae

本科约有65属，350余种，分布于热带、亚热带地区。我国有19属，78种。重要药用属有木防己属(*Cocculus*)、轮环藤属(*Cyclea*)、秤钩风属(*Diploclisia*)、千金藤属(*Stephania*)、青牛胆属(*Tinospora*)等。主要生药有粉防己、蝙蝠葛、金果榄、千金藤、地不容、青风藤、木防己等。

【形态特征】 多年生草质或木质藤本。单叶互生。花小，单性异株；萼片、花瓣常各6枚，各2轮，每轮3片；花瓣常小于萼片；雄蕊通常6枚。子房上位，心皮3～6，离生。核果，核常呈马蹄形或肾形。

【解剖特征】 本科植物常有异常构造，多由维管束外方的束外形成层形成一至多个同心性或偏心性维管束。草酸钙结晶多见，有方晶、簇晶、针晶、柱晶、砂晶，或有小结晶构成结晶束。有的种类具分泌囊、异形细胞或其他厚壁细胞。

【化学特征】 本科植物大多含异喹啉类生物碱。常见的生物碱类型：①苄基异喹啉(benzylisoquinoline)型：存在于木防己属及千金藤属。②双苄基异喹啉(bisbenzylisoquinoline)型：在锡生藤属(*Cissampelos*)、木防己属、轮环藤属、蝙蝠葛属(*Menispermum*)、防己属(*Sinomenium*)、千金藤属及青牛胆属等近10个属中均含有，如粉防己碱(tetrandrine)、蝙蝠葛碱(dauricine)和锡生藤碱(hayatine)等有镇痛、抗炎、降压等作用。③阿朴啡(aporphine)型：在防己属等约5个属中含有，如土藤碱(tuduranine)有清热消炎作用。④吗啡烷(morphinane)型：主要分布于防己属及千金藤属，如青藤碱(sinomenine)有显著镇痛作用。⑤原小檗碱(protoberberine)型：存在于锡生藤属、天仙藤属(*Fibraurea*)、蝙蝠葛属、防己属、千金藤属及青牛胆属，如四氢巴马亭(tetrahydropalmatine，即罗通定，rotundine)具较好的镇痛、镇静作用。⑥原阿片碱(protopine)型：在防己属中有分布。

【重点生药】

防己* Stephaniae Tetrandrae Radix(附：木防己)

(英)Fourstamen Stephania Root

案例解析

12-7

案例导入

市场上有多种叫防己的药材，如粉防己、木防己、广防己、湘防己、汉中防己、汉防己，在性状方面均较相似。

问题：

1. 正品防己的来源是什么？
2. 其他防己的来源是什么？

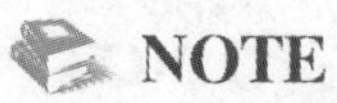

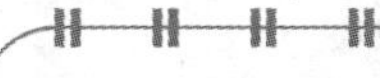

【来源】 防己科植物粉防己 *Stephania tetrandra* S. Moore 的干燥根。

【植物形态】 多年生落叶缠绕藤本。根圆柱形。茎纤细。叶互生，宽三角状卵形，叶柄盾状着生。花小，单性，雌雄异株；雄花序为头状聚伞花序，排列成总状，萼片 4，花瓣 4，黄绿色，雄蕊 4；雌花萼片、花瓣与雄花相同，心皮 1。核果球形，熟时红色。种子环形。

粉防己植物图

【产地】 主产于浙江、安徽、江西、湖北等地，常称粉防己。

【采制】 秋季采挖，洗净，除去粗皮，晒至半干，切段，个大者再纵切，干燥。

【性状】 ①根呈不规则圆柱形，或剖切成半圆柱形或块状，多弯曲，长 5～10 cm，直径 1～5 cm，弯曲处有缢缩的横沟而呈结节状。②表面淡灰黄色，可见残存的灰褐色栓皮、细皱纹、皮孔；纵剖面黄白色，有导管束条纹。③质坚实，横断面平坦，灰白色，粉性，木部占大部分，棕色导管束做放射状排列。④气微，味苦。

防己生药图

【显微特征】

1. 根横切面 ①木栓细胞有时可见。皮层散有石细胞，2～3 成群或单个散在，常切向排列，石细胞类多角形，壁稍厚，胞腔明显。韧皮部筛管群束状。②形成层环明显。木质部宽广，导管稀疏成群，径向排列成放射状，导管常伴有木纤维；木射线宽。③薄壁细胞充满淀粉粒，并含细小草酸钙方晶及柱晶(图 12-13)。

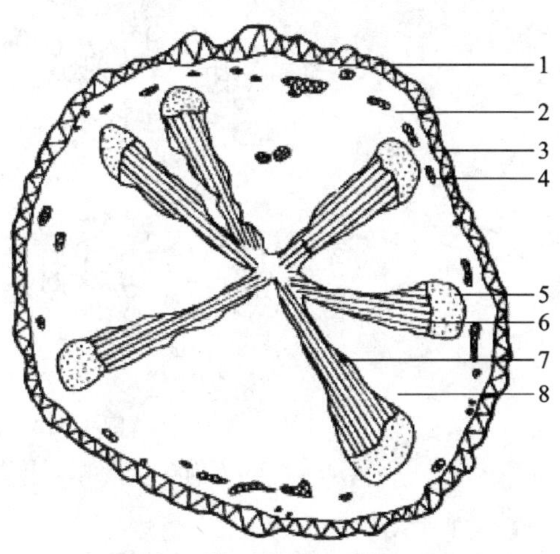

图 12-13 防己(块根)横切面简图

1. 木栓层；2. 皮层；3. 草酸钙方晶；4. 石细胞；5. 韧皮部；6. 形成层；7. 木质部；8. 射线

2. 粉末 类白色或黄白色。①淀粉粒单粒类圆形，直径 5～26 μm，脐点点状、裂缝状、三叉状，层纹不明显；复粒由 2～6(8)分粒组成。②石细胞类圆形、类方形或长椭圆形，长 26～103 μm，直径 21～59 μm，壁稍厚，纹孔及孔沟明显，有的可见层纹。③纤维细长梭形，长 340 μm 以上，直径 9～17 μm，壁厚 2～5 μm，有单斜纹孔或交叉成“十”字形。另可见具缘纹孔及网纹导管、木薄壁细胞、草酸钙小结晶及木栓细胞(图 12-14)。

【化学成分】 含多种异喹啉类生物碱，如粉防己碱(汉防己甲素，tetrandrine)、防己诺林碱(汉防己乙素，fangchinoline)、轮环藤酚碱(cyclanoline)、氧化防己碱(oxofangchirine)、防己菲碱(stephanthrine)，以及小檗胺(berbamine)等。

OCH_3 H_3CO H_3CN OR NCH_3 H H O O OCH_3

粉防己碱 R=CH_3

防己诺林碱 R=H

【理化鉴别】 TLC：以粉防己碱、防己诺林碱对照品对照，薄层展开，稀碘化铋钾试液显色。供试品色谱中，在与对照品色谱相应的位置上，显相同颜色的斑点。

【含量测定】 采用 HPLC 测定。按干燥品计算，含粉防己碱($C_{38}H_{42}N_2O_6$)和防己诺林碱($C_{37}H_{40}N_2O_6$)的总量不得少于 1.60%。

NOTE

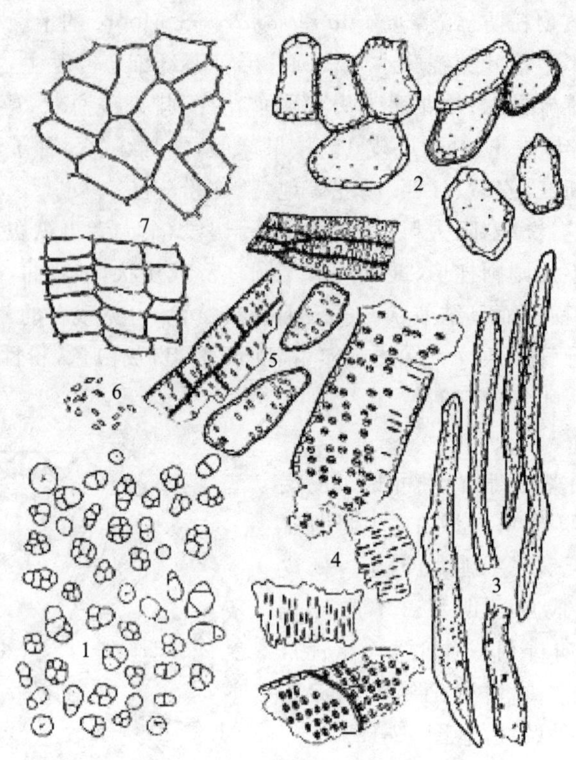

图 12-14　防己(块根)粉末图

1. 淀粉粒;2. 石细胞;3. 纤维;4. 导管;5. 木薄壁细胞;6. 草酸钙结晶;7. 木栓细胞

【药理作用】

1. 抗炎、抗过敏作用　粉防己碱和防己诺林碱有镇痛及抗炎作用。

2. 对血小板的作用　粉防己碱用于体外试验,能明显抑制 ADP、胶原和花生四烯酸诱导的兔血小板聚集。对兔血小板黏附和血栓形成也有抑制作用。

3. 抗癌作用　粉防己碱、防己诺林碱对 L_{7712} 和 S_{180} 癌细胞 DNA 合成有抑制作用。

另外,防己总生物碱对横纹肌有一定的松弛作用;其碘甲烷或溴甲烷衍生物"汉肌松"具肌肉松弛作用。

【功效】　性寒,味苦。祛风止痛,利水消肿。用于风湿痹痛,水肿脚气,小便不利,湿疹疮毒。

【附注】　**木防己**　防己科植物木防己 *Cocculus trilobus*(Thunb.) DC. 的干燥根。呈不规则的圆柱形,直径约 1.5 cm。表面黄褐色或灰棕色,略凹凸不平,有明显的纵沟及少数横皱纹。质坚硬,断面黄白色,有放射状纹理。味苦。含木防己碱(trilobine)、异木防己碱(isotrilobine)、木兰花碱(magnoflorine)、木防己胺(trilobamine)、去甲毛木防己碱(normeniamne)、毛木防己碱(menisarine)、表千金藤碱(epistephanine)、木防己宾碱(coclobine)。叶含衡州乌药里定碱(cocculolidine)。具有镇痛、解热、抗炎等作用。性寒,味苦;辛。祛风除湿,通经活络,解毒消肿。用于风湿痹痛,水肿,小便淋痛,经闭,跌打损伤,咽喉肿痛,疮疡肿毒,湿疹,毒蛇咬伤。功效类同于防己,曾作防己用。

北豆根 Menispermi Rhizoma

【来源】　防己科植物蝙蝠葛 *Menispermum dauricum* DC. 的干燥根茎。

【产地】　主产于东北、河北、山东及山西等地。

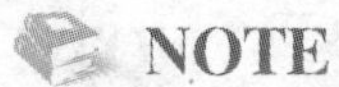

【性状】　呈细长圆柱形,弯曲,有分枝,长可达 50 cm,直径 0.3～0.8 cm。表面黄棕色至

暗棕色，多有弯曲的细根，并可见突起的根痕及纵皱纹，外皮易剥落。质韧，不易折断，断面不整齐，纤维性，木部淡黄色，呈放射状排列，中心有髓。气微，味苦。

【成分】 主要含多种生物碱类，如蝙蝠葛碱(dauricine)、蝙蝠葛苏林碱(daurisoline)、去甲北豆根碱(daurinoline)、异去甲北豆根碱(dauricinoline)、北豆根酚碱(dauricoline)、木兰碱以及尖防己碱(acutumine)等。本品中蝙蝠葛苏林碱($C_{37}H_{42}N_2O_6$)和蝙蝠葛碱($C_{38}H_{44}N_2O_6$)的总量不得少于0.60%。

【药理作用】 ①抗心律失常作用；②降压作用；③抗炎作用；④镇痛作用。

【功效】 性寒，味苦；有小毒。清热解毒，祛风止痛。用于咽喉肿痛，热毒泻痢，风湿痹痛。

防己科小结

防己科	学习要点
特征	草质或木质藤本；单叶互生；花单性异株；核果
化学成分	生物碱类
常见生药	防己、北豆根
防己	性状：结节状；粉性；味苦 显微：草酸钙方晶，柱晶 成分：粉防己碱、防己诺林碱
北豆根	性状：质韧；中心有髓；味苦 成分：北豆根碱

(付小梅)

十、木兰科* Magnoliaceae

本科约有20属，300余种。分布于北半球的温带地区，大部分种类集中分布在亚洲东南部和北美东南部。我国有14属160余种，主产于长江流域及以南地区。重要药用属有木兰属(*Magnolia*)、五味子属(*Schisandra*)、八角属(*Illicium*)等，主要生药有厚朴、五味子、南五味子、辛夷、八角茴香等。

【形态特征】 木本，稀藤本，体内常有油腺体而具香气。单叶互生，常全缘，托叶大而早落，具明显环状托叶痕。花单生，稀聚伞花序；多两性，稀单性，辐射对称；花被通常3基数，花瓣状，多为6～12，每轮3片；雄蕊和心皮多数，分离，螺旋状排列在延长的花托上；子房上位，每心皮含胚珠1～2。聚合蓇葖果或聚合浆果。

【解剖特征】 ①本科植物茎中的木栓层发生于表皮、下皮或皮层的外侧。②常有黏液细胞、油细胞和草酸钙小方晶。③木质部中导管单个散在或组成小群，端壁多单穿孔，也可见梯状穿孔。④射线宽3～4列细胞，偶见单列。⑤纤维多有具缘纹孔。

【化学特征】 本科植物的特征性成分是异喹啉类生物碱、木脂素类、倍半萜内酯及挥发油类。①异喹啉类生物碱：包括阿朴啡类、苄基异喹啉类及双苄基异喹啉类，其中分布最广、数量最多的为阿朴啡类生物碱。常见的有鹅掌楸碱、番荔枝碱、木兰箭毒碱、木兰花碱等。②木脂素类：主要的类型有双环氧木脂素、单环氧木脂素及新木脂素。③倍半萜内酯：木香烯内酯型与小白菊内酯型是木兰科分布最广的倍半萜内酯。④挥发油类：主要含芳香族衍生物，常见的有厚朴酚、茴香烯、丁香酚等。

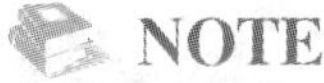

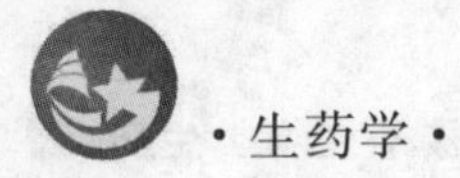

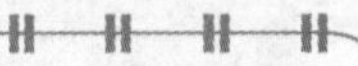

【重点生药】

厚朴* Magnoliae Officinalis Cortex(附:厚朴花)

(英)Officinal Magnolia Bark

【来源】 木兰科植物厚朴 *Magnolia officinalis* Rehd. et Wils. 或凹叶厚朴 *Magnolia officinalis* Rehd. et Wils. var. *biloba* Rehd. et Wils. 的干燥干皮、根皮及枝皮。

【植物形态】

1. 厚朴 落叶乔木,高 7~15 m。树皮紫褐色。单叶互生,革质,倒卵形或倒卵状椭圆形,先端钝圆或短尖,全缘或略波状,嫩叶背面被灰白色短茸毛,老叶时呈白粉状。花单生于幼枝顶端,白色,花被片 9~12;雄蕊和雌蕊均多数,螺旋状排列于延长的花托上。聚合蓇葖果椭圆状卵形。

2. 凹叶厚朴 灌木状乔木,叶先端凹缺,形成 2 圆裂,裂深 2~3.5 cm。

凹叶厚朴植物图

【产地】 主产于四川、湖北、浙江、福建、湖南等地,产于四川、湖北、陕西、重庆等地的称为"川朴",湖北西南部所产的厚朴称为"紫油厚朴",产于浙江、福建、江西等地的称为"温朴"。

【采制】 根皮及枝皮于 4—6 月剥取,直接阴干;干皮置沸水中微煮后,堆置阴湿处"发汗"至内表面变紫褐色或棕褐色,蒸软,取出,卷成筒状,干燥。

【性状】

1. 干皮 ①呈卷筒状或双卷筒状,长 30~35 cm,厚 2~7 mm,习称"筒朴",近根部的一端展开如喇叭口,习称"靴筒朴"。②外表面灰棕色或灰褐色,粗糙,栓皮呈鳞片状,有椭圆形皮孔及纵皱纹,刮去栓皮的显黄棕色。内表面紫棕色,较平滑,有细密纵纹,刻划显油痕。③质坚硬,不易折断,断面颗粒性,可见光亮的小结晶,内皮纤维性,可成层剥离。④气香,味辛辣、微苦。

2. 根皮(根朴) 呈单筒状或不规则块片,有的弯曲,习称"鸡肠朴",质硬,较易折断,断面纤维性。

厚朴生药图

3. 枝皮(枝朴) 呈单筒状,长 10~20 cm,厚 1~2 mm,质脆,易折断,断面纤维性。

【显微特征】

1. 干皮横切面 ①木栓层为 10 余列细胞,有的可见落皮层。②皮层外侧有石细胞环带,内侧油细胞、石细胞群散在。③韧皮射线宽 1~3 列细胞,向外渐变宽;油细胞较多,单个散在或 2~5 个成群;韧皮纤维束众多,略切向断续排列成层。④薄壁细胞稀含细小草酸钙方晶,并含淀粉粒(图 12-15、图 12-16)。

2. 厚朴粉末 棕色。①石细胞呈类方形、椭圆形或分枝状,直径 11~65 μm,有时可见层纹。②纤维多呈束,直径 15~32 μm,壁厚,木化,孔沟不明显。③油细胞多单个散在,类圆形或椭圆形,直径 50~85 μm,含有黄棕色油滴状物。④筛管分子端壁复筛板的筛域较大,筛孔明显。⑤偶见细小草酸钙方晶及木栓细胞(图 12-17)。

凹叶厚朴粉末与上述区别点:①分枝状石细胞长约至 326 μm;②纤维边缘呈锯齿状凹凸。

【化学成分】 主要含有木脂素类、生物碱类、挥发油类、皂苷类、鞣质类以及微量烟酸等成分。①木脂素类:厚朴酚(magnolol)、和厚朴酚(honokiol)、四氢厚朴酚(tetrahydromagnolol)、异厚朴酚(isomagnolol)、厚朴木脂素(magnolignan)等。②生物碱类:木兰箭毒碱(magnocurarine)、木兰花碱(magnoflorine)、番荔枝碱(anonaine)、鹅掌楸碱(liriodenine)等。③挥发油类:β-桉叶醇(β-eudesmol)、荜澄茄醇(cadinol)、愈创醇(guaiol)、对聚伞花素(*p*-cymene)等。

NOTE

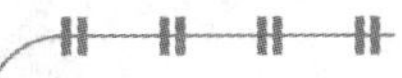

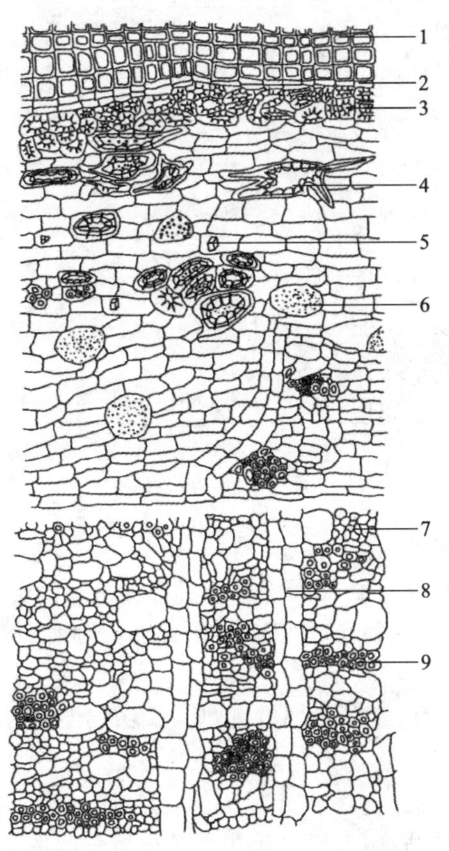

图 12-15 厚朴(干皮)横切面详图

1. 木栓层；2. 木栓形成层；3. 石细胞环带；4. 皮层石细胞；5. 草酸钙方晶；6. 油细胞；7. 韧皮部；8. 韧皮射线；9. 纤维束

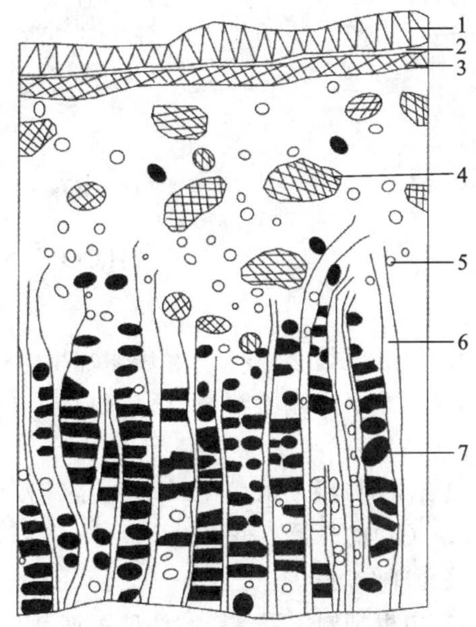

图 12-16 厚朴(干皮)横切面简图

1. 木栓层；2. 木栓形成层；3. 石细胞环带；4. 皮层石细胞；5. 油细胞；6. 韧皮射线；7. 韧皮纤维束

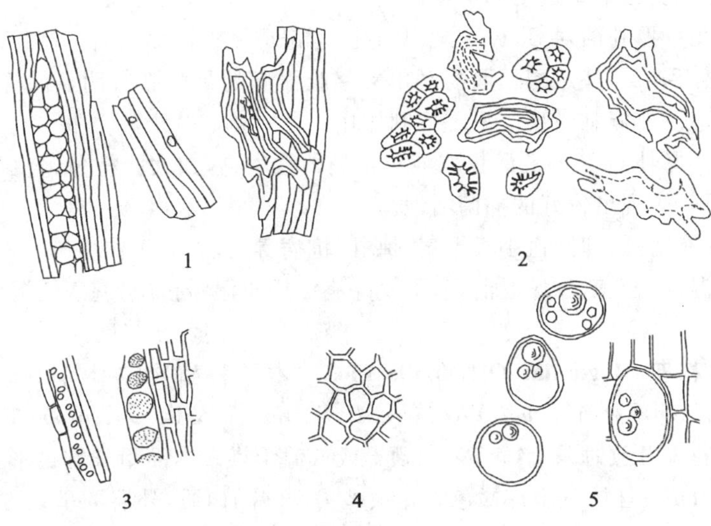

图 12-17 厚朴(干皮)粉末图

1. 纤维；2. 石细胞；3. 筛管分子；4. 木栓细胞；5. 油细胞

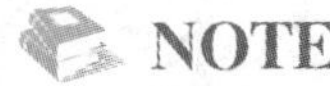

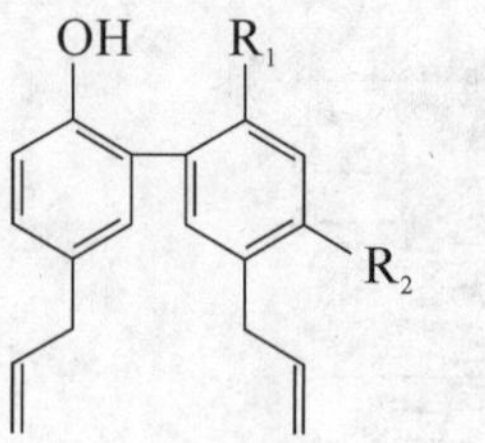

厚朴酚　R_1=OH　R_2=H

和厚朴酚　R_1=H　R_2=OH

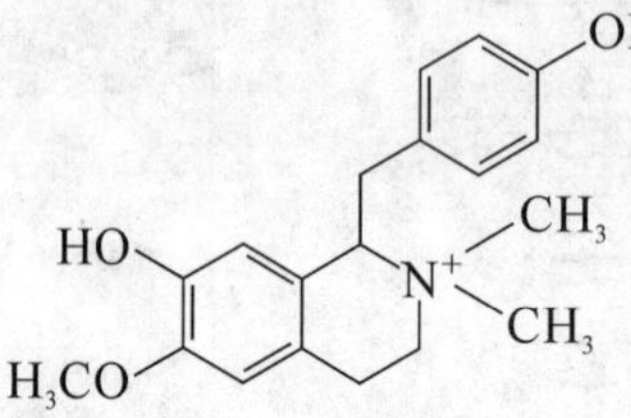

木兰箭毒碱

【理化鉴别】 TLC：本品粉末加甲醇提取后，与厚朴酚、和厚朴酚对照品溶液共薄层展开，喷以 1% 香草醛硫酸溶液显色，供试品色谱在与对照品色谱相应的位置上，显相同颜色的斑点。

【含量测定】 采用 HPLC 测定。按干燥品计算，本品含厚朴酚（$C_{18}H_{18}O_2$）与和厚朴酚（$C_{18}H_{18}O_2$）的总量不得少于 2.0%。

【药理作用】

1. 中枢抑制作用　腹腔注射可抑制小鼠的自发活动，并能对抗甲基苯丙胺引起的兴奋作用。中枢抑制的有效成分主要是厚朴酚、和厚朴酚等。

2. 调节平滑肌作用　厚朴煎剂对兔离体肠管有兴奋作用；对小鼠肠管在一定剂量范围内具有兴奋作用，加大剂量时抑制。

3. 肌肉松弛作用　厚朴酚、和厚朴酚具有中枢性肌肉松弛作用。木兰箭毒碱可使运动神经末梢麻痹，引起全身松弛型运动麻痹现象。

4. 抗溃疡作用　厚朴酚对 Shay's 幽门结扎、水浸应激性溃疡均有抑制作用。

5. 抗炎镇痛作用　厚朴乙醇提取物对角叉莱胶引起的足肿胀有明显的抑制作用；对小鼠醋酸所致扭体反应及热痛刺激反应呈现抑制作用。

6. 抗菌作用　厚朴 60% 的乙醇提取液对常见的微生物，如大肠杆菌、金黄色葡萄球菌、芽孢杆菌、假丝酵母等表现出较好的抑菌活性。

此外，厚朴尚有防龋、抑制血小板聚集、保肝、抗病毒、抗肿瘤等作用。

【功效】 性温、味苦、辛。燥湿消痰，下气除满。用于湿滞伤中，脘痞吐泻，食积气滞，腹胀便秘，痰饮喘咳。

【附注】 **厚朴花 Magnoliae Officinalis Flos**　木兰科植物厚朴 *Magnolia officinalis* Rehd. et Wils. 或凹叶厚朴 *Magnolia officinalis* Rehd. et Wils. var. *biloba* Rehd. et Wils. 的干燥花蕾。春季花未开放时采摘，稍蒸后，晒干或低温干燥。本品呈长圆锥形，长 4～7 cm，基部直径 1.5～2.5 cm。红棕色至棕褐色。花被多为 12 片，肉质，外层的呈长方倒卵形，内层的呈匙形。花梗长 0.5～2 cm，密被灰黄色茸毛，偶无毛。质脆，易破碎。气香，味淡。厚朴花主要含有挥发油、木脂素类、生物碱等成分。本品中厚朴酚与和厚朴酚的总量不得少于 0.2%。厚朴花味苦，性微温。芳香化湿，理气宽中，用于脾胃湿阻气滞，胸脘痞闷胀满，纳谷不香。

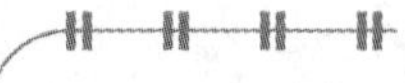

五味子* Schisandrae Chinensis Fructus(附:南五味子)

(英)Chinese Magnoliavine Fruit

【来源】 木兰科植物五味子 *Schisandra chinensis*(Turcz.)Baill. 的干燥成熟果实,习称"北五味子"。

【植物形态】 多年生落叶木质藤本。叶在幼枝上互生,在老茎的短枝上丛生;叶片广椭圆形或倒卵形,边缘疏生有腺体的小齿,有时有白霜。花单性异株,单生或数朵丛生于叶腋,下垂;花被片 6～9,长圆形,乳白色;雄花雄蕊 4～6;雌蕊群椭圆形,心皮多数,螺旋状排列于花托上,花后花托显著延长。聚合浆果呈穗状;浆果球形,熟时深红色。

五味子植物图

【产地】 主产于辽宁、黑龙江、吉林等地。

【采制】 秋季果实成熟时采摘,晒干或蒸后晒干,除去果梗及杂质。

【性状】 ①果实呈不规则的球形或扁球形,直径 5～8 mm。②表面红色、紫红色或暗红色,皱缩,显油润;有的表面呈黑红色或出现"白霜"。③果肉柔软。④种子 1～2,肾形,表面棕黄色,有光泽,种皮薄而脆。⑤果肉气微,味酸;种子破碎后,有香气,味辛、微苦。

五味子生药图

【显微特征】

1. 果实横切面 ①外果皮为 1 列方形或长方形细胞,壁稍厚,外被角质层,散有油细胞。②中果皮薄壁细胞 10 余列,含淀粉粒,散有小型外韧型维管束。③内果皮为 1 列小方形薄壁细胞。④种皮最外层为 1 列栅状石细胞,壁厚,纹孔及孔沟细密;其下为数列类圆形、三角形或多角形石细胞,纹孔较大;石细胞层下为数列薄壁细胞,种脊部位有维管束;油细胞层为 1 列长方形细胞,含棕黄色油滴;再下为 3～5 列小细胞;种皮内表皮为 1 列小细胞,壁稍厚。⑤胚乳细胞含脂肪油滴及糊粉粒(图 12-18、图 12-19)。

2. 粉末 暗紫色。①种皮表皮石细胞表面观呈多角形或长多角形,直径 18～50 μm,壁厚,孔沟极细密,胞腔内含深棕色物。②种皮内层石细胞呈多角形、类圆形或不规则形,直径约至 83 μm,壁稍厚,纹孔较大。③果皮表皮细胞表面观类多角形,垂周壁略呈连珠状增厚,表面有角质线纹;表皮中散有油细胞。④中果皮细胞皱缩,含暗棕色物,并含淀粉粒(图 12-20)。

【化学成分】 主要含有木脂素类、挥发油类、有机酸类、多糖类等成分。①木脂素类:主要为联苯环辛烯类木脂素,包括五味子醇甲(schisandrin A)、五味子醇乙(gomisin A)、五味子甲素(deoxyschisandrin)、五味子乙素(schisandrin B)等。②挥发油类:油中主要成分为 α-恰米烯、β-恰米烯(α-chamigrene,β-chamigrene)。③有机酸类:苹果酸、枸橼酸、酒石酸等。

OCH_3　H_3CO　H_3CO　H_3CO　H_3CO　OCH_3　R

五味子甲素　R=H
五味子醇甲　R=OH

【理化鉴别】 TLC:本品粉末加三氯甲烷回流提取后,与五味子对照药材、五味子甲素对照品溶液共薄层展开,置于紫外光灯(254 nm)下检视,供试品色谱在与对照品色谱相应的位置上,显相同颜色的斑点。

【含量测定】 采用 HPLC 测定。按干燥品计算,本品含五味子醇甲($C_{24}H_{32}O_7$)不得少于 0.40%。

NOTE

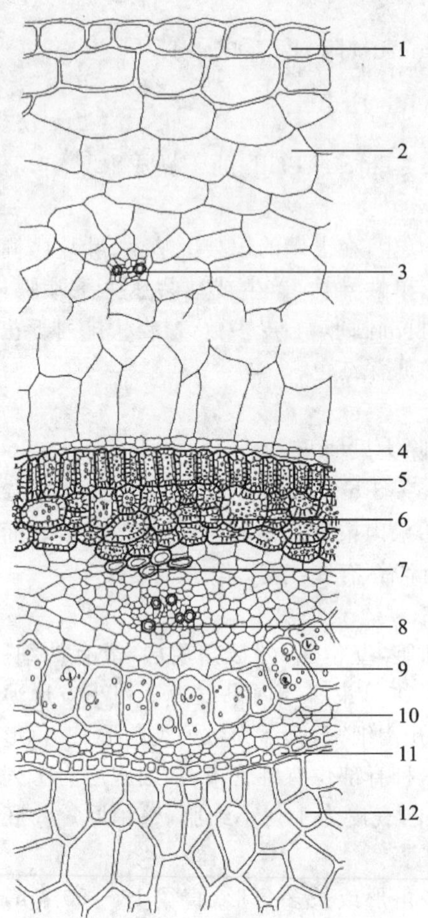

图 12-18　五味子(果实)横切面详图

1. 外果皮；2. 中果皮；3. 中果皮维管束；
4. 内果皮；5. 种皮外层石细胞；6. 种皮内层石细胞；
7. 纤维束；8. 种脊维管束；9. 油细胞；
10. 薄壁细胞；11. 种皮内表皮细胞；12. 胚乳

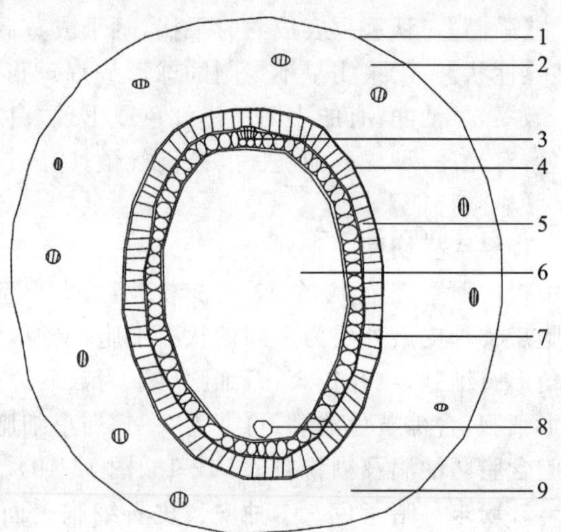

图 12-19　五味子(果实)横切面简图

1. 外果皮；2. 中果皮；3. 种脊维管束；
4. 内果皮；5. 种皮外表皮栅状石细胞；
6. 胚乳；7. 油细胞层；8. 胚；9. 维管束

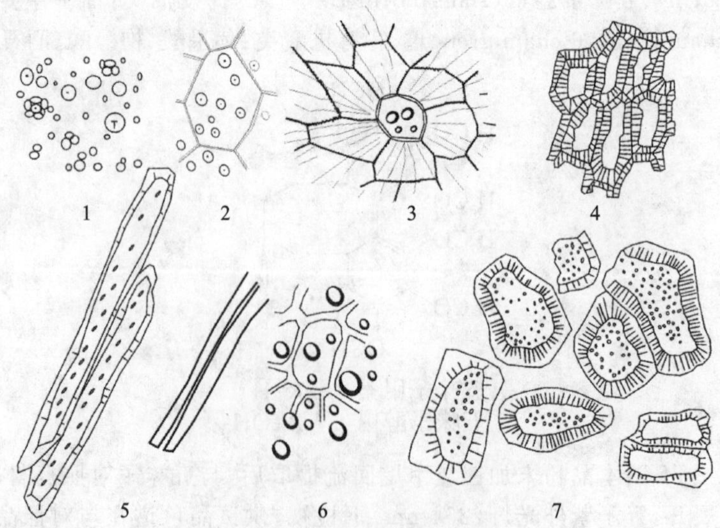

图 12-20　五味子(果实)粉末图

1. 淀粉粒；2. 中果皮细胞及淀粉粒；3. 果皮表皮细胞及油细胞；4. 种皮表皮石细胞；
5. 纤维；6. 内胚乳细胞；7. 种皮内层石细胞

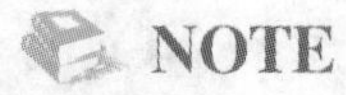

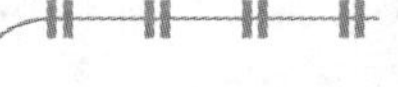

【药理作用】

1. 对中枢神经系统的作用 五味子素能延缓小鼠条件反射的形成，浸膏或酊剂能提高大脑皮质的工作能力及感受器的感受性能，能改善人的智力活动。五味子醇甲有中枢抑制作用，药代动力学研究表明五味子醇甲主要分布在大鼠丘脑及纹状体等组织中。

2. 呼吸兴奋作用 五味子乙醇提取物可明显减少小白鼠由氨水刺激而引起咳嗽的次数；水煎剂对正常家兔及麻醉兔的呼吸均有明显兴奋作用，使呼吸频率加快，幅度增大，同时血压下降，并能对抗吗啡对兔呼吸的抑制作用。

3. 对心血管系统的作用 五味子有加强和调节心肌细胞和心脏、肾脏小动脉的能量代谢，改善心肌营养和功能等作用。

4. 对泌尿生殖系统的作用 五味子浸膏、种子混悬液或浆果种皮混悬剂肌注，对家兔有孕、无孕、经产在体子宫均有加强节律性收缩作用。五味子素可抑制尿蛋白排泄的增加，并能改善血清生化指标，表明木脂素有抗肾病变作用。

5. 抗氧化、抗衰老作用 五味子木脂素具有抗氧化作用，以五味子乙素的抗氧化活性最强；五味子酚亦具很强的抗氧化活性，以保护心脏和肝脏线粒体脂质过氧化的损伤。

6. 对免疫功能的影响 五味子粗多糖能明显提高小鼠的耐缺氧能力，具有抗疲劳作用，亦能使正常小鼠胸腺和脾脏的重量增加，并增强小鼠静注胶体碳粒的廓清速率。说明其具有提高机体对环境的适应能力和防御能力。

此外，五味子煎剂和乙醇浸剂体外试验表明其具有抗菌、抗病毒作用。

【功效】 性温，味酸、甘。收敛固涩，益气生津，补肾宁心。用于久咳虚喘，梦遗滑精，遗尿尿频，久泻不止，自汗盗汗，津伤口渴，内热消渴，心悸失眠。

【附注】 **南五味子 Schisandrae Sphenantherae Fructus** 木兰科植物华中五味子 *Schisandra sphenanthera* Rehd. et Wils. 的干燥成熟果实。主产于河南、山西、甘肃等地。果实呈球形或扁球形，直径 4～6 mm。表面棕红色至暗棕色，干瘪，皱缩，果肉常紧贴于种子上。种子 1～2，肾形，表面棕黄色，有光泽，种皮薄而脆。果肉气微，味微酸。南五味子含木脂素，如五味子醇甲、五味子酯甲、五味子酯乙；挥发油，如花侧柏烯、罗汉柏烯；三萜等成分。本品中五味子酯甲（$C_{30}H_{32}O_9$）的含量不得少于 0.20%。功效与五味子相同。

辛夷 Magnoliae Flos

【来源】 木兰科植物望春花 *Magnolia biondii* Pamp.、玉兰 *Magnolia denudata* Desr. 或武当玉兰 *Magnolia sprengeri* Pamp. 的干燥花蕾。

【产地】 商品药材以栽培的望春花为主，主产于河南、湖北等地；武当玉兰主产于四川、湖北等地；玉兰主产于安徽等地。

【性状】

1. 望春花 呈长卵形，似毛笔头，长 1.2～2.5 cm，直径 0.8～1.5 cm。基部常具短梗，长约 5 mm，梗上有类白色点状皮孔。苞片 2～3 层，每层 2 片，两层苞片间有小鳞芽，苞片外表面密被灰白色或灰绿色茸毛，内表面类棕色，无毛。花被片 9，棕色，外轮花被片 3，条形，约为内两轮长的 1/4，呈萼片状，内两轮花被片 6，每轮 3，轮状排列。雄蕊和雌蕊多数，螺旋状排列。体轻，质脆。气芳香，味辛凉而稍苦。

2. 玉兰 长 1.5～3 cm，直径 1～1.5 cm。基部枝梗较粗壮，皮孔浅棕色。苞片外表面密被灰白色或灰绿色茸毛。花被片 9，内外轮同型。

3. 武当玉兰 长 2～4 cm，直径 1～2 cm。基部枝梗粗壮，皮孔红棕色。苞片外表面密被淡黄色或淡黄绿色茸毛，有的最外层苞片茸毛已脱落而呈黑褐色。花被片 10～12(15)，内外轮无显著差异。

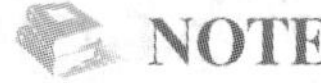

【显微特征】 **粉末** 灰绿色或淡黄绿色。①非腺毛甚多，散在，多碎断；完整者2～4细胞，亦有单细胞，壁厚4～13 μm，基部细胞短粗膨大，细胞壁极度增厚似石细胞。②石细胞多成群，呈椭圆形、不规则形或分枝状，壁厚4～20 μm，孔沟不甚明显，胞腔中可见棕黄色分泌物。③油细胞较多，类圆形，有的可见微小油滴。④苞片表皮细胞扁方形，垂周壁连珠状。

【化学成分】 主要含有挥发油类，如α-蒎烯、β-蒎烯、柠檬烯；木脂素类，如木兰脂素；生物碱类，如木兰碱等成分。本品中挥发油不得少于1.0%(mL/g)；木兰脂素($C_{23}H_{28}O_7$)的含量不得少于0.4%。

【药理作用】 具有抗过敏、抗炎、中枢抑制、抗病原微生物、降压等作用。

【功效】 性温，味辛。散风寒，通鼻窍。用于风寒头痛，鼻塞流涕，鼻鼽，鼻渊。

木兰科小结

木兰科	学习要点
特征	木本；油腺体具香气；聚合蓇葖果或聚合浆果
化学成分	异喹啉类生物碱、木脂素类、倍半萜内酯及挥发油类
常见生药	厚朴、五味子、辛夷
厚朴	性状：内表面紫棕色，刻划显油痕；断面颗粒性，可见光亮的小结晶，内皮纤维性，可成层剥离；气香，味辛辣 显微：分枝状石细胞、油细胞、纤维
五味子	成分：木脂素类(厚朴酚、和厚朴酚)、生物碱类、挥发油类 性状：果实红色、白霜
辛夷	成分：联苯环辛烯类木脂素 性状：花蕾、毛笔头

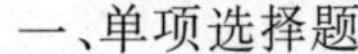

木兰科目标检测

目标检测答案
12-3

一、单项选择题

1. 有不规则分枝状石细胞和油细胞的生药是(　　)。

A. 秦皮　　B. 厚朴　　C. 杜仲　　D. 肉桂

2. 以木兰科植物的果实入药的是(　　)。

A. 五味子　　B. 马钱子　　C. 小茴香　　D. 桃仁

3. 五味子的主要有效成分为(　　)。

A. 木脂素类　　B. 挥发油类　　C. 脂肪酸类　　D. 黄酮类

4. 下列生药中，有效成分不是生物碱的是(　　)。

A. 黄连　　B. 延胡索　　C. 五味子　　D. 洋金花

5. 厚朴近根部的干皮称(　　)。

A. 茎朴　　B. 枝朴　　C. 根朴　　D. 靴朴

二、多项选择题

1. 产地加工，需要发汗的生药有(　　)。

A. 茯苓　　B. 厚朴　　C. 何首乌　　D. 虎杖　　E. 杜仲

2. 含有油细胞的生药有(　　)。

A. 肉桂　　B. 厚朴　　C. 辛夷　　D. 五味子　　E. 细辛

3. 厚朴的主产地有(　　)。

A. 四川　　B. 湖北　　C. 浙江　　D. 吉林　　E. 青海

NOTE

4. 五味子的主产地有(　　)。

A. 辽宁　　B. 湖北　　C. 河南　　D. 吉林　　E. 黑龙江

5. 组织中无晶鞘纤维的是(　　)。

A. 肉桂　　B. 厚朴　　C. 杜仲　　D. 黄柏　　E. 甘草

三、名词解释

1. 发汗

2. 皮类生药

四、简答题

1. 木兰科的特征性成分类群有哪些?

2. 厚朴生药的来源？请叙述其性状特征及显微特征。

木兰科推荐阅读文献

[1] 刘宇灵,付赛,樊丽姣,等.南北五味子化学成分、药理作用等方面差异的研究进展[J].中国实验方剂学杂志,2017,23(12):228-234.

[2] 张旻昱,吴宏伟,许利平,等.五味子及其活性成分治疗心脑血管疾病药理作用的研究进展[J].中国中药杂志,2018,43(8):1536-1546.

[3] 刘可云,董志,朱毅.厚朴酚与和厚朴酚的药理学研究现状[J].中成药,2006,28(5):716-718.

十一、樟科 Lauraceae

本科约有45属,2000～2500种。我国约有20属,423种。重要药用属有樟属(*Cinnamomum*)、山胡椒属(*Lindera*)、木姜子属(*Litsea*)等。主要生药有肉桂、桂枝、乌药、山鸡椒、天然冰片等。

【形态特征】 木本,仅无根藤属(*Cassytha*)为寄生性藤本。多具油细胞,有香气。单叶,多互生,常革质,全缘,无托叶。花常3基数,多为单被,2轮排列;雄蕊3～12,轮状排列,每轮3枚,花药瓣裂;子房上位,3心皮合生,1室1胚珠。核果或浆果。种子1枚。

【解剖特征】 茎、叶中常具有分泌细胞,含挥发油和黏液质。茸毛为单细胞,壁厚。叶下表皮通常呈乳头状突起;叶主脉或茎中柱鞘部分通常由纤维与石细胞形成连续或断续的环,石细胞常为"U"字形增厚。次生韧皮部具纤维或纤维束。薄壁组织中多见针晶或纺锤状结晶。

【化学特征】 本科植物多含挥发油类和生物碱类。挥发油类中常见成分有樟脑(camphor)、桂皮醛(cinnamaldehyde)、桉叶素(cineole)、丁香酚(eugenol)等,均有重要的药用价值。所含生物碱类主要为异喹啉生物碱,有利尿作用。

【重点生药】

肉桂* Cinnamomi Cortex(附:桂枝)

(英)Cinnamomum Bark

【来源】 樟科植物肉桂 *Cinnamomum cassia* Presl 的干燥树皮。

【植物形态】 常绿乔木,有芳香气,树皮灰褐色。幼枝多呈四棱形,密被灰黄色茸毛。叶互生或近对生,革质,长椭圆形至披针形,先端短尖,基部楔形,上面绿色,平滑而有光泽,下面淡绿色,疏被黄色短茸毛,具离基三出脉,横脉近平行。圆锥花序腋生;花小,黄白色,花被片6;能育雄蕊9,3轮,花药4室,外向瓣裂;雌蕊子房椭圆形,1室,1胚珠。浆果,椭圆形,成熟时紫黑色。

肉桂植物图

【产地】 主产于广西、广东、云南和福建。多为栽培。

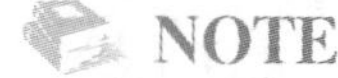

【采制】 秋季(9—10 月)剥取树皮,阴干。根据采收年限和加工方法的不同有如下商品规格。①官桂:剥取栽培 5~6 年树的干皮和枝皮,晒 1~2 天后,不经压制,自然卷成筒状,阴干。②企边桂:剥取 10 余年生的干皮,两端削成斜面,突出桂心,夹在木制的凹凸板中间,晒干。③板桂:环状剥取老树靠近地面的干皮,夹在木制的桂夹内,晒至九成干,纵横堆叠,加压,约 1 个月完全干燥,呈扁平板状。④桂心:桂皮加压过程中留下来的边条,去掉外部栓皮晒干。⑤桂碎:桂皮加工过程中留下的碎块。

【性状】 ①呈槽状或卷筒状,长 30~40 cm,宽或直径 3~10 cm,厚 0.2~0.8 cm。②外表面灰棕色,稍粗糙,有不规则的细皱纹和横向突起的皮孔,有的可见灰白色的斑纹;内表面红棕色,略平坦,有细纵纹,划之显油痕。③质硬而脆,易折断。④断面不平坦,外层棕色而较粗糙,内层红棕色而油润,两层间有 1 条黄棕色的线纹。⑤气香浓烈,味甜、辣。

肉桂生药图

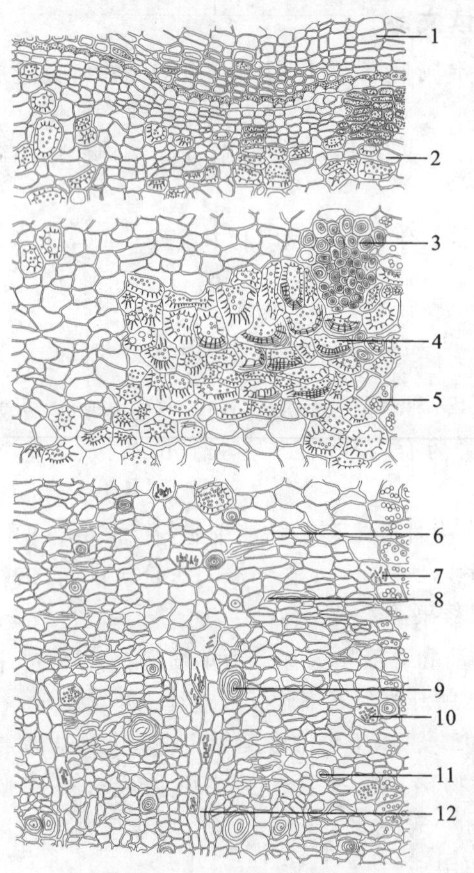

图 12-21 肉桂(树皮)横切面详图

1.木栓层;2.皮层;3.纤维束;4.石细胞群;5.淀粉粒;6.韧皮部;7.草酸钙针晶;8.颓废筛管群;9.油细胞;10.黏液细胞;11.纤维;12.射线

【显微特征】

1. 树皮横切面 木栓细胞数列,最内层细胞外壁增厚,木化。皮层散有石细胞和分泌细胞。中柱鞘部位有石细胞群,断续排列成环,外侧伴有纤维束,石细胞通常外壁较薄。韧皮部射线宽 1~2 列细胞,含细小草酸钙针晶;纤维常 2~3 个成束;油细胞随处可见。薄壁细胞含淀粉粒(图 12-21、图 12-22)。

2. 粉末 红棕色。①纤维大多单个散在,长梭形,长 195~920 μm,直径约至 50 μm,壁厚,木化,纹孔不明显。②石细胞类方形或类圆形,直径 32~88 μm,壁厚,有的一面菲薄。③油细胞类圆形或长圆形,直径 45~108 μm。④草酸钙针晶细小,散在于射线细胞中。⑤木栓细胞多角形,含红棕色物(图 12-23)。

【化学成分】 主要含挥发油类 1%~2%,以桂皮醛(cinnamaldehyde)为主,并含有少量醋酸桂皮酯、丁香酚、桂皮酸、苯丙酸乙酯等。另含有五环多元醇类二萜类,如桂二萜醇(cinnzeylanol)、乙酰桂二萜醇、肉桂醇、肉桂苷、桂皮苷等。

CHO

桂皮醛

CH_3 O

醋酸桂皮酯

【理化鉴别】

1. 粉末 用三氯甲烷浸渍,吸取三氯甲烷液 2 滴于载玻片上,待挥干,滴加 10%盐酸苯肼试液 1 滴,镜下可见桂皮醛苯腙杆状结晶。

2. TLC 本品粉末用乙醇冷浸提取后,与桂皮醛对照品溶液共薄层展开,以 2% 2,4-二硝基苯肼乙醇试液显色,供试品色谱中在与对照品色谱相应的位置上显相同颜色的斑点。

【含量测定】

1. 采用挥发油测定法测定 本品按干燥品计算,含挥发油不得少于 1.2%。

2. 采用 HPLC 法测定 本品按干燥品计算,含桂皮醛(C_9H_8O)不得少于 1.5%。

NOTE

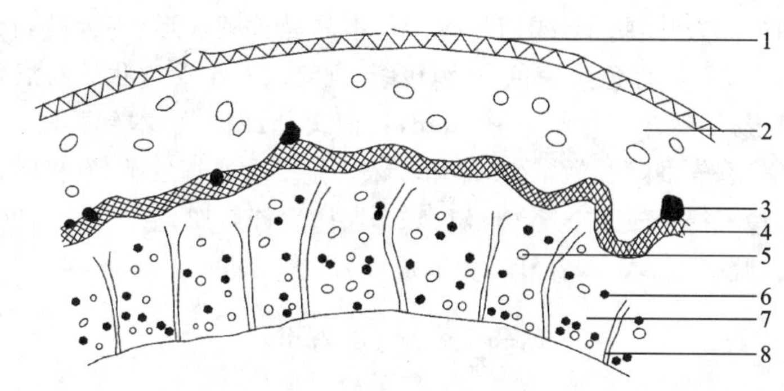

图 12-22 肉桂(树皮)横切面简图

1.木栓组织;2.皮层;3.纤维束;4.石细胞群;5.油细胞;6.纤维;7.韧皮部;8.射线

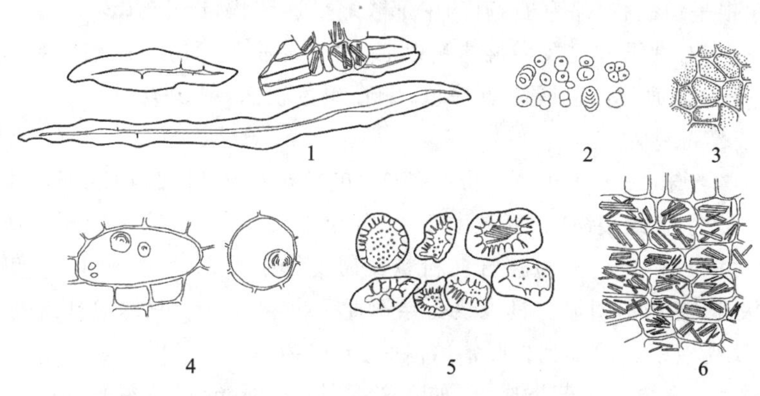

图 12-23 肉桂(树皮)粉末图

1.纤维;2.淀粉粒;3.木栓细胞;4.油细胞;5.石细胞;6.草酸钙针晶

【药理作用】

1. 抗胃溃疡作用 肉桂的水提液能够通过增加胃黏膜的血流量、改善循环来抑制胃溃疡形成。目前从肉桂的提取物中分离出具有较强抗溃疡活性的成分有肉桂苷、桂皮苷等。

2. 扩张血管作用 桂皮醛有扩血管、降压、促进机体的血液循环、对肢体的疼痛有一定的缓解以及抗休克作用。肉桂的水煎剂、香豆素以及肉桂甲醇提取物或者其单体桂皮酸都有预防静脉或动脉形成血栓的作用,同时还能增加离体心脏冠状动脉的血流量。

3. 抗菌作用 肉桂的水浸液在体外可明显抑制金黄色葡萄球菌、大肠杆菌、白色葡萄球菌、痢疾杆菌、伤寒杆菌以及白色念珠菌等;肉桂的挥发油在体外也可很好地抑制革兰阳性菌以及革兰阴性菌。

4. 抗炎作用 肉桂的热水提取物中的多酚类成分以及肉桂醛及其衍生物都具有一定的抗炎的作用,其发挥抗炎作用的机制主要是通过抑制 NO 的生成。

5. 抗氧化、抗肿瘤作用 肉桂提取物具有抑制氧化、消除超氧自由基的作用,其所含的成分如总酚类物质、槲皮苷、山柰酚被证明无论在体内还是体外试验中均具有很好的抗肿瘤作用。

6. 抗糖尿病作用 肉桂原花青素是肉桂中抗糖尿病的主要化学成分,有显著抑制体外蛋白质非酶糖化的作用。

此外,肉桂还具有镇静、解痉、解热、止咳祛痰、升高白细胞及壮阳作用。

【功效】 性大热,味辛、甘。补火助阳,引火归元,散寒止痛,温通经脉。用于阳痿宫冷,腰膝冷痛,肾虚作喘,虚阳上浮,眩晕目赤,心腹冷痛,虚寒吐泻,寒疝腹痛,痛经经闭。

【附注】 **桂枝 Cinnamomi Ramulus** 樟科植物肉桂 *Cinnamomum cassia* Presl 的干燥嫩

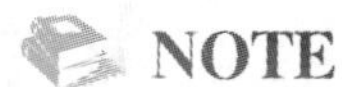

枝。春、夏二季采收，除去叶，晒干，或切片晒干。本品呈长圆柱形，多分枝，长 30～75 cm，粗端直径 0.3～1 cm。表面红棕色至棕色，有纵棱线、细皱纹及小疙瘩状的叶痕、枝痕和芽痕，皮孔点状。质硬而脆，易折断。切片厚 2～4 mm，切面皮部红棕色，木部黄白色至浅黄棕色，髓部略呈方形。有特异香气，味甜、微辛，皮部味较浓。主要含有挥发油、有机酸、香豆素等成分。本品中桂皮醛的含量不得少于 1.0%。性温，味辛、甘；发汗解肌，温通经脉，助阳化气，平冲降气。用于风寒感冒，脘腹冷痛，血寒经闭，关节痹痛，痰饮，水肿，心悸。

乌药 Linderae Radix

【来源】 樟科植物乌药 *Lindera aggregata* (Sims) Kosterm. 的干燥块根。

【产地】 主产于中南地区及福建、浙江。

【性状】 块根呈纺锤状，略弯曲，有的中部收缩呈连珠状，长 6～15 cm，直径 1～3 cm。表面黄棕色或黄褐色，有细纵皱纹及稀疏的侧根痕，皮部易脱落而露出纤维状导管束。质坚硬。切片厚 0.2～2 mm，切面黄白色或淡黄棕色，中心颜色较深，射线放射状，可见年轮环纹。气香，味微苦、辛，有清凉感。

【显微特征】 **粉末** 黄白色。淀粉粒甚多，单粒类球形、长圆形或卵圆形，直径 4～39 μm，脐点叉状、"人"字状或裂缝状；复粒由 2～4 分粒组成。木纤维淡黄色，多成束，直径 20～30 μm，壁厚约 5 μm，有单纹孔，胞腔含淀粉粒。韧皮纤维近无色，长梭形，多单个散在，直径 15～17 μm，壁极厚，孔沟不明显。具缘纹孔导管直径约至 68 μm，具缘纹孔排列紧密。木射线细胞壁稍增厚，纹孔较密。油细胞长圆形，含棕色分泌物。

【化学成分】 主要含倍半萜类成分，如香樟烯(lindestrene)、乌药醇(lindenenol)、乌药酮(lindenenone)、异乌药内酯(isolinderalactone)、乌药烯(lindenene)、乙酸乌药酯(lindenenyl acetate)、乌药醚(linderoxide)、异乌药醚(isolinderoxide)、乌药内酯(linderalactone)、新乌药内酯(neolinderalactone)、乌药醚内酯(linderane)等；生物碱类，如去甲异波尔定(norisoboldine)等成分。本品中乌药醚内脂($C_{15}H_{16}O_4$)的含量不得少于 0.03%，去甲异波尔定($C_{18}H_{19}NO_4$)的含量不得少于 0.4%。

【药理作用】 ①抗病原微生物作用；②挥发油类有兴奋大脑皮质、促进呼吸、兴奋心肌、加速血液循环、升高血压及发汗作用。

【功效】 性温，味辛。行气止痛，温肾散寒。用于寒凝气滞，胸腹胀痛，气逆喘急，膀胱虚冷，遗尿尿频，疝气疼痛，经寒腹痛。

樟科小结

樟科	学习要点
特征	木本；油细胞具香气；叶革质；核果或浆果
化学成分	挥发油类、异喹啉生物碱类
常见生药	肉桂、乌药
肉桂	性状：槽状或卷筒状；灰色的地衣斑；断面两层间有 1 条黄棕色的线纹 纤维：石细胞一面菲薄；油细胞；红棕色木栓细胞 成分：桂皮醛

十二、罂粟科 Papaveraceae

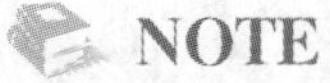

本科约有 38 属，700 余种。我国有 18 属，362 种。重要药用属有罂粟属(*Papaver*)、紫堇

属(*Corydalis*)、白屈菜属(*Chelidonium*)、博落回属(*Maleaya*)等,主要生药有延胡索、白屈菜、阿片、夏天无、博落回、苦地丁等。

【形态特征】 草本,体内多含乳汁或黄色汁液。单叶互生。花两性,单生或成总状、聚伞、圆锥等花序;萼片2,早落,花瓣4~6;雄蕊多数;子房上位,1室,侧膜胎座,胚珠多数。蒴果,孔裂或瓣裂。

【解剖特征】 具有节乳管或分泌细胞。茎横切面木质部导管群成"V"字形;具孔纹或螺纹导管。纤维较短,壁具单孔。少数有非腺毛,由1~2列或多列细胞组成;无腺毛,叶表皮气孔为不定式。

【化学特征】 本科植物普遍含有生物碱,以异喹啉生物碱为主,几乎均含有原阿片碱(protopine)。许多生物碱类具有重要的药用价值,如罂粟碱(papaverine)能解痉;吗啡(morphine)、白屈菜碱(chelidonine)能镇痛;可待因(codeine)、那可丁(narcotine)能止咳,但多易成瘾。紫堇属植物中的延胡索乙素(D(L)-tetrahydropalmatine)具有镇痛、镇静作用;白屈菜属、罂粟属、博落回属和角茴香属植物中的血根碱(sanguinarine)具有一定的镇痛、抗癌活性。

【重点生药】

延胡索* Corydalis Rhizoma

(英)Corydalis Tuber

【来源】 罂粟科植物延胡索 *Corydalis yanhusuo* W. T. Wang 的干燥块茎。

【植物形态】 多年生草本,高10~20 cm。块茎类球形,直径0.5~2.5 cm。地上茎纤细,易折断。基生叶与茎生叶同型,有柄;茎生叶互生,二回三出复叶。总状花序顶生或与叶对生;苞片阔披针形;萼片小,早落;花瓣4,外轮2片稍大,上部1片尾部延伸成距,内轮两片较狭小;雄蕊6,二体;子房扁柱形,上位,1室,花柱细短。蒴果线形。种子多数。

【产地】 主产于浙江、陕西、江苏,传统上浙江的品质最好。

【采制】 5—6月植株枯萎5~7天后采挖块茎,除去地上部分及须根,搓掉浮皮,洗净,入沸水中煮3~6 min,至块茎内部无白心时为度,捞出晒干。

延胡索植物图

【性状】 ①呈不规则的扁球形,直径0.5~1.5 cm。②表面黄色或黄褐色,有不规则网状皱纹。顶端有略凹陷的茎痕,底部常有疙瘩状突起。③质硬而脆,断面黄色,角质样,有蜡样光泽。④气微,味苦。

【显微特征】

延胡索生药图

1. 块茎横切面 ①表皮常脱落,偶有残存。②皮层细胞10余层,淡黄色,扁平。下皮层1~2层厚壁细胞,长条形,壁稍厚,木化,纹孔较大;茎痕处的厚壁细胞散布少数石细胞。③韧皮部宽广,筛管呈类多角形,与管状分泌细胞伴生,环状散列;韧皮薄壁细胞较大,充满淀粉粒或糊化淀粉团块。④形成层不明显。⑤木质部常分成4~7小束,疏列呈环状。⑥中央有较宽广的髓(图12-24、图12-25)。

2. 粉末 绿黄色。①淀粉粒为粉末的主体。含糊化淀粉粒的薄壁细胞呈淡黄色或近无色,类多角形、方形或圆形,糊化淀粉粒隐约可见,用水合氯醛透化后,留有网格样痕迹。②下皮厚壁细胞类多角形、长条形或不规则形,直径48~96 μm,壁厚3~5 μm,连珠状增厚,木化,纹孔细密。③石细胞单个散在或少数成群,类方形、圆形、多角形或纺锤形,纹孔点状,孔沟短而密。另可见管状分泌细胞和螺纹导管(图12-26)。

【化学成分】 含20多种异喹啉类生物碱,四氢异喹啉类生物碱含量约为0.50%。主要有延胡索甲素(D-紫堇碱,D-corydaline)、延胡索乙素(D(L)-四氢巴马亭,D(L)-

NOTE

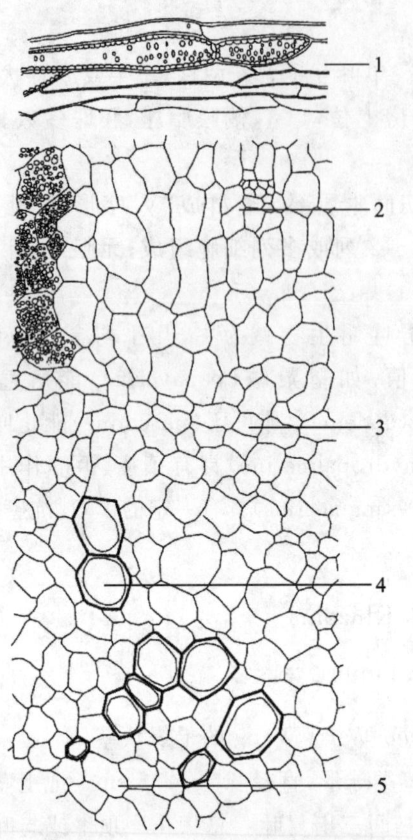

图 12-24　延胡索(块茎)横切面详图

1. 下表皮厚壁细胞皮部；2. 韧皮部；3. 形成层；4. 导管；5. 髓

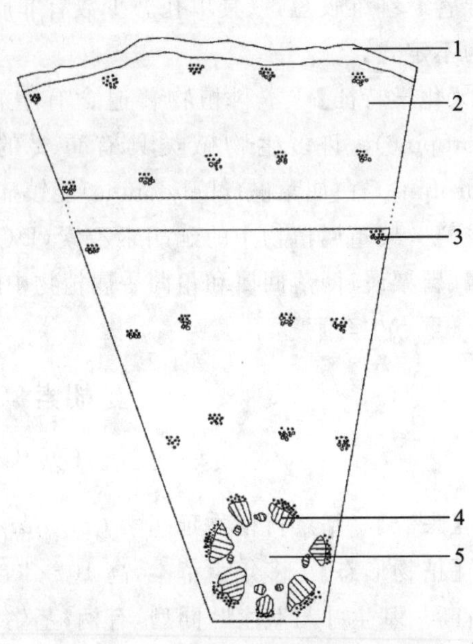

图 12-25　延胡索(块茎)横切面简图

1. 皮层；2. 韧皮部；3. 筛管与分泌细胞；4. 木质部；5. 髓

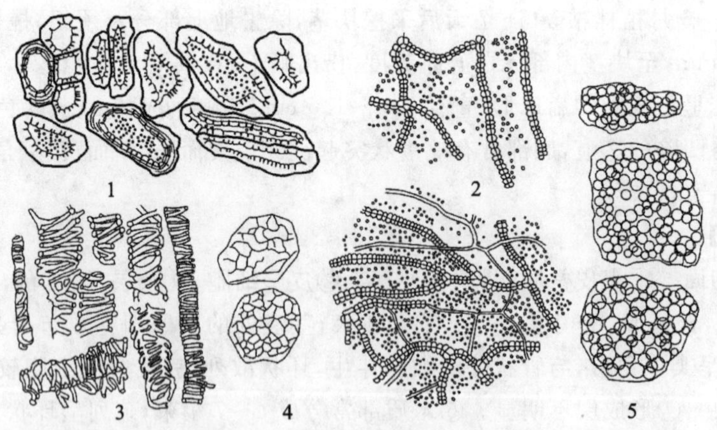

图 12-26　延胡索(块茎)粉末图

1. 石细胞；2. 下皮厚壁细胞；3. 导管；4. 含糊化淀粉粒的薄壁细胞；5. 含淀粉粒的薄壁细胞

tetrahydropalmatine)、延胡索丙素（原阿片碱，protopine）、延胡索丁素（L-四氢黄连碱，L-tetrahydrocoptisine）、延胡索戊素（D(L)-四氢黄连碱）、延胡索己素（L-四氢非洲防己碱，L-tetrahydrocolumbamine）、延胡索庚素（D-紫堇鳞茎碱，D-corybulbine）等。另含黄连碱（coptisine）、去氢紫堇碱（dehydrocorydaline）、D-海罂粟碱（D-glaucine）、非洲防己碱（columbamine）、紫堇单酚碱（corydalmine）、去氢紫堇单酚碱（dehydrocorydalmine）、球紫堇碱（bulbocapnine）等。

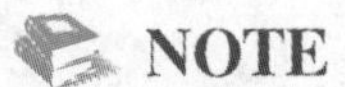

	R_1	R_2	R_3	R_4	R_5
延胡索甲素	CH_3O	CH_3O	CH_3	CH_3O	CH_3O
延胡索乙素	CH_3O	CH_3O	H	CH_3O	CH_3O
延胡索丁素	—O—CH_2—O—		H	—O—CH_2—O—	
延胡索己素	CH_3O	OH	H	CH_3O	CH_3O
延胡索庚素	OH	CH_3O	CH_3	CH_3O	CH_3O
紫堇单酚碱	CH_3O	CH_3O	H	CH_3O	H

	R_1	R_2	R_3	R_4	R_5
去氢延胡索甲素	CH_3O	CH_3O	CH_3	CH_3O	CH_3O
黄连碱	—CH_2—		H	—CH_2—	
非洲防己碱	CH_3O	OH	H	CH_3O	CH_3O

【理化鉴别】 TLC:本品粉末甲醇超声提取,滤液蒸干,残渣加浓氨试液调至碱性,乙醚萃取后,与延胡索对照药材、延胡索乙素对照品溶液共薄层展开,碘蒸气显色,置于紫外光灯(365 nm)下检视,供试品色谱在与对照药材色谱和对照品色谱相应的位置上,显相同颜色的荧光斑点。

【含量测定】 采用 HPLC 测定:本品按干燥品计算,含延胡索乙素($C_{21}H_{25}NO_4$)不得少于0.050%。

【药理作用】

1. 对中枢神经系统的作用 延胡索具有明显镇痛、镇静和催眠作用,并以延胡索乙素的镇痛作用最强。

2. 对心血管系统的作用 延胡索提取物有显著的扩张兔心和在体猫心的冠状血管,降低冠状动脉阻力与增加冠状动脉血流量等作用,并可显著提高实验动物对常压或减压缺氧的耐受力。

3. 对消化系统的作用 延胡索的一些成分对实验性胃溃疡有保护作用,如去氢延胡索甲素对大鼠的实验性胃溃疡,特别是幽门结扎或阿司匹林诱发的胃溃疡均有一定保护作用,对胃液分泌及胃酸均有抑制作用。

4. 对内分泌系统的作用 延胡索乙素可促进大鼠脑下垂体分泌促肾上腺皮质激素。静注延胡索乙素能够降低外周组织中的儿茶酚胺水平。

此外,延胡索还有抗肿瘤活性、促进智力、增强免疫能力、延缓衰老、增强抗氧化能力等作用。

【功效】 性温,味辛、苦。活血,行气,止痛。用于胸胁、脘腹疼痛,胸痹心痛,经闭痛经,产后瘀阻,跌扑肿痛。

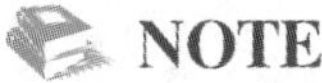

阿片 Opium

【来源】 罂粟科植物罂粟 *Papaver somniferum* L. 的未成熟蒴果经割破果皮后渗出的乳汁干燥而成。罂粟主产于阿富汗、墨西哥、哥伦比亚，在我国禁止非法种植。

【性状】 干燥物为棕色或暗棕色膏状物，新鲜品略柔软，存放日久则变坚硬或脆，有特殊臭味，味极苦。

【化学成分】 含 10 余种生物碱，总量约 20%，大多与罂粟酸结合成盐存在，主要为吗啡(morphine)，含量 5.6%～12.8%，其次为可待因(codeine)、那可丁(narcotine)、罂粟碱(papaverine)、蒂巴因(thebaine)等。

【药理作用】 用作中枢神经系统抑制剂，有镇痛、镇咳、抑制呼吸及抑制肠蠕动作用。

罂粟科小结

罂粟科	学习要点
特征	草本，体内多含乳汁；蒴果
化学成分	异喹啉生物碱类
常见生药	延胡索
延胡索	性状：块茎；扁球形；断面黄色，角质样，有蜡样光泽 成分：延胡索乙素(镇痛)

十三、十字花科 Cruciferae(Brassicaceae)

本科有 300 属以上，约 3200 种。我国有 95 属，425 种。重要的药用属有芸薹属(*Brassica*)、葶苈属(*Draba*)、糖芥属(*Erysimum*)、独行菜属(*Lepidium*)、蔊菜属(*Rorippa*)等。主要生药有板蓝根、大青叶、芥子、莱菔子、蔊菜、独行菜、播娘蒿等。

【形态特征】 草本，植物体含有辛辣液汁。单叶互生，无托叶。花两性，多排成总状花序；萼片 4，2 轮；花瓣 4，“十”字形排列；雄蕊 6，4 强雄蕊；子房上位，2 心皮合生，假膜分成 2 室，侧膜胎座，胚珠 1 至多数。长角果或短角果。种子无胚乳。

【解剖特征】 多具乳管或特殊的乳囊组织，含白色汁液或有色汁液。少数属含有草酸钙结晶。少数有非腺毛，由 1～2 列或多列细胞组成；无腺毛，叶表皮的气孔不等式。

【化学特征】 硫苷和吲哚苷是本科的特征性成分。糖芥属、桂竹香属等植物还含有强心苷类成分。

【重点生药】

板蓝根* Isatidis Radix(附：大青叶、青黛)

(英)Indigowoad Root

【来源】 十字花科植物菘蓝 *Isatis indigotica* Fort. 的干燥根。

菘蓝植物图

【植物形态】 二年生草本，主根较长，呈圆柱形。茎直立，地上部分多分枝。叶互生，基生叶具柄，叶片长椭圆形，全缘或波状；茎生叶长圆形或长圆状披针形，基部垂耳圆形，抱茎，全缘。复总状花序生于枝端，花梗细长，花黄色；萼片 4，绿色；花瓣 4，倒卵形；雄蕊 6，四强；雌蕊 1。长角果矩圆形，扁平，基部渐窄，边缘齿状，紫色。种子 1 枚。

【产地】 全国各地均有栽培。商品药材主产于安徽、黑龙江、河北、河南、江苏等地。

【采制】 10—11 月经霜后挖根，带泥暴晒至半干扎把，去泥，理直后晒干。

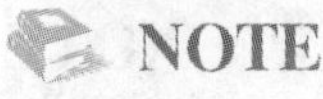

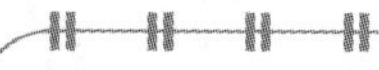

【性状】 ①呈圆柱形，稍扭曲，长 10～20 cm，直径 0.5～1 cm。②表面淡灰黄色或淡棕黄色，有纵皱纹、横长皮孔样突起及支根痕。根头略膨大，可见暗绿色或暗棕色轮状排列的叶柄残基和密集的疣状突起。③体实，质略软，断面皮部黄白色，木部黄色。④气微，味微甜后苦涩。

板蓝根生药图

【显微特征】

1. 根横切面 ①木栓层为数列细胞。栓内层狭。②韧皮部宽广，射线明显。③形成层成环。④木质部导管黄色，类圆形，直径约至 80 μm；有木纤维束。薄壁细胞含淀粉粒（图 12-27）。

2. 粉末 浅棕黄色。①多为网纹导管、螺纹导管，直径 15～35 μm，成束或单个散在。②单粒淀粉粒圆球形、椭圆形及不规则形，直径 2～20 μm，脐点裂缝状，复粒不明显。③木栓细胞呈多角形、类圆形和类长方形，排列规则，壁薄，木栓组织与栓内层细胞相连，可见块状分泌物。

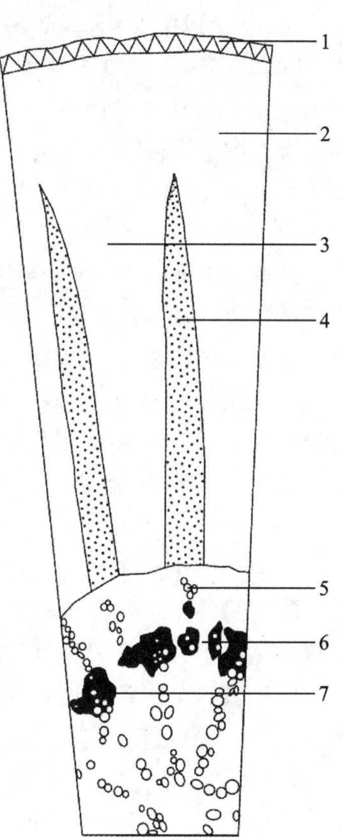

图 12-27 板蓝根横切面简图

1. 木栓层；2. 皮层；3. 韧皮射线；4. 韧皮部；5. 导管；6. 木射线；7. 木纤维

【化学成分】 主要含有生物碱类，如靛蓝（indigotin）、靛玉红（indirubin）；含硫化合物，如（*R*，*S*）-告依春；核苷类、多糖类、有机酸类等成分。

靛蓝　　靛玉红

【理化鉴别】 TLC：①本品粉末稀乙醇超声提取后，与板蓝根对照药材和精氨酸对照品溶液共薄层展开，喷以茚三酮试液显色，供试品色谱在与对照药材色谱和对照品色谱相应的位置上，显相同颜色的斑点。②本品粉末 80%甲醇超声提取后，与板蓝根对照药材和（*R*，*S*）-告依春对照品溶液共薄层展开，置于紫外光灯（254 nm）下检视，供试品色谱在与对照药材色谱和对照品色谱相应的位置上，显相同颜色的斑点。

【含量测定】 采用 HPLC 测定：本品按干燥品计算，含（*R*，*S*）-告依春（C_5H_7NOS）不得少于 0.020%。

【药理作用】

1. 抗病毒作用 板蓝根能有效抑制肝炎病毒、甲型流感病毒、乙型流感病毒、腮腺炎病毒、乙型脑炎病毒、烟草花叶病毒等病毒生长。

2. 抗菌作用 板蓝根水浸液能抑制金黄色葡萄球菌、表皮葡萄球菌、枯草杆菌、大肠杆菌、伤寒杆菌、肺炎双球菌、流感杆菌、脑膜炎双球菌等细菌的生长繁殖。

3. 抗肿瘤作用 脂溶性板蓝根提取物对肝癌细胞、卵巢癌细胞等癌细胞都有较强的体外杀伤能力。

4. 免疫调节作用 板蓝根多糖在特异性免疫、非特异性免疫、体液免疫和细胞免疫方面均有促进作用。

【功效】 性寒、味苦。清热解毒，凉血利咽。用于瘟疫时毒，发热咽痛，温毒发斑，痄腮，烂喉丹痧，大头瘟疫，丹毒，痈肿。

NOTE

【附注】

1. 大青叶 Isatidis Folium　十字花科植物菘蓝 *Isatis indigotica* Fort. 的干燥叶。夏、秋二季分 2～3 次采收，除去杂质，晒干。叶多皱缩卷曲，有的破碎。完整叶片展平后呈长椭圆形至长圆状倒披针形，长 5～20 cm，宽 2～6 cm；上表面暗灰绿色，有的可见色较深稍突起的小点；先端钝，全缘或微波状，基部狭窄下延至叶柄呈翼状；叶柄长 4～10 cm，淡棕黄色。质脆。气微，味微酸、苦、涩。粉末绿褐色。下表皮细胞垂周壁稍弯曲，略成连珠状增厚；气孔不等式，副卫细胞 3～4 个。叶肉组织分化不明显；叶肉细胞中含蓝色细小颗粒状物，亦含橙皮苷样结晶。主要含有靛蓝、靛玉红、色胺酮、苯甲酸等化学成分。本品中靛玉红（$C_{16}H_{10}N_2O_2$）的含量不得少于 0.020%。性寒，味苦；清热解毒，凉血消斑。用于温病高热，神昏，发斑发疹，痄腮，喉痹，丹毒，痈肿。

2. 青黛 Indigo Naturalis　爵床科植物马蓝 *Baphicacanthus cusia*（Nees）Bremek.、蓼科植物蓼蓝 *Polygonum tinctorium* Ait. 或十字花科植物菘蓝 *Isatis indigotica* Fort. 的叶或茎叶经加工制得的干燥粉末、团块或颗粒。深蓝色的粉末，体轻，易飞扬；或呈不规则多孔性的团块、颗粒，用手搓捻即成细末，微有草腥气，味淡。主要含有靛蓝、靛玉红等成分。本品中靛蓝含量不得少于 2.0%；靛玉红含量不得少于 0.13%。性寒，味咸。清热解毒，凉血消斑，泻火定惊。用于温毒发斑，血热吐衄，胸痛咳血，口疮，痄腮，喉痹，小儿惊痫。

芥子 Sinapis Semen

【来源】　十字花科植物白芥 *Sinapis alba* L. 或芥 *Brassica juncea*（L.）Czern. et Coss. 的干燥成熟种子。前者习称“白芥子”，后者习称“黄芥子”。

【产地】　全国各地均有栽培。白芥子主产于安徽、河南、四川、陕西、浙江等地。黄芥子主产于河南、安徽等地。

【性状】

1. 白芥子　呈球形，直径 1.5～2.5 mm。表面灰白色至淡黄色，具细微的网纹，有明显的点状种脐。种皮薄而脆，破开后内有白色折叠的子叶，有油性。气微，味辛辣。

2. 黄芥子　较小，直径 1～2 mm。表面黄色至棕黄色，少数呈暗红棕色。研碎后加水浸湿，则产生辛烈的特异臭气。

【化学成分】　主要含有生物碱类，如芥子碱（sinapine）；异硫氰酸酯类，如芥子苷、白芥子苷（sinalbin）；有机酸类，如芥子酸等成分。本品含芥子碱以芥子碱硫氰酸盐（$C_{16}H_{24}NO_5 \cdot SCN$）计，不得少于 0.50%。

【药理作用】　①镇咳、祛痰、平喘作用；②抗炎镇痛作用；③抗肿瘤作用。

【功效】　性温，味辛。温肺豁痰利气，散结通络止痛。用于寒痰咳嗽，胸胁胀痛，痰滞经络，关节麻木、疼痛，痰湿流注，阴疽肿毒。

莱菔子 Raphani Semen

【来源】　十字花科植物萝卜 *Raphanus sativus* L. 的干燥成熟种子。

【产地】　全国普遍栽培。商品药材主产于河北、河南、浙江、黑龙江等省。

【性状】　呈类卵圆形或椭圆形，稍扁，长 2.5～4 mm，宽 2～3 mm。表面黄棕色、红棕色或灰棕色。一端有深棕色圆形种脐，一侧有数条纵沟。种皮薄而脆，子叶 2，黄白色，有油性。气微，味淡、微苦辛。

【化学成分】　主要含有脂肪酸类，如芥酸；生物碱，如芥子碱；挥发油类、甾醇类等成分。本品含芥子碱以芥子碱硫氰酸盐（$C_{16}H_{24}NO_5 \cdot SCN$）计，不得少于 0.40%。

【药理作用】　具有降压、抗菌、抗癌、祛斑等作用。

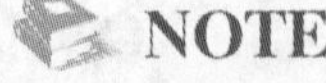

【功效】 性平，味辛、甘。消食除胀，降气化痰。用于饮食停滞，脘腹胀痛，大便秘结，积滞泻痢，痰壅喘咳。

十字花科小结

十字花科	学习要点
特征	草本，植物体含有辛辣液汁
化学成分	硫苷、吲哚苷
常见生药	板蓝根、大青叶、芥子、莱菔子
板蓝根	性状：圆柱形，稍扭曲；根头略膨大 成分：靛蓝、靛玉红、(*R*,*S*)-告依春
大青叶	显微：蓝色细小颗粒状物、橙皮苷样结晶 成分：靛蓝、靛玉红

十四、景天科 Crassulaceae

本科有 34 属，1500 余种，多为耐旱植物。我国有 10 属，242 种。重要药用属有红景天属(*Rhodiola*)、景天属(*Sedum*)等，主要生药有红景天、垂盆草等。

【形态特征】 多年生肉质草本或亚灌木。单叶互生或对生，有时轮生，无托叶。花两性，辐射对称，多排成聚伞花序，有时总状花序或单生；萼片 4～5；花瓣 4～5；雄蕊与花瓣同数或为其倍数；子房上位，心皮 4～5，离生或仅基部合生，每心皮基部具 1 小鳞片，胚珠多数。蓇葖果。

【解剖特征】 中柱占根茎的大部分，散生维管束，最外侧有外韧型维管束，放射排列成环。韧皮部狭窄，木质部导管 5 至数个相聚，稀疏排列。内侧为周木型维管束，星状排列。薄壁细胞含有棕色分泌物。

【化学特征】 本科植物化学类型多样，主要有黄酮类、三萜类、苷类和甾体类成分。

红景天 Rhodiolae Crenulatae Radix et Rhizoma

【来源】 景天科植物大花红景天 *Rhodiola crenulata*(Hook. f. et Thoms.)H. Ohba 的干燥根和根茎。

【产地】 主产于西藏、青海、四川及云南西北部等地。

【性状】 根茎呈圆柱形，粗短，略弯曲，少数有分枝，长 5～20 cm，直径 2.9～4.5 cm。表面棕色或褐色，粗糙有褶皱，剥开外表皮有一层膜质黄色表皮且具粉红色花纹；宿存部分老花茎，花茎基部被三角形或卵形膜质鳞片；节间不规则，断面粉红色至紫红色，有一环纹，质轻，疏松。主根呈圆柱形，粗短，长约 20 cm，上部直径约 1.5 cm，侧根长 10～30 cm；断面橙红色或紫红色，有时具裂隙。气芳香，味苦涩。

【显微特征】

1. 根横切面 木栓层 5～8 列细胞，栓内层细胞椭圆形、类圆形。中柱占极大部分，有多数维管束排列成 2～4 轮环，外轮维管束较大，为外韧型；内侧 2～3 轮维管束渐小，为周木型。

2. 根茎横切面 老根茎有 2～3 条木栓层带，嫩根茎无木栓层带。木栓层为数列细胞，栓内层不明显。皮层窄。中柱维管束为大型的周韧型维管束，放射状环列；维管束中内侧和外侧的维管组织发达呈对列状，中间为薄壁组织，韧皮部和木质部近等长，被次生射线分隔成细长条形，形成层明显。髓部宽广，由薄壁细胞组成，散生周韧型的维管束。薄壁细胞含有棕色分泌物。

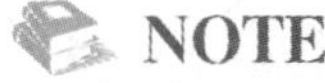

【化学成分】 主要含有黄酮，如大花红景天苷、山柰酚；醇苷，如红景天苷（rhodioloside）、大花红景天素；有机酸、鞣质等成分。本品中红景天苷（$C_{14}H_{20}O_{7}$）的含量不得少于0.50%。

【药理作用】 具有抗缺氧、抗衰老、抗肿瘤等作用。

【功效】 性平，味甘、苦。益气活血，通脉平喘。用于气虚血瘀，胸痹心痛，中风偏瘫，倦怠气喘。

十五、杜仲科 Eucommiaceae

本科有1属，1种，为我国特有。杜仲树皮和树叶均为重要生药。

【形态特征】 落叶乔木。单叶互生，无托叶。花单性异株，无被，先于叶或与叶同时开放；雄花簇生，成头状花序；雌花单生，具短梗，子房上位，2心皮合生，1室，2胚珠。翅果，含种子1枚。

【解剖特征】 树皮、树叶折断时均有银白色胶丝。

【化学特征】 含有木脂素及其苷类、环烯醚萜类、绿原酸、香草酸、杜仲胶等化学成分。

【重点生药】

杜仲* Eucommiae Cortex（附：杜仲叶）

（英）Eucommia Bark

【来源】 杜仲科植物杜仲 *Eucommia ulmoides* Oliv. 的干燥树皮。

【植物形态】 落叶乔木。树皮灰褐色，粗糙。单叶互生，椭圆形、卵形或矩圆形，基部圆形，先端渐尖，边缘有锯齿。花单性，雌雄异株，雄花簇生，雌花单生。翅果椭圆形。

杜仲植物图

【产地】 主产于四川、贵州、陕西、湖北等地。

【采制】 栽培10～20年，4—6月剥取树皮，刮去粗皮，堆置“发汗”至内皮呈紫褐色，晒干。

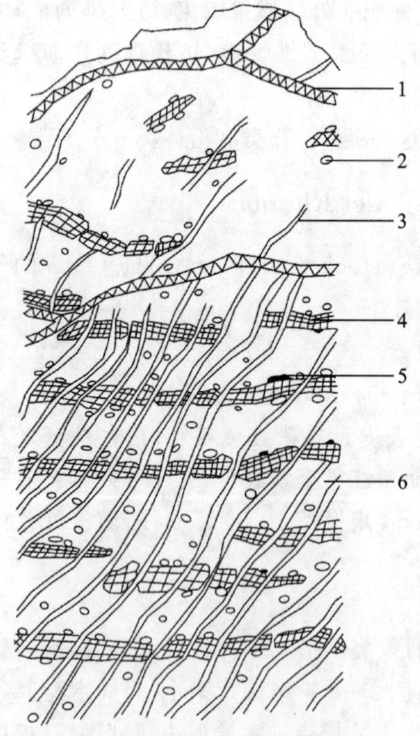

图12-28 杜仲（树皮）横切面简图

1.木栓层；2.橡胶质；3.射线；4.石细胞；5.纤维群；6.韧皮部

杜仲生药图

【性状】 呈板片状或两边稍向内卷，大小不一，厚3～7 mm。外表面淡棕色或灰褐色，有明显的皱纹或纵裂槽纹，有的树皮较薄，未去粗皮，可见明显的皮孔。内表面暗紫色，光滑。质脆，易折断，断面有细密、银白色、富弹性的橡胶丝相连。气微，味稍苦。

【显微特征】

1. 老树皮横切面 ①有较厚的落皮层，内侧有数层木栓细胞。②韧皮部占大部分，有5～7条横向排列的石细胞层，石细胞壁极厚。射线宽2～3列细胞，有不规则形的橡胶质块散布（图12-28）。

2. 粉末 棕色。①橡胶丝成条或扭曲成团，表面显颗粒性。②石细胞甚多，大多成群，类长方形、类圆形、长条形或形状不规则，长约至180 μm，直径20～80 μm，壁厚，有的胞腔内含橡胶团块。③木栓细胞表面观多角形，直径15～40 μm，壁不均匀增厚，木化，有细小纹孔；侧面观长方形，壁三面增厚，一面薄，孔沟明显（图12-29）。

【化学成分】 主要含有木脂素类，如松脂醇二葡萄糖苷；黄酮类，如山柰酚、槲皮素、芦丁；酚酸类，如香豆酸、咖啡酸乙酯、绿原酸等成分。

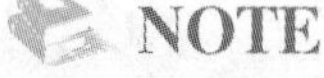

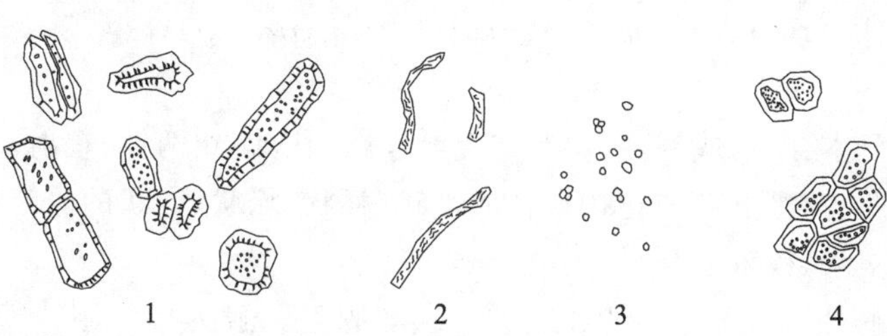

图 12-29 杜仲(树皮)粉末图

1.石细胞;2.橡胶丝;3.淀粉粒;4.木栓细胞

松脂醇二葡萄糖苷

【理化鉴别】 本品粉末 1 g,加三氯甲烷 10 mL,浸渍 2 h,滤过,滤液挥干,加乙醇 1 mL,产生具弹性的胶膜。

【含量测定】 采用 HPLC 测定:按干燥品计算,含松脂醇二葡萄糖苷($C_{32}H_{42}O_{16}$)不得少于 0.10%。

【药理作用】

1. 降压作用 杜仲的木脂素和有机酸类成分均具有很好的降压作用。

2. 降血糖作用 杜仲多糖可降低四氧嘧啶诱导糖尿病小鼠的血糖值,其机制可能与其提高小鼠的免疫力与体内抗氧化能力有关。

3. 降血脂作用 杜仲绿原酸能够有效地降低血脂和肝脏脂质的积累,提高血清和肝脏抗氧化水平,具有明显的调节脂质代谢的作用。

此外,杜仲还具有抗氧化、抗炎、抗疲劳、抗衰老、抗骨质疏松等作用。

【功效】 性温、味甘。补肝肾,强筋骨,安胎。用于肝肾不足,腰膝酸痛,筋骨无力,头晕目眩,妊娠漏血,胎动不安。

【附注】 **杜仲叶 Eucommiae Folium** 杜仲科植物杜仲 *Eucommia ulmoides* Oliv. 的干燥叶。杜仲叶与杜仲皮所含成分相似,有相同的药理作用。杜仲叶中绿原酸的含量不得少于 0.08%。本品性温,味甘;补肝肾,强筋骨;用于肝肾不足,头晕目眩,腰膝酸痛,筋骨痿软。

杜仲科小结

杜仲科	学习要点
特征	树皮、树叶折断时均有银白色胶丝
常见生药	杜仲
杜仲	性状:呈扁平的板片状;斜方形皮孔;断面有细密、银白色、富弹性的胶丝相连
	显微:韧皮部有 5~7 层石细胞环带
	成分:松脂醇二葡萄糖苷、杜仲胶

(王晓琴)

十六、蔷薇科 Rosaceae

本科约有 124 属,3300 种。我国有 51 属,1000 余种。重要药用属为山楂属(*Crataegus*)、

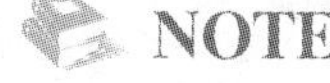

杏属(*Armeniaca*)、木瓜属(*Chaenomeles*)、地榆属(*Sanguisorba*)等,主要生药有山楂、苦杏仁、木瓜、枇杷叶等。

【形态特征】 草本、灌木或乔木;单叶或复叶,常具托叶;花两性,辐射对称;花托呈各种类型,凸起、平展或下凹;花萼下部与花托愈合成盘状、杯状、坛状、壶状的萼筒;萼片、花瓣多各为5。果实为蓇葖果、瘦果、核果或梨果。

【解剖特征】 本科植物解剖学特征多样。①非腺毛一般为单细胞。②气孔多为不定式。③草酸钙结晶常为簇晶和方晶。

【化学特征】 本科植物普遍含氰苷、多元酚类、三萜及其苷类化合物及有机酸类化合物,几乎不含生物碱。①氰苷:存在于枇杷属、梅属、梨属、李属等,如李属的种子含苦杏仁苷。②多元酚类:本科植物含有酚类成分,存在于龙芽草属、李属、梨属等,如仙鹤草中含仙鹤草酚,山楂属植物含槲皮素、金丝桃苷等。③三萜及三萜皂苷:熊果酸分布于龙芽草属、栒子属、山楂属、委陵菜属、草莓属等;齐墩果酸存在于山楂属等;地榆皂苷、委陵菜苷分布于龙芽草属、地榆属、委陵菜属、山楂属等。④有机酸类:广泛分布于本科许多属植物。

【重点生药】

山楂* Crataegi Fructus(附:野山楂)

(英)Hawthorn Fruit

【来源】 蔷薇科植物山里红 *Crataegus pinnatifida* Bge. var. *major* N. E. Br. 或山楂 *Crataegus pinnatifida* Bge. 的干燥成熟果实。

【植物形态】

1. 山里红 落叶小乔木,小枝通常有刺。叶互生,托叶镰形,较大,边缘有齿;叶片广卵形或菱状卵形,5~9 羽状浅裂。伞房花序生于枝端或上部叶腋,花白色或稍带红晕。梨果球形,直径达 2.5 cm,深亮红色,有黄白色小斑点,花萼宿存。种子 3~5。花期 5 月,果期 8—10 月。

2. 山楂 叶 3~5 羽状深裂,裂片卵状披针形;果实直径 1~1.5 cm,深红色。

山楂植物图

山楂生药图

【产地】 主产于山东,产量大,品质佳,销往全国各地并出口。多栽培。

【采制】 秋季果实成熟时采收,切片,干燥。

【性状】 果实呈类球形,直径 1~2.5 cm。表面深红色,有光泽,布有细小白色斑点,顶端有凹窝,边缘有宿萼,基部有细果柄或柄痕。通常横切成圆形片,皱缩不平,直径 1~2.5 cm,厚 0.2~0.4 cm。果肉深黄色至淡棕色,中部横切片具 5 粒浅黄色果核,但多脱落。气微清香,味酸、微甜。

【显微特征】 **粉末** 暗红棕色至棕色。①石细胞单个散在或成群,无色或淡黄色,类多角形、长圆形、类三角形或不规则形,直径 19~125 μm,孔沟及层纹明显,有的胞腔内含深棕色物。②果皮表皮细胞表面观呈类圆形或类多角形,壁稍厚,胞腔内常含红棕色或黄棕色物。③果肉薄壁细胞内含草酸钙方晶或簇晶。④纤维直径 10~40 μm,胞腔多狭窄(图 12-30)。

【化学成分】 主要含有机酸类、黄酮类和三萜类化合物。有机酸,如枸橼酸、苹果酸、柠檬酸、绿原酸等;黄酮,如芹菜素、山柰酚、木犀草素、金丝桃苷、槲皮素及其苷类;三萜,如熊果酸、齐墩果酸、山楂酸等。

【理化鉴别】 TLC:本品粉末的乙酸乙酯超声提取液与熊果酸对照品液共薄层展开,用10%硫酸乙醇溶液显色,紫外光灯下检视。供试品色谱中,在与对照品色谱相应的位置上,显相同的紫红色斑点;置于紫外光灯(365 nm)下检视,显相同的橙黄色荧光斑点。

【含量测定】 采用酸碱滴定法测定。按干燥品计算,含有机酸以枸橼酸($C_6H_8O_7$)计,不得少于 5.0%。

NOTE

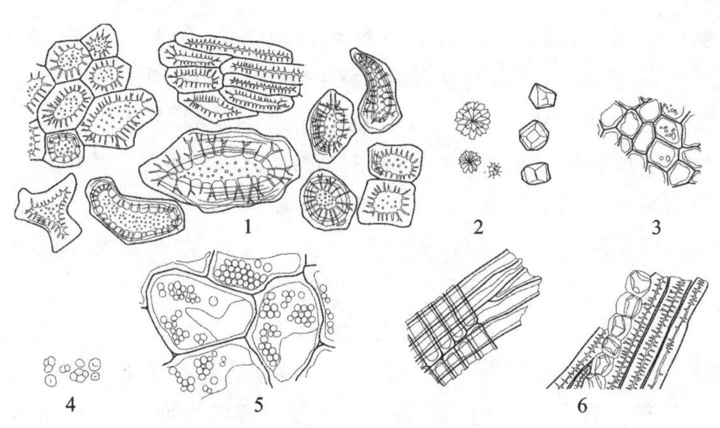

图 12-30 山楂粉末图

1.石细胞;2.草酸钙簇晶和方晶;3.果皮表皮细胞;4.淀粉粒;5.果肉薄壁细胞;6.纤维

【药理作用】

1. 对心血管系统的作用 山楂的多种提取物均有一定的强心和降压作用;山楂中黄酮有增加冠状动脉流量、抗实验性心肌缺氧、抗心律不齐等作用。牡荆素鼠李糖苷有保护心肌损伤的作用。

2. 降血脂作用 山楂浸膏可使家兔血中胆固醇及甘油三酯含量明显降低。

3. 促消化作用 山楂中的脂肪酶可促进脂肪分解;所含的多种有机酸和维生素 C 均可提高胃蛋白酶的活性,促进蛋白质的分解消化。

4. 抗菌作用 山楂煎剂和乙醇提取物对痢疾杆菌等有较强的抑制作用。山楂核提取物对大肠埃希菌、金黄色葡萄球菌、白色念珠菌等有杀灭作用。

5. 防癌作用 可通过抑制肿瘤细胞 DNA 的生物合成,阻止肿瘤细胞的分裂繁殖。

【功效】 性微温,味酸、甘。消食健胃,行气散瘀,化浊降脂。用于肉食积滞,胃脘胀满,泻痢腹痛,瘀血经闭,产后瘀阻,心腹刺痛,胸痹心痛,疝气疼痛,高脂血症。焦山楂消食导滞作用增强。用于肉食积滞,泻痢不爽。

【附注】 **野山楂** 蔷薇科植物野山楂 *Crataegus cuneata* Sieb. et Zucc. 的干燥成熟果实,习称"南山楂"。主产于浙江、江苏等地。果实类球形或梨形,直径 0.8~1.4 cm,有的压成饼状;表面棕色至棕红色,无斑点而具细密皱纹。气微弱,味酸、涩。含槲皮素、绿原酸、咖啡酸、齐墩果酸等。功效同山楂。

苦杏仁* Armeniacae Semen Amarum(附:甜杏仁)

(英)Bitter Apricot Seed

【来源】 蔷薇科植物山杏 *Prunus armeniaca* L. var. *ansu* Maxim.、西伯利亚杏 *Prunus sibirica* L.、东北杏 *Prunus mandshurica*(Maxim.)Koehne 或杏 *Prunus armeniaca* L. 的干燥成熟种子。

【植物形态】

1. 山杏 落叶乔木,高达 10 m。叶互生,叶片宽卵形或宽椭圆形,先端渐尖,基部楔形或近截形,边缘具细锯齿,无毛或下面被毛。花先于叶开放,粉红色。核果近球形,果肉薄,果核具网纹;种子 1 枚,扁心形,红棕色,有纵行不规则皱纹,味苦。

2. 西伯利亚杏 落叶灌木或小乔木,高 2~5 m。叶卵形或近圆形;花白色或粉红色;核果近球形,成熟时黄色带红晕。

3. 东北杏 高大乔木,高达 15 m。叶缘有粗而深的重锯齿;花白色;核果扁圆形,果核粗糙,两侧扁平。

山杏植物图

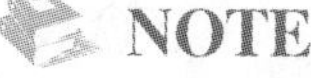

4. 杏　与山杏基本相似，叶较大，卵圆形；核果较山杏大，心状卵圆形，果肉厚，果核平滑，沿腹缝两侧各有1棱，棱凸起锋利者种子味甜，棱平钝者种子味苦。

【产地】　我国北方大部分地区均产，以内蒙古、辽宁、河北、吉林产量最大。

【采制】　夏季果实成熟后采收，除去果肉，打碎果核，取出种子，晒干。

【性状】　种子呈扁心形，长1～1.9 cm，宽0.8～1.5 cm，厚0.5～0.8 cm。表面黄棕色至红棕色，左右不对称，近尖端边缘有短线形种脐，钝圆一端较肥厚，有椭圆形合点，种脐与合点间有线形种脊，自合点散出数条深棕色脉纹。种皮薄，子叶2枚，肥厚，富油性。气微，味苦。

杏仁生药图

【显微特征】

1. 种子横切面　①种皮表皮细胞1层，间有近圆形橙黄色石细胞常单个或3～5个成群，突出表皮外，埋于表皮的部位有大的纹孔。②表皮下为多层薄壁细胞，有小型维管束。③外胚乳为1层颓废细胞；内胚乳细胞含糊粉粒及脂肪油。④子叶薄壁细胞亦含糊粉粒及脂肪油(图12-31)。

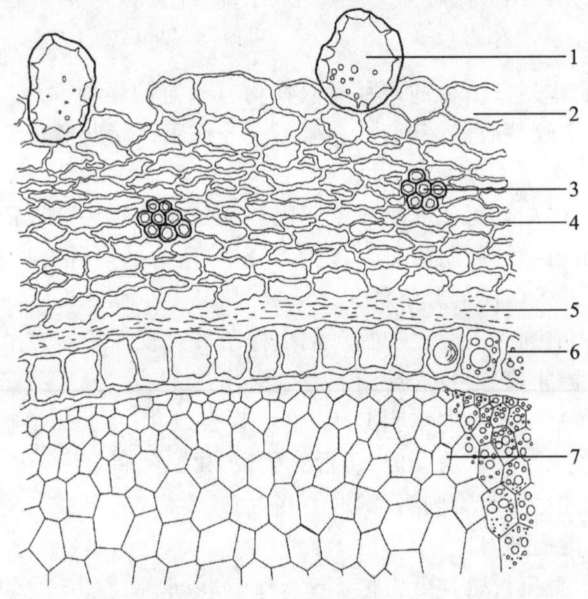

图12-31　苦杏仁横切面详图

1.石细胞；2.种皮表皮细胞；3.维管束；4.薄壁细胞；5.外胚乳；6.内胚乳；7.子叶

2. 粉末　黄白色。①种皮石细胞单个散在或数个成群，黄棕色至棕色，表面观呈类长圆形、类多角形或贝壳形，直径25～150 μm。②种皮外表皮细胞浅橙黄色或棕黄色，类圆形，多皱缩，细胞界限不清，常与种皮石细胞相连。③子叶细胞含糊粉粒及脂肪油滴，较大的糊粉粒中有细小草酸钙簇晶。此外，还有内胚乳细胞、螺纹导管等(图12-32)。

【化学成分】　含苦杏仁苷(含量约3%)、脂肪油(含量约50%)，并含苦杏仁酶(emulsin)。苦杏仁酶为多种酶的混合物，包括苦杏仁苷酶(amygdalase)、樱叶酶(prunase)、醇腈酶(oxynitrilase)以及可溶性蛋白质。种子研碎后加水放置，苦杏仁苷受苦杏仁酶的作用，生成氢氰酸、苯甲醛和葡萄糖。

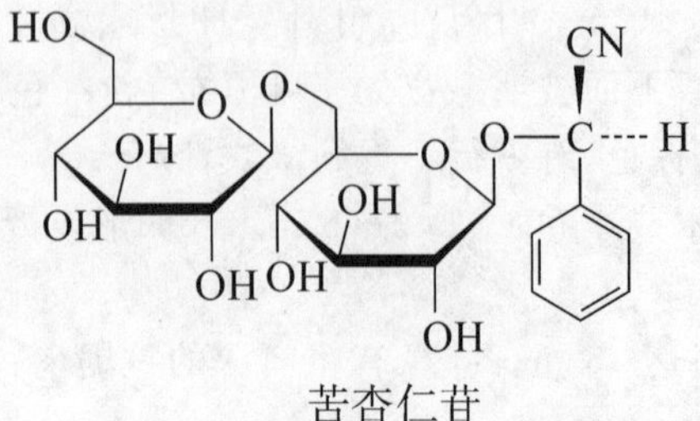

苦杏仁苷

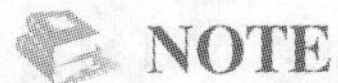

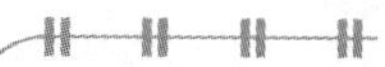

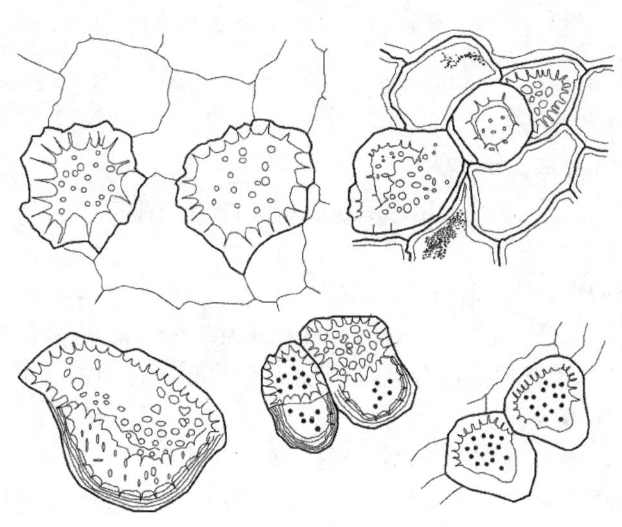

图 12-32　苦杏仁粉末图(种皮表皮细胞和石细胞)

【理化鉴别】 (1)与水共研,苦杏仁苷水解,产生苯甲醛的特殊香气。

(2)苦味酸钠试验:取本品数粒,捣碎,取约 0.1 g,置于试管中,加水数滴使湿润,试管中悬挂一条三硝基苯酚试纸,用软木塞塞紧,置于温水浴中,10 min 后,试纸显砖红色。

$$\text{ONa},\ O_2N,\ NO_2,\ NO_2 \ \xrightarrow[Na_2CO_3]{HCN}\ \text{ONa},\ O_2N,\ NH_2,\ NO_2$$

(3)TLC:取本品粉末以二氯甲烷提取,其残渣的甲醇提取液为供试品溶液。以苦杏仁苷对照品为对照。以三氯甲烷-乙酸乙酯-甲醇-水(15∶40∶22∶10)5～10 ℃放置 12 h 的下层溶液为展开剂展开,喷以磷钼酸-硫酸-乙醇溶液显色。供试品色谱中,在与对照品色谱相应的位置上,显相同颜色的斑点。

【含量测定】 采用 HPLC 测定。按干燥品计算,含苦杏仁苷($C_{20}H_{27}NO_{11}$)不得少于 3.0%。

【药理作用】

1. 止咳平喘作用 苦杏仁煎剂有显著的降气、止咳作用,苦杏仁苷的分解产物氢氰酸能抑制呼吸中枢,达到平喘作用。

2. 对消化系统的作用 苦杏仁苷的分解产物苯甲醛能抑制胃蛋白酶而影响消化。

3. 抗肿瘤作用 苦杏仁热水提取物粗制剂对人子宫颈癌 JTC-26 株体外培养细胞有抑制作用;小鼠自由摄食苦杏仁,可抑制艾氏腹水癌的生长,并延长生存期。

4. 毒副作用 口服大量苦杏仁易中毒,表现有眩晕、头痛、呼吸急促、呕吐、心悸、发绀、昏迷、惊厥等。

【功效】 性微温,味苦;有小毒。降气止咳平喘,润肠通便。用于咳嗽气喘,胸满痰多,肠燥便秘。

【附注】 **甜杏仁** 蔷薇科植物杏 *Prunus armeniaca* L. 的栽培品种味淡的种子,稍大而扁,长 1.2～2.1 cm,宽 0.9～1.6 cm,厚 0.5～0.6 cm,基部略对称,子叶结合面无空隙。含苦杏仁苷约 0.17%,脂肪油 40%～60%。滋润养肺;用于肺虚咳嗽,大便燥结。

知识拓展 12-3

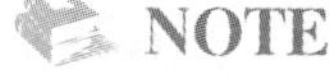

桃仁 Persicae Semen

【来源】 蔷薇科植物桃 *Prunus persica*（L.）Batsch 或山桃 *Prunus davidiana*（Carr.）Franch. 的干燥成熟种子。

【产地】 全国大部分地区均产。

【采制】 果实成熟时采收，除去果肉及核壳，取出种子，晒干。

【性状】

1. 桃仁 呈扁长卵形，长 1.2～1.8 cm，宽 0.8～1.2 cm，厚 0.2～0.4 cm。表面黄棕色至红棕色，密布颗粒状突起。一端尖，中部膨大，另一端钝圆稍偏斜，边缘较薄。尖端一侧有短线形种脐，圆端有颜色略深不甚明显的合点，自合点处散出多数纵向维管束。种皮薄，子叶 2，类白色，富油性。气微，味微苦。

2. 山桃仁 呈类卵圆形，较小而肥厚，长约 0.9 cm，宽约 0.7 cm，厚约 0.5 cm。

【化学成分】 主要含有氰苷、脂肪油等成分。本品中苦杏仁苷（$C_{20}H_{27}NO_{11}$）的含量不得少于 2.0%。

【药理作用】 具有抗血栓形成、抗炎、抗过敏等作用。

【功效】 性平，味苦、甘。活血祛瘀，润肠通便，止咳平喘。用于经闭痛经，癥瘕痞块，跌打损伤，肠燥便秘，咳嗽气喘。

木瓜 Chaenomelis Fructus

【来源】 蔷薇科植物贴梗海棠 *Chaenomeles speciosa*（Sweet）Nakai 的干燥近成熟果实，习称“皱皮木瓜”。

【产地】 主产于安徽、湖北、四川、浙江等地，以安徽宣城木瓜质量最好，称“宣木瓜”。

【采制】 夏、秋二季果实绿黄色时采收，置于沸水中烫至外皮灰白色，对半纵剖，晒干。

【性状】 长圆形，多纵剖成两半，长 4～9 cm，宽 2～5 cm，厚 1～2.5 cm。外表面紫红色或红棕色，有不规则的深皱纹；剖面边缘向内卷曲，果肉红棕色，中心部分凹陷，棕黄色；种子扁长三角形，多脱落。质坚硬。气微清香，味酸。

【化学成分】 主要含黄酮类化合物，如槲皮素、金丝桃苷、槲皮苷；有机酸，如咖啡酸、绿原酸、苹果酸；三萜类化合物，如齐墩果酸、桦木酸、熊果酸等。本品中齐墩果酸和熊果酸的总含量不得少于 0.5%。

【药理作用】 具有镇痛、抗炎、保肝、抑菌、抗肿瘤等作用。

【功效】 性温，味酸。舒筋活络，和胃化湿。用于湿痹拘挛，腰膝关节酸重疼痛，暑湿吐泻，转筋挛痛，脚气水肿。

枇杷叶 Eriobotryae Folium

【来源】 蔷薇科植物枇杷 *Eriobotrya japonica*（Thunb.）Lindl. 的干燥叶。

【产地】 主产于华南、华东等地区。

【采制】 全年均可采收，晒至七八成干时，扎成小把，再晒干。

【性状】 呈长圆形或倒卵形，长 12～30 cm，宽 4～9 cm。先端尖，基部楔形，边缘有疏锯齿，近基部全缘。上表面灰绿色、黄棕色或红棕色，较光滑；下表面密被黄色茸毛，主脉于下表面显著突起，侧脉羽状；叶柄极短，被棕黄色茸毛。革质而脆，易折断。气微，味微苦。

【显微特征】 横切面：上表皮细胞扁方形，外被厚角质层；下表皮有多数单细胞非腺毛，常弯曲，近主脉处多弯成“人”字形；气孔可见。栅栏组织为 3～4 列细胞，海绵组织疏松，均含草酸钙方晶及簇晶。主脉维管束外韧型，近环状；束柱鞘纤维束排列成不连续的环，壁木化，其周围薄壁细胞含草酸钙方晶,形成晶鞘纤维;薄壁组织中散有黏液细胞,并有草酸钙方晶。

【化学成分】 主要含三萜类化合物,如熊果酸、齐墩果酸、委陵菜酸;倍半萜,如橙花叔醇、金合欢醇、芳樟醇等。本品中齐墩果酸和熊果酸的总含量不得少于0.7%。

【药理作用】 具有镇咳、祛痰、平喘、抗炎、抗菌和降血糖等作用。

【功效】 性微寒,味苦。归肺、胃经。清肺止咳,降逆止呕。用于肺热咳嗽,气逆喘急,胃热呕逆,烦热口渴。

蔷薇科小结

蔷薇科	学习要点
植物形态	花两性,离瓣花;蓇葖果、瘦果、核果或梨果,常具宿萼
化学成分	有机酸类、氰苷类
常见生药	山楂、苦杏仁
苦杏仁	性状:扁心形,子叶肥厚,味苦 成分:苦杏仁苷
山楂	成分:有机酸类、黄酮类

蔷薇科目标检测

一、单项选择题

1. 取药材捣碎,置于试管中,加水数滴使湿润,试管中悬挂一条三硝基苯酚试纸,用软木塞塞紧,水浴加热后试纸显砖红色的是(　　)。

A. 菟丝子　　B. 五味子　　C. 苦杏仁　　D. 诃子

2. 苦杏仁加水共研可产生一种特殊香气,是因为释放出了(　　)。

A. 氢氰酸　　B. 苯甲醛　　C. 苦杏仁苷　　D. 挥发油

3. 具有消食作用的生药是(　　)。

A. 五味子　　B. 陈皮　　C. 苦杏仁　　D. 山楂

4. 苦杏仁的有效成分是(　　)。

A. 苦杏仁苷　　B. 苦杏仁酶　　C. 樱叶酶　　D. 苯甲醛

5. 桃仁的形状为(　　)。

A. 扁圆形　　B. 扁长卵形　　C. 扁心形　　D. 圆肾形而稍扁

二、多项选择题

1. 生药苦杏仁含苦杏仁苷,经水解后产生(　　)。

A. 氢氰酸　　B. 苯甲醛　　C. 葡萄糖　　D. 脂肪酸　　E. 芳樟醇

2. 苦杏仁的功效为(　　)。

A. 降气　　B. 止咳平喘　　C. 润肠通便　　D. 镇痛　　E. 安神益智

3. 来源于蔷薇科植物的生药有(　　)。

A. 枇杷叶　　B. 山楂　　C. 木瓜　　D. 苦杏仁　　E. 补骨脂

目标检测答案 12-4

推荐阅读文献

[1] 高琳惠,尹艳,李佳,等. 基于ITS序列位点特异性PCR鉴别桃仁与苦杏仁[J]. 世界中医药,2017,12(9):2190-2194.

[2] 拱健婷,赵丽莹,Rudolf Bauer,等. “辨状论质”看中药材苦杏仁走油[J]. 中国中药杂志,2016,41(23):4375-4381.

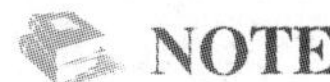

十七、豆科* Leguminosae

本科约有 700 属，18000 种，全球分布。我国有 172 属，约 1485 种。已知药用约 600 种。重要药用属为黄芪属（*Astragalus*）、甘草属（*Glycyrrhiza*）、葛属（*Pueraria*），主要生药有黄芪、甘草、番泻叶等。

【形态特征】 草本或木本，叶常互生，多为复叶；多具托叶和叶枕。花两性，花萼 5 裂，花瓣 5，花冠多为蝶形或假蝶形，雄蕊多为 10 枚，常成二体雄蕊；心皮 1，子房上位，1 室，边缘胎座，胚珠 1 至多数。荚果。

【解剖特征】 ①毛茸广泛存在。②某些植物小叶的叶肉组织为等面型，叶脉部位有晶鞘纤维。③具翅或钩的藤本植物常有异常构造，为内涵韧皮部，多呈同心型环列。④本科具一种较特异的分泌组织——壁内腺（补骨脂）。⑤薄壁组织中常含草酸钙方晶（晶鞘纤维），有的还含簇晶（番泻叶）。

【化学特征】 本科植物化学成分复杂，类型多样，药用成分以黄酮类及生物碱为主。①黄酮类：在本科中分布很广，几乎包罗了各种类型，有些为本科所特有，有些具有重要生物活性。②生物碱：主要分布在蝶形花亚科中，以喹诺里西啶类和吲哚类生物碱为主。此外本科植物中还含有三萜皂苷（如甘草酸和甘草次酸）、蒽醌类（如决明属植物中的番泻苷）、香豆素、鞣质等成分。

【重点生药】

黄芪* Astragali Radix（附：红芪）

（英）Milkvetch Root

案例解析 12-8

案例导入

有一批黄芪样品，根圆柱形，多分枝，灰红棕色，皮孔较少，断面刺状，无豆腥气。

问题：

1. 该批黄芪可否入药？
2. 正品黄芪有哪些特征？

【来源】 豆科植物蒙古黄芪 *Astragalus membranaceus*（Fisch.）Bge. var. *mongholicus*（Bge.）Hsiao 或膜荚黄芪 *Astragalus membranaceus*（Fisch.）Bge. 的干燥根。

【植物形态】

1. 蒙古黄芪 多年生草本。小叶 12～18 对；小叶片宽椭圆形、椭圆形或长圆形，托叶披针形。花冠淡黄色，旗瓣长圆状倒卵形，翼瓣及龙骨瓣均有长爪；子房光滑无毛。荚果膜质，基部有长柄，均无毛。

蒙古黄芪植物图

2. 膜荚黄芪 茎被白色柔毛。小叶 6～13 对；小叶片椭圆形至长椭圆形或椭圆状卵形至长圆状卵形，托叶卵形至披针状线形。翼瓣及龙骨瓣均具长爪及短耳；子房被柔毛。荚果被黑色或黑白相间的短伏毛。

【产地】 蒙古黄芪主产于内蒙古、山西、甘肃、黑龙江等地。膜荚黄芪主产于黑龙江、山西、内蒙古、陕西、宁夏、甘肃、新疆等地。产于山西绵山者，习称“绵芪”或“西黄芪”；产于黑龙江、内蒙古者称“北黄芪”。质量以栽培的蒙古黄芪为好，销往全国各地并大量出口。

【采制】 春、秋二季均可采挖，以秋季采挖者质较佳。挖出后除净泥土及须根，切去根头，晒至六七成干，分出大小，理直，捆成小捆，再晒干。

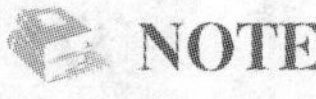

【性状】 根呈圆柱形，有的有分枝，上端较粗，长 30～90 cm，直径 1～3.5 cm。表面淡棕黄色至深褐色，有不整齐的纵皱纹或纵沟及横长皮孔。质硬而韧，不易折断，断面纤维性强，并显粉性，皮部黄白色，木部淡黄色，有放射状纹理及裂隙，习称“菊花心”。气微，味微甜，嚼之微有豆腥味。

黄芪生药图

【显微特征】

1. 根横切面 ①木栓层为数列木栓细胞；栓内层为 3～5 列厚角细胞。②韧皮部射线外侧常弯曲，有裂隙；韧皮部纤维成束或单个散在，壁厚，与筛管群交互排列，近栓内层处有时可见石细胞及管状木栓组织。③形成层成环。④木质部导管单个散在或 2～3 个相聚，导管间有木纤维束；射线中有时可见单个或 2～4 个成群的石细胞(图 12-33)。

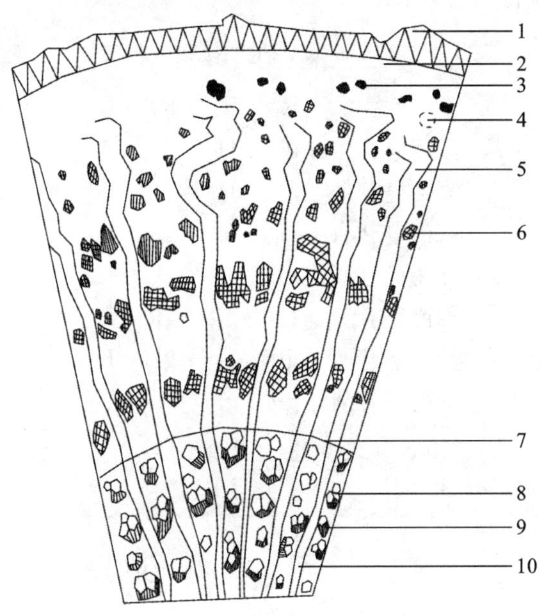

图 12-33 黄芪(根)横切面简图

1. 木栓层；2. 栓内层；3. 石细胞；4. 木栓组织；5. 韧皮射线；6. 韧皮纤维束；7. 形成层；8. 导管；9. 木纤维束；10. 木射线

2. 粉末 黄白色。①纤维多成束，壁厚，表面有纵裂纹，初生壁常与次生壁分离，两端常断裂成须状，或较平截。②具缘纹孔导管无色或橙黄色，具缘纹孔排列紧密。③淀粉粒单粒或复粒。④石细胞少见，壁极厚(图 12-34)。

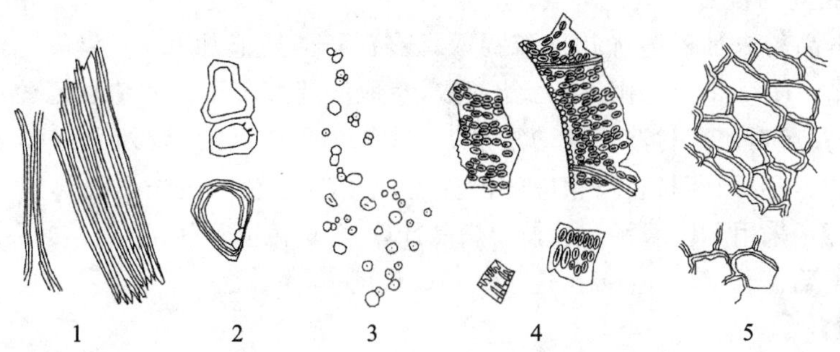

图 12-34 黄芪(根)粉末图

1. 纤维；2. 厚壁细胞；3. 淀粉粒；4. 导管；5. 木栓细胞

【化学成分】 主要含皂苷类、黄酮类及多糖类化合物。三萜皂苷类有黄芪皂苷(astragaloside)Ⅰ～Ⅳ，其中黄芪皂苷Ⅳ(黄芪甲苷)为主要成分；黄酮类有芒柄花黄素

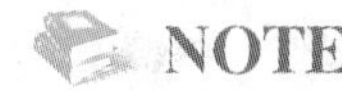

(formononetin)、毛蕊异黄酮(calycosin)等;多糖类有黄芪多糖(astragalus polysaccharide)Ⅰ～Ⅲ。尚含 γ-氨基丁酸、胆碱、硒等。

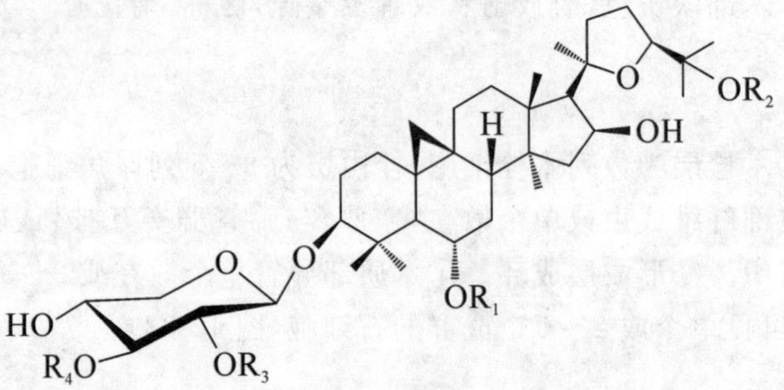

黄芪皂苷Ⅰ～Ⅶ

	R_1	R_2	R_3	R_4
黄芪皂苷Ⅰ	glc	H	Ac	Ac
黄芪皂苷Ⅱ	glc	H	Ac	H
黄芪皂苷Ⅲ	H	H	glc	H
黄芪皂苷Ⅳ	glc	H	H	H
黄芪皂苷Ⅴ	H	glc	glc	H
黄芪皂苷Ⅵ	glc	H	glc	H
黄芪皂苷Ⅶ	glc	glc	H	H

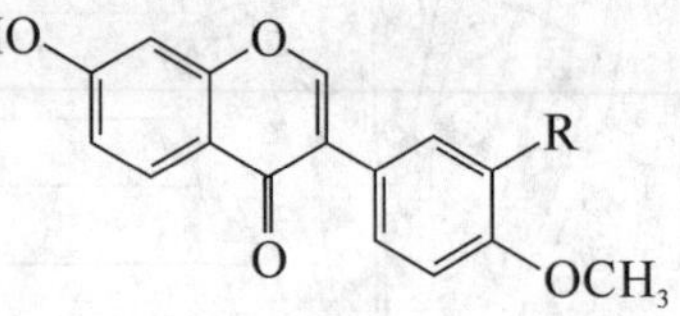

	R
芒柄花黄素	H
毛蕊异黄酮	OH

【理化鉴别】

1. TLC 含量测定用的供试品溶液和黄芪甲苷对照品液共薄层展开,10%硫酸乙醇溶液显色,供试品色谱中,在与对照品色谱相应的位置上,日光下显相同的棕褐色斑点;紫外光灯(365 nm)下显相同的橙黄色荧光斑点。

2. TLC 本品粉末加乙醇加热回流提取,滤液蒸干,残渣加 0.3%氢氧化钠溶液溶解,滤液用稀盐酸调节 pH 至 5～6,用乙酸乙酯萃取,萃取液滤过蒸干。残渣加乙酸乙酯溶解,作为供试品溶液,与黄芪对照药材溶液共薄层展开,置氨蒸气中熏后,紫外光灯(365 nm)下检视,供试品色谱中,在与对照药材色谱相应的位置上,显相同颜色的荧光主斑点。

【含量测定】 采用 HPLC 测定。按干燥品计算,含黄芪甲苷($C_{41}H_{68}O_{14}$)不得少于0.080%;含毛蕊异黄酮葡萄糖苷($C_{22}H_{22}O_{10}$)不得少于 0.020%。

【药理作用】

1. 调节免疫功能 黄芪对体液免疫、细胞免疫均有促进作用;黄芪对免疫功能不仅有增强作用,还有双向调节作用。

2. 对干扰素的作用 黄芪具有增强病毒诱生干扰素的功效;易感冒人群在感冒流行季节服用黄芪,不仅可使感冒次数明显减少,而且可使感冒症状减轻,病程缩短。

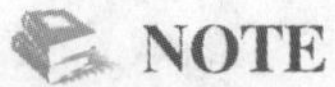

3. 增强机体耐缺氧及应激能力 黄芪多糖有明显的抗疲劳作用。

4. 促进机体代谢作用 黄芪可使细胞的生理代谢增强，能促进血清和肝脏的蛋白质更新，对蛋白质代谢有促进作用。

5. 改善心功能 黄芪对正常心脏有加强收缩的作用，对因中毒或疲劳而衰竭的心脏，强心作用更显著。

此外，黄芪还具有调节血糖、保肝、镇静、抗菌、抗病毒等作用。

【功效】 味甘，性微温。补气升阳，固表止汗，利水消肿，生津养血，行滞通痹，托毒排脓、敛疮生肌。

【附注】 **红芪 Hedysari Radix** 豆科植物多序岩黄芪 *Hedysarum polybotrys* Hand.-Mazz. 的干燥根。根呈圆柱形，长 10～50 cm，直径 0.6～2 cm；表面灰红棕色，有纵皱纹、横长皮孔样突起及少数支根痕，外皮易脱落，剥落处淡黄色。质硬而韧，不易折断，断面纤维性，并显粉性，皮部黄白色，木部淡黄棕色，射线放射状，形成层环浅棕色。气微，味微甜，嚼之有豆腥气。功效与黄芪类同。

甘草* Glycyrrhizae Radix et Rhizoma

(英)Licorice Root

【来源】 豆科植物甘草 *Glycyrrhiza uralensis* Fisch.、胀果甘草 *Glycyrrhiza inflata* Bat. 或光果甘草 *Glycyrrhiza glabra* L. 的干燥根和根茎。

【植物形态】

1. 甘草 多年生草本，全株被白色短毛和腺毛。根及根茎粗壮，外皮红棕色至暗褐色。奇数羽状复叶互生，小叶 5～17 枚，卵形或宽卵形，全缘。总状花序腋生；花萼钟状，萼齿 5；花冠紫红色或蓝紫色；雄蕊 10，二体。荚果条形，弯曲呈镰刀状或环状，密被黄褐色刺状腺毛。种子 2～8 枚，肾形。

2. 胀果甘草 全株密被淡黄色鳞片状腺体，无腺毛。小叶 3～7 枚，边缘波状。总状花序；花小，紫红色，排列疏松。荚果长圆形，短小，无腺毛。

甘草植物图

3. 光果甘草 全株密被淡黄褐色腺点和鳞片状腺体，常被白霜，无腺毛。小叶片约 19 枚，下面密被淡黄色腺点。荚果扁，狭长卵形，稍弯曲，光滑或有少许腺瘤。

【产地】 甘草主产于内蒙古、甘肃、新疆等地，以内蒙古鄂尔多斯的杭锦旗一带、巴彦淖尔的磴口、阿拉善盟一带所产者质量最佳。胀果甘草、光果甘草主产于新疆、甘肃等地。

【采制】 春、秋二季皆可采挖，以秋季采收为佳。切去茎基、幼芽、支根及须根，再切成长段后晒干；亦有将红棕色栓皮刮去者，称为“粉甘草”。

【性状】

1. 甘草 根呈圆柱形，长 25～100 cm，直径 0.6～3.5 cm。外皮松紧不一，表面红棕色或灰棕色，具显著的纵皱纹、沟纹、皮孔及稀疏的细根痕。质坚实，断面略显纤维性，黄白色，粉性，形成层环明显，射线放射状，有的有裂隙。根茎也呈圆柱形，表面有芽痕，断面中央有髓。气微，味甜而特殊。

2. 胀果甘草 根及根茎木质粗壮，有的分枝，外皮粗糙，多灰棕色或灰褐色。质坚硬，木质纤维多，粉性小。根茎不定芽多而粗大。

甘草生药图

3. 光果甘草 根及根茎质地较坚实，有的分枝，外皮不粗糙，多灰棕色，皮孔细而不明显。

【显微特征】

1. 横切面 ①木栓层为数列棕色细胞。②栓内层较窄。③韧皮部射线宽广，多弯曲，常现裂隙；纤维多成束，非木化或微木化，周围薄壁细胞常含草酸钙方晶，形成晶鞘纤维。④束内形成层明显。⑤木质部射线宽 3～5 列细胞；导管较多，直径约为 160 μm；木纤维成束，周围薄壁

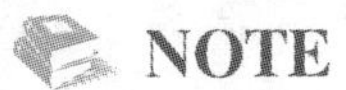

甘草根横切面图

细胞亦含草酸钙方晶。根中心无髓；根茎中心有髓(图 12-35)。

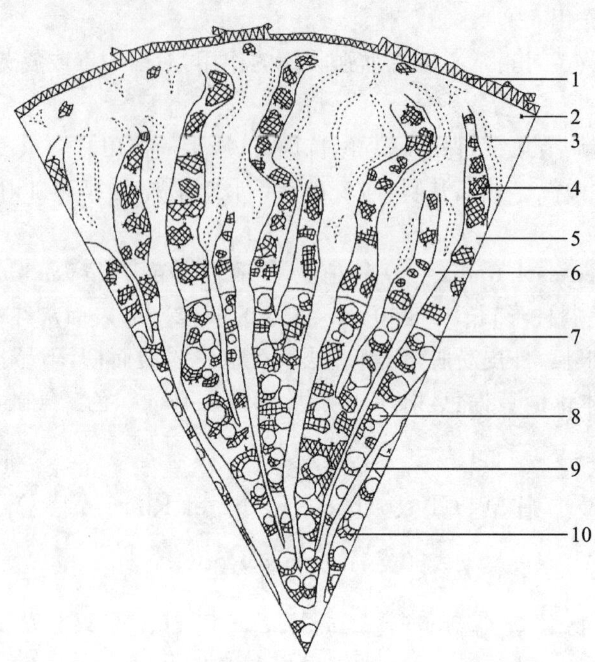

图 12-35　甘草(根)横切面简图

1. 木栓层；2. 草酸钙方晶；3. 裂隙；4. 韧皮纤维束；5. 韧皮部；6. 韧皮射线；7. 形成层；8. 导管；9. 木射线；10. 木纤维束

2. 粉末　淡棕黄色。①纤维成束，直径 8～14 μm，壁厚，微木化，周围薄壁细胞含草酸钙方晶，形成晶鞘纤维。②具缘纹孔导管较大，稀有网纹导管。③木栓细胞红棕色，多角形，微木化。④草酸钙方晶多见。⑤淀粉粒多为单粒，卵圆形或椭圆形，脐点点状或短缝状，复粒少(图 12-36)。

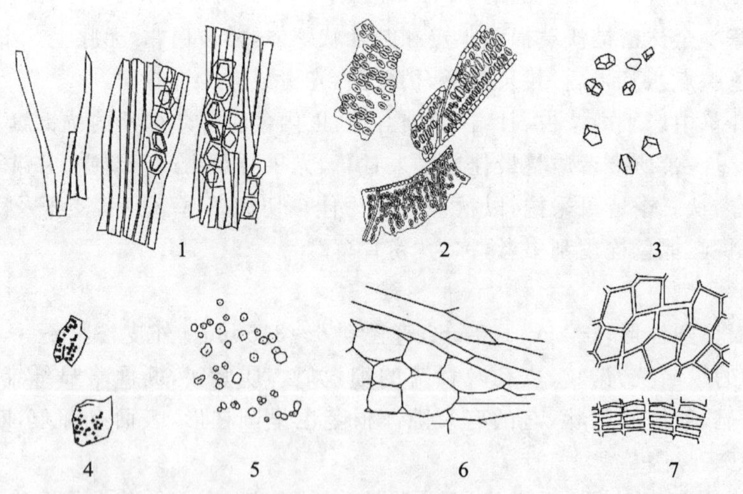

图 12-36　甘草(根)粉末图

1. 纤维及晶鞘纤维；2. 导管；3. 草酸钙方晶；4. 色素块；5. 淀粉粒；6. 射线细胞；7. 木栓细胞

【化学成分】　主要含三萜皂苷类、黄酮类化合物。三萜皂苷类化合物主要有甘草甜素(glycyrrhizin)、乌拉尔甘草皂苷(uralsaponin)A、乌拉尔甘草皂苷 B 等。甘草甜素为甘草的甜味成分，为甘草酸(glycyrrhizic acid)的钾、钙盐。甘草酸水解后产生 18β-甘草次酸(18β-glycyrrhetinic acid)。黄酮类化合物主要有甘草苷(liquiritin)、甘草素(liquiritigenin)、异甘草

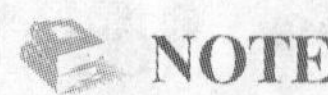

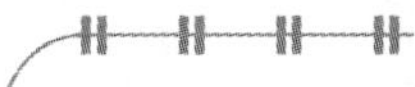

苷(isoliquiritin)、异甘草素(isoliquiritigenin)、芒柄花黄素(formononetin)等。尚含香豆素类、生物碱、多糖类等化合物。

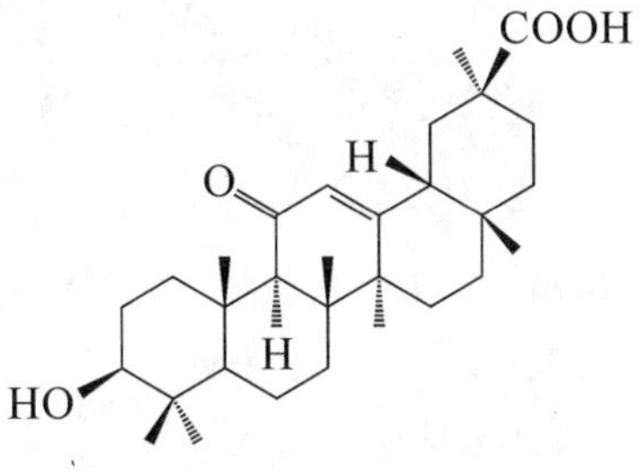

18β-甘草次酸

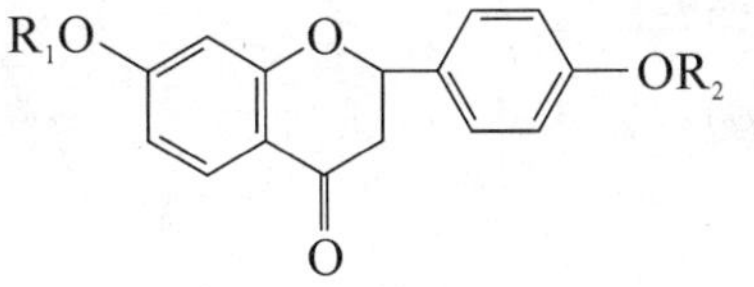

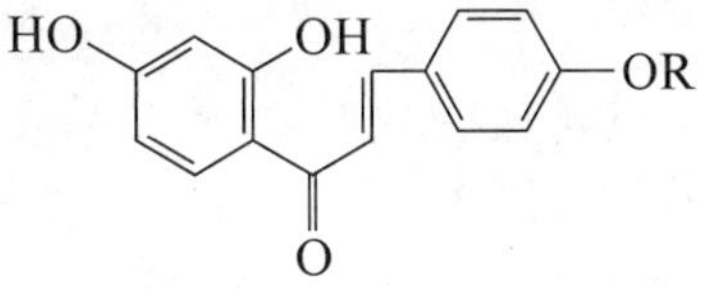

	R_1	R_2		R
甘草素	H	H	异甘草素	H
甘草苷	H	glc	异甘草苷	glc

【理化鉴别】

1. 甘草甜素反应 取本品粉末少许置于白瓷板上，加80%(体积分数)硫酸数滴，显黄色，渐变为橙黄色。

2. TLC 本品粉末加乙醚加热回流脱脂、甲醇提取后，用正丁醇萃取，蒸干，加甲醇溶解作为供试品溶液，用甘草对照药材和甘草酸胺作对照，三者共薄层展开，10%硫酸乙醇溶液显色，置紫外光灯(365 nm)下检视。供试品色谱中，在与对照药材色谱相应的位置上，显相同颜色的荧光斑点；在与对照品色谱相应的位置上，显相同的橙黄色荧光斑点。

【含量测定】 采用HPLC测定。按干燥品计算，含甘草苷($C_{21}H_{22}O_9$)不得少于0.50%，甘草酸($C_{42}H_{62}O_{16}$)不得少于2.0%。

【药理作用】

1. 抗溃疡作用 对大鼠结扎幽门及组胺诱导的胃溃疡有明显抑制作用；甘草流浸膏灌胃后能直接吸附胃酸，对正常犬及实验性溃疡大鼠能降低胃酸。

2. 解痉作用 甘草煎剂、甘草浸膏中的异甘草素等黄酮类化合物可降低肠管紧张度，减少收缩幅度，对氯化钡、组胺引起的肠痉挛收缩，解痉作用更明显。

3. 抗菌和抗病毒作用 能促进胆汁分泌，增加胆汁中胆汁酸和胆红素的含量，对乙肝抗原有明显的抑制作用。

4. 肾上腺皮质激素样作用 甘草甜素及甘草次酸有促进水钠潴留、抗黄疸及免疫抑制等糖皮质激素样作用。

5. 镇咳祛痰作用 甘草浸膏和甘草合剂具有显著的中枢镇咳作用；甘草还能促进咽喉及支气管黏液的分泌，使痰容易咳出，呈现祛痰镇咳作用。

6. 解毒作用 甘草浸膏对某些药物中毒、食物中毒、体内代谢产物中毒都有一定的解毒能力，解毒作用的有效成分为甘草甜素。

此外，甘草还有抗炎、抗过敏、保肝、降血脂、抗凝血、抗心律失常等作用。

【功效】 性平，味甘。补脾益气，清热解毒，祛痰止咳，缓急止痛，调和诸药。用于脾胃虚弱，倦怠乏力，心悸气短，咳嗽痰多，脘腹、四肢挛急疼痛，痈肿疮毒，缓解药物毒性、烈性。

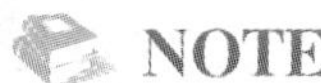

案例解析 12-9

番泻叶[*] Sennae Folium

（英）Senna Leaf

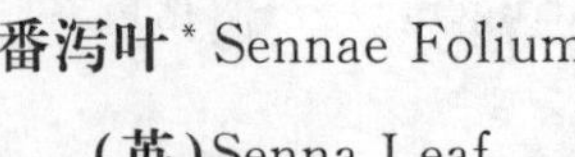

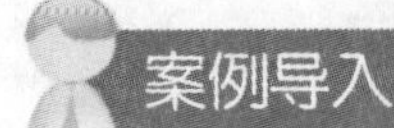

有人买到番泻叶，服用后无泻下作用，观察性状特征为长椭圆形或倒卵形，先端钝圆或微凹，或具刺突，基部对称或不对称，表面灰黄绿色至红棕色，下表面灰绿色，两面均有较多的毛茸，主脉突出，其基部及小叶柄毛茸多而密；气微。

问题：

此叶是正品番泻叶吗？和正品番泻叶怎么区分？

【来源】 豆科植物狭叶番泻 *Cassia angustifolia* Vahl 或尖叶番泻 *Cassia acutifolia* Delile 的干燥小叶。

【植物形态】

1. 狭叶番泻 矮小灌木。偶数羽状复叶，小叶 4～8 对，小叶片卵状披针形至线状披针形，先端急尖，基部稍不对称。总状花序腋生或顶生；花瓣 5，黄色，倒卵形，下面两瓣较大；雄蕊 10 枚，不等长；子房有柄，被疏毛。荚果呈扁平长方形。

2. 尖叶番泻 小叶片 4～6 对，长卵形，先端急尖，基部不对称，叶背面灰绿色；花较小。荚果椭圆形。

狭叶番泻植物图

【产地】 狭叶番泻叶主产于印度南部，产量最大，习称"印度番泻叶"或"丁内未利番泻叶"。尖叶番泻叶主产于埃及的尼罗河中上游，由埃及的亚历山大港输出，习称"埃及番泻叶"或"亚历山大番泻叶"。现我国广东、海南及云南西双版纳等地也有栽培。

【采制】 狭叶番泻叶在开花前摘取叶片，阴干，分级，用水压机打包。尖叶番泻叶在 9 月果实将成熟时，剪下枝条，摘取叶片，晒干，按全叶与碎叶分别包装。

【性状】

1. 狭叶番泻叶 呈长卵形或卵状披针形，长 1.5～5 cm，宽 0.4～2 cm。叶端急尖，叶基不对称，全缘。上下表面黄绿色，下表面稍浅。上下表面均无毛或近于无毛，叶脉稍隆起。革质。气微弱而特异，味微苦，稍有黏性。

2. 尖叶番泻叶 呈披针形或长卵形，略卷曲，叶端短尖或微突，叶基不对称，两面均有细短毛茸。

番泻叶生药图

【显微特征】

1. 叶横切面 ①表皮细胞 1 列，外被角质层，有的含黏液质；上下表皮均有气孔和单细胞非腺毛。②叶肉组织为等面型，上下均有一列栅栏细胞，上面的栅栏细胞较长，通过主脉，下面的栅栏细胞较短；海绵细胞中常含有草酸钙簇晶。③主脉维管束外韧型，上下两侧均有微木化的纤维束，其外侧的薄壁细胞中含草酸钙方晶，形成晶鞘纤维（图 12-37）。

2. 粉末 淡绿色或黄绿色。①晶鞘纤维多，草酸钙方晶直径 12～15 μm。②非腺毛单细胞，长 100～350 μm，直径 12～25 μm，壁厚，有疣状突起。③草酸钙簇晶存在于叶肉薄壁细胞中，直径 9～20 μm。④上下表皮细胞表面观呈多角形，垂周壁平直；上下表皮均有气孔，主为平轴式（图 12-38）。

番泻叶横切面图

【化学成分】 主含蒽醌类衍生物。狭叶番泻叶含番泻苷（sennoside）A、番泻苷 B、番泻苷 C、番泻苷 D 及芦荟大黄素双蒽酮苷（aloe-emodin dianthrone glucoside）、大黄酚、芦荟大黄素、大黄酸及葡萄糖苷等蒽醌类化合物。尖叶番泻叶含番泻苷 A、番泻苷 B、番泻苷 C、番泻苷 D、芦荟大黄素-8-O-葡萄糖苷、大黄酸-8-O-葡萄糖苷、大黄素-1-O-葡萄糖苷、芦荟大黄素和大黄酸等。

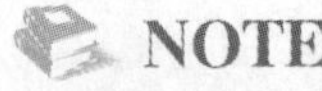

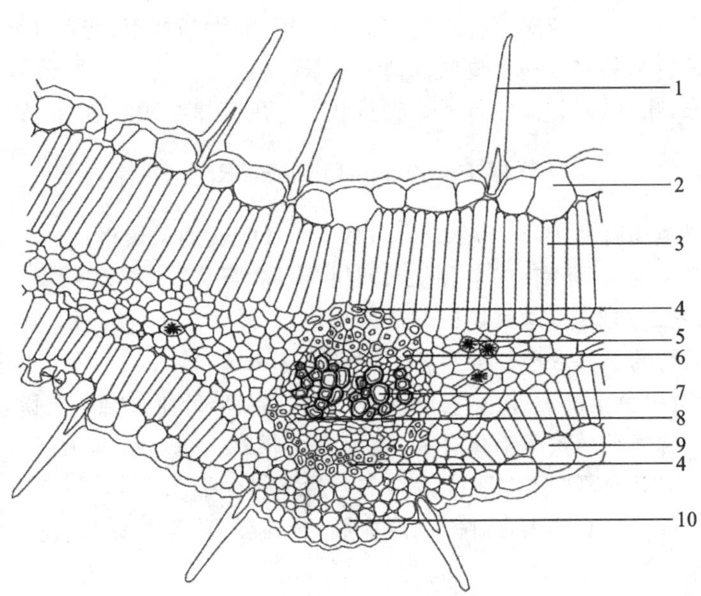

图 12-37 番泻叶(主脉)横切面详图

1.非腺毛;2.上表皮细胞;3.栅栏组织;4.草酸钙方晶;5.草酸钙簇晶;
6.纤维;7.导管;8.韧皮部;9.下表皮细胞;10.厚角组织

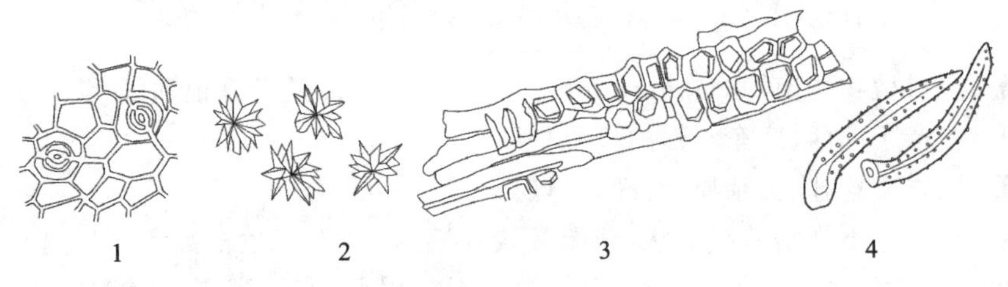

图 12-38 番泻叶粉末图

1.表皮细胞及平轴式气孔;2.草酸钙簇晶;3.晶鞘纤维;4.非腺毛

【理化鉴别】 (1)本品粉末加氢氧化钠溶液呈红色。

(2)取本品粉末 25 mg,加水 50 mL、盐酸 2 mL,置于水浴中加热 15 min,放冷,加乙醚 40 mL,振摇提取,分取醚层,通过无水硫酸钠层脱水,滤过,取滤液 5 mL,蒸干,放冷,加氨试液 5 mL,溶液呈黄色或橙色,置于水浴加热 2 min 后,变为紫红色。

(3)TLC:本品粉末经稀乙醇提取,石油醚(60～90 ℃)脱脂后加稀乙醇溶解,作为供试品溶液与番泻叶对照药材溶液共薄层展开,置于紫外光灯(365 nm)下检视。供试品色谱中,在与对照药材色谱相应的位置上,显相同颜色的荧光斑点;喷以 20%硝酸溶液,在 120 ℃加热约 10 min,放冷,再喷以 5%氢氧化钾的稀乙醇溶液,供试品色谱中,在与对照药材色谱相应的位置上,显相同颜色的斑点。

【含量测定】 采用 HPLC 测定。按干燥品计算,含番泻苷 A($C_{42}H_{38}O_{20}$)和番泻苷 B($C_{42}H_{38}O_{20}$)的总量,不得少于 1.1%。

【药理作用】

1. 泻下作用 番泻苷 A、番泻苷 B、番泻苷 C、番泻苷 D 均有泻下作用,以番泻苷 A、番泻苷 B 作用最强。

2. 止血作用 对胃、十二指肠出血有效。本品水浸液在胃镜下喷洒于胃出血处,即刻止血;番泻叶口服,可使血小板数及纤维蛋白原含量增加,凝血时间、凝血活酶时间、血浆复钙时间和血块收缩时间缩短。

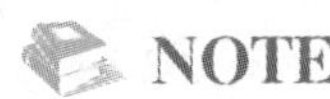

3. 抗菌作用 番泻叶浸液对多种细菌有抑制作用，如大肠杆菌、变形杆菌、痢疾杆菌、甲型链球菌和白色念珠菌和某些致病性皮肤真菌。

【功效】 性寒，味甘、苦。泻热行滞，通便，利水。用于热结积滞，便秘腹痛，水肿胀满。

葛根 Puerariae Lobatae Radix

【来源】 豆科植物野葛 *Pueraria lobata*（Willd.）Ohwi 的干燥根。

【产地】 主产于湖南、河南、广东、浙江、四川，习称“野葛”。

【采制】 秋、冬二季采挖，趁鲜切成厚片或小块，干燥。

【性状】 呈纵切的长方形厚片或小方块，长 5～35 cm，厚 0.5～1 cm。外皮淡棕色，有纵皱纹，粗糙。断面黄白色至淡黄棕色，有的纹理明显。质韧，纤维性强。气微，味微甜。

【化学成分】 含多种异黄酮类化合物，主要有葛根素（puerarin）、大豆苷元（daidzein）、大豆苷（daidzin）等。本品中葛根素（$C_{21}H_{20}O_9$）的含量不得少于 2.4%。

【药理作用】 具有抗心律失常、降压、降血脂、降血糖、改善脑循环、抗氧化、抗肿瘤、调节免疫等作用。

【功效】 性凉，味甘、辛。解肌退热，生津止渴，透疹，升阳止泻，通经活络，解酒毒。用于外感发热头痛，项背强痛，口渴，消渴，麻疹不透，热痢，泄泻，眩晕头痛，中风偏瘫，胸痹心痛，酒毒伤中。

山豆根 Sophorae Tonkinensis Radix et Rhizoma

【来源】 豆科植物越南槐 *Sophora tonkinensis* Gagnep. 的干燥根和根茎。

【产地】 主产于广西、广东，习称“广豆根”。

【采制】 秋季采挖，除去杂质，洗净，干燥。

【性状】 根茎呈不规则的结节状，顶端常残存茎基，其下着生根数条。根呈长圆柱形，常有分枝，长短不等，直径 0.7～1.5 cm。表面棕色至棕褐色，有不规则的纵皱纹及横长皮孔样突起。质坚硬，难折断，断面皮部浅棕色，木部淡黄色。有豆腥气，味极苦。

【化学成分】 主要含生物碱，如苦参碱（matrine）、氧化苦参碱（oxymatrine）等；还含有黄酮类、苯丙素类、三萜类化合物等。本品中苦参碱（$C_{15}H_{24}N_2O$）和氧化苦参碱（$C_{15}H_{24}N_2O_2$）的总量不得少于 0.7%。

【药理作用】 具有抗肿瘤、抗菌、保肝、抗炎、解痉、平喘等作用。

【功效】 性寒，味苦。清热解毒，消肿利咽。用于火毒蕴结，乳蛾喉痹，齿龈肿痛，口舌生疮。

苦参 Sophorae Flavescentis Radix

【来源】 豆科植物苦参 *Sophora flavescens* Ait. 的干燥根。

【产地】 全国大部分地区均产。

【采制】 春、秋二季采挖，除去根头和小支根，洗净，干燥，或趁鲜切片，干燥。

【性状】 长圆柱形，下部常分枝，长 10～30 cm，直径 1～6.5 cm。表面棕黄色或灰棕色，有明显纵皱纹和横长皮孔样突起，外皮薄，多破裂向外卷曲，易剥落，剥落处显黄色，光滑。质硬，不易折断，断面纤维性；切片厚 3～6 mm；切面黄白色，具放射状纹理和裂隙，有的有异型维管束呈同心性环列或不规则散在。气微，味极苦。

【化学成分】 含多种生物碱，主要有苦参碱、氧化苦参碱等。本品中苦参碱和氧化苦参碱的总量不得少于 1.2%。

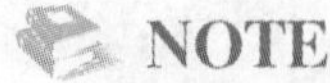

【药理作用】 具有杀虫抗菌、抗炎及免疫抑制、抗心律不齐、抗肿瘤等作用。

【功效】 性寒，味苦。清热燥湿，杀虫，利尿。用于热痢，便血，黄疸尿闭，赤白带下，阴肿阴痒，湿疹，湿疮，皮肤瘙痒，疥癣麻风；外治滴虫性阴道炎。

决明子 Cassiae Semen

【来源】 豆科植物钝叶决明 *Cassia obtusifolia* L. 或小决明 *Cassia tora* L. 的干燥成熟种子。

【产地】 钝叶决明主产于江苏、安徽、四川等地，产量较大。小决明主产于广西、云南等地，产量较少。

【采制】 秋季采收成熟果实，晒干，打下种子，除去杂质。

【性状】

1. 决明 略呈菱方形或短圆柱形，两端平行倾斜，长 3～7 mm，宽 2～4 mm。表面绿棕色或暗棕色，平滑有光泽。一端较平坦，另端斜尖，背腹面各有 1 条突起的棱线，棱线两侧各有 1 条斜向对称而色较浅的线形凹纹。质坚硬，不易破碎。种皮薄，子叶 2，黄色，呈"S"形折曲并重叠。气微，味微苦。

2. 小决明 呈短圆柱形，较小，长 3～5 mm，宽 2～3 mm。表面棱线两侧各有 1 片宽广的浅黄棕色带。

【化学成分】 主要含蒽醌类化合物，如大黄素、大黄酚、决明素、黄决明素、橙黄决明素、大黄酸等。本品中大黄酚($C_{15}H_{10}O_4$)的含量不得少于 0.2%；橙黄决明素($C_{17}H_{14}O_7$)的含量不得少于 0.08%。

【药理作用】 具有降压、调血脂、抗菌、保肝和调节免疫等作用。

【功效】 性微寒，味甘、苦、咸。清热明目，润肠通便。用于目赤涩痛，羞明多泪，头痛眩晕，目暗不明，大便秘结。

补骨脂 Psoraleae Fructus

【来源】 豆科植物补骨脂 *Psoralea corylifolia* L. 的干燥成熟果实。

【产地】 主产于四川、河南、陕西、安徽。

【采制】 秋季果实成熟时采收果序，晒干，搓出果实，除去杂质。

【性状】 肾形，略扁，长 3～5 mm，宽 2～4 mm，厚约 1.5 mm。表面黑色、黑褐色或灰褐色，具细微网状皱纹。顶端圆钝，有一小突起，凹侧有果梗痕。质硬。果皮薄，与种子不易分离；种子 1 枚，子叶 2 枚，黄白色，有油性。气香，味辛、微苦。

【化学成分】 主要含补骨脂素(psoralen)和异补骨脂素(isopsoralen)等香豆素类及黄酮类化合物。本品中补骨脂素($C_{11}H_6O_3$)和异补骨脂素($C_{11}H_6O_3$)的总量不得少于 0.7%。

【药理作用】 具有雌激素样作用、光敏作用、抗衰老、抗癌等作用。

【功效】 性温，味辛、苦。温肾助阳，纳气平喘，温脾止泻；外用消风祛斑。用于肾阳不足，阳痿遗精，遗尿尿频，腰膝冷痛，肾虚作喘，五更泄泻；外用治白癜风，斑秃。

鸡血藤 Spatholobi Caulis

【来源】 豆科植物密花豆 *Spatholobus suberectus* Dunn 的干燥藤茎。

【产地】 主产于广西、广东、云南。

【采制】 秋、冬二季采收，除去枝叶，切片，晒干。

【性状】 椭圆形、长矩圆形或不规则的斜切片，厚 0.3～1 cm。栓皮灰棕色，有的可见灰白色斑，栓皮脱落处显红棕色。切面木部红棕色或棕色，导管孔多数；韧皮部有树脂状分泌物呈红棕色至黑棕色，与木部相间排列成数个同心性椭圆形环或偏心性半圆形环纹。髓部偏向

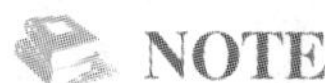

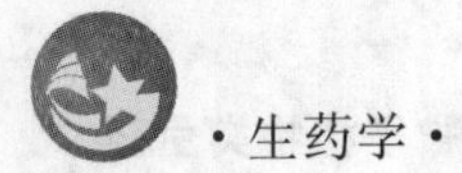

一侧。质坚硬。气微，味涩。

【化学成分】 主要含有芒柄花素、芒柄花苷和樱黄素等异黄酮类化合物，以及异甘草素等查耳酮类化合物。

【药理作用】 具有改善造血功能、抗肿瘤、抗病毒、免疫调节、抗血栓形成、抗氧化、抗炎等作用。

【功效】 性温，味苦、甘。活血补血，调经止痛，舒筋活络。用于月经不调，痛经，经闭，风湿痹痛，麻木瘫痪，血虚萎黄。

豆科小结

豆科	学习要点
植物形态	草本或木本，复叶；离瓣花；花冠多两侧对称；雄蕊多二体；荚果
化学成分	黄酮类、皂苷类、生物碱等
常见生药	黄芪、甘草、番泻叶
黄芪	性状：圆柱形，灰棕色，味微甜，有豆腥气 显微：纤维束，具缘纹孔导管 成分：黄芪皂苷、毛蕊异黄酮、多糖
甘草	性状：圆柱形，红棕色，味甜而特殊 显微：晶鞘纤维，具缘纹孔导管 成分：甘草甜素、甘草苷
番泻叶	性状：小叶，全缘，叶基不对称，革质 显微：等面叶，晶鞘纤维，平轴式气孔，草酸钙簇晶 成分：蒽醌类

豆科目标检测

目标检测答案

12-5

一、单项选择题

1. 黄芪的主要有效成分是（　　）。

A. 生物碱　　B. 鞣质　　C. 有机酸　　D. 皂苷和黄酮

2. 甘草粉末中常见（　　）。

A. 草酸钙簇晶　　B. 草酸钙砂晶　　C. 晶鞘纤维　　D. 草酸钙针晶

3. 葛根中含有的最主要的化学成分是（　　）。

A. 葛根素　　B. 葛根异黄酮　　C. 葛根皂苷　　D. 葛根皂苷元

二、多项选择题

1. 黄芪的产地有（　　）。

A. 山西　　B. 黑龙江　　C. 内蒙古　　D. 云南　　E. 贵州

2. 下列说法正确的是（　　）。

A. 山豆根原植物属于豆科植物　　B. 山豆根主产于山东地区

C. 山豆根有毒，应小心使用　　D. 山豆根具有清热解毒的功效

E. 山豆根就是北豆根

三、名词解释

1. 晶鞘纤维

2. 菊花心

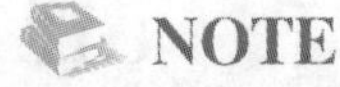
NOTE

四、简答题

1. 现有一生药粉末，如何鉴定它在甘草中掺有黄柏？

2. 请写出甘草的来源、主产地(两个产地即可)、主要有效成分及功效。

推荐阅读文献

[1] 郑司浩，尚兴朴，曾燕，等. 蒙古黄芪与膜荚黄芪特异性分子标记鉴别研究[J]. 中国现代中药，2019，21(3)：307-311.

[2] 高雪岩，王文全，魏胜利，等. 甘草及其活性成分的药理活性研究进展[J]. 中国中药杂志，2009，34(21)：2695-2700.

[3] 张进宝，于秋来. 番泻叶及其伪品的鉴别[J]. 内蒙古中医药，2014，33(18)：72-73.

十八、芸香科* Rutaceae

本科约有 150 属，1600 种。我国约有 28 属，151 种，28 变种。南北地区均有分布，主产于南方地区。已知药用 100 余种。本科药用属为黄檗属(*Phellodendron*)、柑橘属(*Citrus*)、花椒属(*Zanthoxylum*)、枳属(*Poncirus*)、吴茱萸属(*Euodia*)，主要生药有黄柏、枳实、枳壳、陈皮、吴茱萸等。

【形态特征】 乔木或灌木。叶或果实上常有透明油点(腺点)，多含挥发油；复叶或单身复叶。花两性，辐射对称；雄蕊与花瓣同数或为其倍数；花盘发达；子房上位，心皮 2～5 或更多，多合生。果为蓇葖果、蒴果或核果，稀翅果。

【解剖特征】 本科植物普遍具油室。毛茸主要为厚壁细胞或单列多细胞毛，亦有盾状、星状、簇状毛及多细胞的腺毛或瘤状物。茎皮部常有成环或成束的纤维束，有的种类形成晶鞘纤维；茎薄壁组织或叶表皮中常有黏液细胞。草酸钙结晶以方晶或簇晶常见。有的种类果皮薄壁细胞中常含橙皮苷结晶。

【化学特征】 本科植物化学成分多样，广布各种类型的生物碱及普遍含有挥发油、香豆素类，还含黄酮类、萜类及木脂素类化合物。①生物碱：异喹啉类生物碱常存在于黄檗属、花椒属、吴茱萸属等，如小檗碱、黄檗碱等；呋喃喹啉型、吡喃喹啉型和吖啶酮型生物碱几乎只存在于本科植物中。②挥发油：单萜类衍生物有柠檬烯、芳樟醇、香茅醇、枸橼醛等；芳香族化合物有茴香醛、甲基胡椒酚等。③香豆素类：分布于芸香属等 50 属中，如花椒内酯、佛手柑内酯等。④黄酮类：分布于柑橘属、芸香属、花椒属、黄檗属等。

【重点生药】

黄柏* Phellodendri Chinensis Cortex(附：关黄柏)

(英) Corktree Bark

案例导入

案例解析

12-10

有一批黄柏粉末样品，显微镜下可以看见黄色分枝状石细胞、晶鞘纤维、网纹导管以及草酸钙簇晶。

问题：

1. 该批黄柏是否有问题？

2. 黄柏粉末显微鉴别要点是什么？

【来源】 芸香科植物黄皮树 *Phellodendron chinense* Schneid. 的干燥树皮，习称“川黄柏”。

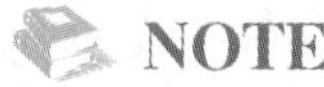

【植物形态】 落叶乔木。小枝通常暗红棕色或紫棕色。奇数羽状复叶对生，小叶 7～15 对，长圆状披针形，近全缘，叶背密被长柔毛。顶生圆锥花序；花单性，萼片 5，花瓣 5～8，长圆形；雌雄异株，雄花有雄蕊 5～6 枚，退化雌蕊钻形；雌花具 1 枚雌蕊，子房上位，5 室，柱头 5 浅裂，退化雄蕊 5～6 枚。浆果状核果近球形，密集成团，熟后紫黑色。

黄皮树植物图

【产地】 主产于四川、广西、贵州等地，陕西、湖南、湖北、云南等地亦产。

【采制】 5—6 月剥取树皮后，除去粗皮，晒干。

【性状】 呈板片状或浅槽状，长宽不一，厚 1～6 mm。外表面黄褐色或黄棕色，平坦或具纵沟纹，有的可见皮孔痕及残存的灰褐色粗皮；内表面暗黄色或淡棕色，具细密的纵棱纹。体轻，质硬，断面纤维性，呈裂片状分层，深黄色。气微，味极苦，嚼之有黏性。

黄柏生药图

【显微特征】

1. 横切面 ①残存的木栓层内含棕色物质。②皮层较狭窄，散有多数纤维束及石细胞群，石细胞大多分枝状，壁甚厚，层纹明显。③韧皮部占树皮的大部分，外侧有少数石细胞，纤维束切向排列呈断续的层带，纤维束周围薄壁细胞中常含草酸钙方晶，形成晶鞘纤维。④韧皮射线常弯曲，宽 2～4 列细胞。薄壁细胞含细小淀粉粒，黏液细胞随处可见（图 12-39）。

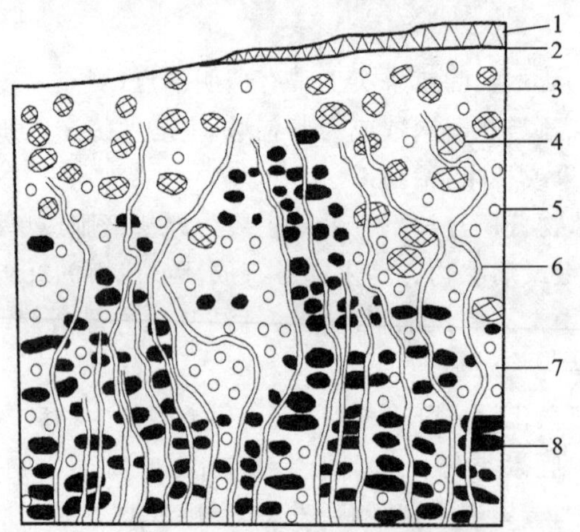

图 12-39 黄柏横切面简图

1. 木栓层；2. 石细胞（群）；3. 皮层；4. 石细胞；5. 黏液细胞；6. 韧皮射线；7. 韧皮部；8. 纤维束

2. 粉末 鲜黄色。①纤维鲜黄色，直径 16～38 μm，常成束，周围细胞含草酸钙方晶，形成晶鞘纤维；含晶细胞壁木化增厚。②石细胞鲜黄色，类圆形或纺锤形，直径 35～128 μm，有的呈分枝状，枝端锐尖，壁厚，层纹明显。③草酸钙方晶众多。④黏液细胞类圆形或矩圆形，多单个散在，内含无定形黏液汁（图 12-40）。

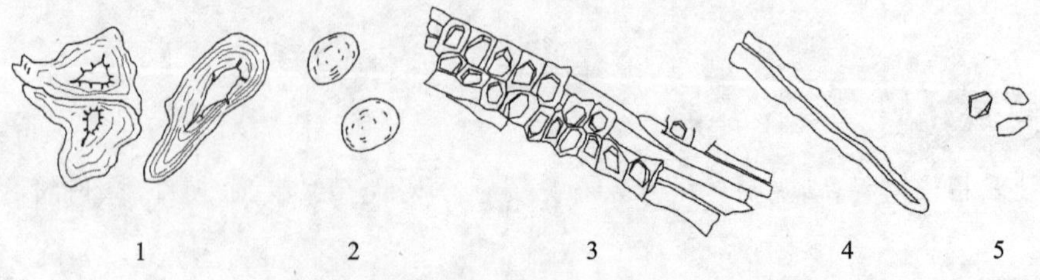

图 12-40 黄柏粉末图

1. 分枝状石细胞；2. 黏液细胞；3. 晶鞘纤维；4. 纤维；5. 方晶

黄柏粉末图

【化学成分】 含多种生物碱，主要为小檗碱（berberine，含 4%～8%），并含黄柏碱（phellodendrine）、木兰碱（magnoflorine）、掌叶防己碱等。另含黄柏酮（obakunone）、黄柏内酯（柠檬苦素）等。

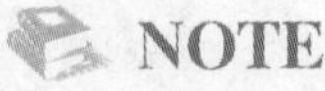

NOTE

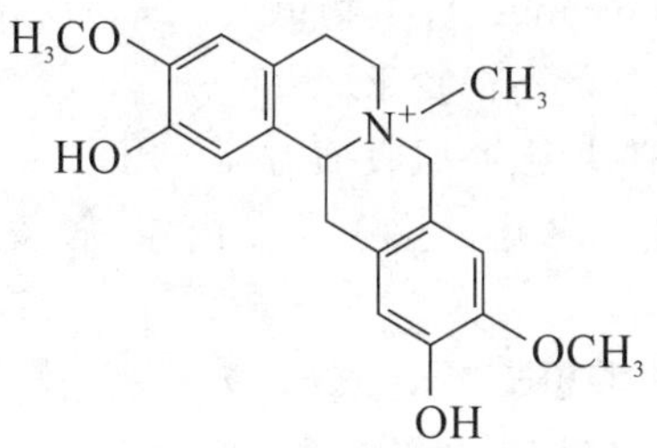

黄柏碱 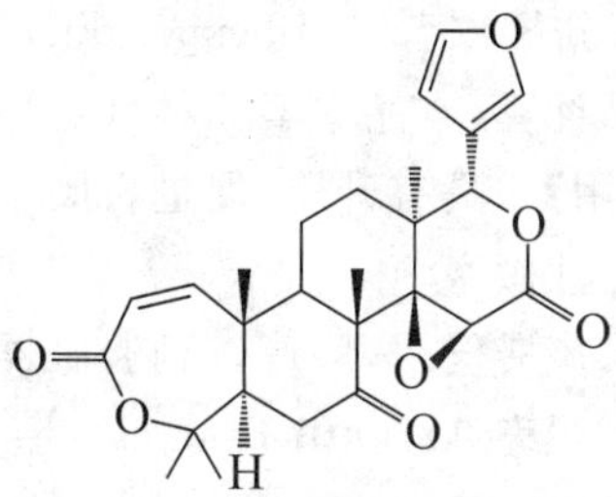　　　　黄柏酮

【理化鉴别】 (1)取黄柏断面，置于紫外光灯下观察，呈亮黄色荧光。

(2)取本品粉末约 1 g，加乙醇 10 mL，振摇数分钟，滤过。滤液蒸去乙醇，加硫酸 1 mL，沿管壁加饱和氯气的水溶液(临时配制)1 mL，在两液交界面显红色环(小檗碱反应)。

(3)TLC：本品粉末经醋酸甲醇超声提取后，以黄柏对照药材和盐酸黄柏碱作对照，三者共薄层展开，喷以稀碘化铋钾试液。供试品色谱中，在与对照药材色谱和对照品色谱相应的位置上，显相同颜色的斑点。

【含量测定】 采用 HPLC 测定。按干燥品计算，含小檗碱以盐酸小檗碱($C_{20}H_{17}NO_4 \cdot HCl$)计，不得少于 3.0%；含黄柏碱以盐酸黄柏碱($C_{20}H_{23}NO_4 \cdot HCl$)计，不得少于 0.34%。

【药理作用】

1. 抗菌作用 黄柏抗菌有效成分为小檗碱，体外试验对金黄色葡萄球菌、肺炎球菌、白喉杆菌、草绿色链球菌、痢疾杆菌、溶血性链球菌、脑膜炎球菌、霍乱弧菌、炭疽杆菌均有效或有较强的抑制作用；对枯草杆菌、百日咳杆菌、破伤风梭菌亦有抑制作用。

2. 抗真菌作用 黄柏的乙醚提取物对新型隐球菌和红色发癣菌具有较强的抑菌作用。

3. 降压作用 对麻醉动物静脉或腹腔注射黄柏提取物，可产生显著而持久的降压作用。

4. 抑制中枢神经系统 黄柏碱对中枢神经系统有抑制作用。

5. 抗肝炎作用 黄柏煎剂对乙型肝炎抗原有抑制作用；黄柏碱对慢性肝炎有一定作用。

【功效】 性寒，味苦。清热燥湿，泻火除蒸，解毒疗疮。用于湿热泻痢，黄疸，带下，热淋，脚气，骨蒸劳热，盗汗，遗精，疮疡肿毒，湿疹瘙痒。

【附注】 **关黄柏 Phellodendri Amurensis Cortex** 同科植物黄檗 *Phellodendron amurense* Rupr. 的干燥树皮。主产于吉林、辽宁，内蒙古、河北、黑龙江等地亦产，以辽宁产量最大。呈板片状或浅槽状，较薄。外表面绿黄色或淡黄色，偶有暗灰色的栓皮残留，栓皮厚，有弹性；内表面黄色或黄棕色。体轻，质较硬，断面纤维性，有的呈裂片状分层，鲜黄色或黄绿色。味极苦，嚼之有黏性。主含小檗碱等多种生物碱及黄柏酮等苦味成分。功效同黄柏。

枳实 Aurantii Fructus Immaturus(附：枳壳)

【来源】 芸香科植物酸橙 *Citrus aurantium* L. 及其栽培变种或甜橙 *Citrus sinensis* Osbeck 的干燥幼果。

【产地】 主产于四川、湖南、江西、湖北、贵州等地。

【采制】 5—6 月采摘幼果或收集自落的果实，除去杂质，自中部横切成两半，晒干或低温干燥。

【性状】 半球形，少数为球形，直径 0.5～2.5 cm。外果皮绿黑色或暗棕绿色，具颗粒状突起和皱纹，有圆盘状果柄痕或微凸起的花柱残迹。切面中果皮略隆起，厚 0.3～1.2 cm，黄白色或黄褐色，边缘有 1～2 列油室，瓤囊棕褐色。质坚硬。气清香，味苦、微酸。

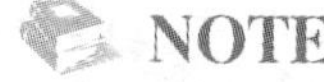

【化学成分】 主要含挥发油、黄酮类和生物碱类化合物。黄酮类主要为橙皮苷(hesperidin)、新橙皮苷(neohesperidin)、柚皮苷(naringin);生物碱类如辛弗林(synephrine)等。按干燥品计算,本品中辛弗林($C_9H_{13}NO_2$)的含量不得少于0.3%。

【药理作用】 具有升压、促进胃肠平滑肌收缩、增强心肌收缩力等作用。

【功效】 性微寒,味苦、辛、酸。破气消积,化痰散痞。用于积滞内停,痞满胀痛,泻痢后重,大便不通,痰滞气阻,胸痹,结胸,脏器下垂。

【附注】 **枳壳 Aurantii Fructus** 芸香科植物酸橙 *Citrus aurantium* L. 及其栽培变种的干燥未成熟果实。呈半球形,直径3~5 cm。外果皮棕褐色至褐色,有颗粒状突起,突起的顶端有凹点状油室;有明显的花柱残迹或果柄痕。切面中果皮黄白色,光滑而稍隆起,厚0.4~1.3 cm,边缘散有1~2列油室,瓤囊多7~12瓣,汁囊干缩呈棕色至棕褐色,内藏种子。质坚硬,不易折断。气清香,味苦、微酸。理气宽中,行滞消胀。用于胸胁气滞,胀满疼痛,食积不化,痰饮内停,脏器下垂。

吴茱萸 Euodiae Fructus

【来源】 芸香科植物吴茱萸 *Euodia rutaecarpa* (Juss.) Benth.、石虎 *Euodia rutaecarpa* (Juss.) Benth. var. *officinalis* (Dode) Huang 或疏毛吴茱萸 *Euodia rutaecarpa* (Juss.) Benth. var. *bodinieri* (Dode) Huang 的干燥近成熟果实。

【产地】 主产于长江流域以南各地。

【采制】 8—11月果实尚未开裂时,剪下果枝,晒干或低温干燥,除去枝、叶、果梗等杂质。

【性状】 呈球形或略呈五角状扁球形,直径2~5 mm。表面暗黄绿色至褐色,粗糙,有多数点状突起或凹下的油点。顶端有五角星状的裂隙,基部残留被有黄色茸毛的果梗。质硬而脆,横切面可见子房5室,每室有淡黄色种子1粒。气芳香浓郁,味辛辣而苦。

【化学成分】 主要含生物碱类、三萜类、挥发油、黄酮类、香豆素类、木脂素类等化合物。生物碱类如吴茱萸碱(evodiamine)、吴茱萸次碱(rutaecarpine)等,三萜类如柠檬苦素。本品中吴茱萸碱($C_{19}H_{17}N_3O$)和吴茱萸次碱($C_{18}H_{13}N_3O$)的总含量不得少于0.15%,柠檬苦素($C_{26}H_{30}O_8$)含量不得少于0.20%。

【药理作用】 具有镇痛、抗炎、抗肿瘤、调节血压等作用。

【功效】 性热,味苦、辛;有小毒。散寒止痛,降逆止呕,助阳止泻。用于厥阴头痛,寒疝腹痛,寒湿脚气,经行腹痛,脘腹胀痛,呕吐吞酸,五更泄泻。

白鲜皮 Dictamni Cortex

【来源】 芸香科植物白鲜 *Dictamnus dasycarpus* Turcz. 的干燥根皮。

【产地】 主产于辽宁、河北、山东等地。

【采制】 春、秋二季采挖根部,除去泥沙及粗皮,剥取根皮,干燥。

【性状】 呈卷筒状,长5~15 cm,直径1~2 cm,厚0.2~0.5 cm。外表面灰白色或淡灰黄色,具细纵纹及细根痕,常有突起的颗粒状小点;内表面类白色,有细纵纹。质脆,折断时有粉尘飞扬,断面不平坦,略呈层片状,剥去外层,对光可见闪烁的小亮点。有羊膻气,味微苦。

【化学成分】 含生物碱类化合物,如白鲜碱、胡芦巴碱、胆碱等,还含有梣酮、黄柏酮、柠檬苦素等。本品中梣酮($C_{14}H_{16}O_3$)不得少于0.05%,黄柏酮($C_{26}H_{34}O_7$)不得少于0.15%。

【药理作用】 具有抗炎、抗肿瘤、抗菌、改善心血管系统、杀虫、提高免疫力、抗衰老等作用。

【功效】 性寒,味苦。清热燥湿,祛风解毒。用于湿热疮毒,黄水淋漓,湿疹,风疹,疥癣疮癞,风湿热痹,黄疸尿赤。

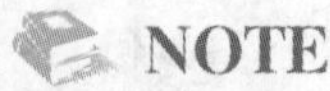

陈皮 Citri reticulatae Pericarpium(附:青皮、化橘红)

【来源】 芸香科植物橘 *Citrus reticulata* Blanco 及其栽培变种的干燥成熟果皮。

【产地】 药材分为"陈皮"和"广陈皮"。陈皮主产于四川、浙江、福建、江西、湖南等地。广陈皮主产于广东新会,也称"新会陈皮",广陈皮品质佳。

【采制】 10—12月果实成熟时摘下果实,剥取果皮,阴干或低温干燥。

【性状】

1. 陈皮 常剥成数瓣,基部相连,有的呈不规则的片状,厚1～4 mm。外表面橙红色或红棕色,有细皱纹及凹下的点状油室;内表面浅黄白色,粗糙,附黄白色或黄棕色筋络状维管束。质稍硬而脆。气香,味辛、苦。

2. 广陈皮 常3瓣相连,形状整齐,厚度均匀,约1 mm。外表面橙黄色至棕褐色,点状油室较大,对光照视,透明清晰。质较柔软。

【化学成分】 主要含有挥发油,如柠檬烯、γ-松油烯、β-蒎烯;黄酮类,如橙皮苷、新橙皮苷等成分。陈皮中橙皮苷($C_{28}H_{34}O_{15}$)的含量不得少于3.5%。广陈皮中橙皮苷的含量不得少于2.0%;川陈皮素($C_{21}H_{22}O_8$)和橘皮素($C_{20}H_{20}O_7$)的总量不得少于0.42%。

【药理作用】 具有调理消化系统、祛痰、平喘、预防动脉硬化等作用。

【功效】 性温,味苦、辛。理气健脾,燥湿化痰。用于胸脘胀满,食少吐泻,咳嗽痰多。

【附注】

1. 青皮 Citri Reticulatae Pericarpium Viride 芸香科植物橘 *Citrus reticulata* Blanco 及其栽培变种的干燥幼果或未成熟果实的果皮。5—6月收集自落的幼果,晒干,习称"个青皮";7—8月采收未成熟的果实,在果皮上纵剖成4瓣至基部,除尽瓤瓣,晒干,习称"四花青皮"。四花青皮:果皮剖成4裂片,裂片长椭圆形,长4～6 cm,厚0.1～0.2 cm。外表面灰绿色或黑绿色,密生多数油室;内表面类由色或黄白色,粗糙,附黄白色或黄棕色小筋络。质稍硬,易折断,断面外缘有油室1～2列。气香,味苦、辛。个青皮:呈类球形,直径0.5～2 cm。表面灰绿色或黑绿色,微粗糙,有细密凹下的油室,顶端有稍突起的柱基,基部有圆形果梗痕。质硬,断面果皮黄白色或淡黄棕色,厚0.1～0.2 cm,外缘有油室1～2列。瓤囊8～10瓣,淡棕色。气清香,味酸、苦、辛。疏肝破气,消积化滞。用于胸胁胀痛,疝气疼痛,乳癖,乳痈,食积气滞,脘腹胀痛。

2. 化橘红 Citri Grandis Exocarpium 芸香科植物化州柚 *Citrus grandis* 'Tomentosa'或柚 *Citrus grandis*(L.)Osbeck 的未成熟或近成熟的干燥外层果皮。前者习称"毛橘红",后者习称"光七爪""光五爪"。夏季果实未成熟时采收,置于沸水中略烫后,将果皮割成5或7瓣,除去果瓤及部分中果皮,压制成形,干燥。化州柚:呈对折的七角或展平的五角星状,单片呈柳叶形。完整者展平后直径15～28 cm,厚0.2～0.5 cm。外表面黄绿色,密布茸毛,有皱纹及小油室;内表面黄白色或淡黄棕色,有脉络纹。质脆,易折断,断面不整齐,外缘有1列不整齐的下凹的油室,内侧稍柔而有弹性。气芳香,味苦、微辛。柚:外表面黄绿色黄棕色,无毛。性温,味辛、苦。散寒,燥湿,利气,消痰。用于风寒咳嗽,喉痒痰多,食积伤酒,呕恶痞闷。

佛手 Citri Sarcodactylis Fructus

【来源】 芸香科植物佛手 *Citrus medica* L. var. *sarcodactylis* Swingle 的干燥果实。

【产地】 主产于广东、广西。

【采制】 秋季果实尚未变黄或变黄时采收,纵切成薄片,晒干或低温干燥。

【性状】 类椭圆形或卵圆形的薄片,常皱缩或卷曲。长6～10 cm,宽3～7 cm,厚0.2～0.4 cm。顶端稍宽,常有3～5个手指状的裂瓣,基部略窄,有的可见果梗痕。外皮黄绿色或橙

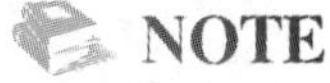
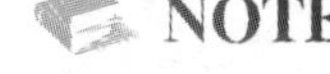

黄色，有皱纹及油点。果肉浅黄白色，散有凹凸不平的线状或点状维管束。质硬而脆，受潮后柔韧。气香，味微甜后苦。

【化学成分】 主要含挥发油，如柠檬烯、γ-松油烯；黄酮类，如橙皮苷、香叶木苷；香豆素类，如柠檬油素、佛手柑内酯；多糖、有机酸等成分。本品中橙皮苷（$C_{28}H_{34}O_{15}$）的含量不得少于0.03%。

【药理作用】 具有平喘祛痰、解痉挛、中枢镇静、降压、抗炎等作用。

【功效】 性温，辛、苦、酸。疏肝理气，和胃止痛。用于肝胃气滞，胸胁胀痛，胃脘痞满，食少呕吐。

芸香科小结

芸香科	学习要点
植物形态	木本，复叶或单身复叶，蒴果、蓇葖果等
化学成分	挥发油、黄酮类、生物碱等
常见生药	黄柏
黄柏	性状：板片状或浅槽状，黄褐色或黄棕色，裂片状分层，味极苦 显微：晶鞘纤维，分枝状石细胞，草酸钙方晶 成分：小檗碱、黄柏碱

芸香科目标检测

目标检测答案

12-6

一、多项选择题

1. 黄柏的主要产地是（　　）。

A. 四川　　B. 吉林　　C. 辽宁　　D. 贵州　　E. 海南

2. 下列有关白鲜皮的性状特征说法正确的是（　　）。

A. 内表面淡黄白色　　B. 折断时有白粉尘飞扬

C. 迎光可见闪亮的小结晶状物　　D. 有羊膻气

E. 味苦辛

二、简答题

1. 黄柏粉末有哪些显微鉴别特征？

2. 黄柏来源于哪个科？入药部位是什么？有什么功效？

推荐阅读文献

[1] 王淑慧，邓哲，章军，等.黄柏饮片标准汤剂制备及质量标准研究[J].中国中药杂志，2018,43(5):873-878.

[2] 罗艳，柯雪红，黄可儿，等.指纹图谱结合化学计量学评价及鉴别广陈皮与陈皮[J].中药新药与临床药理，2018,29(1):47-53.

[3] 苏晶，蒋万浪，夏冬梅，等.基于4种生物碱的黄柏与关黄柏的鉴别[J].华西药学杂志，2017,32(6):618-620.

（曲伟红）

十九、橄榄科 Burseraceae

本科约有20属，500种。我国有4属，约14种。重要药用属有乳香属（*Boswellia*）、没药属（*Commiphora*），主要生药有乳香、没药。

【形态特征】 乔木或灌木。奇数羽状复叶，稀单叶。花小，3～5数，单性、两性或杂性，辐

NOTE

射对称；雄蕊与花瓣同数或为其 2 倍或更多，花盘环状；子房上位，2～5 室。核果。

乳香 Olibanum

【来源】 橄榄科植物乳香树 *Boswellia carterii* Birdw. 及同属植物 *Boswellia bhawdajiana* Birdw. 树皮渗出的树脂。分为索马里乳香和埃塞俄比亚乳香，每种乳香又分为乳香珠和原乳香。

【产地】 主产于索马里、埃塞俄比亚及阿拉伯半岛南部，土耳其、利比亚、苏丹、埃及亦产。我国广西有引种。

【性状】 呈类球形、泪滴状颗粒或不规则小块状，长 0.5～2 cm，有的相互粘结成不规则团块状，淡黄色，微带蓝绿色或棕红色，半透明。质坚脆，断面蜡样。气芳香，味苦，嚼之软化成胶块。与水共研成白色乳状液。

【化学成分】 含挥发油 3%～8%，树脂 60%～70%，树胶 27%～35%。挥发油中含蒎烯(pinene)、α-水芹烯(α-phellandrene)等。树脂主要含 α-乳香脂酸、β-乳香脂酸(β-boswellic acid)；树胶水解产生含阿拉伯糖酸(arabic acid)的钙盐和镁盐、西黄芪胶粘素(bassorin)以及多聚糖，多聚糖水解得阿拉伯糖、半乳糖等。索马里乳香含挥发油不得少于 6.0%(mL/g)，埃塞俄比亚乳香含挥发油不得少于 2.0%(mL/g)。

【药理作用】 ①镇痛作用；②消炎作用；③祛痰作用(所含蒎烯有祛痰作用)。

【功效】 性温，味辛、苦。活血定痛，消肿生肌。用于胸痹心痛，胃脘疼痛，痛经经闭，产后瘀阻，癥瘕腹痛，风湿痹痛，筋脉拘挛，跌打损伤，痈肿疮疡。

没药 Myrrha

【来源】 橄榄科植物地丁树 *Commiphora myrrha* Engl. 或哈地丁树 *Commiphora molmol* Engl. 的干燥树脂。分为天然没药和胶质没药。

【产地】 主产于索马里、埃塞俄比亚、印度。

【性状】 呈不规则颗粒状或粘结成团块，直径约 2.5 cm，有较小的或更大的。表面红棕色或黄棕色，凹凸不平，有粉尘。质坚脆，破裂面颗粒状，有油样光泽，常具白色斑点或纹理。气香而特异，味极苦；与水共研成黄棕色乳状液。

【化学成分】 含挥发油 2.5%～9%，树脂 25%～35%，树胶 57%～65%。挥发油中含丁香酚(eugenol)、枯醛(cuminaldehyde)、α-没药烯、β-没药烯、γ-没药烯(γ-bisabolene)、柠檬烯(limonene)、桂皮醛(cinnamaldehyde)等；树脂中含 α-没药酸、β-没药酸、γ-没药酸(γ-commiphoric acid)等；树胶水解得阿拉伯糖、半乳糖等。天然没药含挥发油不得少于 4.0%(mL/g)，胶质没药含挥发油不得少于 2.0%(mL/g)。

【药理作用】 ①抗菌、抗炎作用；②降低动物血清胆固醇和甘油三酯的作用。

【功效】 性平，味辛、苦。散瘀定痛，消肿生肌。用于胸痹心痛，胃脘疼痛，痛经经闭，产后瘀阻，癥瘕腹痛，风湿痹痛，跌打损伤，痈肿疮疡。

二十、楝科 Meliaceae

本科约有 50 属，1400 种。我国有 18 属，约 65 种。重要药用属有楝属(*Melia*)、地黄连属(*Munronia*)、米仔兰属(*Aglaia*)等，主要生药有苦楝皮、川楝子等。

【形态特征】 木本。叶常互生，多羽状复叶。花多两性，辐射对称；圆锥花序；花萼浅杯状或短管状，全缘，4～5 齿裂；花瓣 4～5；雄蕊 8～10，花丝合生成管状；多具花盘；子房上位，心皮 2～5，合生，2～5 室。蒴果、浆果或核果。种子常有假种皮，有时具膜质翅。

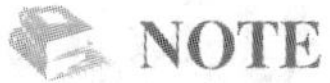

川楝子 Toosendan Fructus(附:苦楝皮)

【来源】 楝科植物川楝 *Melia toosendan* Sieb. et Zucc. 的干燥成熟果实。

【产地】 主产于四川、云南、贵州、湖北等地。

【性状】 果实呈类球形,直径 2～3.2 cm。表面金黄色至棕黄色,微有光泽,少数凹陷或皱缩,具深棕色小点。顶端具花柱残痕,基部凹陷,有果梗痕。外果皮革质,常与果肉形成空隙,果肉松软,淡黄色,遇水湿润显黏性。果核球形或卵圆形,质地坚硬,两端平截,具 6～8 条纵棱,内分 6～8 室,每室含黑棕色长圆形种子 1 粒。气特异,味酸、苦。

【化学成分】 含川楝素(toosendanin)、异川楝素(isotoosendanin)及多种具苦味的三萜成分,还有生物碱、山柰酚、树脂、鞣质等成分。本品中川楝素($C_{30}H_{38}O_{11}$)的含量应为 0.06%～0.20%。

【药理作用】 ①调节胃肠平滑肌、促进胆汁分泌,有驱虫作用,其中川楝素为驱虫的有效成分;②抑菌作用;③抗肉毒中毒作用。

【功效】 性寒,味苦;有小毒。疏肝泄热,行气止痛,杀虫。用于肝郁化火,胸胁、脘腹胀痛,疝气疼痛,虫积腹痛。

【附注】 **苦楝皮** 楝科植物川楝 *Melia toosendan* Sieb. et Zucc. 或楝 *Melia azedarach* L. 的干燥树皮和根皮。树皮呈不规则板片状、槽状或半卷筒状,厚 2～6 mm。外表面灰棕色或灰褐色,具交织的纵皱纹及灰棕色点状皮孔,或多裂纹,除去粗皮者呈淡黄色,内表面类白色或淡黄色。质韧,不易折断,断面纤维性,呈片状剥离,黄白相间。气微,味苦。根皮呈不规则片状或卷曲,厚 1～5 mm,外表面灰棕色或棕紫色,微有光泽,粗糙,多裂纹。含川楝素、异川楝素、苦楝酮(kulinone)、苦洛内酯(kulolactone)、苦楝萜酸甲酯(methyl kulonate)、苦楝三醇(meliantriol)等成分。本品中川楝素($C_{30}H_{38}O_{11}$)的含量应为 0.01%～0.20%。性寒,味苦;有毒。杀虫,疗癣。用于蛔虫病,蛲虫病,虫积腹痛;外治疥癣瘙痒。

二十一、苦木科 Simaroubaceae

本科约有 20 属,120 种。我国有 5 属,11 种,3 变种。重要药用属有鸦胆子属(*Brucea*)、臭椿属(*Ailanthus*)等,主要生药有鸦胆子等。

【形态特征】 落叶或常绿的乔木或灌木;树皮常有苦味。多羽状复叶。花小,辐射对称,单性、杂性或两性;花序腋生,成总状、圆锥状或聚伞花序;花萼 3～5;花瓣 3～5,分离,镊合状或覆瓦状排列;花盘环状或杯状;雄蕊与花瓣同数或为花瓣的 2 倍,花丝分离,通常在基部有一鳞片;子房常 2～5 裂,2～5 室,或心皮分离,花柱 2～5,每室有胚珠 1～2。翅果、核果或蒴果。

鸦胆子 Bruceae Fructus

【来源】 苦木科植物鸦胆子 *Brucea javanica* (L.) Merr. 的干燥成熟果实。

【产地】 主产于广西及广东等地。此外,云南、贵州等省亦产。

【性状】 呈椭圆形而两端略尖,长 6～10 mm,直径 4～7 mm。表面黑色或棕色,有隆起的网状皱纹,网眼呈不规则的多角形,顶端渐尖,两侧有明显的棱线,基部有凹陷的果柄痕。果壳质硬而脆,种子卵形,长 5～6 mm,直径 3～5 mm,表面类白色或黄白色,具网纹,较尖的一端呈鸟嘴状;种皮薄,子叶乳白色,富油性。无臭,味极苦而持久。

【化学成分】 含鸦胆子苦素(bruceine)A、鸦胆子苦素 B、鸦胆子苦素 C、鸦胆子苦素 D、鸦胆子苦素 E、鸦胆子苦素 F、鸦胆子苦素 G、鸦胆子苦素 I、鸦胆子苦醇(brusatol)及鸦胆子苷(bruceoside)。此外,尚含鸦胆子毒素(brutoxin)、鸦胆子碱(brucamarin)等。种子中含脂肪油,油中含油酸、亚油酸甘油酯、亚油酸、软脂酸、硬脂酸及鸦胆子酸(brucedic acid)等。本品中

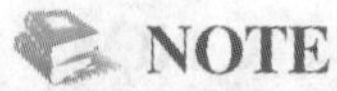

油酸($C_{18}H_{34}O_2$)的含量不得少于8.0%。

【药理作用】 ①抗肿瘤作用;②抑菌和抗炎作用;③抗氧化和降血糖作用;④对疟原虫有一定的杀伤作用。

【功效】 性寒,味苦;有小毒。清热解毒,截疟,止痢;外用腐蚀赘疣。用于痢疾,疟疾;外治赘疣,鸡眼。

二十二、远志科 Polygalaceae

本科约有13属,1000种。我国有4属,近51种和9变种。重要药用属有远志属(*Polygala*)、蝉翼藤属(*Securidaca*),主要生药有远志、瓜子金、金不换、蝉翼藤等。

【形态特征】 草本、灌木或乔木。单叶,常互生,全缘,无托叶。花两性,两侧对称,总状或穗状花序;萼片5,不等长,最内2片较大,常成花瓣状;花瓣3或5,不等大,最下面1片呈龙骨状,其顶端常具鸡冠状附属物;雄蕊4~8,花丝合成鞘状;子房上位。蒴果、翅果或坚果。

远志 Polygalae Radix

【来源】 远志科植物远志 *Polygala tenuifolia* Willd.或卵叶远志 *Polygala sibirica* L.的干燥根。

【产地】 主产于山西、陕西、吉林、内蒙古、河南等地。

【性状】 呈圆柱形,略弯曲,长3~15 cm,直径0.3~0.8 cm。表面灰黄色至灰棕色,有较密且深陷的横皱纹、纵皱纹及裂纹。老根的横皱纹更密更深陷,略呈结节状。质硬而脆,易折断。断面皮部棕黄色,木部黄白色,皮部易与木部剥离。气微,味苦、微辛,嚼之有刺喉感。

【化学成分】 含三萜皂苷类、𠮿酮类(蒽酮类)、寡糖酯类、生物碱类。①三萜皂苷类:为齐墩果烷型五环三萜,远志皂苷A~G(onjisaponin A~G)、细叶远志素(tenuifolin)、远志糖苷(tenuifoliside)A、远志糖苷B。②𠮿酮类:远志𠮿酮Ⅲ(polygalaxanthone Ⅲ)、6-羟基-1,2,3,7-四甲氧基𠮿酮(6-hydroxy-1,2,3,7-tetramethoxy-xanthone)、1,6-二羟基-3,7-二甲氧基𠮿酮(1,6-dihydroxy-3,7-dimethoxyxanthone)、1,7-二羟基-3-甲氧基𠮿酮(1,7-dihydroxy-3-methoxyxanthone)、1-羟基-3,6,7-三甲氧基𠮿酮(1-hydroxy-3,6,7-trimethoxyxanthone)。③寡糖酯类:寡糖多酯(tenuifoliose A~P)、蔗糖酯类(sibiricose A_1~A_6)。④生物碱类:N_9-甲酰基哈尔满(N_9-formylharman)、1-丁氧羰基-β-咔啉等。本品中细叶远志皂苷($C_{36}H_{56}O_{12}$)的含量不得少于2.0%;远志𠮿酮Ⅲ($C_{25}H_{28}O_{15}$)的含量不得少于0.15%;3,6′-二芥子酰基蔗糖($C_{36}H_{46}O_{17}$)的含量不得少于0.50%。

【药理作用】 ①镇静、抗惊厥作用;②祛痰、镇咳作用,远志皂苷大多具有明显的祛痰镇咳作用;③脑保护、增强记忆和抗衰老作用;④戒毒作用。此外,远志还有降压、兴奋平滑肌、抗癌、抗突变等作用。

【功效】 性温,味苦、辛。安神益智,交通心肾,祛痰,消肿。用于心肾不交引起的失眠多梦、健忘惊悸、神志恍惚,咳痰不爽,疮疡肿毒,乳房肿痛。

二十三、大戟科 Euphorbiaceae

本科约有300属,5000余种。我国有69属,300余种。重要药用属有大戟属(*Euphorbia*)、巴豆属(*Croton*)、蓖麻属(*Ricinus*)等,主要生药有京大戟、巴豆、蓖麻、余甘子、一叶萩和狼毒等。

【形态特征】 木本或草本,常含有乳汁。多单叶互生;叶基部常有腺体;花单性,单生或组成各式花序,常为聚伞花序,或杯状聚伞花序;萼片2~5,无花瓣或稀有花瓣;有花盘或腺体;子房上位,心皮3,3室,每室有胚珠1~2。蒴果。

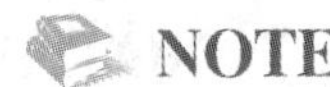
NOTE

京大戟 Euphorbiae Pekinensis Radix

【来源】 大戟科植物大戟 *Euphorbia pekinensis* Rupr. 的干燥根。

【产地】 主产于江苏、四川、江西、广西等地。

【性状】 呈不整齐的长圆锥形，略弯曲，常有分枝，长10～20 cm，直径1.5～4 cm。表面灰棕色或棕褐色，粗糙，有纵皱纹、横向皮孔样突起及支根痕。顶端略膨大，有多数茎基及芽痕。质坚硬，不易折断，断面类白色或淡黄色，纤维性。气微，味微苦涩。

【化学成分】 含二萜类、三萜类、黄酮类、鞣质及挥发油等成分。如大戟苷(euphorbin)、大戟酸(euphorbinic acid)等。本品中大戟二烯醇($C_{30}H_{50}O$)的含量不得少于0.60%。

【药理作用】 ①泻下作用，京大戟可诱导炎症反应，并明显促进肠推进运动，产生强烈的泻下作用；②抗白血病作用，京大戟注射液可以阻断S期细胞，从而抑制L615白血病小鼠细胞的合成；③利尿作用；④抗炎作用。

【功效】 性寒，味苦；有毒。泻水逐饮，消肿散结。用于水肿胀满，胸腹积水，痰饮积聚，气逆咳喘，二便不通，痈肿疮毒，瘰疬痰核。

巴豆 Crotonis Fructus

【来源】 大戟科植物巴豆 *Croton tiglium* L. 的干燥成熟果实。

【产地】 主产于四川、云南、广西、广东、福建等地。

【性状】 呈卵圆形，一般具3棱，长1.8～2.2 cm，直径1.4～2 cm。表面灰黄色或稍深，粗糙，有纵线6条，顶端平截，基部有果柄痕。破开果壳，可见3室，每室含种子1粒。种子呈略扁的椭圆形，长1.2～1.5 cm，直径0.7～0.9 cm，棕色或灰棕色，外种皮薄而脆，内种皮呈白色薄膜；种仁黄白色，油质。气微，味辛辣。

【化学成分】 种仁含巴豆油34%～57%，其中主要为油酸、亚油酸、巴豆酸(crotonic acid)、月桂酸(lauric acid)、软脂酸、硬脂酸等的甘油酯，并有巴豆醇酯A_1～A_3、巴豆醇酯B_1～B_7，另含巴豆毒素(crotin)Ⅰ、巴豆毒素Ⅱ、巴豆苷(crotonoside)等。本品中脂肪油的含量不得少于22.0%；巴豆苷($C_{10}H_{13}N_5O_5$)的含量不得少于0.80%。

【药理作用】 ①致泻作用：巴豆霜能增强胃肠推进运动，促进肠套叠的还纳作用；②抗肿瘤作用；③致炎作用。

【功效】 性热，味辛；有大毒。外用蚀疮。用于恶疮疥癣，疣痣。

狼毒 Euphorbiae Ebracteolatae Radix

【来源】 大戟科植物月腺大戟 *Euphorbia ebracteolata* Hayata 或狼毒大戟 *Euphorbia fischeriana* Steud. 的干燥根。

【产地】 月腺大戟主产于安徽、河南、江苏、山东、湖北等地。狼毒大戟产于黑龙江、吉林、辽宁、河北、山西、内蒙古、河南等地。

【性状】

1. 月腺大戟 为类圆形或长圆形块片，直径1.5～8 cm，厚0.3～4 cm。外皮薄，黄棕色或灰棕色，易剥落而露出黄色皮部。切面黄白色，有黄色不规则大理石样纹理或环纹。体轻，质脆，易折断，断面有粉性。气微，味微辛。

2. 狼毒大戟 外皮棕黄色，切面纹理或环纹显黑褐色。水浸后有黏性，撕开可见黏丝。

【化学成分】 主要含萜类、鞣质、苯乙酮类、黄酮类、甾醇类及挥发油等成分。

【药理作用】 ①抗癌作用；②抗白血病作用；③抗菌、抗病毒作用；④抗痛风作用。

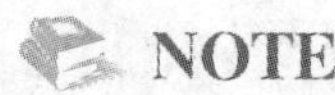

【功效】 性平，味辛；有毒。散结，杀虫。外用于淋巴结结核、皮癣；灭蛆。熬膏外敷。不

宜与密陀僧同用。

二十四、漆树科 Anacardiaceae

本科约有77属,600种。我国有17属,55种。重要药用属有盐肤木属(*Rhus*)、黄连木属(*Pistacia*)等,主要生药有五倍子、黄连木等。

【形态特征】 乔木或灌木。单叶或复叶;花两性或多为单性或杂性,排列成顶生或腋生的圆锥花序;萼片3~5裂,花瓣3~5,雄蕊着生于花盘外面基部或有时着生在花盘边缘,与花盘同数或为其2倍;子房上位,心皮1~5,常1室,少有2~5室,每室有胚珠1。多核果。

五倍子 Galla Chinensis

【来源】 漆树科植物盐肤木 *Rhus chinensis* Mill.、青麸杨 *Rhus potaninii* Maxim.或红麸杨 *Rhus punjabensis* Stew. var. *sinica*(Diels)Rehd. et Wils.叶上的虫瘿,主要由五倍子蚜 *Melaphis chinensis*(Bell)Baker 寄生而形成,分为"肚倍"和"角倍"。

【产地】 主产于四川、贵州、云南、陕西等地。

【性状】

1.肚倍 呈长圆形或纺锤形囊状,长2.5~9 cm,直径1.5~4 cm。表面灰褐色或灰棕色,微有柔毛。质硬而脆,易破碎,断面角质样,有光泽,壁厚0.2~0.3 cm,内壁平滑,有黑褐色死蚜虫及灰色粉状排泄物。气特异,味涩。

2.角倍 呈菱形,具不规则的钝角状分枝,柔毛较明显,壁较薄。

【化学成分】 含五倍子鞣质,习称五倍子鞣酸,含量为50%~70%(肚倍约70%,角倍约50%)。尚含没食子酸2%~4%,脂肪、树脂及蜡质等。本品中鞣质的含量不得少于50.0%。

【药理作用】 ①收敛作用;②凝血作用;③抑菌作用。

【功效】 性寒,味酸、涩。敛肺降火,涩肠止泻,敛汗,止血,收湿敛疮。用于肺虚久咳,肺热痰嗽,久泻久痢,自汗盗汗,消渴,便血痔血,外伤出血,痈肿疮毒,皮肤湿烂。

二十五、卫矛科 Celastraceae

本科约有60属,850种。我国有12属,201种。重要药用属有卫矛属(*Euonymus*)、雷公藤属(*Tripterygium*)、南蛇藤属(*Celastrus*)等,主要生药有雷公藤、鬼箭羽、南蛇藤等。

【形态特征】 常绿或落叶乔木、灌木或藤本灌木及匍匐小灌木。单叶对生或互生。花两性或退化为功能性不育的单性花;花4~5数,花萼基部通常与花盘合生,花萼4~5,花冠4~5,分离,心皮2~5,合生,倒生胚珠,通常每室2~6。多为蒴果,亦有核果、翅果或浆果;种子多少被肉质具色假种皮包围,胚乳肉质丰富。

雷公藤 Tripterygii Radix

【来源】 卫矛科植物雷公藤 *Tripterygium wilfordii* Hook. f.的干燥根。

【产地】 主产于浙江、安徽、江西、湖南、广东、广西等地。

【性状】 圆柱形,扭曲,常具茎残基,直径0.5~3 cm。表面土黄色至黄棕色,粗糙,具细密纵向沟纹及环状或半环状裂隙;栓皮层常脱落,脱落处显橙黄色;皮部易剥离,露出黄白色的木部。质坚硬,折断时有粉尘飞扬,断面纤维性。气微、特异,味苦、微辛。

【化学成分】 含雷公藤碱(wilfordine)、雷公藤次碱(wilforine)、雷公藤碱乙(wilforgine)、雷公藤碱庚(wilforzine)等,多为倍半萜大环生物碱,此外还含有雷公藤内酯(triptolide)、雷公藤羟内酯(tripdiolide)、雷公藤羰内酯(triptonide)等二萜内酯类,另还有雷公藤三萜醇、葡萄糖及鞣质等化合物。

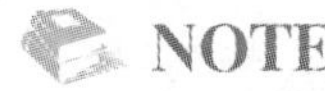

【药理作用】 ①抗炎作用;②免疫调节作用;③镇痛作用;④抗动脉粥样硬化作用;⑤抗排异作用;⑥神经保护作用;⑦保护肾脏固有细胞功能作用;⑧骨保护作用;⑨抗肿瘤作用;⑩抗生育作用。此外,雷公藤还有抗血管生成和抗人类免疫缺陷病毒作用。

【功效】 性凉,味辛;有大毒。祛风除湿,活血通络,消肿止痛,杀虫解毒。用于风湿痹痛,疔疮肿毒,皮肤瘙痒。

二十六、鼠李科 Rhamnaceae

本科约有58属,900种以上。我国有14属,133种,32变种和1变型。重要药用属有枣属(*Ziziphus*)、鼠李属(*Rhamnus*)、枳椇属(*Hovenia*),主要生药有大枣、酸枣仁等。

【形态特征】 灌木、藤状灌木或乔木,稀草本,通常具刺。单叶互生或近对生,全缘或具齿,具羽状脉或三至五基出脉。花小,两性或单性,雌雄异株,常排成聚伞花序、穗状圆锥花序、聚伞总状花序、聚伞圆锥花序,通常4基数;花瓣通常较萼片小,极凹,匙形或兜状,基部常具爪,或有时无花瓣,着生于花盘边缘下的萼筒上;子房上位、半下位至下位,通常2或3室,每室有1基生的倒生胚珠。核果、浆果状核果、蒴果状核果或蒴果。

大枣 Jujubae Fructus

【来源】 鼠李科植物枣 *Ziziphus jujuba* Mill.的干燥成熟果实。

【产地】 主产于山西、河南、山东、陕西等地。

【性状】 呈椭圆形或球形,长2～3.5 cm,直径1.5～2.5 cm。表面暗红色,略带光泽,有不规则皱纹。基部凹陷,有短果梗。外果皮薄,中果皮棕黄色或淡褐色,肉质,柔软,富糖性而油润。果核纺锤形,两端锐尖,质坚硬。气微香,味甜。

【化学成分】 含大枣皂苷(ziziphus saponin)Ⅰ、大枣皂苷Ⅱ、大枣皂苷Ⅲ、酸枣仁皂苷B(jujuboside B)、光千金藤碱(stepharine),此外还含有机酸、黄酮类、糖类、维生素、氨基酸、挥发油、微量元素等化学成分。

【药理作用】 ①增强免疫的作用;②抗肿瘤作用;③抗氧化作用;④降血脂作用;⑤修复肝损伤,抗疲劳作用;⑥改善肠道功能。

【功效】 性温,味甘。补中益气,养血安神。用于脾虚食少,乏力便溏,妇人脏躁。

酸枣仁 Ziziphi Spinosae Semen

【来源】 鼠李科植物酸枣 *Ziziphus jujuba* Mill. var. *spinosa*(Bunge) Hu ex H. F. Chou的干燥成熟种子。

【产地】 主产于河北、陕西、辽宁、河南等省。

【性状】 呈扁圆形或扁椭圆形,长5～9 mm,宽5～7 mm,厚约3 mm。表面紫红色或紫褐色,平滑有光泽,有的有裂纹。一面较平坦,中间有1条隆起的纵皱纹;另一面稍凸起。一端凹陷,可见线形种脐;另端有细小突起的合点。种皮较脆,胚乳白色,子叶2,浅黄色,富油性。气微,味淡。

【化学成分】 主要含三萜皂苷类、黄酮类及生物碱类成分。①三萜皂苷类:含酸枣仁皂苷(jujuboside)A、酸枣仁皂苷B、酸枣仁皂苷D、酸枣仁皂苷E、白桦脂酸(betulic acid)、白桦脂醇(betulin)等。②黄酮类:斯皮诺素(spinosin)、当药素(swertisin)、葛根素(puerarin)、芹菜素-6-C-β-D-吡喃葡萄糖苷(apigenin-6-C-β-D-glucopyranoside)、酸枣黄素(zivulgarin)等。③生物碱类:酸枣仁碱A、酸枣仁碱B、酸枣仁碱D、酸枣仁碱E、酸枣仁碱F、酸枣仁碱G_1、酸枣仁碱G_2、酸枣仁碱Ia、酸枣仁碱Ib、酸枣仁碱K、N-甲基巴婆碱(N-methylasimilobine)、酸李碱(zizyphusine)等。此外,还含脂肪酸、氨基酸、植物甾醇和酸枣多糖等。本品中酸枣仁皂苷

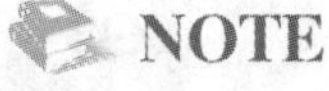
NOTE

A($C_{58}H_{94}O_{26}$)的含量不得少于0.030%；斯皮诺素($C_{28}H_{32}O_{15}$)的含量不得少于0.080%。

【药理作用】 ①对中枢神经系统的作用：酸枣仁水煎液及其总皂苷、总黄酮、总生物碱及酸枣仁油等，具有显著的镇静催眠作用。②对心血管系统的作用：酸枣仁总黄酮和酸枣仁总皂苷静脉或腹腔注射对垂体后叶素引起的心肌缺血均有对抗作用。③增强免疫的作用：酸枣仁多糖能增强小鼠的体液免疫和细胞免疫。此外，其还有降压、抗炎、抗脂质过氧化和抗肿瘤作用。

【功效】 性平，味甘、酸。养心补肝，宁心安神，敛汗，生津。用于虚烦不眠，惊悸多梦，体虚多汗，津伤口渴。

二十七、藤黄科 Guttiferae

本科约有40属，1000种。我国有8属，87种。重要药用属有金丝桃属(*Hypericum*)、藤黄属(*Garcinia*)，主要生药有贯叶金丝桃、藤黄等。

【形态特征】 木本或草本，在裂生的空隙或小管道内含有树脂或油。单叶对生，全缘。花单生或成伞状、聚伞状花序；萼片4～5，花瓣4～5，离生；雄蕊多数，花丝分离或基部合生成多束(多体雄蕊)；子房上位。蒴果、浆果或核果。

贯叶金丝桃 Hyperici Perforati Herba

【来源】 藤黄科植物贯叶金丝桃 *Hypericum perforatum* L. 的干燥地上部分。

【产地】 主产于江西、四川、陕西。

【性状】 茎呈圆柱形，长10～100 cm，多分枝，茎和分枝两侧各具一条纵棱，小枝细瘦，对生于叶腋。单叶对生，无柄抱茎，叶片披针形或长椭圆形，长1～2 cm，宽0.3～0.7 cm，散布透明或黑色的腺点，黑色腺点大多分布于叶片边缘或近顶端。聚伞花序顶生，花黄色，花萼、花瓣各5片，长圆形或披针形，边缘有黑色腺点；雄蕊多数，合生为3束，花柱3。气微，味微苦涩。

【化学成分】 含金丝桃素(hypericin)、伪金丝桃素(pseudohypericin)、异金丝桃素(isohypericin)等二蒽酮类化合物，贯叶金丝桃素(hyperforin)、加贯叶金丝桃素(adhyperforin)等间苯三酚类化合物，金丝桃苷(hyperin)、槲皮素(quercetin)、槲皮苷(quercitrin)、异槲皮苷(isoquercitrin)等黄酮类化合物，还含有挥发油、有机酸、香豆素类等成分。

【药理作用】 ①抗抑郁作用：金丝桃素和伪金丝桃素具有抗抑郁作用。贯叶金丝桃提取物具有抗焦虑作用。②抗病毒作用：金丝桃素可抑制人类免疫缺陷病毒(HIV)及其他一些逆转录病毒。此外，其还有抗肿瘤、抗氧化、抗炎、镇痛等作用。

【功效】 性寒，味辛。疏肝解郁，清热利湿，消肿通乳。用于肝气郁结，情志不畅，心胸郁闷，关节肿痛，乳痈，乳少。

二十八、瑞香科 Thymelaeaceae

本科约有50属，650种以上。我国有10属，100种左右。重要药用属有沉香属(*Aquilaria*)、瑞香属(*Daphne*)、荛花属(*Wikstroemia*)和狼毒属(*Stellera*)等，主要生药有沉香、芫花等。

【形态特征】 多灌木或乔木。茎富含韧皮纤维，不易折断。单叶，全缘。花两性，辐射对称；花萼管状，4～5裂，呈花瓣状；花瓣缺或鳞片状；雄蕊与萼裂片同数或为其2倍，通常着生于萼管的喉部；子房上位，每室有胚珠1。浆果、核果或坚果，稀蒴果。

【解剖特征】 本科植物的叶通常为两面叶。本科植物内常含有内涵韧皮部，有的薄壁细胞含有草酸钙簇晶。

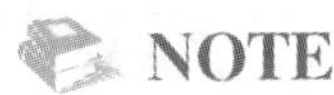

【化学特征】 本科植物多含有生物活性成分或有毒成分，类型主要有香豆素类、萜类、黄酮类、木脂素类和2-(2-苯乙基)色酮衍生物等。①香豆素类：主要有简单香豆素、香豆素二聚体、香豆素三聚体、呋喃香豆素、吡喃香豆素、香豆素木脂素及香豆素黄酮类等。简单香豆素和香豆素二聚体在瑞香属、结香属、狼毒属、荛花属和欧瑞香属中都有发现。香豆素三聚体仅发现于瑞香属、结香属和荛花属。②萜类：主要为倍半萜类和二萜类。倍半萜多分布于沉香属中。二萜类多分布在瑞香属、狼毒属、荛花属等植物中，主要有瑞香烷型、大环瑞香烷型和巴豆烷型。③黄酮类：有简单黄酮类和双黄酮类成分，简单黄酮类成分主要为黄酮类和黄酮醇类，如槲皮素、山柰酚、芹菜素等；双黄酮多是二氢双黄酮。④木脂素类：存在于瑞香属、狼毒属、荛花属等，主要有二芳基丁酯类、四氢呋喃类和双四氢呋喃类三种类型。⑤2-(2-苯乙基)色酮衍生物：存在于沉香属中。

【重点生药】

沉香* Aquilariae Lignum Resinatum(附：进口沉香)

(英)Chinese Eaglewood

案例解析
12-11

案例导入

某省食品药品监督管理局对该辖区中药材市场进行监督检查和抽验时发现一批沉香性状和显微特征与正品沉香很相似，但表面黑褐色，粉末中具黄褐色树脂团块，水试可沉于水中，醇溶性浸出物含量高达15.67%，符合《中国药典》规定。

问题：

该批沉香是否为正品沉香？还需要做哪些检测？

【来源】 瑞香科植物白木香 *Aquilaria sinensis*(Lour.)Gilg 含有树脂的木材。

【植物形态】 常绿乔木。叶互生，革质，卵形、倒卵形或椭圆形。伞形花序顶生或腋生，花黄绿色，芳香，花萼浅钟状，裂片5；花瓣10，鳞片状，有毛；雄蕊10，1轮；雌蕊子房上位，2室。蒴果木质，倒卵形。种子基部有长约2 cm的尾状附属物。

【产地】 主产于福建、广东、广西。

白木香植物图

【采制】 全年均可采收，割取含树脂的木材，除去不含树脂的部分，阴干。

【性状】 呈不规则块状、片状或盔帽状，有的为小碎块。表面凹凸不平，有刀痕，偶有孔洞，可见黑褐色树脂与黄白色木部相间的斑纹，孔洞及凹窝表面多呈朽木状。质较坚实，断面刺状，大多不沉于水。气芳香，味苦。

沉香生药图

【显微特征】

1. 横切面 木射线宽1～2列细胞，细胞径向延长，壁非木化或微木化，充满棕色树脂。导管圆多角形或类方形，常2～10个相聚，偶有单个散在，有的含棕色树脂。木纤维多角形，壁稍厚，木化。木间韧皮部扁长椭圆状或条带状，常与木射线相交，细胞壁薄，非木化，内含棕色树脂，其间散有少数纤维，有的薄壁细胞含有草酸钙柱晶(图12-41A)。

2. 切向纵切面 木射线宽1～2列细胞，高4～20个细胞。导管为具缘纹孔，长短不一，多为短节导管，两端平截，具缘纹孔排列紧密，互列，内含黄棕色树脂团块。木纤维细长，壁较薄，有单纹孔。木间韧皮部细胞长方形(图12-41B)。

3. 径向纵切面 木射线排列成横向带状，高4～20层细胞，细胞为长方形或略长方形。木纤维径向壁上有单纹孔，其余同切向纵切面(图12-41C)。

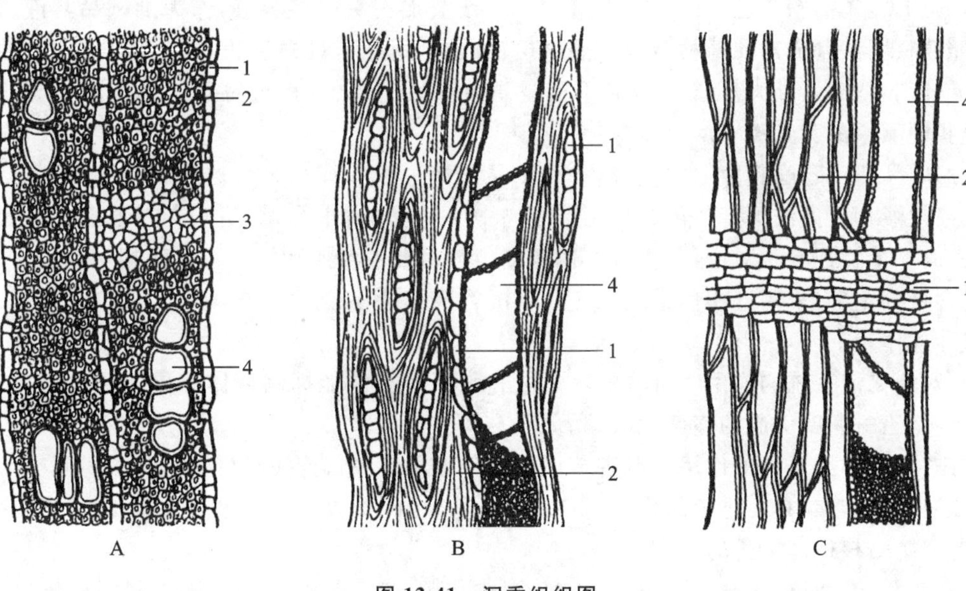

图 12-41 沉香组织图

A. 横切面；B. 切向纵切面；C. 径向纵切面

1. 木射线；2. 木纤维；3. 木间韧皮部；4. 导管

4. 粉末 黑棕色。纤维管胞多成束，长梭形，直径 22～29 μm，壁较薄，木化，径向壁上有具缘纹孔。韧型纤维较少见，多离散，直径 25～45 μm，径向壁上有单斜纹孔。具缘纹孔导管多见，直径约至 128 μm，具缘纹孔排列紧密，内含黄棕色树脂团块。木射线细胞单纹孔较密。内涵韧皮部薄壁细胞含黄棕色物质，细胞壁非木化，有时可见纵斜交错纹理及菌丝。草酸钙柱晶少见，长至 68 μm，直径 9～18 μm(图 12-42)。

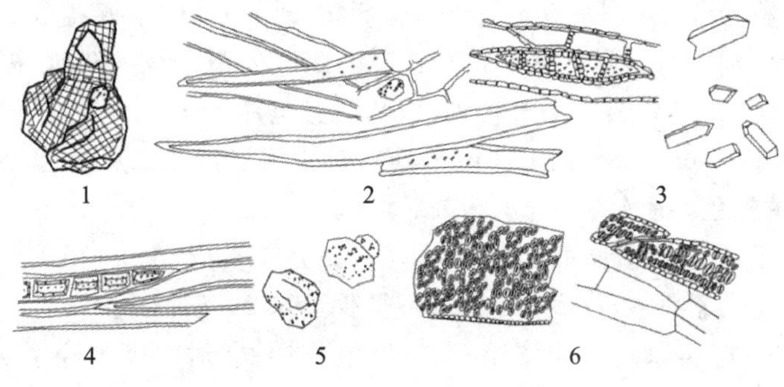

图 12-42 沉香粉末图

1. 木间韧皮薄壁细胞；2. 木纤维；3. 草酸钙柱晶；4. 木射线；5. 树脂团块；6. 导管

【化学成分】 含挥发油及树脂。油中主要含倍半萜和芳香族化合物。倍半萜化合物如沉香螺萜醇(agarospirol)、白木香酸(baimuxinic acid)、白木香醛(baimuxinal)及异白木香醇(isobaimuxinol)，具有镇静作用。芳香族化合物如苄基丙酮(benzylacetone)、对甲氧基苄基丙酮(p-methoxybenzylacetone)、茴香酸(anisic acid)，其中苄基丙酮是止咳的有效成分，并与树脂的形成有关，黄白色木材(未形成树脂的组织)中没有苄基丙酮。

去掉挥发油的乙醇提取物含 2-(2-苯乙基)色酮衍生物，如 5，8-二羟基-2-(2-对-甲氧基苯乙基)色酮、6，7-二甲氧基-2-(2-对甲氧基苯乙基)色酮、6-羟基-2-[2-(4′-甲氧基苯乙基)]色酮、6-羟基-2-(2-苯乙基)色酮、6-羟基-2-(2-对甲氧基苯乙基)色酮等。

另外，沉香还含有三萜化合物、二萜化合物和二氢黄酮苷。

【理化鉴别】 (1)取本品醇溶性浸出物进行微量升华，得黄褐色油状物，香气浓郁。在油状物上加盐酸 1 滴与香草醛颗粒少量，再滴加乙醇 1～2 滴，渐显樱红色，放置后颜色加深。

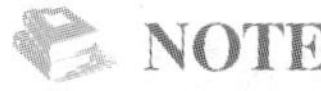

(2)TLC：本品粉末乙醚超声提取液，蒸干，残渣加三氯甲烷溶解，作为供试品溶液。以沉香对照药材同法制成对照药材溶液。照薄层色谱法，用硅胶 G 薄层板，以三氯甲烷-乙醚(10∶1)为展开剂，置于紫外光灯(365 nm)下检视。供试品色谱中，在与对照药材色谱相应的位置上，显相同颜色的荧光斑点。

(3)本品粉末乙醇超声提取液，制备供试品溶液。以沉香对照药材、沉香四醇对照品作对照，按高效液相色谱法测定。供试品特征图谱中应呈现 6 个特征峰，并应与对照药材参照物色谱峰中的 6 个特征峰相对应，其中沉香四醇峰应与对照品参照物峰保留时间相一致。

【含量测定】 采用气相色谱法测定。含沉香四醇($C_{17}H_{18}O_6$)不得少于 0.10%。

【药理作用】

1. 对消化道系统的作用 沉香的水煮液和水煮醇沉液能抑制离体豚鼠回肠的自主收缩，对抗组胺、乙酰胆碱引起的痉挛性收缩。

2. 对中枢神经系统的作用 沉香苯提取组分给小鼠灌胃能明显延长其睡眠时间。

此外，苄基苯酮具有止咳的作用，2-(2-苯乙基)色酮类具有不同程度的抗过敏作用，沉香还具有抑制结核杆菌生长的作用。

【功效】 性微温，味辛、苦。行气止痛，温中止呕，纳气平喘。用于胸腹胀闷疼痛，胃寒呕吐呃逆，肾虚气逆喘急。

【附注】 **进口沉香** 瑞香科植物沉香 *Aquilaria agallocha* Roxb. 的含有树脂的心材。主产于印度尼西亚、马来西亚、柬埔寨及越南等国。药材呈不规则棒状、片状。表面黄棕色或灰黑色，密布断续棕黑色的细纵纹(含有树脂的部分)；有时可见黑棕色树脂斑纹。质坚硬而重。能沉水或半沉水。气较浓，味苦。燃之发浓烟，香气强烈。

知识拓展
12-4

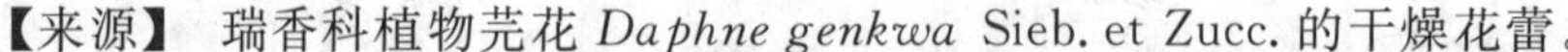

芫花 Genkwa Flos

【来源】 瑞香科植物芫花 *Daphne genkwa* Sieb. et Zucc. 的干燥花蕾。

【产地】 主产于河北、山西、陕西、甘肃、山东、江苏、安徽、浙江、江西、福建等地。

【性状】 本品常 3～7 朵簇生于短花轴上，基部有苞片 1～2 片，多脱落为单朵。单朵呈棒槌状，多弯曲，长 1～1.7 cm，直径约 1.5 mm；花被筒表面淡紫色或灰绿色，密被短柔毛，先端 4 裂，裂片淡紫色或黄棕色。质软。气微，味甘、微辛。

【化学成分】 主要含二萜原酸酯类、黄酮类(如芫花素(genkwanin))、香豆素类、木脂素类化合物。本品中芫花素($C_{16}H_{12}O_5$)的含量不得少于 0.20%。

【药理作用】 ①抗病原微生物作用；②抗肿瘤作用；③对中枢神经系统有明显的抑制作用；④抗炎镇痛作用；⑤杀虫作用；⑥对呼吸系统的作用，所含生物碱类化合物有兴奋呼吸作用。

【功效】 性温，味苦、辛；有毒。泻水逐饮；外用杀虫疗疮。用于水肿胀满，胸腹积水，痰饮积聚，气逆咳喘，二便不通；外治疥癣秃疮，痈肿，冻疮。

瑞香科小结

瑞香科	学习要点
特征	木本；单叶，花 4～5 数
化学成分	二萜类、香豆素类、木脂素类、黄酮类、挥发油
常见生药	沉香、芫花
沉香	性状：不规则片状，黑褐色树脂与黄白色木部相间排列，芳香 显微：横切面、切向纵切面、径向纵切面 成分：挥发油、树脂

NOTE

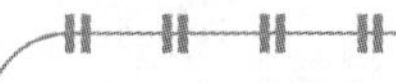

目标检测答案
12-7

瑞香科目标检测

一、单项选择题

1. 沉香来源于哪个科的植物?(　　)

A. 菊科　B. 马兜铃科　C. 豆科　D. 桃金娘科　E. 瑞香科

2. 沉香的药用部位是(　　)。

A. 皮　B. 藤茎　C. 木材　D. 含树脂的木材　E. 浸出物

3. 以下关于沉香的描述错误的是(　　)。

A. 沉香被列为国家二级保护野生植物

B. 沉香的木射线宽1～2列细胞,充满棕色的树脂

C. 在沉香的径向纵切面上,木射线呈纺锤形

D. 沉香具有木间韧皮部

E. 薄壁细胞含有草酸钙柱晶

4. 以下与沉香不相关的功效或药理作用是(　　)。

A. 温中止呕　B. 止咳　C. 催眠镇静　D. 解痉　E. 止血

5. 沉香的主产地为(　　)。

A. 东北　B. 上海　C. 广东　D. 河南　E. 新疆

二、多项选择题

1. 沉香含有的化学成分类型为(　　)。

A. 挥发油　B. 树脂　C. 色酮类　D. 三萜类　E. 生物碱

2. 以下属于沉香挥发油中的成分是(　　)。

A. 白木香酸　B. 白木香醛　C. 沉香螺萜醇　D. 沉香呋喃　E. 异白木香醇

3. 进口沉香的主要产地为(　　)。

A. 日本　B. 俄罗斯　C. 印度　D. 印度尼西亚　E. 马来西亚

4. 进口沉香的功效是(　　)。

A. 敛肺止咳　B. 温中止呕　C. 纳气平喘　D. 行气止痛　E. 降火利咽

5. 以下关于沉香的说法正确的是(　　)。

A. 按照醇溶性浸出物测定法的热浸法测定,不得少于10%

B. 能沉于水或半沉于水

C. 气味较浓烈

D. 气芳香,味苦

E. 乙醇浸出物的微量升华得到的油状物加盐酸1滴与香草醛少量,再滴加乙醇1～2滴,渐显樱红色

三、简答题

沉香的三切面上,木射线具有什么特征?

推荐阅读文献

[1] 戴好富. 沉香的现代研究[M]. 北京:科学出版社,2017.

[2] 梅全喜. 香药——沉香[M]. 北京:中国中医药出版社,2016.

[3] 陈兴夏,叶美玲,柯天福,等. 沉香[M]. 郑州:中原农民出版社,2016.

[4] 孙沛霖,林永强,郭东晓. 中药芫花化学成分及药理作用的研究进展[J]. 药学研究,2018,37(4):234-236.

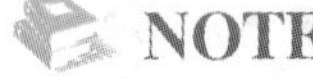

二十九、使君子科 Combretaceae

本科约有 18 属，450 种。我国有 6 属，25 种，7 变种。重要药用属有使君子属(*Quisqualis*)、诃子属(*Terminalia*)，主要生药有使君子、诃子等。

【形态特征】 木本。单叶对生或互生，叶基、叶柄或叶下缘齿间具腺体。花两性，辐射对称，排成头状、穗状、总状或圆锥状花序；花萼裂片 4～5，花瓣 4～5 或缺；子房下位，1 室。坚果、核果或翅果，常具 2～5 棱，种子 1 枚。

诃子 Chebulae Fructus

【来源】 使君子科植物诃子 *Terminalia chebula* Retz. 或绒毛诃子 *Terminalia chebula* Retz. var. *tomentella* Kurt. 的干燥成熟果实。

【产地】 主产于云南、广东、广西等地。

【性状】 呈长圆形或卵圆形。表面黄棕色或暗棕色，略具光泽，有 5～6 条纵棱线和不规则的皱纹。基部有圆形果梗痕。质坚实。果肉黄棕色或黄褐色。果核浅黄色，粗糙，坚硬。种子狭长纺锤形，种皮黄棕色，子叶 2，白色，相互重叠卷旋。气微，味酸涩后甜。

【化学成分】 果实含鞣质，主要成分为诃子酸(chebulinic acid)和诃黎勒酸(chebulagic acid)。

【药理作用】 ①抗菌作用；②抗氧化作用；③抗癌作用；④抗人类免疫缺陷病毒(HIV)作用；⑤促进气管平滑肌收缩作用；⑥解毒作用；⑦强心作用。

【功效】 性平，味苦、酸、涩。涩肠止泻，敛肺止咳，降火利咽。用于久泻久痢，便血脱肛，肺虚喘咳，久嗽不止，咽痛音哑。

使君子 Quisqualis Fructus

【来源】 使君子科植物使君子 *Quisqualis indica* L. 的干燥成熟果实。

【产地】 主产于四川、福建、广东、广西等地。

【性状】 呈椭圆形或卵圆形，具 5 条纵棱，偶有 4～9 棱，长 2.5～4 cm，直径约 2 cm。表面黑褐色至紫黑色，平滑，微具光泽。顶端狭尖，基部钝圆，有明显圆形的果梗痕。质坚硬，横切面多呈五角星形，棱角处壳较厚，中间呈类圆形空腔。种子长椭圆形或纺锤形，长约 2 cm，直径约 1 cm；表面棕褐色或黑褐色，有多数纵皱纹；种皮薄，易剥离；子叶 2，黄白色，有油性，断面有裂隙。气微香，味微甜。

【化学成分】 含使君子氨酸(quisqualic acid)、胡芦巴碱(trigonelline)、L-脯氨酸、L-天冬素、苹果酸、柠檬酸、琥珀酸及脂肪油等化合物。本品种子中胡芦巴碱($C_7H_7NO_2$)的含量不得少于 0.20%。

【药理作用】 ①杀虫作用；②抗菌作用；③抗癌作用：胡芦巴碱对小鼠肝癌有明显的抑制作用。

【功效】 性温，味甘。杀虫消积。用于蛔虫病，蛲虫病，虫积腹痛，小儿疳积。

三十、桃金娘科 Myrtaceae

本科约有 100 属，3000 种以上。我国原产及驯化的有 9 属，126 种，8 变种。重要药用属有番樱桃属(*Eugenia*)、桉属(*Eucalyptus*)、桃金娘属(*Rhodomyrtus*)，主要生药有丁香、桉、桃金娘等。

【形态特征】 常绿乔木或灌木。单叶对生，全缘，常有透明的腺点，揉之有香气；花两性，辐射对称，单生于叶腋内或排成各式花序；花萼 4～5 裂，花瓣 4～5 枚；雄蕊多数，常成数束插生于花盘边缘，与花瓣对生；子房下位，花柱 1。浆果、蒴果、核果或坚果；种子无胚乳。

NOTE

【显微特征】 植物体内常有分泌腔。草酸钙簇晶较普遍。维管束为双韧型。

【化学特征】 本科多数植物叶中均含挥发油，其油中含有桉叶素(cineole)、丁香酚(eugenol)、α-蒎烯(α-pinene)、β-蒎烯(β-pinene)、对聚伞花素(p-cymene)、柠檬烯(limonene)和β-丁香烯(β-caryophyllene)等。在桉属植物中还含有槲皮素和桉树素等黄酮类化合物。

【重点生药】

丁香* Caryophylli Flos(附:母丁香、丁香油)

(英)Clove

案例导入

案例解析 12-12

市场上丁香价格为35～50元/500克，但是有一家出售的丁香价格仅为20元/500克。从性状判断与丁香的性状特征一致，药材包装于密封袋中。购买后放置到第二日气味明显减弱。

问题：

1.你认为购买的丁香是正品吗？如何鉴别？

2.如何评价丁香药材的质量？

【来源】 桃金娘科植物丁香 *Eugenia caryophyllata* Thunb.干燥花蕾，又名"公丁香"。

【植物形态】 常绿乔木。单叶对生，革质，卵状长椭圆形至披针形，全缘，具多数透明小油点。花顶生，复聚伞花序；花萼肉质，先端4齿裂，有油腺；花瓣白色带淡紫红色，短管状，4裂；雄蕊多数，雌蕊1枚，子房下位，3室。浆果椭圆形，红棕色。顶端有宿存萼片，香气强烈。

【产地】 主产于坦桑尼亚的桑给巴尔岛以及马来西亚、印度尼西亚等地。现我国海南省、广东省有引种栽培。

丁香植物图

【采制】 当丁香花蕾由绿转红时采摘，晒干。

【性状】 ①花蕾呈研棒状，长1～2 cm。②花冠圆球形，直径0.3～0.5 cm，花瓣4，覆瓦状抱合，棕褐色或褐黄色。花瓣内为雄蕊和花柱，搓碎可见众多黄白色细粒状的花药。③萼筒圆柱状，略扁，有的稍弯曲，长0.7～1.4 cm，直径0.3～0.6 cm，红棕色或棕褐色，上端有4枚三角状萼片，"十"字状分开。④质坚实，富油性，入水则萼管下沉(与已去油的丁香区别)。⑤气芳香浓烈，味辛辣、有麻舌感。

【显微特征】

1.萼筒中部横切面 ①表皮细胞1列，有较厚角质层和气孔。②皮层外侧散有2～3列径向延长的椭圆形油室，长150～200 μm；其下有20～50个小型双韧维管束，断续排列成环，维管束外围有少数中柱鞘纤维，壁厚，木化。内侧为数列薄壁细胞组成的通气组织，有大型细胞间隙。③中心轴柱薄壁组织间散有细小维管束15～25个，环列，其旁伴有少量纤维。④薄壁细胞含众多细小草酸钙簇晶(图12-43)。

丁香生药图

2.粉末 暗红棕色。①纤维梭形，顶端钝圆，壁较厚。②花粉粒众多，极面观三角形，赤道表面观双凸镜形，具3副合沟。③草酸钙簇晶众多，直径4～26 μm，存在于较小的薄壁细胞中。④油室多破碎，分泌细胞界限不清，含黄色油状物。⑤花粉囊内壁细胞断面观呈类长方形，壁具条状或网状增厚；表面观类多角形，垂周壁连珠状，平周壁具条状增厚。

【化学成分】 花蕾中含挥发油15%～20%，油中主要成分为丁香酚(eugenol)、β-石竹烯(β-caryophyllene)、乙酰基丁香酚(eugenol acetate)、α-石竹烯(α-caryophyllene)以及其他少量成分，如甲基正戊酮、乙酸苄酯、苯甲醛、水杨酸甲酯、葎草烯、α-依兰烯、胡椒酚等。

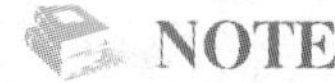

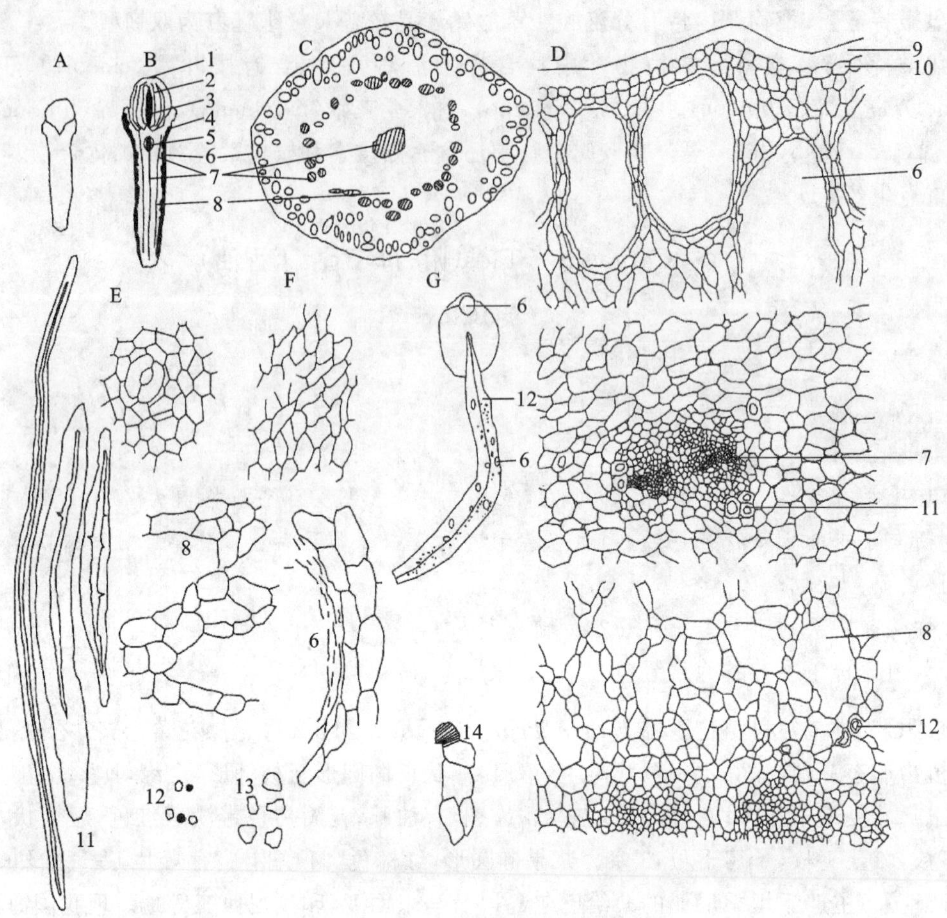

图 12-43　丁香花蕾特征图

A. 全形；B. 纵切面；C. 花托中部横切面简图；D. 花托中部横切面部分详图；
E. 花托表皮表面观；F. 花冠表皮表面观；G. 雄蕊表面观
1. 花冠；2. 雄蕊；3. 花柱；4. 萼片；5. 子房；6. 油室；7. 维管束；8. 海绵组织；
9. 角质层；10. 表皮；11. 纤维；12. 草酸钙簇晶；13. 花粉粒；14. 花粉囊壁

OH
OCH_3

丁香酚

【理化鉴别】 **TLC** 本品粉末乙醚提取液作为供试品溶液，以丁香酚对照品作对照。照薄层色谱法试验，用硅胶 G 薄层板，以石油醚（60～90 ℃）-醋酸乙酯（9∶1）为展开剂，喷以 5% 香草醛硫酸溶液，105 ℃加热至斑点显色清晰。供试品色谱中，在与对照品色谱相应的位置上，显相同颜色的斑点。

【含量测定】 采用气相色谱法测定。本品含丁香酚（$C_{10}H_{12}O_2$）不得少于 11.0%。

【药理作用】

1. 促进胃液分泌 丁香为良好的芳香健胃剂。丁香浸出液可促进胃酸和胃蛋白酶分泌，增强胃酸及胃蛋白酶活性，增强消化能力，减轻恶心呕吐，缓解腹部气胀。

2. 镇痛、抗炎作用 丁香水提物、醚提物均有镇痛、抗炎作用。丁香煎剂对葡萄球菌、白色念珠菌、链球菌及白喉杆菌、变形杆菌、绿脓杆菌、大肠杆菌、枯草杆菌、痢疾杆菌、伤寒杆菌均有抑制作用。

3. 对病原微生物的作用 丁香醚浸出液、醇浸出液及丁香油、丁香油酚对多种病原微生物具有抑制作用。

4. 抗惊厥作用 丁香酚有抗惊厥作用。

此外，丁香还具有抗血小板聚集、抗凝、抗血栓形成、抗腹泻、利胆和抗缺氧等作用。

【功效】 性温，味辛。温中降逆，补肾助阳。用于脾胃虚寒，呃逆呕吐，食少吐泻，心腹冷痛，肾虚阳痿。

【附注】

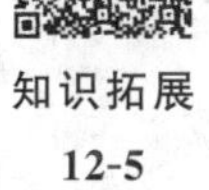
知识拓展
12-5

1. 母丁香 Caryophylli Fructus 桃金娘科植物丁香 *Eugenia caryophyllata* Thunb. 的干燥近成熟果实，又名“鸡舌香”。果实呈卵圆形或长椭圆形，长 1.5～3 cm，直径 0.5～1 cm。表面黄棕色或褐棕色，有细皱纹；顶端有四个宿存萼片向内弯曲成钩状；基部有果梗痕；果皮与种仁可剥离，种仁由两片子叶合抱而成，棕色或暗棕色，显油性，中央具一明显的纵沟；内有胚，呈细杆状。质较硬，难折断。气香，味辛辣。含淀粉及少量挥发油。本品丁香酚($C_{10}H_{12}O_2$)的含量不得少于 0.65%。性温，味辛。温中降逆，补肾助阳。用于脾胃虚寒，呃逆呕吐，食少吐泻，心腹冷痛，肾虚阳痿。

2. 丁香油 丁香的干燥花蕾经水蒸气蒸馏提取的挥发油，微黄色至黄色的澄清液体；有丁香的香气，味辛辣，且有麻舌感；在空气中露置易变质。丁香油可作为防腐剂、龋齿局部镇痛剂及香料。

桃金娘科小结

桃金娘科	学习要点
特征	木本；单叶全缘，有透明小油点，花 4 数
化学成分	挥发油
常见生药	丁香
丁香	性状：研棒状，萼筒圆柱状，质坚实，富油性，气芳香浓烈 显微：花粉粒、油室、草酸钙簇晶 成分：挥发油，丁香酚

桃金娘科目标检测

目标检测答案
12-8

一、单项选择题

1. 正品丁香入水，产生的现象是(　　)。

A. 萼管浮于水面　B. 萼管垂直下沉　C. 水芳香浓烈
D. 水变为黄绿色　E. 水面漂浮油样物质

2. 丁香的来源是(　　)。

A. 桃金娘科丁香的花蕾　B. 木犀科丁香的花蕾
C. 木犀科紫丁香的花蕾　D. 木犀科暴马丁香的花蕾
E. 桃金娘科丁香的果实

3. 丁香采用 GC 检测的指标成分为(　　)。

A. 乙酰丁香酚　B. β-丁香烯　C. 丁香酚
D. 苯甲醇　E. 间甲氧基苯甲醛

4. 以下与丁香不相关的药理作用是(　　)。

A. 抑菌作用　B. 催吐作用　C. 抗氧化作用
D. 促进透皮吸收作用　E. 麻醉作用

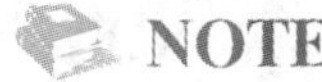

二、多项选择题

1.以下哪些是丁香粉末的鉴别特征?(　　)

A.纤维呈梭形,两端钝圆,壁厚　　B.花粉粒众多,极面观略呈三角形

C.草酸钙簇晶细小　　D.油室可见碎片,含黄色油滴状物

E.含有晶鞘纤维

2.下列生药中以干燥花蕾入药的是(　　)。

A.辛夷　　B.丁香　　C.红花　　D.槐花　　E.金银花

3.以下不属于丁香的性状特征的是(　　)。

A.略呈研棒状　　B.花冠圆球形

C.花瓣5,覆瓦状抱合　　D.5枚三角状萼片

E.味辛辣、有麻舌感

4.以下关于丁香酚的说法不正确的是(　　)。

A.粉末中滴加少许三氯甲烷混匀,再加3%氢氧化钠的氯化钠饱和液1滴,镜检可见针状结晶

B.丁香粉末加氢氧化钠醇溶液,镜检可见柱状结晶

C.采用GC测定,丁香酚含量不得少于11%

D.丁香酚在薄层色谱中,可喷以5%香草醛硫酸溶液加热显色

E.药用丁香油中丁香酚的含量可达80%～87%

三、简答题

丁香在市场上容易出现什么质量问题,如何判断?

推荐阅读文献

李剑勇,杨亚军.天然产物丁香酚的研究与应用[M].北京:中国农业科学技术出版社,2016.

(宋　龙)

三十一、五加科* Araliaceae

本科约有50属,1350种。我国有21属,123种。重要药用属有人参属(*Panax*)、五加属(*Acanthopanax*)、楤木属(*Aralia*)、刺楸属(*Kalopanax*)等,主要生药有人参、西洋参、三七、五加皮、刺五加等。

【形态特征】 乔木、灌木或多年生草本。木本茎具刺。叶互生,稀对生或轮生;单叶、羽状复叶或掌状复叶;伞形花序或头状花序;花小,两性或单性,辐射对称,花萼、花瓣及雄蕊常为5,花瓣分离,雄蕊着生于花盘边缘;子房下位,心皮1～15,合生。2～5室,胚珠1;浆果或核果。

【显微特征】 ①常有长而硬的单列或成二歧、丛生、星状与盾状的非腺毛。②分泌道常见,多存在于皮层、韧皮部和髓部,某些属植物的射线中有胞间性分泌道。③气孔常为平轴式。④草酸钙簇晶较常见,也有方晶。

【化学特征】 ①皂苷类:本科植物大多富含三萜皂苷。达玛烷型(dammarane)四环三萜皂苷主要存在于人参属中,其中人参皂苷(ginsenoside)具有多方面的生物活性;齐墩果烷型(oleanane)五环三萜皂苷主要分布在楤木属、刺楸属、五加属及人参属的植物中,具有抗炎和抗溃疡等作用。②黄酮类:在五加属、人参属等多属植物中均含有,具有多种生物活性,如刺五加中的金丝桃苷可以提高动物耐低压缺氧能力,并具有心肌缺血损伤的保护作用,人参茎叶所含的山柰酚(kaempferol)、三叶豆苷(trifolin)、人参黄酮苷(panasenoside)、木犀草素-7-O-葡萄

糖苷等有扩张冠状动脉、改善血液循环作用和抗菌作用。③香豆素类：在五加属、刺楸属等植物中存在，刺五加所含的异白蜡树定(isofraxidin)有抗肿瘤作用及利胆作用。此外，本科植物还含有聚乙炔类、挥发油及多糖类成分。人参中聚乙炔有抗肿瘤作用；人参中挥发油对大脑有镇静及麻醉作用，对延髓有兴奋作用，β-榄香烯具抗癌活性；人参中多糖有降低血糖、增强免疫的作用，刺五加多糖具有提高机体免疫功能及解毒和抗感染作用。

【重点生药】

人参* Ginseng Radix et Rhizoma(附：西洋参)

(英)Ginseng

案例导入

市场上有一种人参，根横切面有同心圆形三生维管束。其主根圆柱形，根体上有细纵纹，无环纹。无香气，味淡，久嚼有麻舌感。

问题：

1. 该批人参是否为正品人参？能否作为正品人参入药？

2. 人参常见的伪品有哪些？

案例解析 12-13

【来源】 五加科植物人参 *Panax ginseng* C. A. Mey. 的干燥根和根茎。栽培的俗称“园参”；播种在山林野生状态下自然生长的称“林下山参”，习称“籽海”。

【植物形态】 多年生草本。主根肥大，根茎短。茎单一。掌状复叶轮生于茎端，通常一年生者具 1 枚三出复叶(习称“三花”)，二年生者具 1 枚五出复叶(习称“巴掌”)，三年生者具 2 枚复叶(习称“二甲子”)，四年生者具 3 枚复叶，并开始抽生花序(习称“灯台”)，以后每年递增 1 枚复叶，最多可达 6 枚复叶(习称“六批叶”)。伞形花序顶生，花小，淡黄绿色。核果浆果状，扁球形，成熟时鲜红色(习称“亮红顶”)(图 12-44)。

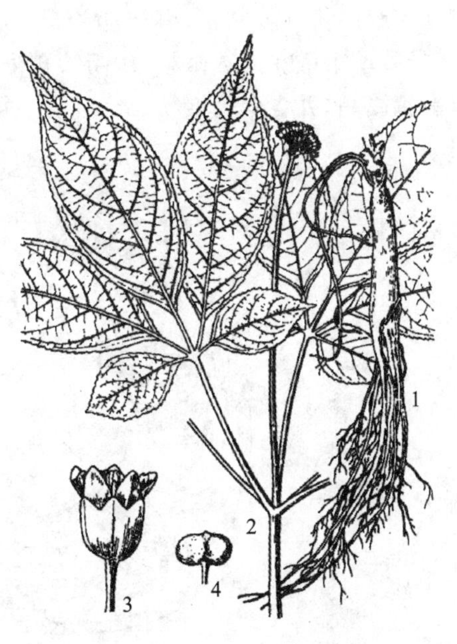

图 12-44 人参植物图

1. 根的全形；2. 花枝；3. 花；4. 果实

人参植物图

【产地】 主产于我国东北地区(吉林、辽宁及黑龙江)、朝鲜半岛、日本及俄罗斯的西伯利亚地区。产于朝鲜和韩国的称“高丽参”(或“朝鲜人参”)，产于俄罗斯地区的称“西伯利亚人参”。

【采制】 园参于 9—10 月采挖栽培 6 年的人参根，林下山参于 7 月下旬至 9 月果熟变红时采挖 15 年左右的地下部分，洗净，加工成不同规格的商品。

1. 生晒参 全根晒干称“全须生晒参”，剪去小支根晒干者称“生晒参”。山参均加工成“全须生晒参”。

2. 红参 鲜参剪去须根，蒸透(3～6 h)后干燥，剪去支根和细根，再烘干。剪下的支根和细根称“红参须”。

3. 糖参 人参鲜根经沸水浸后，用排针扎孔，浸于浓糖液中，再晒干或烘干。

4. 冻干参(活性参) 鲜参经真空冷冻干燥方法加工制成。

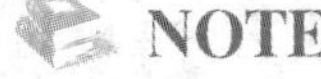

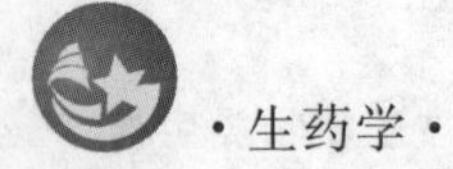

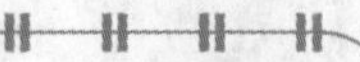

人参药材图

【性状】

1. 生晒参 ①主根呈纺锤形或圆柱形，长 3～15 cm，直径 1～2 cm。②表面灰黄色，上部或全体有疏浅断续的粗横纹及明显的纵皱纹，下部有支根 2～3 条，并着生多数细长的须根，须根上常有不明显的细小疣状突出。③根茎（芦头）长 1～4 cm，直径 0.3～1.5 cm，多拘挛而弯曲，具不定根（艼）和稀疏的凹窝状茎痕（芦碗）。④质较硬，断面淡黄白色，显粉性。⑤形成层环纹棕黄色，皮部有黄棕色的点状树脂道及放射状裂隙。⑥香气特异，味微苦、甘。

2. 生晒山参 ①主根多与根茎近等长或较短，呈圆柱形、菱角形或“人”字形，长 1～6 cm。②表面灰黄色，具纵皱纹，上部或中下部有环纹，支根多为 2～3 条，须根少而细长，清晰不乱，有较明显的疣状突起。③根茎细长，少数粗短，中上部具稀疏或密集而深陷的茎痕。不定根较细，多下垂。

3. 红参 ①主根呈纺锤形、圆柱形或扁方柱形，长 3～10 cm。②表面半透明，红棕色，偶有不透明的暗褐色斑块（习称“黄马褂”），具纵沟、皱纹及细根痕，上部有时具断续的不明显环纹；下部有 2～3 条扭曲支根。③质硬而脆，断面平坦，角质样。④气微香而特异，味甘、微苦。

4. 糖参 表面淡黄白色，上端有较多断续的环纹，下部支根多为 2～3 条，全体可见加工时的针孔，味甜。

【显微特征】

1. 生晒参主根横切面 ①木栓层为数列扁平细胞。栓内层窄。②韧皮部外侧有裂隙，内侧薄壁细胞排列较紧密，有树脂道散在，内含黄色分泌物。③形成层成环。④木质部射线宽广，导管单个散在或数个相聚，断续排列成放射状，导管旁偶有非木化的纤维。⑤薄壁细胞含草酸钙簇晶，并含众多淀粉粒。红参中淀粉粒多已糊化（图 12-45、图 12-46）。

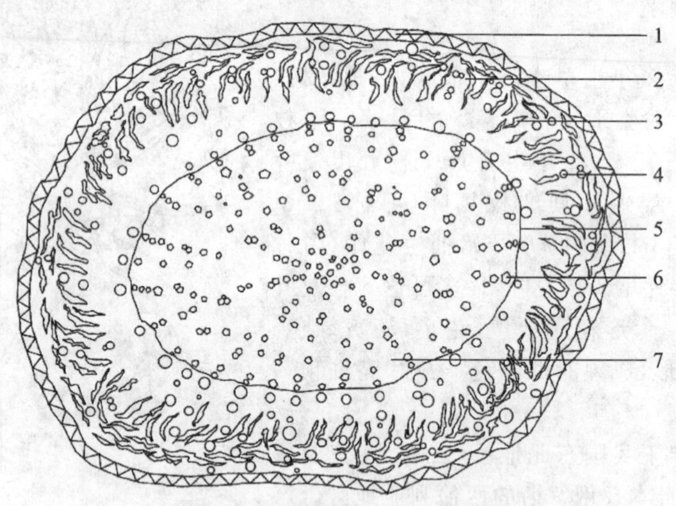

图 12-45 人参（根）横切面简图

1. 木栓层；2. 韧皮部；3. 裂隙；4. 树脂道；5. 形成层；6. 导管；7. 射线

2. 生晒参粉末 淡黄白色。①树脂道碎片易见，含黄色块状分泌物。②草酸钙簇晶直径 20～68 μm，棱角锐尖。③木栓细胞类方形或多角形，壁细波状弯曲。④网纹导管和梯纹导管直径 10～56 μm。⑤淀粉粒甚多，单粒类球形、半圆形或不规则多角形，直径 4～20 μm，脐点点状或裂缝状；复粒由 2～6 分粒组成（图 12-47）。

【化学成分】 主要含三萜皂苷类、挥发油、多糖类等化合物。①三萜皂苷类：含有多种人参皂苷（ginsenoside），多数为达玛烷型的四环三萜皂苷，为人参的主要活性成分；少数为齐墩果烷型的五环三萜皂苷，根据苷元的不同可分为三类：20(S)-原人参二醇（protopanaxdiol）型（A 型），如人参皂苷 Ra_1、人参皂苷 Ra_2、人参皂苷 Ra_3、人参皂苷 Rb_1、人参皂苷 Rb_2、人参皂苷

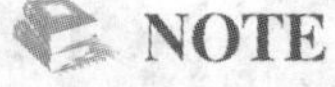

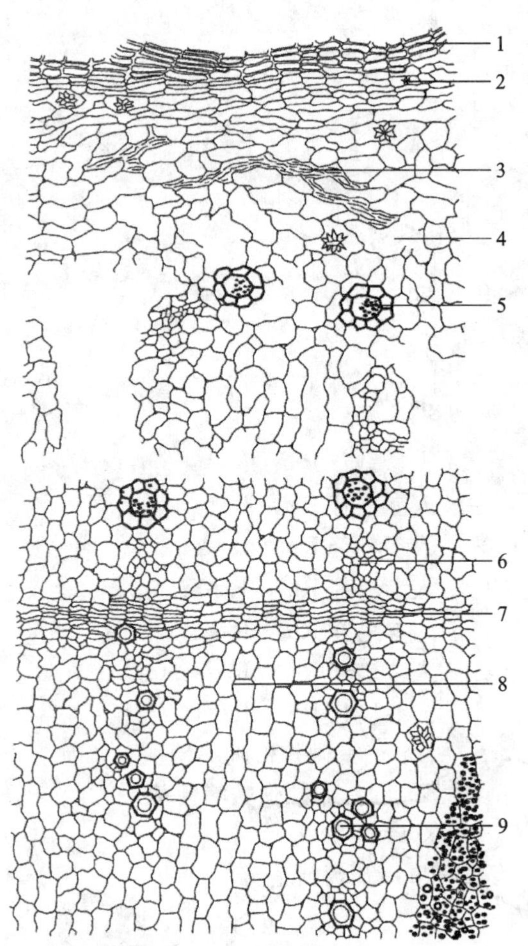

图 12-46 人参(根)横切面详图

1. 木栓层;2. 草酸钙簇晶;3. 颓废筛管群;4. 裂隙;5. 树脂道;6. 筛管群;7. 形成层;8. 射线;9. 导管

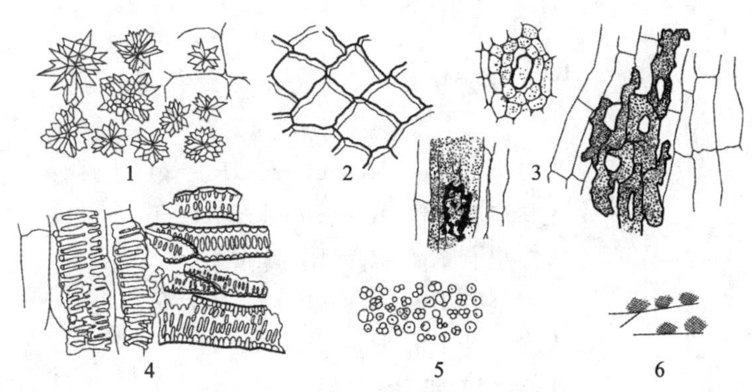

图 12-47 人参(根)粉末特征

1. 草酸钙簇晶;2. 木栓细胞;3. 树脂道;4. 导管;5. 淀粉粒;6. 木薄壁细胞

Rb_3、人参皂苷 Rc、人参皂苷 Rd、人参皂苷 Rg_3、人参皂苷 Rh_2、人参皂苷 Rs_1、人参皂苷 Rs_2 等;20(S)-原人参三醇(protopanaxatriol)型(B 型),如人参皂苷 Re、人参皂苷 Rf、人参皂苷 Rg_1、人参皂苷 Rg_2、人参皂苷 Rh_1、20(S)-三七皂苷(notoginsenoside)R_1 等;齐墩果酸型(C 型),如人参皂苷 Ro 等,水解后生成齐墩果酸(oleanolic acid)。②挥发油:主要成分为 α-愈创烯(α-guaiene)、β-广藿香烯(β-patchoulene)、反式丁香烯(trans-caryophyllene)、蛇麻烯(humulene),β-榄香烯(β-elemene)、γ-榄香烯等。③多糖类:如人参淀粉和人参果胶,后者具显著的生物活性。此外,尚有人参炔醇(panaxynol)、人参环氧炔醇(panaxydol)、人参多肽、氨基酸、胆碱、维生素等。

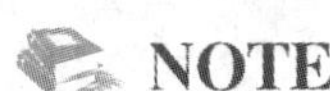

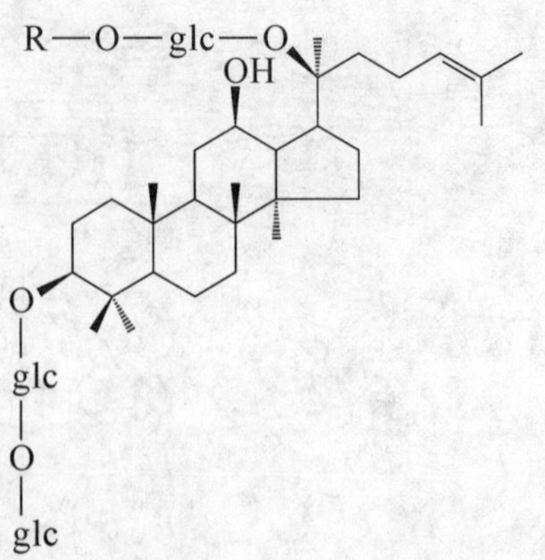

人参皂苷 Ra_1　R＝ara(p)-xyl

人参皂苷 Ra_2　R＝ara(f)-xyl

人参皂苷 Rb_1　R＝glc

人参皂苷 Rb_2　R＝ara(p)

人参皂苷 Rb_3　R＝xyl

人参皂苷 Rc　R＝ara(f)

人参皂苷 Rd　R＝H

ara(p)＝阿拉伯吡喃糖基

ara(f)＝阿拉伯呋喃糖基

xyl＝木糖基

glc＝葡萄糖基

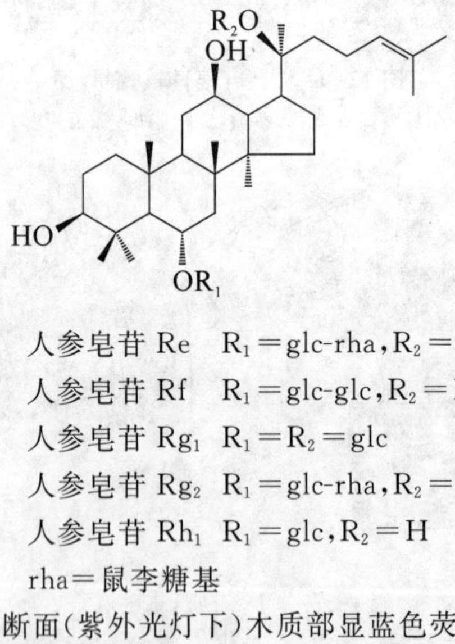

人参皂苷 Re　R_1＝glc-rha，R_2＝glc

人参皂苷 Rf　R_1＝glc-glc，R_2＝H

人参皂苷 Rg_1　R_1＝R_2＝glc

人参皂苷 Rg_2　R_1＝glc-rha，R_2＝H

人参皂苷 Rh_1　R_1＝glc，R_2＝H

rha＝鼠李糖基

【理化鉴别】 (1)生晒参断面(紫外光灯下)木质部显蓝色荧光，红参断面显蓝紫色荧光。

(2)甾萜类反应：粉末 0.5 g，加乙醇 5 mL，振摇，滤过，滤液少量置蒸发皿中蒸干，滴加三氯化锑氯仿饱和溶液，蒸干显紫色(甾萜类反应)。

(3)TLC：取本品粉末加三氯甲烷加热回流提取、水饱和正丁醇超声萃取和氨试液碱化，与人参对照药材及人参皂苷 Rb_1、人参皂苷 Re、人参皂苷 Rf 及人参皂苷 Rg_1 对照品液共薄层。以三氯甲烷-乙酸乙酯-甲醇-水(15：40：22：10)10 ℃以下放置的下层溶液为展开剂，展开，取出，晾干，喷以 10％硫酸乙醇溶液，在 105 ℃加热至斑点显色清晰，分别置于日光和紫外光灯(365 nm)下检视。供试品色谱中，在与对照药材色谱和对照品色谱相应位置上，分别显相同颜色的斑点或荧光斑点。

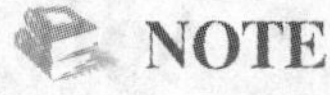

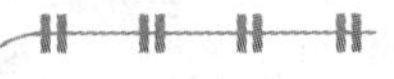

【含量测定】 采用 HPLC 测定。按干燥品计算，人参含人参皂苷 $Rg_1(C_{42}H_{72}O_{14})$ 和人参皂苷 $Re(C_{48}H_{82}O_{18})$ 的总量不得少于 0.30%，人参皂苷 $Rb_1(C_{54}H_{92}O_{23})$ 不得少于 0.20%。

【药理作用】

1. 适应原样作用 人参能增强机体对各种有害因素的非特异性抵抗力，人参皂苷有抗疲劳、抗应激和抗突变作用。

2. 对中枢神经系统的调节作用 人参能调节中枢神经系统的兴奋与抑制过程的平衡，Rb 类人参皂苷有镇静作用，Rg 类人参皂苷则有兴奋作用。

3. 对心血管系统的作用 人参及人参皂苷具有强心、抗心肌缺血、扩张血管及双向调节血压的作用。

4. 对血液系统的作用 人参和人参皂苷对骨髓的造血功能有保护和刺激作用，并具有抑制血小板聚集、降血脂和抗动脉粥样硬化的作用。

此外，人参尚有抗肿瘤、抗衰老、调节免疫功能、降血糖等作用。

【功效】 性微温，味甘、微苦。大补元气，复脉固脱，补脾益肺，生津养血，安神益智。用于体虚欲脱，肢冷脉微，脾虚食少，肺虚喘咳，津伤口渴，内热消渴，气血亏虚，久病虚羸，惊悸失眠，阳痿宫冷。不宜与藜芦、五灵脂同用。

【附注】 **西洋参 Panacis Quinquefolii Radix** 五加科植物西洋参 *Panax quinquefolium* L. 的干燥根，又称"花旗参"，主产于美国北部及加拿大，我国有引种。呈纺锤形、圆柱形或圆锥形，长 3～12 cm，直径 0.8～2 cm。表面浅黄褐色或黄白色，可见横向环纹和线形皮孔状突起，并有细密浅纵皱纹和须根痕。主根中下部有一至数条侧根，多已折断。有的上端有根茎（芦头），环节明显，茎痕（芦碗）圆形或半圆形，具不定根（艼）或已折断。体重，质坚实，不易折断，断面平坦，浅黄白色，略显粉性，皮部可见黄棕色点状树脂道，形成层环纹棕黄色，木部略呈放射状纹理。气微而特异，味微苦、甘。以条匀、质硬、表面横纹紧密、气清香、味浓者为佳。含有三萜皂苷，如人参皂苷 Rb_1、人参皂苷 Re、人参皂苷 Rf、人参皂苷 Rg_1、人参皂苷 Rh_1、西洋参皂苷Ⅰ、西洋参皂苷Ⅱ、西洋参皂苷Ⅲ、西洋参皂苷Ⅳ、西洋参皂苷Ⅴ；挥发油、脂肪酸、糖类等成分。西洋参中人参皂苷 Rg_1、人参皂苷 Re 和人参皂苷 Rb_1 的总量不得少于 2.0%。性凉，味甘、微苦。补气养阴，清热生津。用于气虚阴亏，虚热烦倦，咳喘痰血，内热消渴，口燥咽干。不宜与藜芦同用。

知识拓展 12-6

三七* Notoginseng Radix et Rhizoma

（英）Sanqi

案例导入

市场上有一伪品三七，在形状、颜色方面与正品三七相似，但无外皮，且可看到刀削痕迹，质地坚实极难掰断，气香，口尝味微辛、辣、苦。

问题：该批三七能否作为正品三七入药？

案例解析 12-14

【来源】 五加科植物三七 *Panax notoginseng*(Burk.) F. H. Chen 的干燥根及根茎。

【植物形态】 多年生草本，高 30～60 cm。主根倒圆锥形或短纺锤形，肉质，常有瘤状突起的分枝。根茎短；茎直立，单一。掌状复叶 3～6 枚轮生于茎顶，小叶通常 3～7 枚，膜质，长椭圆形或倒卵状长椭圆形，边缘有细密锯齿，齿端有小刚毛。伞形花序顶生，花小，多数两性；花萼 5，齿裂；花瓣 5，淡黄绿色；雄蕊 5；子房下位，2～3 室，花柱 2～3 分离或基部合生。浆果状核果扁球形，成熟时红色。种子 1～3 粒，扁球形，白色（图 12-48）。

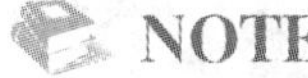

三七植物图

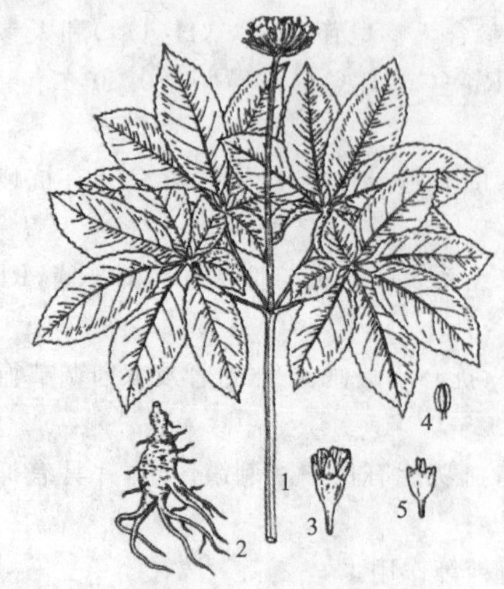

图 12-48　三七植物图

1. 花枝；2. 根的全形；3. 花；4. 果实；5. 去花瓣及雄蕊后，示花柱及花盘

【产地】　主产于云南、广西两地，以云南文山产品为道地药材。四川、贵州、江西等地亦有栽培。

【采制】　现已见不到野生品；栽培于海拔 1000～1300 m 的山脚斜坡或土丘缓坡上，于 10—12 月播种，1 年后移植，定植 2 年后采挖。秋季开花前采挖掐去花蕊的植株的根，称"春七"，根饱满，质量好；11 月种子成熟后采挖，称"冬七"，根较松泡，质较次。挖出的根，将根茎、支根及须根剪下，分别晒干。主根（习称"三七头子"）晒至半干时，用手搓揉，然后边晒边搓，直至全干，称"毛货"；将毛货置麻袋中反复冲撞，使表面光滑，即为成品。根茎习称"剪口"，支根习称"筋条"，须根习称"绒根"。

【性状】

1. 主根　①呈类圆锥形或圆柱形，长1～6 cm，直径 1～4 cm。②表面灰褐色或灰黄色，有断续的纵皱纹和支根痕。顶端有茎痕，周围有瘤状突起。③体重，质坚实，断面灰绿色、黄绿色或灰白色，木部微呈放射状排列。④气微，味苦回甜。

三七生药图

2. 筋条　呈圆柱形或圆锥形，长 2～6 cm，上端直径约 0.8 cm，下端直径约 0.3 cm。

3. 剪口　呈不规则的皱缩块状或条状，表面有数个明显的茎痕及环纹，断面中心灰绿色或白色，边缘深绿色或灰色。

【显微特征】

1. 根横切面　①木栓层为数列细胞。②韧皮部散有树脂道。③形成层环常略弯曲。④木射线宽广，木质部导管近形成层处稍多，作径向排列。⑤薄壁细胞内充满淀粉粒，草酸钙簇晶稀少（图 12-49）。

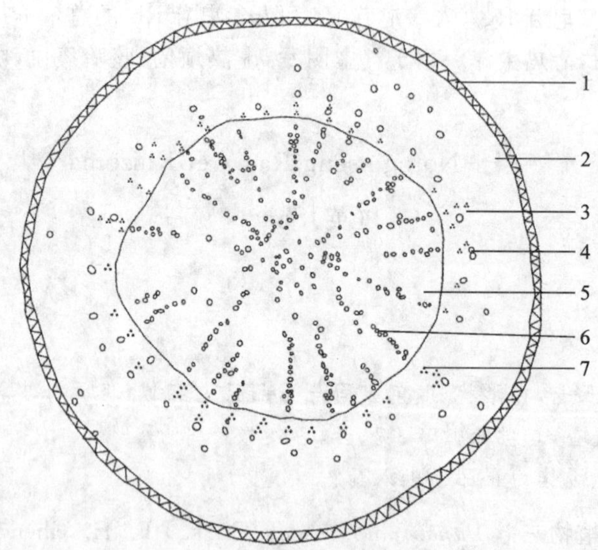

图 12-49　三七（根）横切面简图

1. 木栓层；2. 栓内层；3. 韧皮部；4. 树脂道；5. 射线；6. 导管；7. 筛管群

2. 粉末　灰黄色。①淀粉粒甚多，单粒圆形、半圆形或圆多角形，直径 4～30 μm；复粒由 2～10 分粒组成。②树脂道碎片含黄色分泌物。③梯纹导管、网纹导管及螺纹导管直径 15～55 μm。④草酸钙簇晶少见，直径 50～80 μm。⑤木栓细胞长方形或多角形，壁薄（图 12-50）。

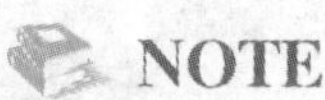

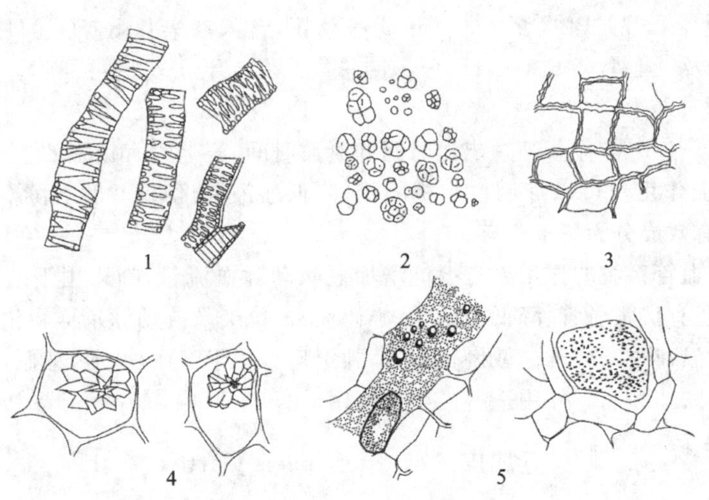

图 12-50　三七(根)粉末特征图

1.导管;2.淀粉粒;3.木栓细胞;4.草酸钙簇晶;5.树脂道

【化学成分】 主要含有皂苷类、氨基酸、黄酮类、多糖及挥发油等化合物。①皂苷类:含总皂苷8%～12%,以人参皂苷 Rb_1 和人参皂苷 Rg_1 为主。其中绝大多数属于达玛烷型:人参皂苷 F_2、人参皂苷 Ra_3、人参皂苷 Rb_1、人参皂苷 Rb_2、人参皂苷 Rb_3、人参皂苷 Rc、人参皂苷 Rd、人参皂苷 Rg_3、人参皂苷 Rh_2、人参皂苷 Rh_3、人参皂苷 MC 等,主要以人参三醇型为主,不含人参皂苷 Ro。另含有三七所独有的皂苷类成分,如三七皂苷(notoginsenoside)R_1、三七皂苷 R_2、三七皂苷 R_4、三七皂苷 R_5、三七皂苷 R_7、三七皂苷 R_8、三七皂苷 R_9、三七皂苷 R_{10}、三七皂苷 A、三七皂苷 B、三七皂苷 C、三七皂苷 D、三七皂苷 E、三七皂苷 Fa、三七皂苷 Fc、三七皂苷 Fe 等。②氨基酸:分离得到 17 种氨基酸,有 7 种为人体必需氨基酸,其中较特殊的三七素(田七氨酸,dencichine),含量为 0.3%～0.38%,是三七止血的活性成分。③黄酮类:如槲皮素等。此外,还含有多糖、挥发油等化合物,挥发油含 30 多种化合物,由倍半萜内酯类等化合物组成,具有强烈的三七香气。

glc—O, OH, HO, O—glc—xyl

三七皂苷

O, HOOC, N, H, COOH, NH_2

三七素

【理化鉴别】 TLC:本品粉末经水饱和的正丁醇提取后,与人参皂苷 Rb_1、人参皂苷 Re、人参皂苷 Rg_1 及三七皂苷 R_1 对照品液共薄层,以三氯甲烷-乙酸乙酯-甲醇-水(15∶40∶22∶10)10 ℃以下放置的下层溶液为展开剂,展开,取出,晾干,喷以硫酸溶液(1→10),在 105 ℃加热至斑点显色清晰。供试品色谱中,在与对照品色谱相应的位置上,显相同颜色的斑点;置于紫外光灯(365 nm)下检视,显相同的荧光斑点。

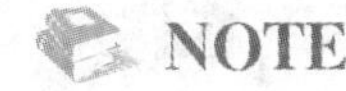

【含量测定】 采用HPLC测定。按干燥品计算，含人参皂苷Rg_1（$C_{42}H_{72}O_{14}$）、人参皂苷Rb_1（$C_{54}H_{92}O_{23}$）及三七皂苷R_1（$C_{47}H_{80}O_{18}$）的总量不得少于5.0%。

【药理作用】

1. 止血作用 三七能显著缩短出血时间和凝血时间，三七素有极强的止血作用。

2. 活血、补血作用 可以抑制血小板凝聚，降低血液黏度，减少血栓素（TXA_2）生成。其中活血、补血的有效成分为三七皂苷。

3. 保护心脑血管系统的作用 三七能增加冠状动脉血流量，临床用于治疗冠心病和心绞痛；三七总皂苷还有扩张血管、降低血压、抗心律失常、抗炎及抗动脉粥样硬化作用。

【功效】 性温，味甘、微苦。散瘀止血，消肿定痛。用于咯血，吐血，衄血，便血，崩漏，外伤出血，胸腹刺痛，跌扑肿痛。外用适量。孕妇慎用。

五加皮 Acanthopanacis Cortex

【来源】 五加科植物细柱五加 *Acanthopanax gracilistylus* W. W. Smith 的干燥根皮。

【产地】 主产于湖北、河南、安徽等地。

【性状】 ①根皮呈不规则卷筒状，长5～15 cm，直径0.4～1.4 cm，厚约0.2 cm。②外表面灰褐色，有稍扭曲的纵皱纹及横长皮孔样斑痕；内表面淡黄色或灰黄色，有细纵纹。③体轻，质脆，易折断，断面不整齐，灰白色。④气微香，味微辣而苦。

【显微特征】

1. 根皮横切面 ①木栓层为数列细胞。②栓内层窄，有少数分泌道散在。③韧皮部宽广，外侧有裂隙，射线宽1～5列细胞；分泌道较多，周围分泌细胞4～11个。④薄壁细胞含草酸钙簇晶及细小淀粉粒。

2. 粉末 灰白色。①草酸钙簇晶直径8～64 μm，有时含晶细胞连接，簇晶排列成行。②木栓细胞长方形或多角形，壁薄；老根皮的木栓细胞有时壁不均匀增厚，有少数纹孔。③分泌道碎片含无色或淡黄色分泌物。④淀粉粒甚多，单粒多角形或类球形，直径2～8 μm；复粒由2分粒至数十分粒组成。

【化学成分】 主要含苷类，如紫丁香苷（syringin）、刺五加苷B_1（eleutheroside B_1，即异秦皮定-α-D-葡萄糖苷（isofraxidin-α-D-glucoside））；还含有右旋芝麻素（sesamin）、硬脂酸、棕榈酸、亚麻酸等成分。

【药理作用】 ①抗炎作用；②免疫调节作用；③中枢镇静作用；④性激素样作用，糖苷提取物具促性腺激素分泌作用；⑤抗溃疡作用。尚有抗高温、抗低温、抗氧化等适应原样作用。

【功效】 性温，味辛、苦。祛风除湿，补益肝肾，强筋壮骨，利水消肿。用于风湿痹病，筋骨痿软，小儿行迟，体虚乏力，水肿，脚气。

刺五加 Acanthopanacis Senticosi Radix et Rhizoma Seu Caulis

【来源】 五加科植物刺五加 *Acanthopanax senticosus*（Rupr. et Maxim.）Harms 的干燥根和根茎或茎。

【产地】 主产于辽宁、吉林、黑龙江、河北、山西等地。

【性状】

1. 根茎和根 根茎呈结节状不规则圆柱形，直径1.4～4.2 cm。根呈圆柱形，多扭曲，长3.5～12 cm，直径0.3～1.5 cm；表面灰褐色或黑褐色，粗糙，有细纵沟和皱纹，皮较薄，有的剥落，剥落处呈灰黄色。质硬，断面黄白色，纤维性。有特异香气，味微辛、稍苦、涩。

2. 茎 呈长圆柱形，多分枝，长短不一，直径0.5～2 cm。表面浅灰色，老枝灰褐色，具纵裂沟，无刺；幼枝黄褐色，密生细刺。质坚硬，不易折断，断面皮部薄，黄白色，木部宽广，淡黄色，中心有髓。气微，味微辛。

【显微特征】

1. 根横切面 木栓细胞数10列。栓内层菲薄，散有分泌道；薄壁细胞大多含草酸钙簇晶，直径11～64 μm。韧皮部外侧散有较多纤维束，向内渐稀少；分泌道类圆形或椭圆形，径向径25～51 μm，切向径48～97 μm；薄壁细胞含簇晶。形成层成环。木质部占大部分，射线宽1～3列细胞；导管壁较薄，多数个相聚；木纤维发达。

2. 根茎横切面 韧皮部纤维束较根为多，有髓。

3. 茎横切面 髓部较发达。

【化学成分】 含有皂苷类，如刺五加苷(eleutheroside)A、刺五加苷B、刺五加苷B_1、刺五加苷C、刺五加苷D、刺五加苷E、刺五加苷F、刺五加苷G；多糖，如刺五加多糖AS-Ⅱ、刺五加多糖AS-Ⅲ、刺五加多糖A、刺五加多糖B等成分。本品中紫丁香苷(又称刺五加苷B，$C_{17}H_{24}O_9$)的含量不少于0.05%。

【药理作用】 ①有类似人参的适应原样作用；②有增加冠状动脉血流量、预防和治疗蛛网膜下腔出血后脑血管痉挛作用。其还有增强免疫力、抗衰老、抗疲劳、抗辐射等作用。

【功效】 性温，味辛、微苦。益气健脾，补肾安神。用于脾肺气虚，体虚乏力，食欲不振，肺肾两虚，久咳虚喘，肾虚，腰膝酸痛，心脾不足，失眠多梦。

五加科小结

五加科	学习要点
特征	多木本，稀草本；羽状复叶或掌状复叶；花辐射对称，花萼、花瓣及雄蕊为5
化学成分	三萜皂苷类、黄酮类
常见生药	人参、三七、五加皮、刺五加
人参	性状：芦头，芦碗，艼，珍珠疙瘩 显微：树脂道，草酸钙簇晶棱角尖锐 成分：达玛烷型皂苷，人参炔三醇(红参特有)
三七	性状：铜皮铁骨，三七头子，剪口，筋条，绒根 显微：树脂道，淀粉粒，梯纹导管 成分：人参皂苷，三七素(止血的活性成分)
五加皮	性状：不规则卷筒状，皮孔样斑痕 显微：分泌道，草酸钙簇晶排列成行 成分：紫丁香苷，刺五加苷B_1
刺五加	性状：圆柱形，断面黄白色 显微：分泌道，草酸钙簇晶，纤维 成分：刺五加苷，刺五加多糖

五加科目标检测

目标检测答案
12-9

一、单项选择题

1. 人参的果实为(　　)。

A. 浆果　　B. 瘦果　　C. 梨果　　D. 核果　　E. 双悬果

2. 生晒参须根上有明显的(　　)。

A. 星点　　B. 油点　　C. 筋脉点　　D. 朱砂点　　E. 珍珠点

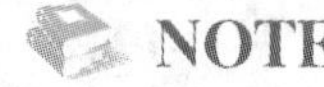

3. 人参主根横切面有(　　)。

A. 油室　B. 油管　C. 乳管　D. 树脂道　E. 黏液细胞

4."剪口"指三七的(　　)。

A. 主根　B. 支根　C. 须根　D. 根茎　E. 茎

二、多项选择题

来源于五加科的植物有(　　)。

A. 西洋参　B. 细柱五加　C. 刺五加　D. 虎杖　E. 河套大黄

三、名词解释

1. 芦碗
2. 珍珠点
3. 筋条
4. 三花
5. 枣核艼

四、简答题

1. 人参主要含何种化学成分?
2. 如何用显微方法鉴别人参粉末?

三十二、伞形科* Apiaceae

本科约有 270 属,2800 种。我国约有 95 属,600 种。重要药用属有当归属(*Angelica*)、柴胡属(*Bupleurum*)、藁本属(*Ligusticum*)、前胡属(*Peucedanum*)、独活属(*Heracleum*)等。主要生药有当归、柴胡、小茴香、川芎、防风、白芷、北沙参、前胡等。

【形态特征】 草本,常含挥发油而有香气。茎中空。叶互生或基生,多为一至多回三出复叶或羽状分裂;叶柄基部膨大成鞘状。花小,两性或杂性,多辐射对称,集成复伞形花序或单伞形花序;花瓣 5;雄蕊 5;子房下位,2 心皮合生,2 室,每室有胚珠 1;花柱 2,基部膨大成盘状或短圆状的花柱基。双悬果,顶部连接于心皮柄(果柱)上,每一分果常有果棱 5 条,有纵走的油管 1 至多条。

【解剖特征】 ①常有分泌道或分泌腔,内含挥发油、树脂和黏液质的混合物。②茎和根偶有异常增粗。异常构造有的是中心木质部产生多数同心维管束;有的形成束外形成层,向内形成木质部,向外形成韧皮部。

【化学特征】 本科植物主要含有挥发油、香豆素类、三萜皂苷类、多糖类、生物碱类和多烯炔类等化合物。①挥发油:当归属、藁本属、茴香属、独活属和前胡属等植物含挥发油,如当归挥发油中的苯酞内酯类衍生物藁本内酯(ligustilide)和丁烯酞内酯(butylidenephthalide)为解痉有效成分,藁本属挥发油中的正丁基苯酞(*n*-butylphthalide)和蛇床内酯(cnidilide)具有抑制真菌的活性。②香豆素类:香豆素及其衍生物是本科的特征性成分,主要分布于当归属、前胡属和藁本属等 20 余属中,如当归属植物含有伞形花内酯(umbelliferone),白芷含白当归素(byakangelicin)等 10 余种香豆素,白花前胡含有白花前胡甲素(praeruptorin A)、白花前胡乙素等。呋喃香豆素类化合物具有光敏感作用,用于治疗白癜风。③三萜皂苷类:柴胡等含有柴胡皂苷(saikosaponin),具有解热、镇痛、抗炎、镇静和保肝等药理作用。④多糖类:当归、川芎、白芷和柴胡等以地下部分入药的生药均含有多糖,具增强免疫的功能。⑤多烯炔类:水芹属(*Oenanthe*)含有的水芹毒素(oenanthotoxin),毒芹属(*Cicuta*)含有的毒芹毒素等,多烯炔类成分是本科的另一特征性化学成分。此外,极少数植物中含有生物碱类,如川芎中含有川芎嗪(tetramethylpyrazine),毒参属(*Conium*)含有毒参碱等。本科少数植物亦含有黄酮类及含硫化合物。

NOTE

【重点生药】

当归* Angelicae Sinensis Radix

(英)Chinese Angelica

案例解析
12-15

案例导入

市场上有一种当归，略呈圆柱形，表面灰褐色，有纵皱纹及横长皮孔状疤痕，干枯无油润感。根头(归头)较膨大，有2～5个茎残基(中间的大)簇生，主根(归身)粗长，下部有支根(归尾)数条，多平直质略韧易折断，折断面棕黄色，皮层类白色，韧皮部色较深，形成层灰棕色或棕色、环状，木质部黄色(鲜黄色)木性裂，中心髓部浅黄色或黄白色。有类似当归之香气但浊而不纯。味甘、辛、微苦，麻舌。

问题：

1. 该批当归是否为正品当归？能否作为正品当归入药？

2. 其可能是哪些植物的根冒充的？

【来源】 伞形科植物当归 *Angelica sinensis*(Oliv.)Diels 的干燥根。

【植物形态】 多年生草本，全株有特异香气。主根粗短，有支根数条。茎直立，带紫红色。叶互生，为二至三回奇数羽状复叶，叶柄基部膨大成鞘状，抱茎。叶片卵形，小叶3对，一至二回分裂。复伞形花序顶生；花白色。双悬果椭圆形，分果有5棱。

当归植物图

【产地】 主产于甘肃岷县、武都、漳县等地及云南。四川、陕西、湖北等地亦产。

【采制】 秋末采挖，除去须根及泥沙，待水分稍蒸发后，捆成小把，上棚，用烟火慢慢熏干。临床尚用按酒炙法加工而成的酒当归。

【性状】 ①根略呈圆柱形，下部有支根3～5条或更多，长15～25 cm。②表面黄棕色至棕褐色，具纵皱纹及横长皮孔样突起。③根头(归头)直径1.5～4 cm，具环纹，上端圆钝，有紫色或黄绿色的茎及叶鞘的残基；主根(归身)表面凹凸不平；支根(归尾)直径0.3～1 cm，上粗下细，多扭曲，有少数须根痕。④质柔韧，断面黄白色或淡黄棕色，皮部厚，有裂隙及多数棕色点状分泌腔，木部色较淡，形成层环黄棕色。⑤有浓郁的香气，味甘、辛、微苦。柴性大、干枯无油或断面呈绿褐色者不可供药用。

当归生药图

【显微特征】

1. 主根横切面 ①木栓层为数列细胞。②皮层窄，有少数油室。③韧皮部宽广，多裂隙，油室及油管类圆形，直径25～160 μm，外侧较大，向内渐小，周围分泌细胞6～9个。④形成层成环。⑤木质部射线宽3～5列细胞；导管单个散在或2～3个相聚，呈放射状排列。⑥薄壁细胞含淀粉粒。侧根横切面木质部较小(图12-51、图12-52)。

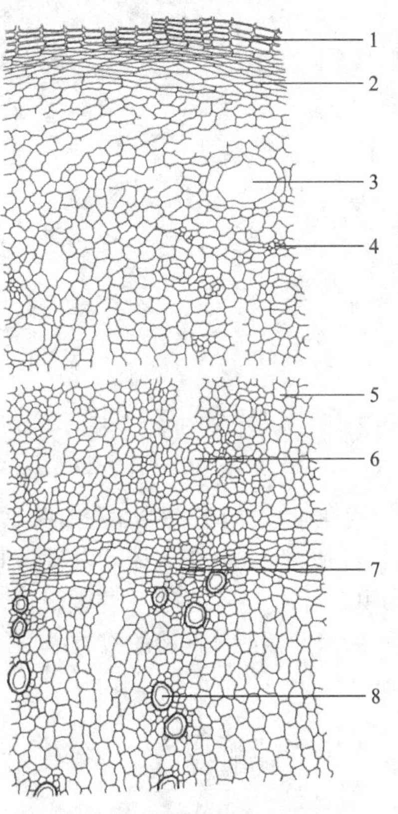

图12-51 当归(侧根)横切面详图

1. 木栓层；2. 皮层；3. 分泌腔；4. 筛管群；5. 射线；6. 韧皮部；7. 形成层；8. 导管

2. 粉末 淡黄棕色。①韧皮薄壁细胞纺锤形，壁略

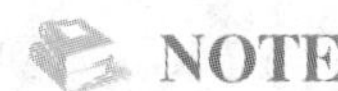

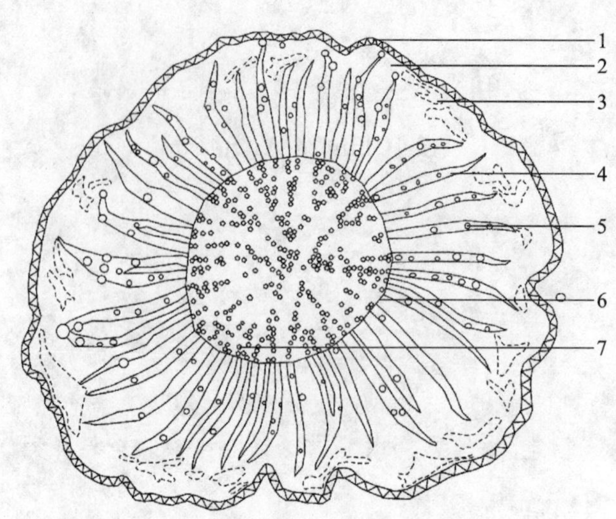

图 12-52　当归(侧根)横切面简图

1. 木栓层；2. 皮层；3. 裂隙；4. 韧皮部；5. 分泌腔；6. 形成层；7. 导管

厚，表面有极微细的斜向交错纹理，有时可见菲薄的横隔。②梯纹导管和网纹导管多见，直径约至 80 μm。③油室及其碎片有时可察见，内含挥发油滴。此外，尚有木栓细胞、淀粉粒，偶见木纤维(图 12-53)。

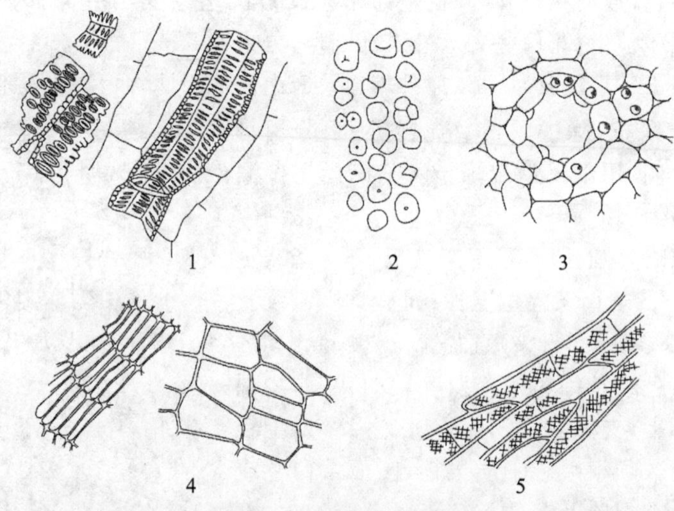

图 12-53　当归(根)粉末图

1. 导管；2. 淀粉粒；3. 油室；4. 木栓细胞；5. 纺锤形韧皮薄壁细胞

【化学成分】　主要含有挥发油、酚酸类和多糖等化合物。此外，尚含多种氨基酸及微量元素等。①挥发油：正丁烯酞内酯(*n*-butylidenephthalide)，有特殊香气；藁本内酯(ligustilide)在油中含量约 45%，为油中主要成分，二者均为抗胆碱(解痉)的有效成分。另含藁本内酯二聚物、新当归内酯等。②酚酸类：如阿魏酸(ferulic acid)等。

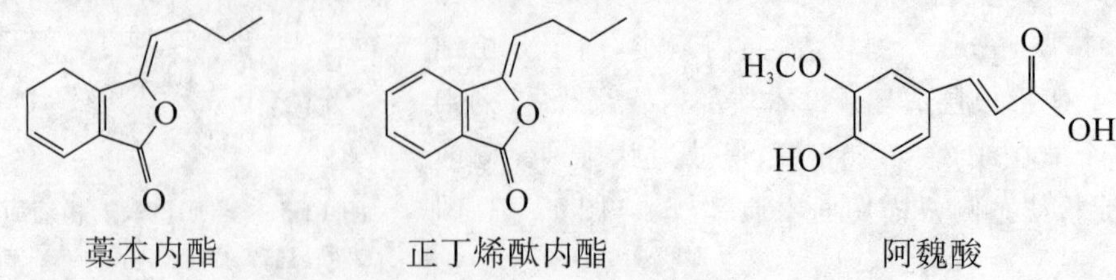

【理化鉴别】　(1)断面置于紫外光灯(254 nm)下检视，皮部显蓝色荧光，木部显蓝紫色荧

光。70%乙醇浸渍液点于滤纸上，于紫外光灯(254 nm)下检视，显蓝色荧光斑点。

(2)TLC:生药粉末用乙醚提取，蒸干，残渣加乙醇制成供试品溶液，与当归对照药材溶液共薄层展开，置于紫外光灯(365 nm)下检视，供试品色谱在与对照药材色谱相应的位置上，显相同颜色的荧光斑点。

(3)TLC:生药粉末用1%碳酸氢钠提取，稀盐酸酸化，乙醚萃取，萃取液蒸干加甲醇制成供试品溶液，与阿魏酸和藁本内酯对照品溶液共薄层展开，置于紫外光灯(365 nm)下检视，供试品色谱在与对照品色谱相应的位置上，显相同颜色的荧光斑点。

【含量测定】 (1)采用挥发油测定法测定，含挥发油不得少于0.4%(mL/g)。

(2)采用HPLC测定。按干燥品计算，含阿魏酸($C_{10}H_{10}O_4$)不得少于0.050%。

【药理作用】

1.对心血管的作用 能增加心肌血液供给，降低心肌耗氧量，并能抗心律失常，抑制血小板聚集，具有明显的抗血栓形成作用。

2.促进造血作用 当归多糖具有促进造血干细胞、造血祖细胞增殖分化的作用，当归具有抗贫血作用。

3.增强机体免疫功能 当归及当归多糖能增强巨噬细胞吞噬功能，促进小鼠脾淋巴细胞增殖。

4.对子宫的作用 当归含有抑制和兴奋子宫的两类成分，对子宫平滑肌具有多方面的调节作用。

此外，当归还有抗肿瘤、保肝、抗氧化、抗变态反应、抗炎、镇痛等作用。

【功效】 性温，味甘、辛。补血活血，调经止痛，润肠通便。用于血虚萎黄，眩晕心悸，月经不调，经闭痛经，虚寒腹痛，肠燥便秘，风湿痹痛，跌扑损伤，痈疽疮疡。酒当归活血通经。用于经闭痛经，风湿痹痛，跌扑损伤。

知识拓展 12-7

【附注】 (1)同属植物东当归 *Angelica acutiloba*(Sieb. et Zucc.) Kitag.，吉林省延边地区有栽培。东北地区用其根作当归入药。主根粗短，有多数支根，主要成分及功效与当归类似。

(2)同科植物欧当归 *Levisticum officinale* Koch 华北地区有引种栽培。主根粗长，顶端常有数个根茎痕。挥发油中亦含藁本内酯、正丁烯酞内酯等。

柴胡* Bupleuri Radix

(英) Chinese Thorowax Root

案例导入

案例解析 12-16

市场上有一种柴胡，圆柱形略弯曲，常有分枝，下部分枝较多。表面黄褐色至棕色，向上颜色渐浅，较粗糙，密生环节，节与节间明显，可见少数须根，质坚硬，断面平整呈黄白色，皮部与木部紧连，中心多空洞，显纤维性。味微涩，有麻舌感，有芹菜样气味。

问题：该批柴胡是否为正品柴胡？能否作为正品柴胡入药？

【来源】 伞形科植物柴胡 *Bupleurum chinense* DC. 或狭叶柴胡 *Bupleurum scorzonerifolium* Willd. 的干燥根。前者习称“北柴胡”，后者习称“南柴胡”。

【植物形态】

1.柴胡 多年生草本。主根较粗，坚硬。茎上部分枝略呈“之”字形弯曲。基生叶倒披针形或狭线状披针形，早枯；中部叶倒披针形或长圆状披针形，平行脉7～9条。复伞形花序，花

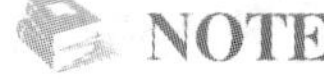

鲜黄色。双悬果长卵形至椭圆形，棱狭翅状。

柴胡植物图

2. 狭叶柴胡 主根多单生，叶线形或线状披针形，有5～7条平行脉。复伞形花序，双悬果棱粗而钝。

【产地】 北柴胡主产于东北地区、河北、河南、陕西，内蒙古、山西、甘肃亦产。南柴胡主产于湖北、江苏、安徽、吉林、黑龙江等地。

【采制】 春、秋二季采挖，除去茎叶及泥沙，晒干。

【性状】

1. 北柴胡 呈圆柱形或长圆锥形，长6～15 cm，直径0.3～0.8 cm。根头膨大，顶端残留3～15个茎基或短纤维状叶基，下部分枝。表面黑褐色或浅棕色，具纵皱纹、支根痕及皮孔。质硬而韧，不易折断，断面显纤维性，皮部浅棕色，木部黄白色。气微香，味微苦。

柴胡生药图

2. 南柴胡 根较细，圆锥形，顶端有多数细毛状枯叶纤维，下部多不分枝或稍分枝。表面红棕色或黑棕色，靠近根头处多具细密环纹。质稍软，易折断，断面略平坦，不显纤维性。具败油气。

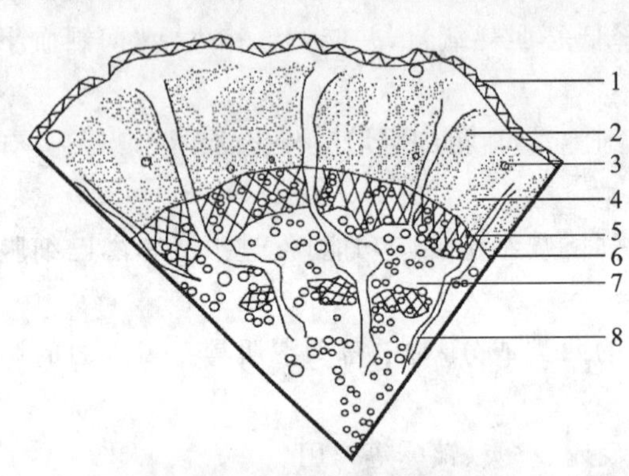

图12-54 北柴胡(根)横切面简图

1. 木栓层；2. 韧皮部；3. 油室；4. 韧皮射线；5. 木纤维；6. 形成层；7. 木质部；8. 木射线

【显微特征】

1. 根横切面 北柴胡：①木栓层为7～8列木栓细胞。②皮层窄，有油室7～11个，类圆形，周围分泌细胞6～8个。③韧皮部油室较小，直径约27 μm。④形成层环状。⑤木质部占大部分，大型导管切向排列，木纤维与木薄壁细胞聚积成群，排列成环(图12-54)。

南柴胡与北柴胡的主要区别：①木栓层6～10列木栓细胞。②皮层油室较多而大。③木质部中小型导管多径向排列，木纤维少而散列，多位于木质部外侧(图12-55)。

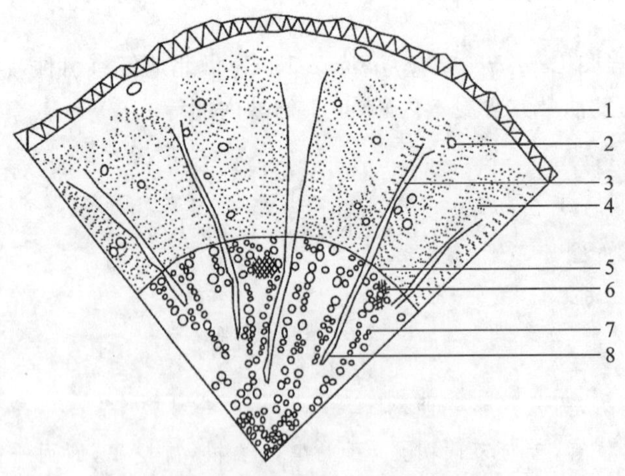

图12-55 南柴胡(根)横切面简图

1. 木栓层；2. 油室；3. 韧皮射线；4. 韧皮部；5. 形成层；6. 木纤维群；7. 木质部；8. 木射线

2. 粉末(北柴胡) 灰棕色。①木纤维较多，成束或散在，长梭形。②油管多破碎，含黄棕色或黄绿色条状分泌物。③主为网纹、双螺纹导管。④木栓细胞黄棕色，表面观呈类多角形(图12-56)。

南柴胡与北柴胡的主要区别：油管少，木质部由于木化程度低而木纤维少。

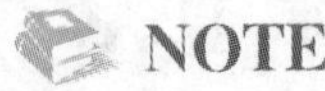

【化学成分】 主要含三萜皂苷、挥发油、甾醇、黄酮、香豆素等成分。①五环三萜皂苷：如

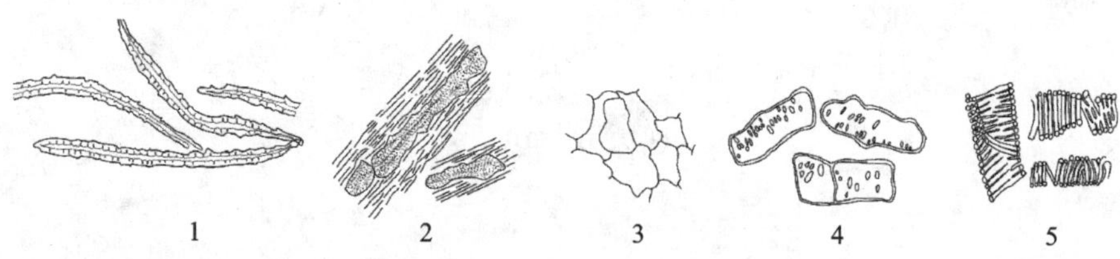

图 12-56 北柴胡(根)粉末图

1. 木纤维;2. 油管碎片;3. 木栓细胞;4. 薄壁细胞;5. 导管

柴胡皂苷(saikosaponin)a、柴胡皂苷 b、柴胡皂苷 c、柴胡皂苷 d、柴胡皂苷 e、柴胡皂苷 f 等,生物活性较显著的为柴胡皂苷 a 和柴胡皂苷 d。②挥发油:主要含月桂烯、柠檬烯、2-甲基环戊酮等。

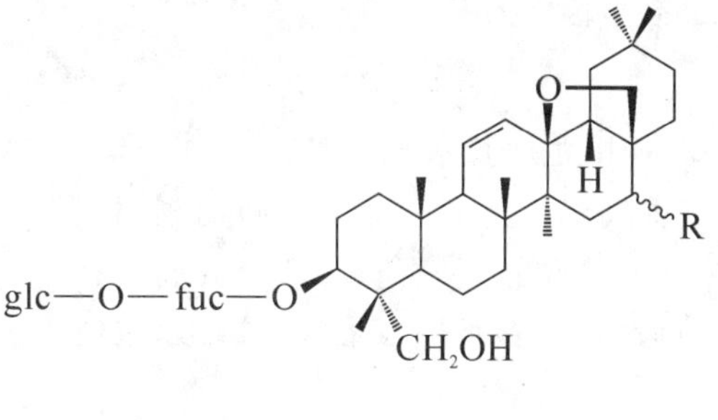

柴胡皂苷a R=β-OH
柴胡皂苷d R=α-OH

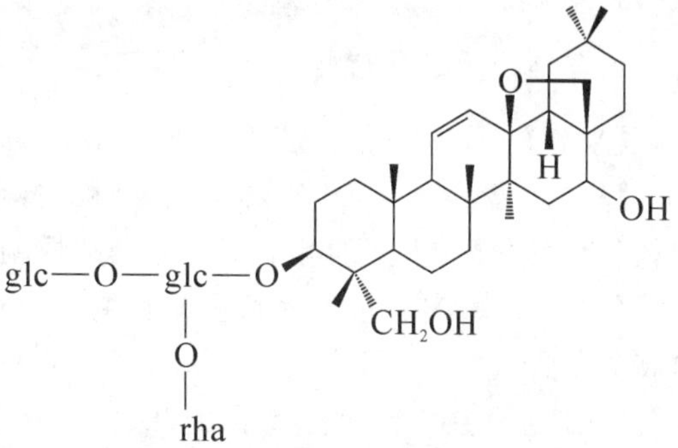

柴胡皂苷c

【理化鉴别】

1. 泡沫反应 取粉末 0.5 g,加水 10 mL,用力振摇,有持久性泡沫产生。(检查皂苷类)

2. 显微化学定位试验 柴胡根横切片滴加 95%乙醇和浓硫酸等量混合液 1 滴,置于显微镜下观察,初呈黄绿色,渐变为绿色、蓝色,持续 1 h 以上,变为浊蓝色而消失。结果:南柴胡的木栓层、栓内层和约 1/3 的皮层显蓝绿色,而北柴胡的木栓层、栓内层及几乎整个皮层都显蓝绿色。(检查柴胡皂苷)

3. TLC 粉末用甲醇超声提取,滤过,滤液浓缩作供试品。另取柴胡对照药材和柴胡皂苷 a、柴胡皂苷 d 对照品作对照。用硅胶 G 薄层板,以乙酸乙酯-乙醇-水(8∶2∶1)展开,喷以 2%对二甲氨基苯甲醛的 40%硫酸溶液,60 ℃加热至斑点显色清晰,分别置于日光及紫外光灯(365 nm)下检视。供试品色谱中,在与对照药材及对照品色谱相应的位置上,显相同颜色的斑点或荧光斑点。

【含量测定】 采用 HPLC 测定。按干燥品计算,含柴胡皂苷 a($C_{42}H_{68}O_{13}$)和柴胡皂苷 d($C_{42}H_{68}O_{13}$)的总量不得少于 0.30%。

【药理作用】

1. 解热作用 柴胡煎剂及柴胡挥发油有明显的解热作用,柴胡皂苷具有解热、镇痛、镇静、镇咳等作用。

2. 抗炎作用 柴胡皂苷、柴胡挥发油及 α-菠菜甾醇对多种炎症均有抑制作用。

3. 保肝作用 柴胡皂苷对多种实验性肝损伤有显著抗损伤作用。

4. 抗辐射作用 柴胡多糖具有抗辐射损伤的作用,并能明显提高小鼠体液和细胞免疫功能。

此外,柴胡还有降血脂、降压、抗菌、抗溃疡等作用。

【功效】 性微寒,味辛、苦。疏散退热,疏肝解郁,升举阳气。用于感冒发热,寒热往来,胸胁胀痛,月经不调,子宫脱垂,脱肛。

知识拓展 12-8

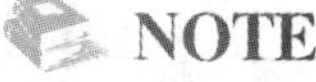

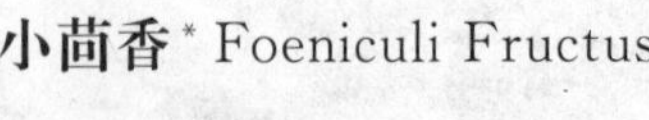

小茴香* Foeniculi Fructus

(英) Fennel

案例解析 12-17

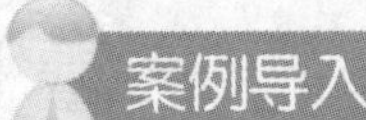

市场上有一种小茴香，果实为双悬果，但多数裂成分果，呈扁平广椭圆形，外表面棕色，背面有3条不甚明显的棱线，两侧棱线延伸作翅状，少数未分离的双悬果基部有残存的果柄，气微香。

问题：

1. 该批小茴香是否为正品小茴香？能否作为正品小茴香入药？

2. 其可能是哪些植物冒充的？

【来源】 伞形科植物茴香 *Foeniculum vulgare* Mill. 的干燥成熟果实。

【植物形态】 多年生草本，全株有粉霜，有强烈香气。茎直立，多分枝。叶有柄，较下部的叶柄较长，中部或上部的叶柄部分或全部呈鞘状。叶片轮廓为阔三角形，四至五回羽状全裂，末回裂片线形。复伞形花序顶生或侧生，花小，无萼齿，花瓣黄色。双悬果长圆形，主棱尖锐，具特异芳香气。

茴香植物图

【产地】 主产于内蒙古、黑龙江、山西等地。以山西的产量大，内蒙古的质量佳，此外，我国南北各地均有栽培。

【采制】 秋季果实初熟时采割植株，晒干，打下果实，除去杂质。

【性状】 ①双悬果呈圆柱形，有的稍弯曲，长4～8 mm，直径1.5～2.5 mm。②表面黄绿色或淡黄色，两端略尖，顶端残留有黄棕色突起的花柱基，基部有时有细小的果梗。③果实极易分离成两个小分果。分果呈长椭圆形，背面有纵棱5条，接合面平坦而较宽。④横切面略呈五边形，背面的四边约等长。⑤有特异香气，味微甜、辛。

小茴香生药图

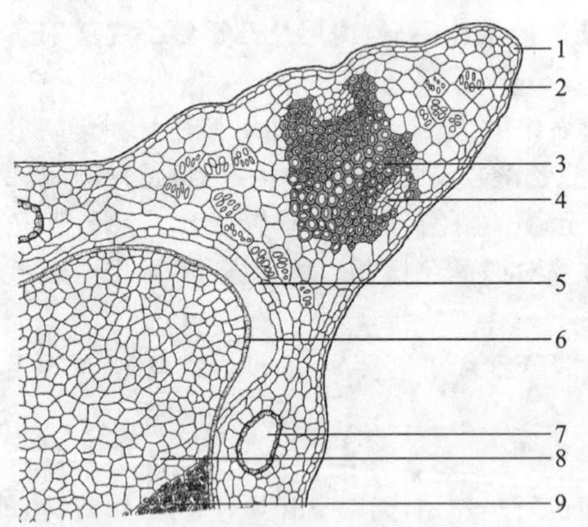

图12-57　小茴香(分果)横切面详图

1. 表皮细胞；2. 网纹细胞；3. 木质部；4. 韧皮部；5. 内果皮；6. 种皮；7. 油管；8. 内胚乳；9. 糊粉粒(含有簇晶)

【显微鉴别】

1. 分果横切面　略呈五边形。①外果皮为1列扁平细胞，外被角质层。②中果皮纵棱处有维管束，其周围有多数木化网纹细胞。③背面纵棱间各有大的椭圆形棕色油管1个，接合面有油管2个，共有油管6个。④内果皮为1列扁平薄壁细胞，细胞长短不一。⑤种皮为1列扁长细胞，含棕色物质。内胚乳细胞多角形，含多数细小糊粉粒，每个糊粉粒中含有细小草酸钙簇晶(图12-57、图12-58)。

2. 粉末　黄棕色。①外果皮表皮细胞类多角形，壁厚，角质纹理致密。气孔不定式，副卫细胞4～8个。②网纹细胞类长方形或类长圆形，壁稍厚；微木化，有大型网状纹孔。③油管碎片黄棕色或深红棕色，完整者类圆形，直径150～180 μm，可见多角形分泌细胞痕。④内果皮镶嵌层细胞表面观狭长，壁菲薄，直径50～80 μm，长达500 μm，常5～8个细胞为一组，以其长轴相互作不规则方向嵌列。此外，可见内胚乳细胞、草酸钙簇晶、木薄壁细胞等(图12-59)。

NOTE

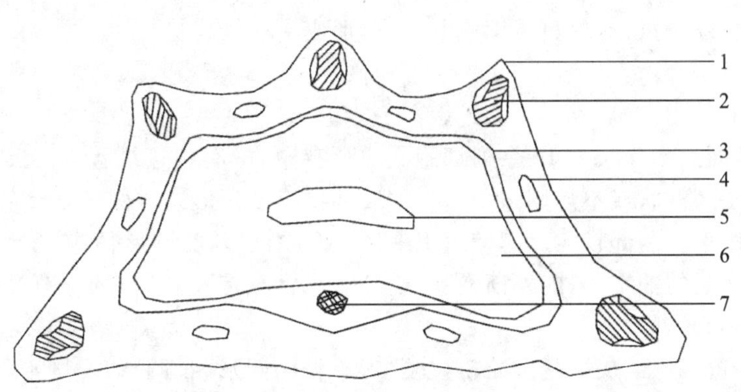

图 12-58 小茴香(分果)横切面简图

1. 外果皮;2. 维管束;3. 内果皮;4. 油管;5. 胚;6. 内胚乳;7. 种脊维管束

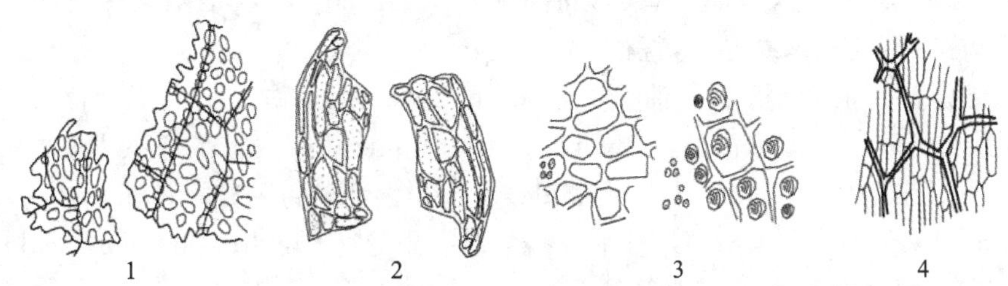

图 12-59 小茴香(果实)粉末图

1. 网纹细胞;2. 油管碎片;3. 内胚乳细胞;4. 镶嵌层细胞

【化学成分】 主要含挥发油、香豆素类、槲皮素、甾醇类及脂肪油等。①挥发油:为茴香油,占 3%~8%,油中主要含反式茴香脑(*trans*-anethole)50%~78%,α-茴香酮(α-fenchone)18%~20%,甲基胡椒酚(allylanisole)约 10%,以及 α-蒎烯、双戊烯、茴香醛等。②香豆素类:如 7-羟基香豆素、6,7-二羟基香豆素、花椒毒素、欧前胡素、佛手柑内酯等。

【理化鉴别】 TLC:本品粉末加乙醚超声提取,提取液蒸干后用三氯甲烷溶解制成供试品溶液,与茴香醛对照品溶液共薄层展开,以二硝基苯肼试液显色。供试品色谱中,在与对照品色谱相应的位置上,显相同的橙红色斑点。

【含量测定】 (1)采用挥发油测定法测定,本品含挥发油不得少于 1.5%(mL/g)。

(2)采用 GC 测定反式茴香脑。按干燥品计算,本品含反式茴香脑($C_{10}H_{12}O$)不得少于 1.4%。

【药理作用】

1. 促进胃肠运动作用 茴香能刺激胃肠神经血管,促进唾液和胃液分泌,起到增进食欲,帮助消化的作用。

2. 抗溃疡作用 茴香经灌胃或十二指肠给药能抑制应激性胃溃疡,显著抑制胃酸的分泌。

此外,其还有镇痛、祛痰平喘、中枢麻痹、抗菌、性激素样作用。

【功效】 性温,味辛。散寒止痛,理气和胃。用于寒疝腹痛,睾丸偏坠,痛经,少腹冷痛,脘腹胀痛,食少吐泻。

川芎 Chuanxiong Rhizoma

【来源】 伞形科植物川芎 *Ligusticum chuanxiong* Hort. 的干燥根茎。

【产地】 主产于四川,为栽培品。夏季当茎上的节盘显著突出,并略带紫色时采挖,除去泥沙,晒后烘干,再撞去须根。

【性状】 根茎呈不规则结节状拳形团块,直径 2~7 cm。表面黄褐色,粗糙皱缩,有多数平行隆起的轮节,顶端有凹陷的类圆形茎痕,下侧及轮节上有多数小瘤状根痕。质坚实,不易

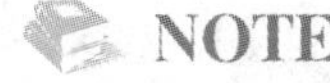

折断，断面黄白色或灰黄色，散有黄棕色的油室，形成层环呈波状。气浓香，味苦、辛，稍有麻舌感，微回甜。

【显微特征】

1. 根茎横切面 木栓层为10余列细胞。皮层狭窄，散有根迹维管束，其形成层明显。韧皮部宽广，形成层环波状或不规则多角形。木质部导管多角形或类圆形，大多单列或排成"V"字形，偶有木纤维束。髓部较大。薄壁组织中散有多数油室，类圆形、椭圆形或形状不规则，淡黄棕色，靠近形成层的油室小，向外渐大；薄壁细胞中富含淀粉粒，有的含草酸钙晶体，呈类圆形团块或类簇晶状。

2. 粉末 淡黄棕色或灰棕色。淀粉粒较多，单粒椭圆形、长圆形、类圆形、卵圆形或肾形，直径5～16 μm，长约21 μm，脐点点状、长缝状或"人"字形；偶见复粒，由2～4分粒组成。草酸钙晶体存在于薄壁细胞中，呈类圆形团块或类簇晶状，直径10～25 μm。木栓细胞深黄棕色，表面观呈多角形，微波状弯曲。偶可见油室碎片，分泌细胞壁薄，含有较多的油滴。导管主为螺纹导管，亦有网纹及梯纹导管，直径14～50 μm。

【化学成分】 主要含挥发油、生物碱、酚酸等化合物。①挥发油：如藁本内酯(ligustilide)、4-羟基-3-丁基酞内酯(4-hydroxy-3-butylphthalide)、正丁烯酞内酯、洋川芎内酯(senkyunolide)、丁基酞内酯(3-butylphthalide)等。②生物碱：川芎嗪(ligustrazine)即四甲基吡嗪(tetramethylpyrazine)等。③酚酸：4-羟基苯甲酸(4-hydroxybenzoic acid)、香草酸(vanillic acid)、阿魏酸(ferulic acid)等。

【药理作用】 ①对心血管系统的作用；②增加冠状动脉血流量、抗心肌缺血、改善脑循环等作用；③抗脑缺血、抗血栓形成、抗再生障碍性贫血作用；④降压、中枢镇静作用；⑤抗胃溃疡、抗肿瘤等作用。

【功效】 性温，味辛。活血行气，祛风止痛。用于胸痹心痛，胸胁刺痛，跌扑肿痛，月经不调，经闭痛经，癥瘕腹痛，头痛，风湿痹痛。

防风 Saposhnikoviae Radix

【来源】 伞形科植物防风 *Saposhnikovia divaricata* (Turcz.) Schischk. 的干燥根。

【产地】 主产于黑龙江、吉林、辽宁、内蒙古等地。

【性状】 ①呈长圆锥形或长圆柱形，下部渐细，有的略弯曲，长15～30 cm，直径0.5～2 cm。②表面灰棕色或棕褐色，粗糙，有纵皱纹、多数横长皮孔样突起及点状的细根痕。③根头部有明显密集的环纹，有的环纹上残存棕褐色毛状叶基。④体轻，质松，易折断，断面不平坦，皮部棕黄色至棕色，有裂隙，木部黄色。⑤气特异，味微甘。

【显微特征】

1. 根横切面 木栓层为5～30列细胞。栓内层窄，有较大的椭圆形油管。韧皮部较宽，有多数类圆形油管，周围分泌细胞4～8个，管内可见金黄色分泌物；射线多弯曲，外侧常成裂隙。形成层明显。木质部导管甚多，呈放射状排列。根头处有髓，薄壁组织中偶见石细胞。

2. 粉末 淡棕色。油管直径17～60 μm，充满金黄色分泌物。叶基维管束常伴有纤维束。网纹导管直径14～85 μm。石细胞少见，黄绿色，长圆形或类长方形，壁较厚。

【化学成分】 主要含色原酮类成分，如升麻素(cimicifugin)、升麻素苷、5-O-甲基维斯阿米醇苷等；香豆素类成分，如补骨脂素、佛手柑内酯等，并含挥发油和防风多糖等。本品中升麻素苷($C_{22}H_{28}O_{11}$)和5-O-甲基维斯阿米醇苷($C_{22}H_{28}O_{10}$)的总量不得少于0.24%。

【药理作用】 具有解热、镇痛、抗菌、抗炎等作用。

【功效】 性微温，味辛、甘。祛风解表，胜湿止痛，止痉。用于感冒头痛，风湿痹痛，风疹瘙痒，破伤风。

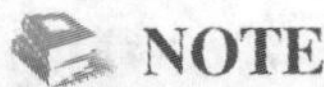

白芷 Angelicae Dahuricae Radix

【来源】 伞形科植物白芷 *Angelica dahurica*(Fisch. ex Hoffm.) Benth. et Hook. f.或杭白芷 *Angelica dahurica*(Fisch. ex Hoffm.)Benth. et Hook. f. var. *formosana*(Boiss.)Shan et Yuan 的干燥根。

【产地】 商品均来源于栽培。白芷主产于四川、河北、河南,药材分别称为"川白芷""祁白芷""禹白芷";杭白芷主产于浙江、四川。

【性状】 ①呈长圆锥形,长 10～25 cm,直径 1.5～2.5 cm。②表面灰棕色或黄棕色,根头部钝四棱形或近圆形,具纵皱纹、支根痕及皮孔样的横向突起,有的排列成四纵行。③顶端有凹陷的茎痕。④质坚实,断面白色或灰白色,粉性,形成层环棕色,近方形或近圆形,皮部散有多数棕色油点。⑤气芳香,味辛、微苦。

【显微特征】

1. 根横切面 ①木栓层为 10 余层细胞。②皮层狭窄,散布根迹维管束,形成层明显。③韧皮部宽广,形成层呈波状或不规则环状。④木质部导管单列或排成"V"字形,偶有木纤维束。髓较大。⑤皮层、韧皮部、髓部散有油室,呈类圆形或椭圆形,淡黄棕色,直径约至 200 μm,近形成层处油室较小。薄壁细胞含淀粉粒,有的薄壁细胞中含草酸钙晶体,呈类圆形团块或类簇晶体。

2. 粉末 黄白色。①淀粉粒甚多,单粒圆球形、多角形、椭圆形或盔帽形,直径 3～25 μm,脐点点状、裂缝状、"十"字形、三叉形、星状或"人"字形;复粒多由 2～12 分粒组成。②网纹导管、螺纹导管直径 10～85 μm。③木栓细胞多角形或类长方形,淡黄棕色。④油管多已破碎,含淡黄棕色分泌物。

【化学成分】 主要含有香豆素,如欧前胡素(imperatorin)、异欧前胡素(isoimperatorin)、佛手柑内酯、珊瑚菜素、氧化前胡素;挥发油等成分。本品中欧前胡素($C_{16}H_{14}O_4$)的含量不得少于 0.080%。

【药理作用】 具有解热、抗炎、镇痛和平喘等作用。

【功效】 性温,味辛。解表散寒,祛风止痛,宣通鼻窍,燥湿止带,消肿排脓。用于感冒头痛,眉棱骨痛,鼻塞流涕,鼻鼽,鼻渊,牙痛,带下,疮疡肿痛。

北沙参 Glehniae Radix

【来源】 伞形科植物珊瑚菜 *Glehnia littoralis* Fr. Schmidt ex Miq. 的干燥根。

【产地】 主产于河北、内蒙古、山东等地。

【性状】 ①根呈细长圆柱形,偶有分枝,长 15～45 cm,直径 0.4～1.2 cm。②表面淡黄白色,略粗糙,偶有残存外皮,不去外皮的表面黄棕色。③全体有细纵皱纹和纵沟,并有棕黄色点状细根痕;顶端常留有黄棕色根茎残基;上端稍细,中部略粗,下部渐细。④质脆,易折断,断面皮部浅黄白色,木部黄色。⑤气特异,味微甘。

【显微特征】 根横切面:①栓内层为数列薄壁细胞,有分泌道散在。不去外皮的可见木栓层。②韧皮部宽广,射线明显;外侧筛管群颓废作条状;分泌道散在,直径 20～65 μm,内含黄棕色分泌物,周围分泌细胞 5～8 个。③形成层成环。④木质部射线宽 2～5 列细胞;导管大多呈"V"字形排列;薄壁细胞含糊化淀粉粒。

【化学成分】 主要含有香豆素类,如补骨脂素(psoralen)、佛手柑内酯(bergapten)、异欧前胡素、欧前胡素等;另含多糖、聚炔、黄酮类化合物、有机酸等。

【药理作用】 具有解热、抗炎、镇痛和平喘等作用。

【功效】 性微寒,味甘、微苦。养阴清肺,益胃生津。用于肺热燥咳,劳嗽痰血,胃阴不足,

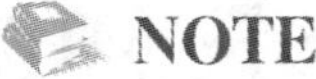

热病津伤，咽干口渴。

前胡 Peucedani Radix

【来源】 伞形科植物白花前胡 *Peucedanum praeruptorum* Dunn 的干燥根。

【产地】 主产于浙江、湖南、四川等地。

【性状】 ①根呈不规则的圆柱形、圆锥形或纺锤形，稍扭曲，下部常有分枝，长 3～15 cm，直径 1～2 cm。②表面黑褐色或灰黄色，根头部多有茎痕和纤维状叶鞘残基，上端有密集的细环纹，下部有纵沟、纵皱纹及横向皮孔样突起。③质较柔软，干者质硬，可折断，断面不整齐，淡黄白色，皮部散有多数棕黄色油点，形成层环纹棕色，射线放射状。④气芳香，味微苦、辛。

【显微特征】 根横切面：①木栓层为 10～20 列扁平细胞。近栓内层处油管稀疏排列成 1 轮。②韧皮部宽广，外侧可见多数大小不等的裂隙；油管较多，类圆形，散在，韧皮射线近皮层处多弯曲。③形成层环状。④木质部大导管与小导管相间排列；木射线宽 2～10 列细胞，有油管零星散在；木纤维少见。⑤薄壁细胞含淀粉粒。

【化学成分】 主要含有香豆素类，如白花前胡甲素、白花前胡乙素、白花前胡丙素、白花前胡丁素及微量紫花前胡苷等；尚含 D-甘露醇、挥发油等化合物。本品中白花前胡甲素($C_{21}H_{22}O_7$)的含量不得少于 0.90%，白花前胡乙素($C_{24}H_{26}O_7$)的含量不得少于 0.24%。

【药理作用】 具有祛痰、抗真菌、抗心律失常等作用。

【功效】 性微寒，味苦、辛。降气化痰，散风清热。用于痰热喘满，咯痰黄稠，风热咳嗽痰多。

伞形科小结

伞形科	学习要点
特征	草本，有香气；茎中空；叶羽状分裂；叶柄基部膨大成鞘状；双悬果
化学成分	挥发油、香豆素类、三萜皂苷类
常见生药	当归、柴胡、小茴香、川芎、防风、白芷、北沙参、前胡
当归	性状：圆柱形，归头具环纹，有茎及叶鞘的残基；归身表面凹凸不平，归尾上粗下细；皮部有裂隙及多数棕色点状分泌腔 显微：油室，射线放射状排列，淀粉粒 成分：挥发油（正丁烯酞内酯、藁本内酯）、酚酸类
柴胡	性状：北柴胡圆锥形，分枝，断面纤维性；南柴胡断面平坦，具败油气 显微：油室，木栓细胞 成分：五环三萜皂苷、挥发油
小茴香	性状：双悬果呈圆柱形；分果呈长椭圆形，背面有纵棱 5 条 显微：气孔不定式，大型网状纹孔，油管 成分：茴香油、香豆素类
川芎	性状：根茎呈结节状拳形团块，顶端有类圆形茎痕 显微：螺纹导管，呈"V"字形排列，油室 成分：挥发油、酚酸类
防风	性状：根有细根痕，根头部有棕褐色毛状叶基，断面皮部有裂隙 显微：油管，叶迹维管束，网纹导管 成分：色原酮类、香豆素类

续表

伞形科	学习要点
白芷	性状：根呈长圆锥形，根头部钝四棱形，皮部油室散在 显微：螺纹导管，呈"V"字形排列，油室 成分：挥发油、香豆素
北沙参	性状：根呈细长圆柱形，全体有棕黄色点状细根痕 显微：分泌道，导管呈"V"字形排列，糊化淀粉粒 成分：香豆素类
前胡	性状：根下部分枝，头部多有茎痕和纤维状叶鞘残基 显微：近栓内层处油管稀疏排列成1轮 成分：挥发油、香豆素类

伞形科目标检测

目标检测答案
12-10

一、单项选择题

1. 当归油室周围分泌细胞为(　　)。

A. 2～4个　　B. 4～6个　　C. 6～9个　　D. 9～12个

2. 下列关于当归组织构造观察的描述，错误的是(　　)。

A. 木栓层4～7列细胞　　B. 皮部散有油室

C. 形成层成环　　D. 薄壁细胞含草酸钙簇晶

3. 当归没有的性状是(　　)。

A. 顶端具多个茎基　　B. 主根粗短，表面凹凸不平

C. 支根3～5条　　D. 断面散有多数棕色油点

4. 断面无棕色油点的生药是(　　)。

A. 当归　　B. 北沙参　　C. 白芷　　D. 川芎

5. 下列关于川芎的叙述，错误的是(　　)。

A. 以块根入药　　B. 呈拳形团块状　　C. 环节密集而隆起　　D. 断面散有油点

二、多项选择题

来源于伞形科的生药有(　　)。

A. 独活　　B. 前胡　　C. 羌活　　D. 白芷　　E. 小茴香

三、名词解释

1. 蚯蚓头

2. 疙瘩丁

四、简答题

1. 如何鉴别当归的质量？其主要含何种化学成分？

2. 如何用显微方法鉴别当归的粉末？

推荐阅读文献

[1]　严辉，段金廒，钱大玮，等. 我国不同产地当归药材质量的分析与评价[J]. 中草药，2009，40(12)：1988-1992.

[2]　严辉，段金廒，宋秉生，等. 我国当归药材资源生产现状与分析[J]. 中国现代中药，2009，11(4)：12-17.

NOTE

三十三、山茱萸科 Cornaceae

本科有13属,100余种。我国有7属,近50种。主要生药有山茱萸、灯台树等。

【形态特征】 乔木或灌木,稀草本。叶常对生或轮生,无托叶。花辐射对称,常排成聚伞花序或伞形花序;子房下位,心皮2枚,合生成1~4室,每室有胚珠1枚。核果或浆果状核果。

【化学特征】 本科植物主要含有三萜皂苷、环烯醚萜类、黄酮类、多糖、鞣质类、有机酸等成分。

山茱萸 Corni Fructus

【来源】 山茱萸科植物山茱萸 *Cornus officinalis* Sieb. et Zucc. 的干燥成熟果肉。

【产地】 主产于浙江、河南、安徽和陕西,浙江产山茱萸为"浙八味"之一。

【性状】 ①果肉呈不规则的片状或囊状,长1~1.5 cm,宽0.5~1 cm。②表面紫红色至紫黑色,皱缩,有光泽。③顶端有的有圆形宿萼痕,基部有果梗痕。④质柔软。气微,味酸、涩、微苦。

【显微特征】 粉末红褐色。果皮表皮细胞橙黄色,表面观多角形或类长方形,直径16~30 μm,垂周壁连珠状增厚,外平周壁颗粒状角质增厚,胞腔含淡橙黄色物。中果皮细胞橙棕色,多皱缩。草酸钙簇晶少数,直径12~32 μm。石细胞类方形、卵圆形或长方形,纹孔明显,胞腔大。

【化学成分】 主要含环烯醚萜类,如马钱苷(loganin)、莫诺苷(morroniside)、獐牙菜苷(sweroside)、7-脱氢马钱苷(7-dehydrologanin)等;鞣质类,如异诃子素(山茱萸鞣质Ⅰ,isoterchebin)、山茱萸鞣质Ⅱ、山茱萸鞣质Ⅲ、路边青鞣质D(gemin D)、木鞣质A(cornusiin A)、木鞣质B、木鞣质C;另含有熊果酸、酒石酸、苹果酸等。本品中莫诺苷($C_{17}H_{26}O_{11}$)和马钱苷($C_{17}H_{26}O_{10}$)的总量不得少于1.2%。

【药理作用】 ①抗氧化、清除自由基作用;②免疫兴奋作用;③抗衰老作用;④健脑作用等。

【功效】 性微温,味酸、涩。补益肝肾,收涩固脱。用于眩晕耳鸣,腰膝酸痛,阳痿遗精,遗尿尿频,崩漏带下,大汗虚脱,内热消渴。

山茱萸科小结

山茱萸科	学习要点
特征	乔木或灌木,稀草本。叶常对生或轮生,花常排成聚伞花序或伞形花序
化学成分	三萜皂苷类、环烯醚萜类、黄酮类、多糖、鞣质类、有机酸
常见生药	山茱萸
山茱萸	性状:果肉片状或囊状,顶端有的有圆形宿萼痕,基部有果梗痕 显微:果皮表皮细胞垂周壁连珠状增厚,外平周壁颗粒状角质增厚,胞腔含淡橙黄色物 成分:环烯醚萜类、鞣质类

三十四、木犀科 Oleaceae

本科有29属,600种。我国有12属,约176种。重要药用属有连翘属(*Forsythia*)、女贞属(*Ligustrum*)、丁香属(*Syringa*)、木犀属(*Osmanthus*)等，主要生药有连翘、女贞子、秦皮、桂花等。

【形态特征】 灌木或乔木。叶对生，花两性，稀单性，辐射对称；花萼 4 裂；花冠 4 裂，雄蕊 2 枚；子房上位，2 室，每室有胚珠 2 枚。

【解剖特征】 ①叶具盾状毛，有的具分泌功能，肉眼观察呈透明小点或凹点。在某些属中有由腺毛组成的花外蜜腺。②多为不定式气孔，叶肉中常有厚壁异型细胞。茎中柱鞘部位可见连续或间断的厚壁细胞环带。③草酸钙小针晶或方晶广泛存在于茎和叶中。

【化学特征】 本科植物化学成分多样，含香豆素类、酚类、木脂素类、黄酮类等成分。①香豆素类，如秦皮苷(fraxin)、秦皮乙素(esculetin)、七叶树苷(esculin)，均有抗菌消炎、止咳化痰作用；②酚类，如连翘酚(forsythol)，具抗菌作用，为本科主要的活性成分；③木脂素类，如连翘苷(forsythin)，具抗菌消炎作用。

秦皮 Fraxini Cortex

【来源】 木犀科植物苦枥白蜡树 *Fraxinus rhynchophylla* Hance、白蜡树 *Fraxinus chinensis* Roxb.、尖叶白蜡树 *Fraxinus szaboana* Lingelsh. 或宿柱白蜡树 *Fraxinus stylosa* Lingelsh. 的干燥枝皮或干皮。

【产地】 主产于河南、河北、内蒙古、陕西、山西等地。

【性状】

1. 枝皮 ①呈卷筒状或槽状，长 10～60 cm，厚 1.5～3 mm。②外表面灰白色、灰棕色至黑棕色或相间呈斑状，平坦或稍粗糙，并有灰白色圆点状皮孔及细斜皱纹，有的具分枝痕。内表面黄白色或棕色，平滑。③质硬而脆，断面纤维性，黄白色。④气微，味苦。

2. 干皮 ①为长条状块片，厚 3～6 mm。②外表面灰棕色，具龟裂状沟纹及红棕色圆形或横长的皮孔。③质坚硬，断面纤维性较强。

【显微特征】 横切面：①木栓层为 5～10 列细胞。栓内层为数列多角形厚角细胞。②皮层较宽，纤维及石细胞单个散在或成群。③中柱鞘部位有石细胞及纤维束组成的环带，偶有间断。④韧皮部射线宽 1～3 列细胞；纤维束及少数石细胞呈层状排列，中间贯穿射线，形成“井”字形。⑤薄壁细胞含草酸钙砂晶。

【化学成分】 主要含有香豆素类，如秦皮甲素、秦皮乙素、秦皮素、秦皮苷、紫丁香苷；黄酮类、生物碱、鞣质类、皂苷等成分。本品中秦皮甲素($C_{15}H_{16}O_9$)和秦皮乙素($C_9H_6O_4$)的总含量不得少于 1.0%。

【药理作用】 镇咳、祛痰、利尿、抗菌、抗炎、抗病原微生物、抗凝、抗过敏、抗惊厥、抗肿瘤等作用。

【功效】 性寒，味苦、涩。清热燥湿，收涩止痢，止带，明目。用于湿热泻痢，赤白带下，目赤肿痛，目生翳膜。

连翘 Forsythiae Fructus

【来源】 木犀科植物连翘 *Forsythia suspensa* (Thunb.) Vahl 的干燥果实。

【产地】 主产于山西、河南、陕西。

【采制】 秋季果实初熟尚带绿色时采收，除去杂质，蒸熟，晒干，习称“青翘”；果实熟透时采收，晒干，除去杂质，习称“老翘”。

【性状】 ①果实呈长卵形至卵形，稍扁，长 1.5～2.5 cm，直径 0.5～1.3 cm。②表面有不规则的纵皱纹和多数突起的小斑点，两面各有 1 条明显的纵沟。顶端锐尖，基部有小果梗或已脱落。③青翘多不开裂，表面绿褐色，突起的灰白色小斑点较少；质硬；种子多数，黄绿色，细

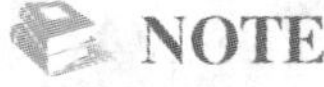

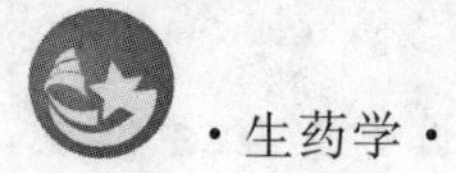

长，一侧有翅。④老翘自顶端开裂或裂成两瓣，表面黄棕色或红棕色，内表面多为浅黄棕色，平滑，具一纵隔；质脆；种子棕色，多已脱落。⑤气微香，味苦。

【显微特征】 果皮横切面：①外果皮为1列扁平细胞，外壁及侧壁增厚，被角质层。②中果皮外侧薄壁组织中散有维管束；中果皮内侧为多列石细胞，长条形、类圆形或长圆形，壁厚薄不一，多切向镶嵌状排列。③内果皮为1列薄壁细胞。

【化学成分】 ①苯乙醇苷类：连翘酯苷(forsythoside)A、连翘酯苷B、连翘酯苷C、连翘酯苷D，为抗菌活性成分。②木脂素类：连翘苷(forsythin)、连翘苷元(phillygenin)、牛蒡子苷(arctiin)、罗汉松脂苷(matairesinoside)。③三萜类：桦木酸(betulinic acid)、熊果酸、齐墩果酸等。本品中连翘苷($C_{27}H_{34}O_{11}$)的含量不得少于0.15%；老翘中连翘酯苷A($C_{29}H_{36}O_{15}$)的含量不得少于0.25%，青翘中连翘酯苷A的含量不得少于3.5%。

【药理作用】 广谱抗菌、解热、抗炎、利尿、保护肝脏以及镇吐作用。

【功效】 性微寒，味苦。清热解毒，消肿散结，疏散风热。用于痈疽，瘰疬，乳痈，丹毒，风热感冒，温病初起，温热入营，高热烦渴，神昏发斑，热淋涩痛。

女贞子 Ligustri Lucidi Fructus

【来源】 木犀科植物女贞 *Ligustrum lucidum* Ait. 的干燥成熟果实。

【产地】 全国各地均有栽培，主产于浙江、江苏、湖南、福建、广西等地。

【性状】 ①果实呈卵形、椭圆形或肾形，长6～8.5 mm，直径3.5～5.5 mm。②表面黑紫色或灰黑色，皱缩不平，基部有果梗痕或具宿萼及短梗。体轻。③外果皮薄，中果皮较松软，易剥离，内果皮木质，黄棕色，具纵棱，破开后种子通常为1粒，肾形，紫黑色，油性。④气微，味甘、微苦涩。

【显微特征】 ①果皮表皮细胞(外果皮)断面观略呈扁圆形，外壁及侧壁呈圆拱形增厚，腔内含黄棕色物。②内果皮纤维无色或淡黄色，上下数层纵横交错排列，直径9～35 μm。③种皮细胞散有类圆形分泌细胞，淡棕色，直径40～88 μm，内含黄棕色分泌物及油滴。

【化学成分】 果实含女贞子苷(nuezhenide)、特女贞苷(specnuezhenide)、4-羟基-β-苯乙基-β-D-葡萄糖苷(4-hydroxy-β-phenylethyl-β-D-glucoside)等；果皮主要含齐墩果酸、乙酰齐墩果酸、熊果酸等；种子含脂肪油。本品中特女贞苷($C_{31}H_{42}O_{17}$)的含量不得少于0.70%。

【药理作用】 ①增强免疫功能作用；②升高白细胞作用；③促进造血功能作用；④降血脂、抗动脉粥样硬化作用。此外，其还具有抗突变、降血糖、增加冠状动脉血流量、保肝、双向调节内分泌系统、抗衰老、抗癌、抗炎等作用。

【功效】 性凉，味甘、苦。滋补肝肾，明目乌发。用于肝肾阴虚，眩晕耳鸣，腰膝酸软，须发早白，目暗不明，内热消渴，骨蒸潮热。

木犀科小结

木犀科	学习要点
特征	灌木或乔木。叶对生，花萼、花冠4裂
化学成分	香豆素类、酚类、木脂素类、黄酮类
常见生药	秦皮、连翘、女贞子
秦皮	性状：表皮上有圆点状皮孔，断面纤维性 显微：栓内层为多角形厚角细胞，草酸钙砂晶 成分：香豆素类

NOTE

续表

木犀科	学习要点
连翘	性状:长卵形至卵形,小斑点 显微:石细胞多切向镶嵌状排列 成分:苯乙醇苷类,连翘酯苷(抗菌)
女贞子	性状:外果皮薄,内果皮木质,黄棕色,具纵棱 显微:分泌细胞,油滴,纤维纵横交错排列 成分:特女贞苷、女贞子苷

三十五、马钱科 Loganiaceae

本科共有 35 属,750 种。我国有 9 属,63 种。主要生药有马钱子、密蒙花、钩吻(断肠草)等。

【形态特征】 灌木、乔木或藤本,稀草本。单叶对生。花两性,辐射对称;雄蕊与花冠裂片同数而互生;子房上位,通常 2 室;花柱单生,2 裂。

【化学特征】 本科植物大多有毒,主要的化学成分为吲哚类生物碱,如士的宁(strychnine)、马钱子碱(brucine)、钩吻碱(gelsemine)等;黄酮类如密蒙花苷(tiliroside)等;环烯醚萜苷类苦味成分,如马钱苷(loganin)等。

【重点生药】

马钱子* Strychni Semen

(英) Nux Vomica

案例导入

案例解析
12-18

市场上有一种马钱子,外形呈盘状椭圆形,一端略尖,或呈不规则卵形,边缘有一隆起的脊,稍尖端有突起的珠孔,密生毛茸,但无辐射状及丝光;表面为淡黄色或黄棕色,种仁不透明,子叶呈广卵形;加试剂硫钒酸后显绿色或紫色;加浓硝酸显橙色。

问题:

1. 该批马钱子是否为正品?能否作为正品马钱子入药?
2. 其可能是哪些植物种子冒充的?

【来源】 马钱科植物马钱 *Strychnos nux-vomica* L. 的干燥成熟种子。

马钱植物图

【植物形态】 常绿乔木。叶对生,广卵形,全缘,革质。聚伞花序顶生,小花白色筒状。浆果球形,表面光滑;种子 3～5 粒或更多,纽扣状圆板形,密被银色茸毛,种柄生于一面的中央(图 12-60)。

【产地】 主产于印度、越南、缅甸、泰国、斯里兰卡。我国云南等地引种成功。

【采制】 9—10 月摘取成熟果实,取出种子,洗净附着的果肉,晒干。

【性状】 ①呈纽扣状圆板形,常一面隆起,一面稍凹下,直径 1.5～3 cm,厚 0.3～0.6 cm。②表面密被灰棕色或灰绿色绢状茸毛,自中间向四周呈辐射状排列,有丝样光泽。③边缘稍隆起,较厚,有突起的珠孔,底面中心有突起的圆点状种脐。④质坚硬,平行剖面可见淡黄白色胚乳,角质状,子叶心形,叶脉 5～7 条。⑤气微,味极苦(图 12-61)。

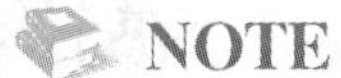

马钱子生药图

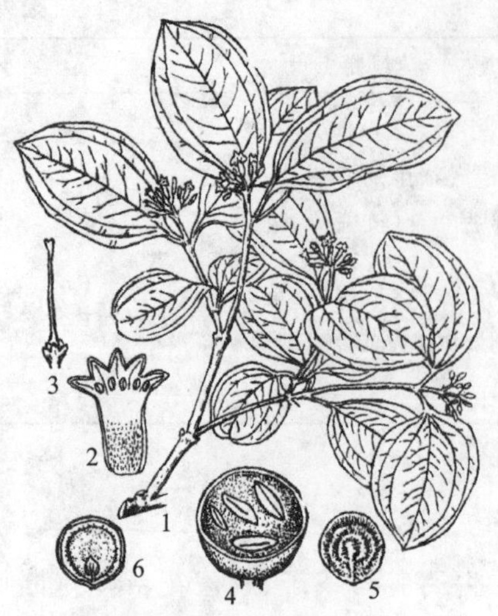

图 12-60　马钱植物图

1. 花枝；2. 花萼；3. 雄蕊；4. 果实横切；5. 种子；6. 种子纵剖

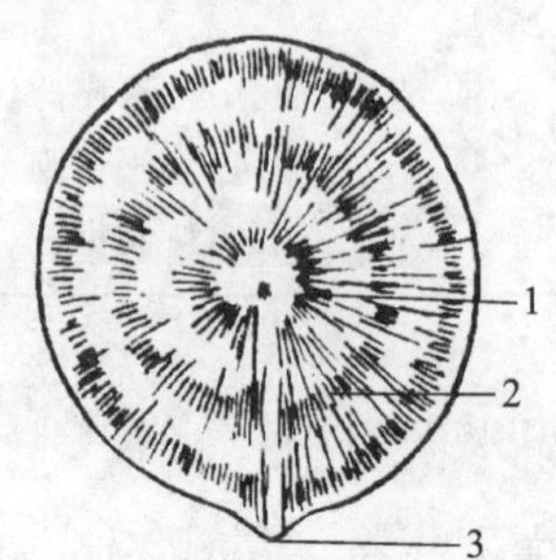

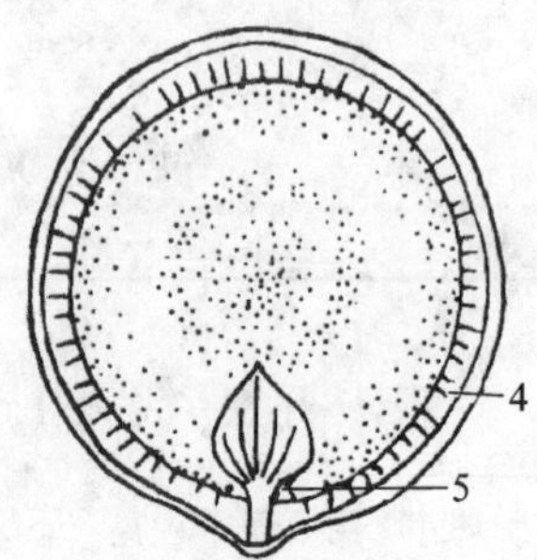

图 12-61　马钱子外形和剖面图

1. 种脐；2. 种皮；3. 珠孔；4. 胚乳；5. 子叶

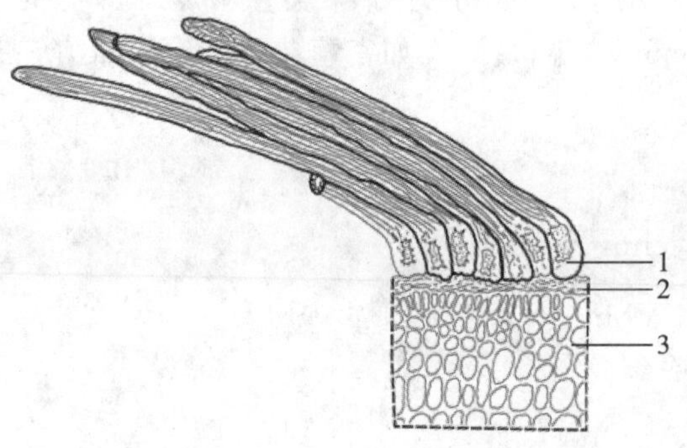

图 12-62　马钱子(种子)横切面图

1. 表皮细胞；2. 种皮细胞；3. 胚乳

【显微特征】

1. 种子横切面　①种皮表皮细胞分化成单细胞毛，向一方斜伸，长 500～1100 μm，宽 25 μm 以上，基部膨大似石细胞状，壁极厚，强烈木化，有纵长扭曲的纹孔，体部有肋状木化增厚条纹，胞腔断面观类圆形。②种皮内层为颓废的棕色薄壁细胞，细胞边界不清。③内胚乳细胞壁厚约 25 μm，隐约可见胞间连丝，以稀碘液处理后较明显，细胞内含脂肪油滴及糊粉粒(图 12-62)。

2. 粉末　灰黄色。①非腺毛单细胞，多碎断，完整者长达 1100 μm，直径 25～63 μm，基部膨大似石细胞，壁极厚，强烈木化，纹孔纵裂成缝状，毛体具 5～18 条纵向肋状增厚条纹，顶端钝圆，易纵裂，宛如纤维。②内胚乳细胞多角形，壁厚，隐约可见胞间连丝，有的胞间层呈细波状弯曲，内含脂肪油及糊粉粒。③此外，可见种皮内层颓废的棕色色素层(图 12-63)。

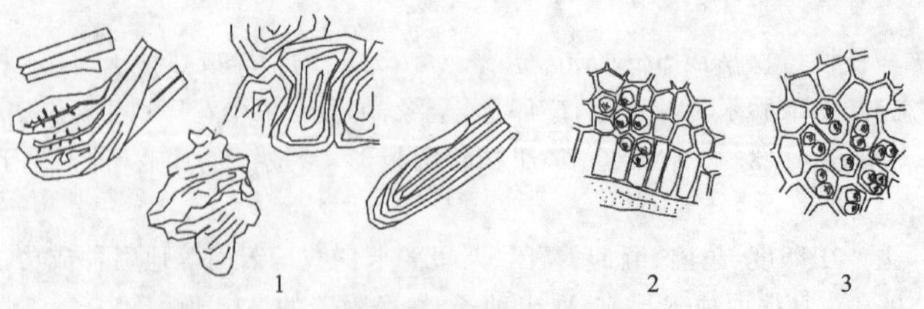

图 12-63　马钱子(种子)粉末图

1. 非腺毛；2. 色素层；3. 内胚乳细胞

【化学成分】　主要含吲哚类生物碱，总碱含量 3%～5%，其中士的宁(番木鳖碱，strychnine)含量约 1.23%，马钱子碱(brucine)约 1.55%；并含多种微量生物碱，如 α-可鲁勃林、β-可鲁勃林(β-colubrine)、异番木鳖碱(isostrychnine)、异马钱子碱(isobrucine)、番木鳖次

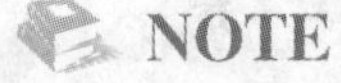

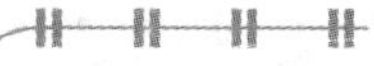

碱(vomicine)、马钱子新碱(novacine)等。此外，尚含马钱苷(loganin)、脂肪油和蛋白质。马钱子经炮制后，其中一些生物碱的构型发生了变化，如马钱子碱转化成异马钱子碱、异马钱子碱N-氧化物；番木鳖碱转化成异番木鳖碱N-氧化物、二羟基三甲基番木鳖碱，而使马钱子的毒性降低，抗肿瘤细胞生长和抗氧化的活性增强。

士的宁 $R=R_1=H$
马钱子碱 $R=R_1=OCH_3$

【理化鉴别】 (1)取本品干燥种子的胚乳做切片，加1%钒酸铵硫酸溶液1滴，胚乳显蓝紫色。另取胚乳切片，加浓硝酸1滴，即显橙红色(前者为士的宁反应，后者为马钱子碱反应)。

(2)TLC：本品粉末经三氯甲烷-乙醇(10∶1)混合溶液及浓氨试液提取后，与士的宁和马钱子碱对照品溶液共薄层展开，喷以稀碘化铋钾试液显色。供试品色谱中，在与对照品色谱相应的位置上，显相同颜色的斑点。

【含量测定】 采用HPLC测定。按干燥品计算，含士的宁($C_{21}H_{22}N_2O_2$)应为1.20%～2.20%，马钱子碱($C_{23}H_{26}N_2O_4$)不得少于0.80%。

【药理作用】

1. 镇痛作用 有显著的镇痛作用，其镇痛有效成分主要是马钱子碱、士的宁。

2. 抗炎作用 总生物碱对原发性关节炎及继发性关节炎具有较好疗效。

3. 中枢兴奋作用 士的宁对整个中枢神经系统都有兴奋作用，首先兴奋脊髓的反射功能，其次兴奋延髓的呼吸中枢及血管运动中枢，并能增强大脑皮质的感觉中枢功能。

4. 抗肿瘤作用 马钱子水煎液在一定剂量下对小鼠移植性肿瘤的生长有明显的抑制作用，且对小鼠的免疫器官无明显损害。

【功效】 性温，味苦；有大毒。通络止痛，散结消肿。用于跌打损伤，骨折肿痛，风湿顽痹，麻木瘫痪，痈疽疮毒，咽喉肿痛。

马钱科小结

马钱科	学习要点
特征	灌木、乔木或藤本。单叶对生，雄蕊与花冠裂片同数而互生
化学成分	吲哚类生物碱
常见生药	马钱子
马钱子	性状：纽扣状，被灰棕或灰绿色绢状茸毛，有丝样光泽 显微：非腺毛单细胞，胞间连丝，脂肪油及糊粉粒 成分：士的宁、马钱子碱

三十六、龙胆科 Gentianaceae

本科约有80属，700种，广布于全世界，主产于北温带。我国有22属，427种，各地有分布，以西南山区种类较多。已知药用的15属，109种。重要的药用属有龙胆属(*Gentiana*)、獐

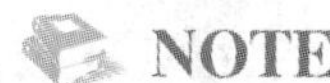

獐牙菜属(*Swertia*)等,主要生药有龙胆、秦艽、广地丁、当药等。

【形态特征】 草本。单叶对生,全缘。花常两性,辐射对称;花冠漏斗状、辐状或管状;雄蕊与花冠裂片同数而互生;子房上位,常2心皮合生成1室。蒴果2瓣裂。

【解剖特征】 ①本科植物多数无毛,有的具1～2细胞的非腺毛,稀见腺毛。②叶表皮及叶肉中常有黏液细胞。③草酸钙结晶通常细小,针晶、棱柱晶、砂晶或棱晶。④维管束大多为双韧型。

【化学特征】 主要含有裂环烯醚萜苷类、𠮿酮类和生物碱类成分。①裂环烯醚萜苷类:如龙胆苦苷(gentiopicroside)、獐牙菜苷(sweroside)、獐牙菜苦苷(swertiamarine),为龙胆科的苦味成分,具抗菌消炎、促进胃液分泌等作用。②𠮿酮类:如龙胆酮(gentisin),有抗结核及利胆作用。③生物碱类:如龙胆碱(gentiannine),能镇静和抗过敏。

【重点生药】

龙胆* Gentianae Radix et Rhizoma

(英) Gentian Root

案例解析 12-19

案例导入

市场上有一种龙胆,根横切面:表皮细胞1列,外侧壁具马蹄形增厚的角质层;下皮细胞1列,皮层宽,约占横切面的3/4;内皮层凯氏点可见;初生木质部4～5原型,无髓。

问题:

1. 该批龙胆是否为正品龙胆?能否作为正品龙胆入药?
2. 其可能是哪种植物的根冒充的?

【来源】 龙胆科植物条叶龙胆 *Gentiana manshurica* Kitag.、龙胆 *Gentiana scabra* Bge.、三花龙胆 *Gentiana triflora* Pall. 或坚龙胆 *Gentiana rigescens* Franch. 的干燥根及根茎。前三种习称"龙胆",后一种习称"坚龙胆"。

【植物形态】

1. 龙胆 多年生草本。茎直立,略具4棱,粗糙。叶对生,边缘及下面主脉粗糙,基部抱茎。花无梗,花冠钟状,5裂,先端尖。蒴果卵圆形,有柄;种子条形,边缘有翅。

2. 条叶龙胆 叶片边缘反卷。花有短梗,花冠裂片三角状卵形,先端急尖。

3. 三花龙胆 叶边缘及叶脉光滑。花冠裂片卵圆形,先端钝。

4. 坚龙胆 叶近革质。花冠裂片卵状椭圆形,顶端急尖。

三花龙胆植物图

【产地】 龙胆、三花龙胆主产于黑龙江、辽宁、内蒙古,生药习称"关龙胆",产量大,销往全国各地并出口。条叶龙胆产于江苏、浙江、安徽,生药习称"苏龙胆",产量小。坚龙胆产于云南、贵州、四川。

【采制】 春、秋二季采挖,洗净,干燥。

【性状】

1. 龙胆 ①根茎呈不规则的块状,长1～3 cm,直径0.3～1 cm;表面暗灰棕色或深棕色,上端有茎痕或残留茎基,周围和下端着生多数细长的根。②根圆柱形,略扭曲,长10～20 cm,直径0.2～0.5 cm;表面淡黄色或黄棕色,上部多有显著的横皱纹,下部较细,有纵皱纹及支根痕。③质脆,易折断,断面略平坦,皮部黄白色或淡黄棕色,木部色较浅,呈点状环列。④气微,味甚苦。

龙胆生药图

2. 坚龙胆 表面无横皱纹,外皮膜质,易脱落,木部黄白色,易与皮部分离。

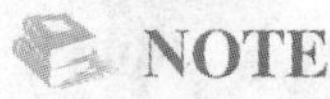

【显微特征】

1. 根横切面 龙胆:①表皮细胞有时残存,外壁较厚。②皮层窄;外皮层细胞类方形,壁稍厚,木栓化;内皮层细胞切向延长,每个细胞由纵向壁分隔成数个类方形小细胞。③韧皮部宽广,外侧有裂隙。④木质部导管 3～10 个成束,有的导管呈"V"字形排列。⑤髓部明显。⑥薄壁细胞含细小草酸钙针晶(图 12-64)。

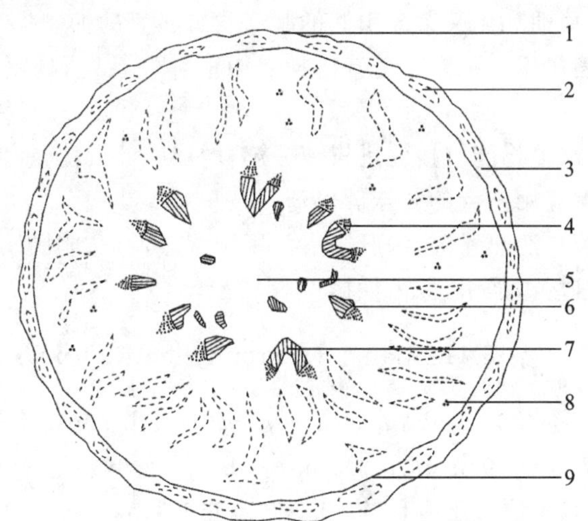

图 12-64 龙胆(根)横切面简图

1. 外皮层;2. 裂隙;3. 皮层;4. 韧皮部;5. 髓;6. 形成层;7. 木质部;8. 筛管群;9. 内皮层

条叶龙胆:①形成层成环。②木质部束多为 6 个,楔形。

三花龙胆:①内皮层每个细胞的子细胞数偶可达 30 个。②木质部束多为 6～8 个,楔形,环状排列几连成筒状。髓部有时可见 2～6 个髓周韧皮束。

坚龙胆:①内皮层以外的组织多已脱落。②韧皮部宽广,筛管群稀疏散在。③木质部导管发达,均匀密布于根的中央。④无髓部。

2. 粉末淡黄棕色 龙胆:①外皮层细胞表面观类纺锤形,每个细胞由横壁分隔成数个扁方形的小细胞,每个小细胞又由纵壁分隔为二。②内皮层细胞巨大,表面观类长方形,平周壁显纤细的横向纹理,每个细胞由纵隔壁分隔成数个栅状小细胞,纵隔壁大多连珠状增厚。③薄壁细胞草酸钙针晶长约至 10 μm,不规则散在薄壁细胞中或充塞于细胞一角。

坚龙胆:①根中无外皮层细胞。②内皮层细胞类方形或类长方形,平周壁横向纹理较粗而密,有的粗达 3 μm,每个细胞分隔成多数栅状小细胞,隔壁稍增厚或呈连珠状。

【化学成分】 含龙胆苦苷(gentiopicroside)、獐牙菜苦苷(swertiamarine)、獐牙菜苷(sweroside)等裂环烯醚萜苷类,还含有龙胆叫酮(gentisin)、龙胆三糖(gentianose)等成分。

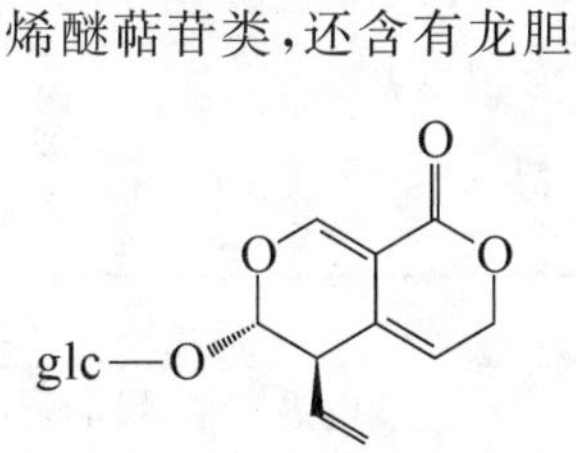

龙胆苦苷 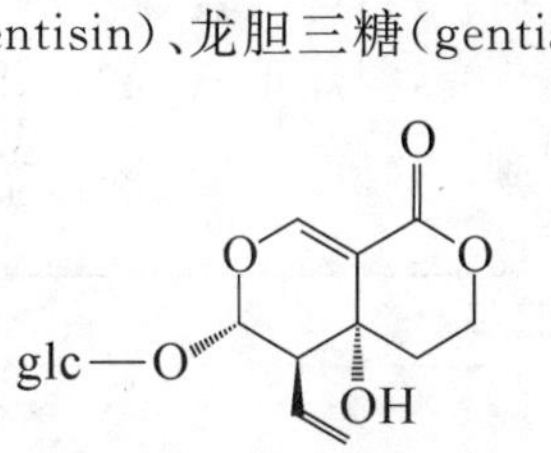　　獐牙菜苦苷

【理化鉴别】 取本品粉末的甲醇提取液,与龙胆苦苷对照品溶液共薄层展开,置于紫外光灯下检视,供试品色谱在与对照品色谱相应的位置上,显相同颜色的斑点。

【含量测定】 采用 HPLC 测定。按干燥品计算,龙胆含龙胆苦苷($C_{16}H_{20}O_9$)不得少于 3.0%;坚龙胆含龙胆苦苷($C_{16}H_{20}O_9$)不得少于 1.5%。

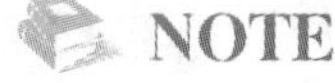

【药理作用】

1. 保肝利胆作用 龙胆苦苷对肝损伤有明显的保护作用，能减轻肝坏死和肝细胞病变程度；对健康及肝损害动物均能显著增加胆汁流量。

2. 抗菌作用 对铜绿假单胞菌、变形杆菌、痢疾杆菌、金黄色葡萄球菌、星形奴卡菌等有抑制作用。

3. 抗炎作用 对巴豆油和角叉菜胶引起的肿胀均有显著的抑制作用。

4. 镇静、镇痛与解痉作用 獐牙菜苦苷能抑制中枢神经系统，具镇静与镇痛作用；对肠及子宫平滑肌有解痉作用。

5. 健胃作用 龙胆水提物能直接促进胃液分泌，增加胆汁分泌量；龙胆苦苷能直接刺激胃液和胃酸分泌，为临床上应用广泛的苦味健胃药。

【功效】 性寒，味苦。清热燥湿，泻肝胆火。用于湿热黄疸，阴肿阴痒，带下，湿疹瘙痒，肝火目赤，耳鸣耳聋，胁痛口苦，强中，惊风抽搐。

秦艽 Gentianae Macrophyllae Radix

【来源】 龙胆科植物秦艽 *Gentiana macrophylla* Pall.、麻花秦艽 *Gentiana straminea* Maxim.、粗茎秦艽 *Gentiana crassicaulis* Duthie ex Burk. 或小秦艽 *Gentiana dahurica* Fisch. 的干燥根。前三种按性状不同分别习称"秦艽"和"麻花艽"，后一种习称"小秦艽"。

【产地】 主产于黑龙江、辽宁、内蒙古、河北。

【性状】

1. 秦艽 呈类圆柱形，上粗下细，扭曲不直，长 10～30 cm，直径 1～3 cm。表面黄棕色或灰黄色，有纵向或扭曲的纵皱纹，顶端有残存茎基及纤维状叶鞘。质硬而脆，易折断，断面略显油性，皮部黄色或棕黄色，木部黄色。气特异，味苦、微涩。

2. 麻花艽 呈类圆锥形，多由数个小根纠聚而膨大，直径可达 7 cm。表面棕褐色，粗糙，有裂隙呈网状孔纹。质松脆，易折断，断面多呈枯朽状。

3. 小秦艽 呈类圆锥形或类圆柱形，长 8～15 cm，直径 0.2～1 cm。表面棕黄色。主根通常 1 个，残存的茎基有纤维状叶鞘，下部多分枝。断面黄白色。

【化学成分】 主要含有环烯醚萜苷类，如龙胆苦苷(gentiopicroside)、獐牙菜苷、马钱苷酸(loganic acid)；三萜类，如栎瘿酸(roburic acid)、齐墩果酸；还含黄酮类、香豆素类、生物碱、挥发油、多糖等成分。本品中龙胆苦苷($C_{16}H_{20}O_9$)和马钱苷酸($C_{16}H_{24}O_{10}$)的总量不得少于 2.5%。

【药理作用】 ①抗炎镇痛作用；②免疫抑制作用。此外，秦艽还有抗病毒、抗肿瘤、保肝等作用。

【功效】 性平，味辛、苦。祛风湿，清湿热，止痹痛，退虚热。用于风湿痹痛，中风半身不遂，筋脉拘挛，骨节酸痛，湿热黄疸，骨蒸潮热，小儿疳积发热。

龙胆科小结

龙胆科	学习要点
特征	草本；花辐射对称；雄蕊与花冠裂片同数而互生；蒴果
化学成分	裂环烯醚萜苷类、𠮿酮类、生物碱类
常见生药	龙胆、秦艽
龙胆	性状：根茎块状，断面皮部黄白色，木部点状环列 显微：草酸钙针晶 成分：龙胆苦苷、獐牙菜苦苷、龙胆𠮿酮、龙胆三糖

续表

龙胆科	学习要点
秦艽	性状：圆柱形，顶端有残存茎基及纤维状叶鞘 显微：草酸钙针晶 成分：龙胆苦苷

三十七、萝藦科 Asclepiadaceae

本科有 180 属，2200 余种，分布于全世界，主产于热带地区。我国有 44 属，245 种，全国分布，以西南、华南地区种类较多。主要生药有香加皮、白薇、白前、徐长卿等。

【形态特征】 藤本或多年生草本，具乳汁。单叶对生。花两性，辐射对称，5 基数；雄蕊 5 枚，与雌蕊合生成合蕊柱；花丝合生成具有蜜腺的筒，将雌蕊包围，称合蕊冠；花粉粒常聚合成花粉块；子房上位，2 心皮，离生；蓇葖果，种子顶端具白色丝状毛。

【解剖特征】 本科植物均有乳管；茎具双韧维管束。

【化学特征】 本科植物所含化学成分包括 C_{21} 甾体苷类、强心苷类、皂苷类、生物碱类、酚类。①C_{21} 甾体苷类，如萝藦苷元、牛皮消苷元等。②强心苷类，如牛角瓜苷等，是本科的主要有毒成分。③皂苷类，如杠柳皂苷、杠柳毒苷。④生物碱类，如娃儿藤碱（tylophorine）、娃儿藤新碱（tylophorimidine）。⑤酚类，如牡丹酚。

香加皮 Periplocae Cortex

【来源】 萝藦科植物杠柳 *Periploca sepium* Bge. 的干燥根皮。

【产地】 主产于山西、河北、山东等地。

【性状】 ①呈卷筒状或槽状，少数呈不规则的块片状，长 3～10 cm，直径 1～2 cm，厚 0.2～0.4 cm。②外表面灰棕色或黄棕色，栓皮松软常呈鳞片状，易剥落。③内表面淡黄色或淡黄棕色，较平滑，有细纵纹。④体轻，质脆，易折断，断面不整齐，黄白色。⑤有特异香气，味苦。

【显微特征】 粉末淡棕色。①草酸钙方晶直径 9～20 μm。②石细胞长方形或类多角形，直径 24～70 μm。③乳管含无色油滴状颗粒。木栓细胞棕黄色，多角形。④淀粉粒甚多，单粒类圆形或长圆形，直径 3～11 μm；复粒由 2～6 分粒组成。

【化学成分】 ①甾体皂苷类：北五加皮苷（periplocoside）A～K 等。②孕烯醇类：5-孕甾烯-3β,20R-二醇-3-单乙酸酯、21-O-甲基-5-孕甾烯-3β 等。③酚类：4-甲氧基水杨醛，为香加皮香气成分。本品中 4-甲氧基水杨醛（$C_8H_8O_3$）的含量不得少于 0.20%。

【药理作用】 ①强心作用，杠柳苷具有强心作用；②抗炎作用；③免疫调节作用，具有促进荷瘤小鼠免疫功能的作用；④细胞分化诱导作用，香加皮甲醇提取物具有细胞分化诱导活性；⑤抗肿瘤作用。

【功效】 性温，味辛、苦。利水消肿，祛风湿，强筋骨。用于下肢浮肿，心悸气短，风寒湿痹，腰膝酸软。

白薇 Cynanchi Atrati Radix et Rhizoma

【来源】 萝藦科植物白薇 *Cynanchum atratum* Bge. 或蔓生白薇 *Cynanchum versicolor* Bge. 的干燥根和根茎。

【产地】 主产于山东、辽宁、安徽等地。

【性状】 ①根茎粗短，有结节，多弯曲。②上面有圆形的茎痕，下面及两侧簇生多数细长的根，根长 10～25 cm，直径 0.1～0.2 cm。③表面棕黄色。质脆，易折断，断面皮部黄白色，木

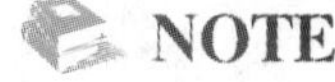

部黄色。④气微，味微苦。

【显微特征】

1. 根横切面 ①表皮细胞 1 列，通常仅部分残留。②下皮细胞 1 列，径向稍延长；分泌细胞长方形或略弯曲，内含黄色分泌物。皮层宽广，内皮层明显。③木质部细胞均木化，导管大多位于两侧，木纤维位于中央。④薄壁细胞含草酸钙簇晶及大量淀粉粒。

2. 粉末 灰棕色。①草酸钙簇晶较多，直径 7～45 μm。②分泌细胞类长方形，常内含黄色分泌物。③木纤维长 160～480 μm，直径 14～24 μm。石细胞长 40～50 μm，直径 10～30 μm。④导管以网纹导管、具缘纹孔导管为主。⑤淀粉粒单粒脐点点状、裂缝状或三叉状，直径 4～10 μm；复粒由 2～6 分粒组成。

【化学成分】 含挥发油，如白薇素；强心苷，如白前苷 C、白前苷 H、直立白薇苷 A～E 等成分。

【药理作用】 ①解热作用；②抗炎作用；③强心作用；④利尿作用。

【功效】 性寒，味苦、咸。清热凉血，利尿通淋，解毒疗疮。用于温邪伤营发热，阴虚发热，骨蒸劳热，产后血虚发热，热淋，血淋，痈疽肿毒。

白前 Cynanchi Stauntonii Rhizoma et Radix

【来源】 萝藦科植物柳叶白前 *Cynanchum stauntonii*（Decne.）Schltr. ex Lévl. 或芫花叶白前 *Cynanchum glaucescens*（Decne.）Hand. -Mazz. 的干燥根茎和根。

【产地】 主产于浙江、安徽、江苏等地。

【性状】

1. 柳叶白前 ①根茎呈细长圆柱形，有分枝，稍弯曲，长 4～15 cm，直径 1.5～4 mm。②表面黄白色或黄棕色，节明显，节间长 1.5～4.5 cm，顶端有残茎。③质脆，断面中空。④节处簇生纤细弯曲的根，长可达 10 cm，直径不及 1 mm，有多次分枝呈毛须状，常盘曲成团。⑤气微，味微甜。

2. 芫花叶白前 ①根茎较短小或略呈块状；表面灰绿色或灰黄色，节间长 1～2 cm。质较硬。②根稍弯曲，直径约 1 mm，分枝少。

【化学成分】 主要含三萜皂苷类，如白前皂苷、海罂粟苷元 A、海罂粟苷元 B 及海罂粟苷元 C-黄花夹竹桃单糖苷等成分。

【药理作用】 ①镇咳祛痰作用；②抗炎作用；③镇痛作用；④抗流感病毒作用。

【功效】 性微温，味辛、苦。降气，消痰，止咳。用于肺气壅实，咳嗽痰多，胸满喘急。

萝藦科小结

萝藦科	学习要点
特征	藤本或多年生草本，具乳汁，种子具白色丝状毛
化学成分	强心苷类、皂苷类、生物碱类及酚类
常见生药	香加皮、白薇、白前
香加皮	性状：卷筒状；栓皮松软常呈鳞片状 显微：草酸钙方晶，乳管 成分：4-甲氧基水杨醛
白薇	性状：根茎粗短，断面皮部黄白色，木部黄色 显微：草酸钙簇晶，分泌细胞，石细胞 成分：挥发油、强心苷类

续表

萝藦科	学习要点
白前	性状：细长圆柱形或块状 显微：草酸钙簇晶，乳管 成分：三萜皂苷

三十八、旋花科 Convolvulaceae

本科约有 50 属，1500 种，广布于全球，主产于美洲和亚洲的热带与亚热带地区。我国有 22 属，约 130 种，南北地区均有分布。重要药用属为牵牛属（*Pharbitis*）、旋花属（*Convolvulus*）等，主要生药有菟丝子、牵牛子等。

【形态特征】 草本、亚灌木或灌木，偶为乔木，在干旱地区有些种类变成多刺的矮灌丛或寄生。茎蔓性，长 1～3 m，下部多分枝；地下具白色横走根。叶互生，螺旋排列，寄生种类无叶，通常为单叶，全缘，或不同深度的掌状或羽状分裂至全裂；无托叶，有时有假托叶（为缩短的腋枝的叶）。花单生于叶腋，具细长梗，花冠红色；子房上位，蒴果。

菟丝子 Cuscutae Semen

【来源】 旋花科植物南方菟丝子 *Cuscuta australis* R. Br. 或菟丝子 *Cuscuta chinensis* Lam. 的干燥成熟种子。

【产地】 分布于黑龙江、吉林、辽宁、河北、山西、陕西、宁夏、甘肃、内蒙古、新疆、山东、江苏、安徽、河南、浙江、福建、四川、云南等地。

【性状】 种子呈类球形，直径 1～2 mm。表面灰棕色至棕褐色，粗糙，种脐线形或扁圆形。质坚实，不易以指甲压碎。气微，味淡。

【显微特征】 粉末黄褐色或深褐色。种皮表皮细胞断面观呈类方形或类长方形，侧壁增厚；表面观呈圆多角形，角隅处壁明显增厚。种皮栅状细胞成片，断面观 2 列，外列细胞较内列细胞短，具光辉带，位于内侧细胞的上部；表面观呈多角形，皱缩。胚乳细胞呈多角形或类圆形，胞腔内含糊粉粒。子叶细胞含糊粉粒及脂肪油滴。

【化学成分】 主要含黄酮类，如金丝桃苷、山柰酚-3-O-β-D-吡喃葡萄糖苷；三萜类、甾醇等成分。本品中金丝桃苷的含量（$C_{21}H_{20}O_{12}$）不得少于 0.10%。

【药理作用】 ①滋补作用；②降血脂、血糖作用；③保肝作用；④抗衰老和抗氧化作用等。

【功效】 性平，味辛、甘。补益肝肾，固精缩尿，安胎，明目，止泻；外用消风祛斑。用于肝肾不足，腰膝酸软，阳痿遗精，遗尿尿频，肾虚胎漏，胎动不安，目昏耳鸣，脾肾虚泻；外治白癜风。

牵牛子 Pharbitidis Semen

【来源】 旋花科植物裂叶牵牛 *Pharbitis nil*（L.）Choisy 或圆叶牵牛 *Pharbitis purpurea*（L.）Voigt 的干燥成熟种子。

【产地】 野生与栽培均有，全国各地均产。

【性状】 种子似橘瓣状，长 4～8 mm，宽 3～5 mm。表面灰黑色或淡黄白色，背面有一条浅纵沟，腹面棱线的下端有一点状种脐，微凹。质硬，横切面可见淡黄色或黄绿色皱缩折叠的子叶，微显油性。气微，味辛、苦，有麻感。

【显微特征】 粉末淡黄棕色。种皮表皮细胞深棕色，形状不规则，壁波状。非腺毛单细胞，黄棕色，稍弯曲，长 50～240 μm。子叶碎片中有分泌腔，圆形或椭圆形，直径 35～106 μm。

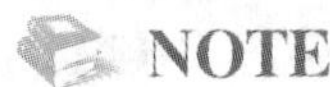
NOTE

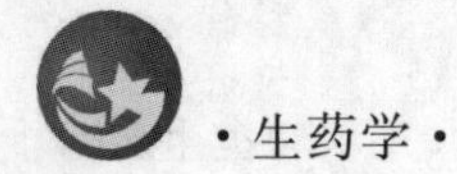

草酸钙簇晶直径 10～25 μm。栅状组织碎片和光辉带有时可见。

【化学成分】 含苷类(如牵牛子苷)、生物碱(如麦角碱)等成分。

【药理作用】 ①泻下作用;②利尿作用;③驱虫作用等。

【功效】 性寒,味苦;有毒。泻水通便,消痰涤饮,杀虫攻积。用于水肿胀满,二便不通,痰饮积聚,气逆喘咳,虫积腹痛。

旋花科小结

旋花科	学习要点
特征	草本,花单生,蒴果
化学成分	生物碱类、皂苷类
常见生药	菟丝子、牵牛子
菟丝子	性状:类球形,种脐线形或扁圆形 显微:糊粉粒及脂肪油滴 成分:金丝桃苷、多糖
牵牛子	性状:橘瓣状,种脐线形或扁圆形 显微:非腺毛单细胞,分泌腔,草酸钙簇晶 成分:牵牛子苷、生物碱类

目标检测

目标检测答案
12-11

一、单项选择题

1. 秦皮产生荧光的主要成分是(　　)。

A. 七叶树素　B. 七叶树苷　C. 秦皮素　D. 秦皮苷

2. 水浸液,日光下可见碧蓝色荧光的是(　　)。

A. 秦皮　B. 核桃楸皮　C. 地骨皮　D. 白鲜皮

3. 马钱子有大毒,一般剂量为(　　)。

A. 0.1 g　B. 0.25 g　C. 0.5 g　D. 0.75 g

4. 小茴香的镶嵌细胞存在于(　　)。

A. 外果皮　B. 中果皮　C. 内果皮　D. 外种皮

5. 确定种子粉末生药的主要特征是(　　)。

A. 淀粉粒　B. 花粉粒　C. 糊粉粒　D. 果皮碎片

6. 新鲜的山茱萸表面呈(　　)。

A. 紫红色　B. 紫黑色　C. 淡棕色　D. 棕黄色

7. 除(　　)外均是以种子入药。

A. 五味子　B. 马钱子　C. 菟丝子　D. 牵牛子

8. 除(　　)外均是以果实入药。

A. 五味子　B. 枸杞子　C. 莲子　D. 连翘

二、多项选择题

1. 有油室的中药材有(　　)。

A. 黄芪　B. 川芎　C. 黄芩　D. 当归　E. 马钱子

NOTE

2. 生药龙胆的原植物有(　　)。

A. 粗糙龙胆　B. 条叶龙胆　C. 三花龙胆　D. 坚龙胆　E. 大花龙胆

3. 连翘抗菌活性成分主要有(　　)。

A. 连翘酯苷 A　B. 连翘酯苷 C　C. 连翘酯苷 D　D. 连翘苷　E. 松脂素

4. 马钱子的化学成分主要有(　　)。

A. 番木鳖碱　B. 马钱子碱　C. 马钱苷　D. 桦木酸　E. 牛蒡子苷

5. 不属于香加皮香气成分的为(　　)。

A. 北五加皮苷　B. 杠柳苷　C. 4-甲氧基水杨醛

D. 娃儿藤碱　E. 杠柳加拿大麻糖苷

三、简答题

1. 显微方法如何区分龙胆与坚龙胆的特征?

2. 简要说明木犀科的显微特征。

(段黎娟)

三十九、紫草科 Boraginaceae

本科约有 100 属,2000 种,分布于温带或热带地区。我国有 48 属,269 种,全国均有分布,多数分布于青藏高原、横断山脉和西部地区。重要药用属为软紫草属(*Arnebia*),主要生药有紫草、鹤虱等。

【形态特征】 多为草本,常密被粗硬毛。单叶互生,稀对生,常全缘,无托叶。常为单歧聚伞花序或聚伞花序聚生于茎顶,花两性,辐射对称,萼片 5,分离或基部合生;花冠 5,呈管状、辐射状或漏斗状,喉部常有附属物;雄蕊着生于花冠上,且与花冠同数,子房上位。核果或 4 枚小坚果。

【解剖特征】 植物体的毛基细胞瘤状,坚硬,有钟乳体类似物。

【化学特征】 主要含吡咯里西啶类生物碱、萘醌类色素、多糖和脂肪酸类成分。

紫草 Arnebiae Radix

【来源】 紫草科植物新疆紫草 *Arnebia euchroma* (Royle) Johnst. 或内蒙紫草 *Arnebia guttata* Bunge 的干燥根。

【产地】 新疆紫草主产于新疆、西藏等地。内蒙紫草主产于内蒙古、甘肃。

【性状】

1. 新疆紫草(软紫草) 呈不规则的长圆柱形,多扭曲,长 7～20 cm,直径 1～2.5 cm,顶端有时可见分枝的茎残基,表面紫红色或紫褐色。皮部疏松,呈条形片状,常 10 余层重叠,易剥落。体轻,质松软,易折断,断面不整齐,中心木质部较小,黄白色或黄色。气特异,味微苦、涩。

2. 内蒙紫草 呈圆锥形或圆柱形,扭曲,长 6～20 cm,直径 0.5～4 cm。根头部略粗大,顶端有残茎 1 个或多个,被短硬毛。表面紫红色或暗紫色,皮部略薄,常数层相叠,易剥离。质硬而脆,易折断,断面较整齐,皮部紫红色,木部较小,黄白色。气特异,味涩。

【显微特征】 粉末深紫红色。①非腺毛单细胞,直径 13～56 μm,基部膨大成喇叭状,壁具纵细条纹,有的胞腔内含紫红色色素。②栓化细胞红棕色,表面观呈多角形或圆多角形,含紫红色色素。③薄壁细胞较多,淡棕色或无色,大多充满紫红色色素。④导管主为网纹导管,少有具缘纹孔导管。

【化学成分】 主要含萘醌类衍生物,如 β,β′-二甲基丙烯酰阿卡宁(β,β′-dimethylacrylalkannin)、左旋紫草素、乙酰紫草素等;还含多糖、酚酸等成分。本品含羟基萘醌总色素以左旋紫草素($C_{16}H_{16}O_5$)计,不得少于 0.80%;β,β′-二甲基丙烯酰阿卡宁($C_{21}H_{22}O_6$)的含量不得少于 0.30%。

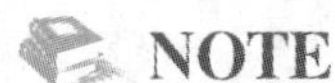

【药理作用】 ①紫草醇或水提物有抗炎作用;②紫草多糖及新疆紫草热水提取物有抗病毒作用;③紫草中的天然萘醌类成分有一定的抗肿瘤作用。此外,紫草还有抗菌、抗 HIV 等作用。

【功效】 性寒,味甘、咸。清热凉血,活血解毒,透疹消斑。用于血热毒盛,斑疹紫黑,麻疹不透,疮疡,湿疹,水火烫伤。

紫草科小结

紫草科	学习要点
特征	草本,单叶
化学成分	萘醌类
常见生药	紫草
紫草	性状:圆柱形或圆锥形,扭曲,紫色 成分:紫草素

四十、唇形科* Labiatae

本科约有 220 属,3500 种,分布于全世界。我国有 99 属,808 种,全国各地均有分布。已知药用 75 属,436 种。重要药用属有香薷属(*Elsholtzia*)、益母草属(*Leonurus*)、薄荷属(*Mentha*)、荆芥属(*Nepeta*)、罗勒属(*Ocimum*)、夏枯草属(*Prunella*)、鼠尾草属(*Salvia*)、黄芩属(*Scutellaria*)、百里香属(*Thymus*)等。主要的生药有薄荷、丹参、黄芩、荆芥、紫苏、广藿香、藿香、益母草、夏枯草、香薷等。

【形态特征】 ①草本,多含挥发油而有香气;②茎四棱形,叶对生(直轴式气孔);③轮伞花序,花冠唇形,二强雄蕊,雌蕊为二心皮合生,四深裂成假四室;④四分小坚果。

【显微特征】 本科植物茎角隅处具发达厚角组织,植物体茎叶具不同性状的毛被(腺毛、腺鳞,偶有间隙腺毛);气孔直轴式;器官中常含有油室、油管等分泌结构。

【化学成分】 ①二萜类:如丹参酮、隐丹参酮等。②挥发油:本科植物普遍含有挥发油,薄荷油是重要的药品与日用品、化工原料;广藿香油、紫苏油等具有抗菌、消炎及抗病毒作用。③生物碱:分布在益母草属和水苏属等少数类群中。④黄酮类:主要分布于黄芩属中,如黄芩苷。此外,本科植物还具有环烯醚萜类、昆虫变态激素等成分。

【重点生药】

薄荷* Menthae Haplocalycis Herba(附:薄荷油)

(英)Mentha Herb

案例解析
12-20

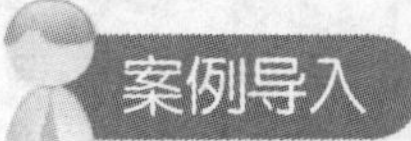

市场上销售的薄荷混伪品为留兰香,结合生物显微镜显微成像发现,薄荷和留兰香的上表面、下表面、叶缘、叶脉的微性状具有较大差异,薄荷叶上表面的非腺毛明显长于留兰香,薄荷叶叶缘和叶脉主脉存在大量的非腺毛,而留兰香叶缘和叶脉主脉则很少有非腺毛。

问题:微性状鉴别在生药鉴别中有何意义?

【来源】 唇形科植物薄荷 *Mentha haplocalyx* Briq. 的干燥地上部分。

【植物形态】 多年生草本,全株有香气。茎直立,方形,有倒向微柔毛和腺鳞。叶对生,叶

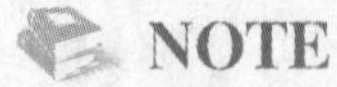

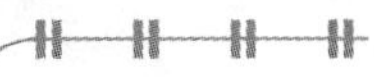

片卵形或长圆形，先端稍尖，基部楔形，边缘具细锯齿。轮伞花序腋生；花冠淡紫色；雄蕊4枚。小坚果卵球形。

薄荷植物图

【产地】 主产于江苏、浙江、湖南等省。江苏省为薄荷的主产区。

【采制】 7—8月割地上部分（头刀），供提取挥发油用。10—11月割取（二刀），供药用。

【性状】 ①茎呈方柱形，有对生分枝，长15～40 cm，直径0.2～0.4 cm；表面紫棕色或淡绿色，棱角处具茸毛，节间长2～5 cm；质脆，断面白色，髓部中空。②叶对生，有短柄；叶片皱缩卷曲，完整者展平后呈宽披针形、长椭圆形或卵形，长2～7 cm，宽1～3 cm；上表面深绿色，下表面灰绿色，稀被茸毛，有凹点状腺点。③轮伞花序腋生，花萼钟状，先端5齿裂，花冠淡紫色。④揉搓后有特殊清凉香气，味辛凉。

薄荷生药图

【显微特征】

1. 茎横切面 呈四方形。①表皮细胞1列，外被角质层，有扁球形腺鳞、单细胞头的腺毛和非腺毛。②皮层为数列薄壁细胞，排列疏松；四角有明显的棱脊，向内有10数列厚角细胞；内皮层1列，凯氏点清晰可见。③维管束于四角处较发达，于相邻两角间具数个小维管束；韧皮部狭窄；木质部于四角处较发达，由导管、木薄壁细胞及木纤维等组成。④髓部由薄壁细胞组成，中心常有空隙。⑤茎各部细胞内有时含有针簇状橙皮苷结晶（图12-65、图12-66）。

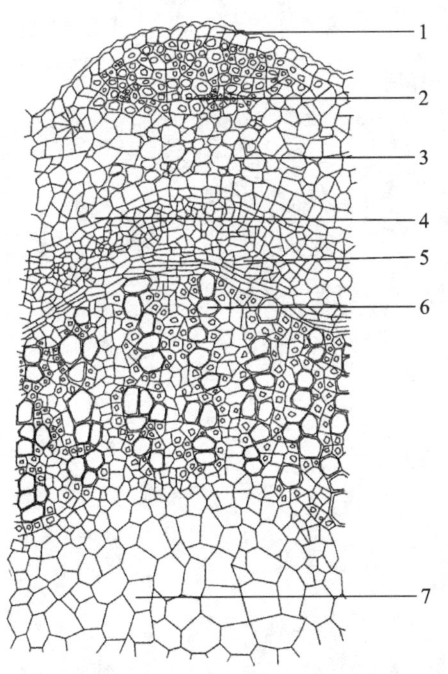

图12-65 薄荷（茎）横切面详图

1. 表皮；2. 厚角组织；3. 皮层；4. 内皮层；5. 韧皮部；6. 导管；7. 髓

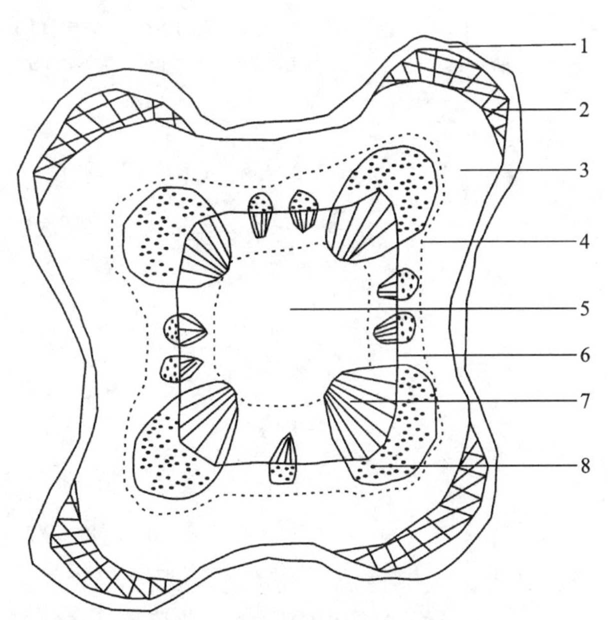

图12-66 薄荷（茎）横切面简图

1. 表层；2. 厚角组织；3. 皮层；4. 内皮层；5. 髓；6. 形成层；7. 导管；8. 韧皮部

2. 叶横切面 ①上表皮细胞长方形；下表皮细胞稍小，具气孔；上下表皮有多数凹陷，内有大型特异的腺鳞。②叶肉栅栏组织为1～2列细胞，海绵组织4～5列，叶肉细胞含橙皮苷结晶。③主脉维管束外韧型；韧皮部和木质部外侧有厚角组织（图12-67）。

薄荷叶横切面彩图

3. 粉末淡黄绿色 ①腺鳞头部顶面观呈圆形，侧面观扁球形，6～8细胞；柄极短，单细胞。②小腺毛头部及柄部均为单细胞，头部椭圆形，内含淡黄色分泌物。③非腺毛完整者1～8细胞，稍弯曲，疣状突起较细密。④叶片上表皮细胞表面观不规则形，壁略弯曲，下表皮细胞壁弯曲，细胞中含橙皮苷结晶。⑤气孔直轴式（图12-68）。

【化学成分】 含有挥发油、黄酮类、有机酸、三萜类等化合物。①挥发油：含挥发油0.8%

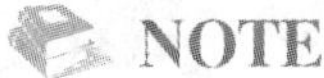

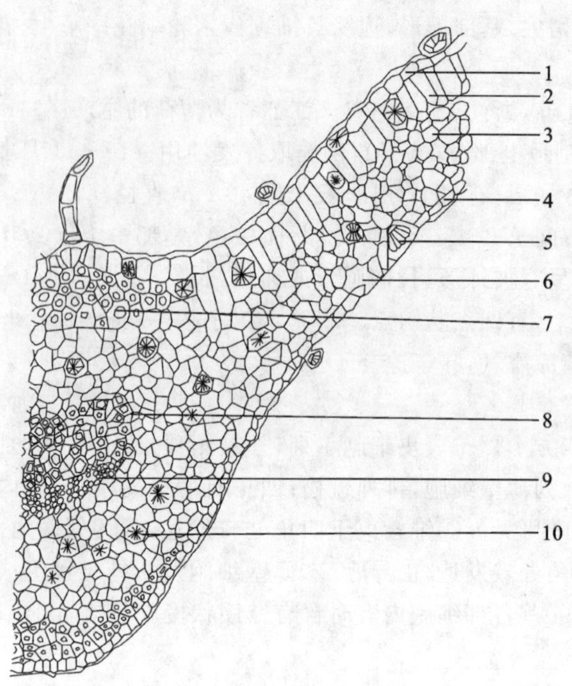

图 12-67 薄荷(叶)横切面详图

1.上表皮;2.栅栏组织;3.海绵组织;4.下表皮;5.腺毛;6.气孔;7.厚角组织;8.木质部;9.韧皮部;10.橙皮苷结晶

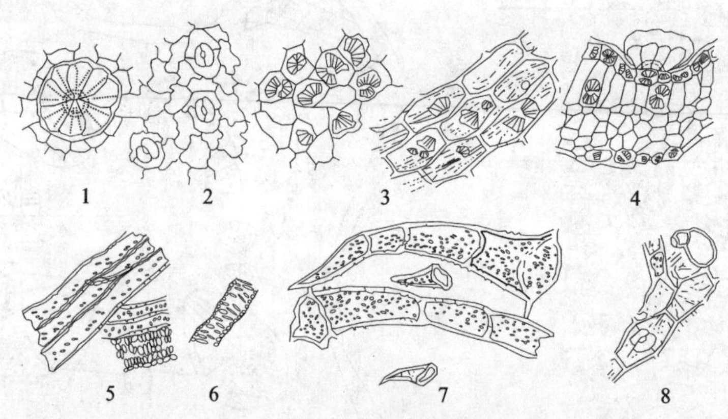

图 12-68 薄荷粉末图

1.腺鳞;2.腺毛;3.橙皮苷结晶;4.茎鳞皮;5.木纤维;6.导管;7.非腺毛;8.叶肉碎片

～2.0%,称薄荷油,油中主要含 L-薄荷脑(L-menthol),含量可达 62.3%～87.2%,其次为 L-薄荷酮(L-menthone,约 12%)、异薄荷酮、胡薄荷酮等。②黄酮类:如木犀草素-7-O-β-D-葡萄糖苷、薄荷异黄酮苷等。③有机酸:如迷迭香酸、咖啡酸等。

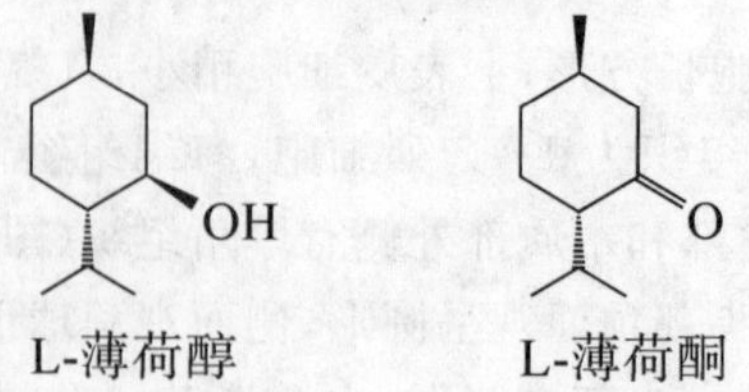

【理化鉴别】

1. 微量升华 取叶的粉末少量,经微量升华得油状物,加硫酸 2 滴及香草醛结晶少量,初显黄色至橙黄色,再加水 1 滴,即变紫红色。

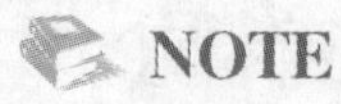

2. TLC 本品粉末加无水乙醇超声提取后，与薄荷对照药材、薄荷脑对照品溶液共薄层展开，喷以2%对二甲氨基苯甲醛的40%硫酸乙醇溶液，80 ℃加热至斑点显色清晰，置于紫外光灯(365 nm)下检视，供试品色谱在与对照药材和对照品色谱相应的位置上，显相同颜色的荧光斑点。

【含量测定】 (1)采用挥发油测定法测定，按干燥品计算，含挥发油不得少于0.80%(mL/g)。

(2)采用气相色谱法测定，含薄荷脑($C_{10}H_{20}O$)不得少于0.20%。

【药理作用】

1. 抗菌、抗病毒作用 薄荷水煎剂对病毒ECHO11株有抑制作用。对金黄色葡萄球菌、甲型链球菌、福氏痢疾杆菌、白色念珠菌等多种球菌、杆菌均有抑制作用。

2. 中枢兴奋作用 小剂量服用薄荷可兴奋中枢神经系统，促使皮肤毛细血管扩张，并促进汗腺分泌，增加散热。

3. 解痉、止痛作用 对兔离体肠和豚鼠离体回肠均有解痉作用。外用有止痒、止痛及对抗刺激的作用。

4. 抗早孕作用 薄荷水溶液及薄荷油对大鼠、小鼠均有明显的抗早孕作用。

【功效】 性凉，味辛。疏散风热，清利头目，利咽，透疹，疏肝行气。用于风热感冒，风温初起，头痛，目赤，喉痹，口疮，风疹，麻疹，胸胁胀闷。

【附注】

1. 薄荷油 唇形科植物薄荷 *Mentha haplocalyx* Briq. 的新鲜茎和叶经水蒸气蒸馏，再冷冻，部分脱脑加工得到的挥发油。为无色或淡黄色的澄清液体。有特殊清凉香气，味初辛、后凉。存放日久，色渐变深。本品与乙醇、氯仿或乙醚能任意混合。相对密度为0.888～0.908。薄荷油为芳香药、调味药及祛风药，可用于皮肤或黏膜产生清凉感以减轻不适及疼痛。

2. 留兰香 *Mentha spicata* L. 原产于欧洲，我国有大量栽培。所含挥发油主成分为藏茴香酮(carvone)，不含薄荷醇，油香气怡人，多用于牙膏与食品工业。近年来有个别地区将留兰香混入薄荷中使用，因其不含薄荷脑，不能混入，应注意鉴别。

丹参* Salviae Miltiorrhizae Radix et Rhizoma

(英)Danshen Root

【来源】 唇形科植物丹参 *Salvia miltiorrhiza* Bge. 的干燥根和根茎。

【植物形态】 多年生草本，全株密被柔毛及腺毛。根圆柱形，朱红色。茎四棱形。叶对生，羽状复叶，卵形至椭圆状卵形，边缘有锯齿，两面被柔毛。轮伞花序组成顶生或腋生的假总状花序；花萼钟状，紫色；花冠蓝紫色，二唇形；雄蕊2枚。小坚果椭圆形。

【产地】 主产于山东、四川、陕西、河南、山西、安徽、江苏等地。栽培或野生。

【采制】 春、秋二季采挖，除去泥沙、地上部分及须根，晒干。

丹参植物图

【性状】 根茎短粗，顶端有时残留茎基。①根数条，长圆柱形，略弯曲，有的分枝并具须状细根，长10～20 cm，直径0.3～1 cm。②表面棕红色或暗棕红色，粗糙，具纵皱纹。老根外皮疏松，多显紫棕色，常呈鳞片状剥落。③质硬而脆，断面疏松，有裂隙或略平整而致密，皮部棕红色，木部灰黄色或紫褐色，导管束黄白色，呈放射状排列。④气微，味微苦涩。

【显微特征】

丹参生药图

1. 根横切面 ①木栓层4～6列细胞，有时可见落皮层组织存在。②皮层宽广。③韧皮部狭窄，呈半月形。④形成层成环，束间形成层不甚明显。⑤木质部8～10束，呈放射状，导管在形成层处较多，呈切向排列，渐至中央导管呈单列；木质部射线宽，纤维长成束存在于中央的初生木质部(图12-69)。

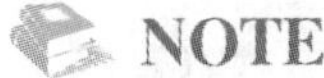

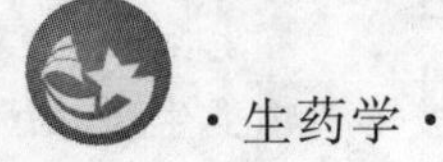

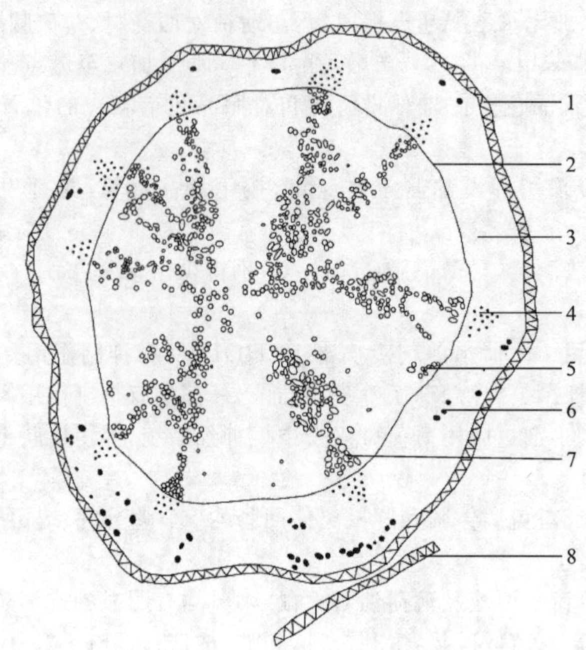

图 12-69　丹参(根)横切面简图

1. 木栓层；2. 形成层；3. 皮层；4. 韧皮部；5. 导管；6. 石细胞；7. 木质部；8. 落皮层

2. 粉末　红棕色。①石细胞类圆形、类三角形、类长方形或不规则形，也有延长呈纤维状，边缘不平整，直径 14～70 μm，长可达 257 μm，孔沟明显，有的胞腔内含黄棕色物。②木纤维多为纤维管胞，长梭形，末端斜尖或钝圆，直径 12～27 μm，具缘纹孔点状，纹孔斜裂缝状或"十"字形，孔沟稀疏。③网纹导管和具缘纹孔导管直径 11～60 μm。④木栓细胞黄棕色，表面类方形或多角形，壁稍厚(图 12-70)。

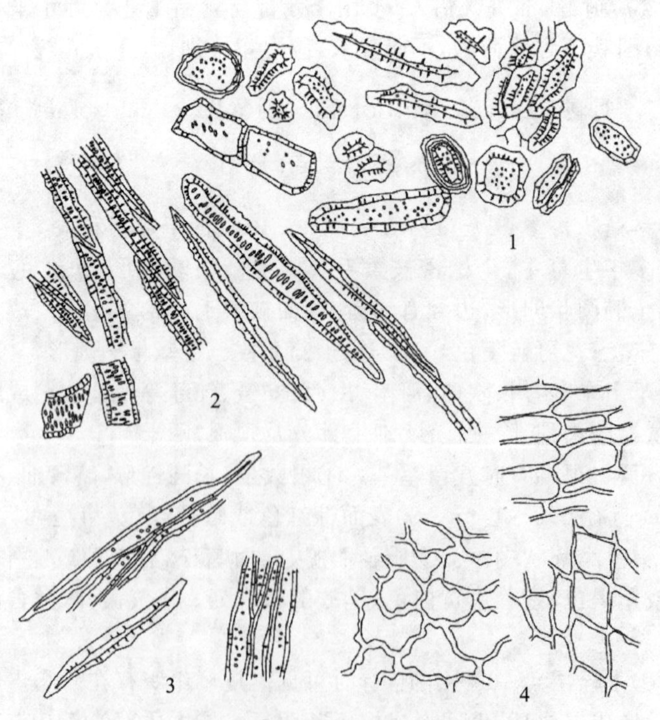

图 12-70　丹参(根)粉末特征图

1. 石细胞；2. 导管；3. 木纤维；4. 木栓细胞

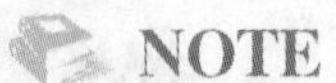

【化学成分】 主要含有二萜醌类（脂溶性）、酚酸类（水溶性）、黄酮类、三萜类等化合物。①二萜醌类：如丹参酮（tanshinone）Ⅰ、丹参酮Ⅱ$_A$、丹参酮Ⅱ$_B$、隐丹参酮（cryptotanshinone）、二氢丹参酮Ⅰ（dihydrotanshinoneⅠ）。②酚酸类：如丹酚酸（salvianolic acid）A、丹酚酸 B、丹酚酸 C、迷迭香酸、紫草酸 B、原儿茶酸、原儿茶醛等。

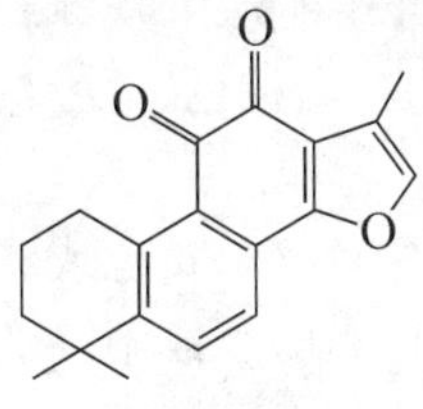

丹参酮Ⅱ$_A$ 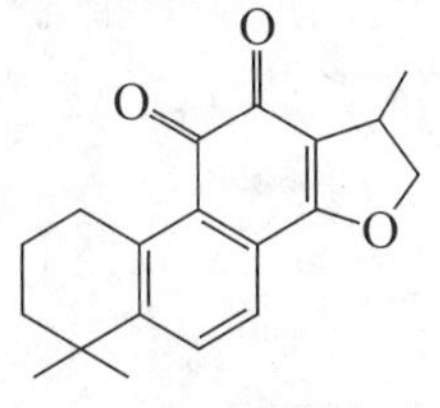　　隐丹参酮 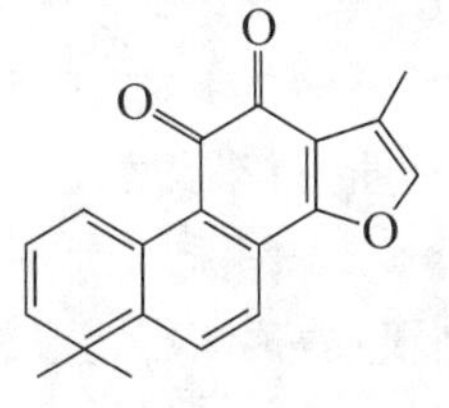　　丹参酮Ⅰ

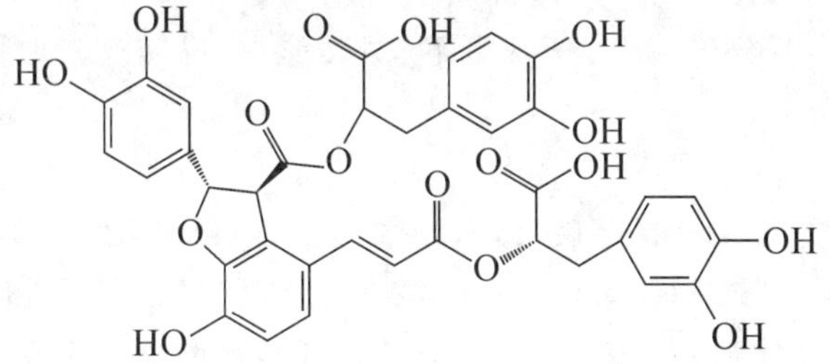

丹酚酸B

【理化鉴别】 TLC：本品粉末加乙醇超声提取后，与丹参对照药材、丹参酮Ⅱ$_A$和丹酚酸 B 对照品溶液共薄层展开，分别在日光及紫外光灯（365 nm）下检视，供试品色谱中，在与对照药材色谱和对照品色谱相应的位置上显相同颜色的斑点。

【含量测定】 采用 HPLC 测定。按干燥品计算，含丹参酮Ⅱ$_A$（$C_{19}H_{18}O_3$）、隐丹参酮（$C_{19}H_{20}O_3$）和丹参酮Ⅰ（$C_{18}H_{12}O_3$）的总量不得少于 0.25%；含丹酚酸 B（$C_{36}H_{30}O_{16}$）不得少于 3.0%。

【药理作用】

1. 心血管作用 丹参可扩张冠状动脉，增加血流量，降低心肌的兴奋性，对心肌缺血有一定的保护作用。

2. 对脑血管作用 丹参可改善脑缺血再灌注所致小鼠学习记忆障碍及脂质过氧化反应，可降低脑缺血大鼠的脑梗死面积和水肿。

3. 抗血栓形成作用 丹参水提取液体外试验有抑制凝血激活纤溶酶原促进纤维蛋白裂解的作用。丹参素有抑制血小板聚集、抗血栓形成作用，也有抗凝血作用。

4. 抗氧化作用 丹酚酸、丹参素等单体抗氧化自由基作用强；水溶性部位能显著抑制动物心、脑、肝、肾等微粒体的脂质过氧化；丹参酮Ⅱ$_A$能清除自由基，保护 DNA。

5. 抗肿瘤作用 丹参酮Ⅱ$_A$具有杀伤肿瘤细胞、诱导癌细胞分化和凋亡的作用。

此外，丹参还具有促进组织修复和再生、保肝、促进骨折愈合等药理作用。

【功效】 性微寒，味苦。活血祛瘀，通经止痛，清心除烦，凉血消痈。用于胸痹心痛，脘腹胁痛，癥瘕积聚，热痹疼痛，心烦不眠，月经不调，痛经经闭，疮疡肿痛。

黄芩* Scutellariae Radix

（英）Baical Skullcap Root

【来源】 唇形科植物黄芩 *Scutellaria baicalensis* Georgi 的干燥根。

【植物形态】 多年生草本。主根粗壮，圆锥形，老根中心常腐朽、中空。茎丛生，钝四棱

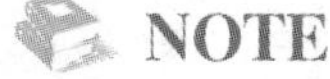

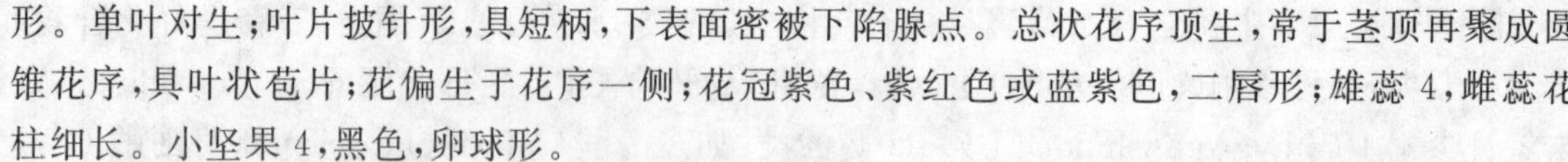

黄芩植物图

黄芩生药图

形。单叶对生;叶片披针形,具短柄,下表面密被下陷腺点。总状花序顶生,常于茎顶再聚成圆锥花序,具叶状苞片;花偏生于花序一侧;花冠紫色、紫红色或蓝紫色,二唇形;雄蕊 4,雌蕊花柱细长。小坚果 4,黑色,卵球形。

【产地】 主产于河北、山西、内蒙古、辽宁等地。以山西产量较大,河北承德质量较好。

【采制】 春、秋二季采挖,除去地上部分、须根和泥沙,晒至半干,撞去外皮,晒干。商品将新根色鲜黄、内部充实者称“子芩”(又称“条芩”或“枝芩”);老根内部暗棕色、中心枯朽者称“枯芩”。子芩质佳,枯芩次之。

【性状】 ①根呈圆锥形,扭曲,长 8～25 cm,直径 1～3 cm。②表面棕黄色或深黄色,有稀疏的疣状细根痕,顶端有茎痕或残留的茎基,上部较粗糙,有扭曲的纵皱纹或不规则的网纹,下部有顺纹和细皱纹。③质硬而脆,易折断,断面黄色,中心红棕色;老根中心呈暗棕色或棕黑色,枯朽状或已成空洞者称为“枯芩”。新根称“子芩”或“条芩”。④气微,味苦。

栽培品较细长,多有分枝。表面浅黄棕色,外皮紧贴,纵皱纹较细腻。断面黄色或浅黄色,略呈角质样。味微苦。

【显微鉴别】

1. 根横切面 ①木栓层外部多破裂,木栓细胞中有石细胞散在。②皮层与韧皮部界限不明显,有多数石细胞与韧皮纤维,单个或成群散在,石细胞多分布于外侧,韧皮纤维多分布于内侧。③形成层成环。④木质部在老根中央,有栓化细胞环形成。⑤薄壁细胞中含有淀粉粒(图 12-71)。

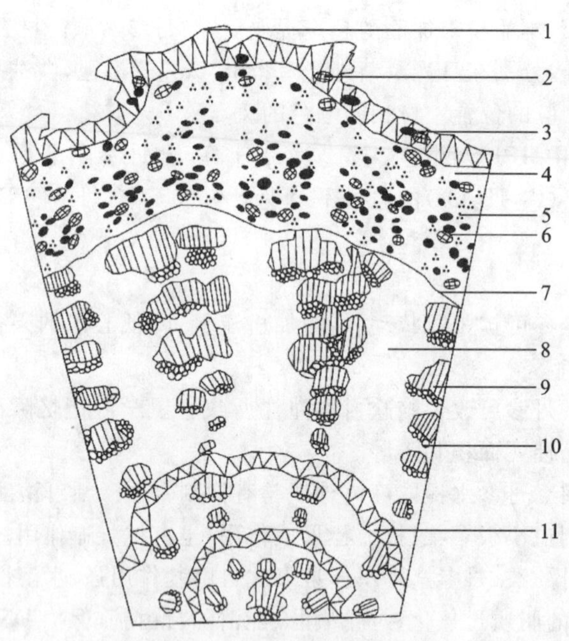

图 12-71 黄芩(根)横切面简图

1. 木栓层;2. 纤维束;3. 石细胞;4. 皮层;5. 韧皮部;6. 皮层内侧石细胞和纤维;7. 形成层;8. 木射线;9. 木质部;10. 木纤维;11. 栓化细胞环

2. 粉末 黄色。①韧皮纤维单个散在或数个成束,梭形,长 60～250 μm,直径 9～33 μm,壁厚,孔沟明显。②木纤维较细长,多碎断,两端尖,壁不甚厚。③石细胞较多,类圆形、类方形或长方形,长 60～160 μm,壁厚可至 24 μm。④木栓细胞棕黄色,多角形。⑤网纹导管多见,直径 24～72 μm,具缘纹孔及环纹导管较少。⑥木薄壁细胞及韧皮薄壁细胞纺锤形,有的中部具横隔。⑦淀粉粒甚多,单粒类球形,直径 2～10 μm,脐点明显,复粒由 2～3 分粒组成(图 12-72)。

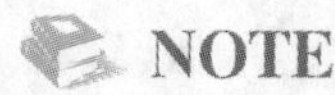

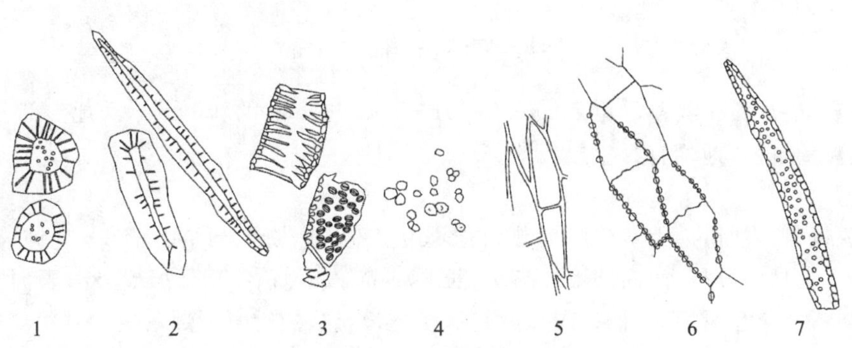

图 12-72 黄芩(根)粉末图

1.石细胞;2.韧皮纤维;3.导管;4.淀粉粒;5.木薄壁细胞;6.韧皮薄壁细胞;7.木纤维

【化学成分】 主要含多种黄酮类、萜类、甾醇、挥发油等化合物。黄酮类化合物是黄芩的有效成分,主要有黄芩苷(baicalin)、汉黄芩苷(wogonoside)、黄芩素(baicalein)、汉黄芩素(wogonin)、千层纸素 A(oroxylin A)、黄芩新素Ⅰ、黄芩新素Ⅱ、白杨黄素(chrysin)等。

黄芩中黄酮类化合物的含量与根的新老程度和炮制方法有关,如子芩中的黄芩苷、汉黄芩苷比枯芩高;黄芩苷易水解,加工炮制过程中需注意。

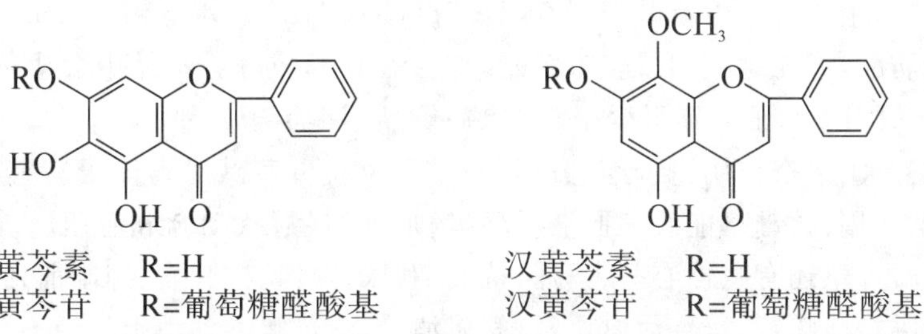

【理化鉴别】 (1)取黄芩粉末 2 g,加乙醇 20 mL,加热回流 15 min,滤过。取滤液 1 mL,加醋酸铅试液 2～3 滴,生成橘黄色沉淀;另取滤液 1 mL,加镁粉少量与盐酸 3～4 滴,显红色。

(2)TLC:本品粉末加乙酸乙酯-甲醇(3∶1)的混合溶液加热回流提取,滤液蒸干,残渣加甲醇溶解,取上清液作为供试品溶液。与黄芩对照药材、黄芩苷对照品、黄芩素对照品及汉黄芩素对照品溶液,共聚酰胺薄膜展开,置紫外光灯(365 nm)下检视。供试品色谱中,在与对照药材色谱相应的位置上,显相同颜色的斑点;在与对照品色谱相应的位置上,显三个相同的暗色斑点。

【含量测定】 采用 HPLC 测定。按干燥品计算,含黄芩苷($C_{21}H_{18}O_{11}$)不得少于 9.0%。

【药理作用】

1. 抗菌作用 黄芩提取物能有效抑制多种细菌生长,如蜡样芽孢杆菌、金黄色葡萄球菌、大肠杆菌、沙门氏菌等。

2. 抗病毒作用 黄芩素能够抵抗流感病毒和乙型肝炎病毒。

3. 抗炎和抗过敏作用 黄芩提取物能够抑制过敏性炎症的渗出,通过降低毛细血管通透性、抑制组胺和乙酰胆碱的释放等保护炎症反应造成的伤害。

4. 抗氧化作用 黄芩苷可抑制过氧化脂质和氧化型谷胱甘肽的形成,修复抗氧化酶如超氧化物歧化酶、过氧化氢酶。

此外,黄芩还具有抗肿瘤、保护神经及心血管、保肝利胆、降血脂等作用。

【功效】 性寒,味苦。清热燥湿,泻火解毒,止血,安胎。用于湿温、暑湿,胸闷呕恶,湿热痞满,泻痢,黄疸,肺热咳嗽,高热烦渴,血热吐衄,痈肿疮毒,胎动不安。

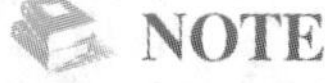

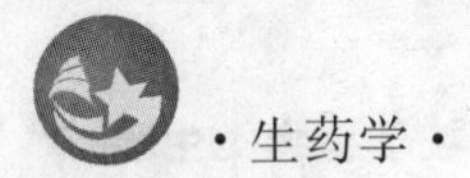

益母草 Leonuri Herba

【来源】 唇形科植物益母草 *Leonurus japonicus* Houtt. 的新鲜或干燥地上部分。

【产地】 全国各地均有野生或栽培。

【性状】

1. 鲜益母草 幼苗期无茎，基生叶圆心形，边缘 5～9 浅裂，每裂片有 2～3 钝齿。花前期茎呈方柱形，上部多分枝，四面凹下成纵沟，长 30～60 cm，直径 0.2～0.5 cm；表面青绿色，断面中部有髓。叶交互对生，有柄；叶片青绿色，质鲜嫩，揉之有汁；下部茎生叶掌状 3 裂，上部叶羽状深裂或浅裂成 3 片，裂片全缘或具少数锯齿。气微，味微苦。

2. 干益母草 茎表面灰绿色或黄绿色；体轻，质韧，断面中部有髓。叶片灰绿色，多皱缩、破碎，易脱落。轮伞花序腋生，小花淡紫色或黄棕色，花萼筒状，花冠二唇形。切段者长约 2 cm。

【显微特征】 茎横切面：表皮细胞外被角质层，有茸毛；腺鳞头部 4、6 或 8 细胞，柄单细胞；非腺毛 1～4 细胞。下皮厚角细胞在棱角处较多。皮层为数列薄壁细胞；内皮层明显。中柱鞘纤维束微木化。韧皮部较窄。形成层不明显。木质部在棱角处较发达。髓部薄壁细胞较大。薄壁细胞含细小草酸钙针晶及小方晶。鲜品近表皮部分皮层薄壁细胞含叶绿体。

【化学成分】 主要含有生物碱类，如益母草碱（leonurine）、水苏碱（stachydrine）、芸香碱、益母草酰胺；脂肪酸，如亚麻酸、月桂酸；黄酮，如芸香苷等成分。本品中含生物碱以盐酸水苏碱（$C_7H_{13}NO_2 \cdot HCl$）计，干品不得少于 0.50%；鲜品不得少于 0.40%。

【药理作用】 ①兴奋作用：益母草煎剂、醇浸膏及益母草碱对离体子宫有明显兴奋作用。②对血液系统的作用：益母草能改善血液循环，增加外周、冠状动脉和心肌营养血流量及抗凝血作用。此外，益母草还有减慢心率、镇痛、抗炎、利尿、降压、抗肿瘤、抑制前列腺增生等作用。

【功效】 性微寒，味苦、辛。活血调经，利尿消肿，清热解毒。用于月经不调，痛经经闭，水肿尿少，疮疡肿毒。

紫苏叶 Perillae Folium

【来源】 唇形科植物紫苏 *Perilla frutescens*（L.）Britt. 的干燥叶（或带嫩枝）。

【产地】 主产于江苏、浙江、河北等地，多为栽培。

【性状】 叶片多皱缩卷曲、破碎，完整者展平后呈卵圆形，长 4～11 cm，宽 2.5～9 cm。先端长尖或急尖，基部圆形或宽楔形，边缘具圆锯齿。两面紫色或上表面绿色，下表面紫色，疏生灰白色毛，下表面有多数凹点状的腺鳞。叶柄长 2～7 cm，紫色或紫绿色。质脆。带嫩枝者，枝的直径 2～5mm，紫绿色，断面中部有髓。气清香，味微辛。

【显微特征】 粉末黄白色至灰绿色。木纤维众多，多成束，直径 8～45 μm。中柱鞘纤维淡黄色或黄棕色，长梭形，直径 10～46 μm，有的孔沟明显。表皮细胞棕黄色，表面观呈多角形或类方形，垂周壁连珠状增厚。草酸钙针晶细小，充塞于薄壁细胞中。

【化学成分】 茎叶含挥发油，油中主要成分为紫苏醛（perillaldehyde），占 40%～55%，具有特殊香气；还含左旋柠檬烯、α-蒎烯、榄香素（elemicin）、去氢香薷酮（β-dehydroelscholtzione）、异白苏烯酮（isoegomaketone）、薄荷醇、紫苏醇、丁香油酚等。本品含挥发油不得少于 0.40%（mL/g）。

【药理作用】 ①抗菌、抗病毒；②止血；③镇静、镇痛，紫苏醛与豆甾醇协同具有镇静、镇痛活性；④抗氧化。

【功效】 性温，味辛。解表散寒，行气和胃。用于风寒感冒，咳嗽呕恶，妊娠呕吐，鱼蟹中毒。

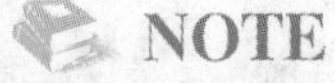

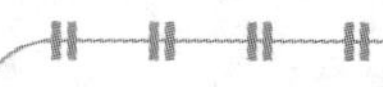

广藿香 Pogostemonis Herba

【来源】 唇形科植物广藿香 *Pogostemon cablin*(Blanco)Benth. 的干燥地上部分。

【产地】 主产于广东省广州市的石牌(石牌广藿香),海南(海南广藿香),台湾、广西、云南等地亦有栽培。

【性状】 茎略呈方柱形,多分枝,枝条稍曲折,长 30～60 cm,直径 0.2～0.7 cm。表面被柔毛;质脆,易折断,断面有髓;老茎类圆柱形,直径 1～1.2 cm,被灰褐色栓皮。叶对生,皱缩成团,展平后叶片呈卵形或椭圆形,长 4～9 cm,宽 3～7 cm;两面均被灰白色茸毛;先端短尖或钝圆。基部楔形或钝圆,边缘具大小不规则的钝锯齿;叶柄细,长 2～5 cm,被柔毛。气香特异,味微苦。

【显微特征】 叶片粉末淡棕色。①叶表皮细胞呈不规则形,气孔直轴式。②非腺毛 1～6 细胞,平直或先端弯曲,长约至 590 μm,壁具疣状突起,有的胞腔含黄棕色物。③腺鳞头部 8 细胞,直径 37～70 μm;柄单细胞,极短。④间隙腺毛存在于叶肉组织的细胞间隙中,头部单细胞,呈不规则囊状,直径 13～50 μm,长约至 113 μm;柄短,单细胞。⑤小腺毛头部 2 细胞;柄 1～3 细胞,甚短。⑥草酸钙针晶细小,散在于叶肉细胞中,长约至 27 μm。

【化学成分】 含挥发油,油中主要成分为百秋李醇(patchouli alcohol),占 52%～57%。主要抗真菌成分为广藿香酮(pogostone)。另含少量苯甲醛、丁香酚、桂皮醛、α-广藿香萜烯、β-广藿香萜烯、丁香烯、β-榄香烯、α-桉树烯等。本品中百秋李醇($C_{15}H_{26}O$)的含量不得少于 0.10%。

【药理作用】 ①抗菌作用;②抗疟原虫作用(广藿香油);③促进消化液分泌,调节胃肠运动作用。此外,其尚有止咳、化痰、抗炎、镇痛、免疫调节等作用。

【功效】 性微温,味辛。芳香化浊,和中止呕,发表解暑。用于湿浊中阻,脘痞呕吐,暑湿表证,湿温初起,发热倦怠,胸闷不舒,寒湿闭暑,腹痛吐泻,鼻渊头痛。

荆芥 Schizonepetae Herba

【来源】 唇形科植物荆芥 *Schizonepeta tenuifolia* Briq. 的干燥地上部分。

【产地】 主产于河北、江苏、浙江、江西、湖北、湖南等地。

【性状】 茎呈方柱形,上部有分枝,长 50～80 cm,直径 0.2～0.4 cm;表面淡黄绿色或淡紫红色,被短柔毛;体轻,质脆,断面类白色。叶对生,多已脱落,叶片 3～5 羽状分裂,裂片细长。穗状轮伞花序顶生,长 2～9 cm,直径约 0.7 cm。花冠多脱落,宿萼钟状,先端 5 齿裂,淡棕色或黄绿色,被短柔毛;小坚果棕黑色。气芳香,味微涩而辛凉。

【显微特征】 粉末黄棕色。①宿萼表皮细胞垂周壁深波状弯曲。②腺鳞头部 8 细胞,直径 96～112 μm,柄单细胞,棕黄色。③小腺毛头部 1～2 细胞,柄单细胞。④非腺毛 1～6 细胞,大多具壁疣。⑤外果皮细胞表面观多角形,壁黏液化,胞腔含棕色物;断面观细胞类方形或类长方形,胞腔小。⑥内果皮石细胞淡棕色,表面观垂周壁深波状弯曲,密具纹孔。⑦纤维直径 14～43 μm,壁平直或微波状。

【化学成分】 含有挥发油,如薄荷酮、胡薄荷酮、右旋柠檬烯、β-月桂烯等;还含黄酮类、有机酸、三萜类、甾体类等化合物。本品含挥发油不得少于 0.60%(mL/g);胡薄荷酮($C_{10}H_{16}O$)的含量不得少于 0.020%。

【药理作用】 具有抗炎镇痛、抗病毒、止血、抗菌、抗氧化、抗肿瘤等作用。

【功效】 性微温,味辛。解表散风,透疹,消疮。用于感冒,头痛,麻疹,风疹,疮疡初起。

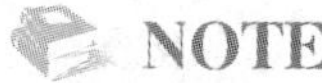

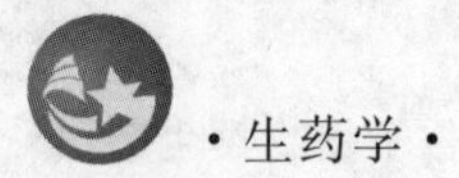

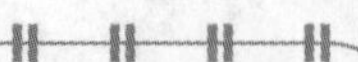

夏枯草 Prunellae Spica

【来源】 唇形科植物夏枯草 *Prunella vulgaris* L. 的干燥果穗。

【产地】 主产于河南、江苏、安徽等地。

【性状】 呈圆柱形，略扁，长 1.5～8 cm，直径 0.8～1.5 cm；淡棕色至棕红色。全穗由数轮至 10 数轮宿萼与苞片组成，每轮有对生苞片 2 片，呈扇形，先端尖尾状，脉纹明显，外表面有白毛。每一苞片内有花 3 朵，花冠多已脱落，宿萼二唇形，内有小坚果 4 枚，卵圆形，棕色，尖端有白色突起。体轻。气微，味淡。

【显微特征】 粉末灰棕色。非腺毛单细胞多见，呈三角形；多细胞者有时可见中间几个细胞缢缩，表面具细小疣状突起。腺毛有两种：一种单细胞头，双细胞柄；另一种双细胞头，单细胞柄，后者有的胞腔内充满黄色分泌物。腺鳞顶面观头部类圆形，4 细胞，直径 39～60 μm，有的内含黄色分泌物。宿存花萼异型细胞表面观垂周壁深波状弯曲，直径 19～63 μm，胞腔内有时含淡黄色或黄棕色物。

【化学成分】 主要含酚酸类，如咖啡酸、迷迭香酸；黄酮类，如芸香苷、金丝桃苷；还含三萜类、挥发油等成分。本品中迷迭香酸($C_{18}H_{16}O_8$)的含量不得少于 0.20%。

【药理作用】 具有抗炎镇痛、调节免疫、抗过敏、抗氧化、抗肿瘤等作用。

【功效】 性寒，味辛、苦。清肝泻火，明目，散结消肿。用于目赤肿痛，目珠夜痛，头痛眩晕，瘰疬，瘿瘤，乳痈，乳癖，乳房胀痛。

唇形科小结

唇形科	学习要点
特征	草本，单叶对生，唇型花，小瘦果
化学成分	二萜类、挥发油、黄酮类、生物碱
常见生药	薄荷、丹参、黄芩
薄荷	性状：茎四棱，叶对生 显微：多细胞非腺毛，腺鳞，小腺毛 成分：挥发油
丹参	性状：圆柱形，红棕色栓皮，辐射状木质部 显微：石细胞、纤维 成分：丹参酮、丹酚酸
黄芩	性状：圆锥形，扭曲，棕黄色 显微：韧皮纤维，韧皮薄壁细胞，石细胞 成分：黄芩苷、汉黄芩苷

唇形科目标检测

目标检测答案

12-12

一、单项选择题

1. 薄荷中的主成分为(　　)。

A. 薄荷酮　　B. 薄荷醇　　C. 甲基丁香酚　　D. 藏茴香酮

2. 薄荷含有特殊的分泌组织，为(　　)。

A. 油细胞　　B. 树脂道　　C. 乳汁管　　D. 腺鳞

二、多项选择题

NOTE

以下哪些特征为丹参性状鉴别特征？(　　)

A. 根数条，长圆柱形

B. 表面棕红色或暗棕红色，粗糙，具纵皱纹

C. 质硬而脆，断面疏松，皮部棕红色，木部灰黄色或紫褐色，导管束黄白色，呈放射状排列

D. 气微，味微苦涩

E. 老根外皮疏松，多显紫棕色，常呈鳞片状剥落

三、简答题

1. 黄芩储存加工不当会变绿，请从化学成分入手，简要描述其变绿的原因及防止方法。

2. 唇形科植物生药的主要形态特征是什么？列举 5 种该科生药。

推荐阅读文献

[1] 段宝忠，李巍，邓海星，等. 基于 DNA 条形码技术的民族药紫丹参及其近缘种鉴定研究[J]. 中草药，2019，50(5)：1204-1211.

[2] 朱海龙，覃婕媛，陈晓丹，等. 丹参与其伪品、混淆品比较鉴别分析[J]. 广东药科大学学报，2019，35(1)：16-21.

[3] 汪海斌，袁如柏，周建理，等. 薄荷与留兰香的非腺毛微性状鉴别[J]. 安徽中医药大学学报，2016，35(3)：84-85.

四十一、茄科* Solanaceae

本科约有 30 属，3000 种，分布于温带及热带地区。我国有 24 属，105 种，各地均产。已知药用 25 属，84 种。重要药用属有曼陀罗属(*Datura*)、枸杞属(*Lycium*)、颠茄属(*Atropa*)、天仙子属(*Hyoscyamus*)、山莨菪属(*Anisodus*)等，主要生药有洋金花、枸杞子、地骨皮、颠茄、华山参等。

【形态特征】 ①草本或灌木。②单叶互生或大小叶对生，无托叶。③花萼宿存，常果时增大；花冠辐状、钟状或漏斗状；冠生雄蕊。④浆果或蒴果。

【解剖特征】 本科植物多见双韧型维管束及内涵韧皮部。叶具不定式气孔，腺毛和非腺毛。常含有草酸钙砂晶，形成砂晶细胞(砂晶囊)，有时候含簇晶、方晶。

【化学成分】 含多种类型的生物碱。①托品类生物碱，如东莨菪碱，为抗胆碱药；②甾体类生物碱，为甾体药物合成原料，主要存在于茄属；③吡啶类生物碱。

【重点生药】

洋金花* Daturae Flos(附：曼陀罗叶、阿托品)

(英) Datura Flower

案例导入

洋金花自古是著名的麻醉止痛药，但因其毒性大，临床应用时应注意剂量和禁忌证，临床也有误用中毒报道。

问题：如何鉴别中药粉末中是否添加了洋金花？

案例解析
12-21

【来源】 茄科植物白花曼陀罗 *Datura metel* L. 的干燥花，习称“南洋金花”。

【植物形态】 一年生草本，高 30～200 cm，近无毛。叶互生，茎上部近对生，卵形或宽卵形，长 30～200 cm，近无毛。叶互生，茎上部近对生，卵形或宽卵形，长 5～19 cm，宽 4～12 cm，先端尖，基部不对称，全缘、微波状或每边具 3～4 短齿；叶柄长 2～7 cm。花单生，花冠漏斗状，白色，檐部 5 裂，栽培品常有重瓣；雄蕊 5～15。蒴果扁球形，直径约 3 cm，表面疏生短硬

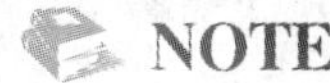

白花曼陀罗植物图

洋金花生药图

刺，成熟后不规则开裂。

【产地】 主产于江苏、浙江、福建、广东等地。多为栽培。

【采制】 4—11月花初开时采收，晒干或低温干燥，通常扎成小把。

【性状】 ①多皱缩成条状，完整者长9～15 cm。②花萼呈筒状，长为花冠的2/5，灰绿色或灰黄色，先端5裂，基部具纵脉纹5条，表面微有茸毛。③花冠呈喇叭状，浅黄色或黄棕色，先端5浅裂，裂片有短尖，短尖下有明显的纵脉纹3条；两裂片之间微凹；雄蕊5，花丝贴生于花冠筒内；长为花冠的3/4；雌蕊1，柱头棒状。④烘干品质柔韧，气特异；晒干品质脆，气微，味微苦。

【显微特征】 粉末淡黄色。①花粉粒类球形或长圆形，直径42～65 μm，表面有条纹状雕纹。②花萼非腺毛1～3细胞，壁具疣状突起，花冠裂片边缘非腺毛1～10细胞，壁微具疣状突起。花丝基部非腺毛粗大，1～5细胞，基部直径约至128 μm，顶端钝圆。③腺毛分两种，头部及柄均为1～5细胞。④花冠表皮气孔不定式，副卫细胞3～8个。⑤花萼、花冠薄壁细胞中有草酸钙砂晶、方晶及簇晶(图12-73)。

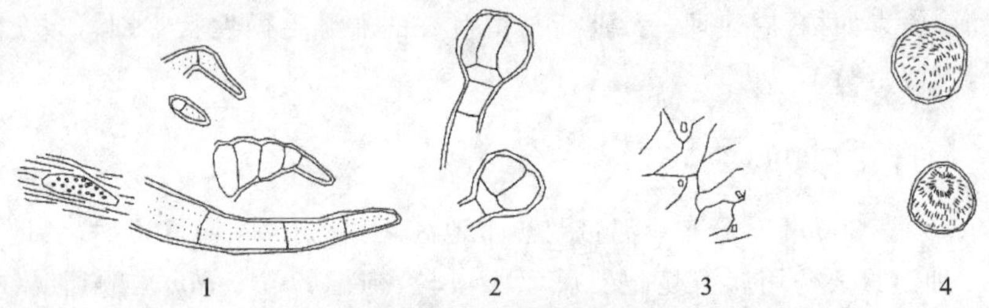

图12-73 洋金花粉末图

1.非腺毛；2.腺毛；3.薄壁细胞；4.花粉粒

【化学成分】 主要含多种莨菪烷类生物碱，包括东莨菪碱(scopolamine)、莨菪碱(hyoscyamine)、阿托品(atropine)、去甲莨菪碱(norhyoscyamine)、红古豆碱(cuscohygrine)、假托品(pseudotropine)等。尚含醉茄甾内酯类、黄酮类化合物。

CH_3 N O H CH_2OH O O

东莨菪碱

CH_3 N H CH_2OH O O

莨菪碱

HN H CH_2OH O O

去甲莨菪碱

【理化鉴别】

1. Vitali反应 本品粉末4 g，加乙醇15 mL，振摇15 min，滤过，滤液蒸干，残留物加1%硫酸溶液2 mL溶解，搅拌后滤过，滤液加氨试液使呈碱性，用三氯甲烷2 mL振摇提取，分取三氯甲烷，蒸干，加发烟硝酸5滴，蒸干得黄色残留物，冷后加乙醇制氢氧化钠溶液2～3滴，显深紫色，渐变为暗红色，再加固体氢氧化钠少许，则紫色复现(莨菪烷类生物碱反应)。

2. TLC 本品粉末加浓氨试液混匀，再加三氯甲烷提取后，与硫酸阿托品、氢溴酸东莨菪碱对照品溶液共薄层展开，稀碘化铋钾试液显色，供试品色谱中，在与对照品色谱相应的位置上，显相同颜色的斑点。

【含量测定】 采用HPLC测定。本品按干燥品计算，含东莨菪碱($C_{17}H_{21}NO_4$)不得少于0.15%。

NOTE

【药理作用】

1.中枢抑制作用 洋金花中的主要成分东莨菪碱对大脑皮层和皮层下某些部位主要呈抑制作用，如使意识消失，产生麻醉，并认为这与其阻滞大脑皮层和脑干网质结构M胆碱受体有关，也可能与其在中枢神经系统对抗去甲肾上腺素的作用有关。

2.镇痛及抗休克作用 创伤性休克的小鼠应用东莨菪碱后，能显著地增长其存活时间，能使去甲肾上腺素或创伤性休克所引起的微循环停滞的血流重新流动起来。

3.对呼吸系统的作用 洋金花对实验性气管炎大鼠的气管黏液腺有抑制作用，杯状细胞显著减少。

此外，洋金花尚有抗心律失常、镇咳等作用。

【功效】 性温，味辛；有毒。平喘止咳，解痉定痛。用于哮喘咳嗽，脘腹冷痛，风湿痹痛，小儿慢惊；外科麻醉。

【附注】

1.曼陀罗叶 茄科植物曼陀罗 *Datura stramonium* L.的干燥叶。叶卵形，长6～16 cm，宽5～13 cm，叶柄长4～6 cm。基部楔形不对称，边缘有不规则重锯齿。主要含有生物碱类成分，包括莨菪碱和东莨菪碱。味苦、辛，性温；有毒。用于镇咳平喘，止痛拔脓。

2.阿托品 从植物颠茄、洋金花或莨菪等中提出的生物碱，天然存在于植物中的左旋莨菪碱很不稳定；在提取过程中经化学处理得到稳定的消旋莨菪碱，即阿托品，其硫酸盐为无色结晶或白色结晶性粉末，也可人工合成。阿托品为阻断M胆碱受体的抗胆碱药，能解除平滑肌的痉挛(包括解除血管痉挛，改善微血管循环)；抑制腺体分泌；解除迷走神经对心脏的抑制，使心跳加快；散大瞳孔，使眼压升高。可用于抢救感染中毒性休克、有机磷农药中毒，缓解内脏绞痛，麻醉前给药及减少支气管黏液分泌等。

枸杞子 Lycii Fructus(附：地骨皮)

【来源】 茄科植物宁夏枸杞 *Lycium barbarum* L.的干燥成熟果实。

【产地】 主产于宁夏、甘肃、新疆、内蒙古、青海等地。

【性状】 呈类纺锤形或椭圆形，长6～20 mm，直径3～10 mm。表面红色或暗红色，顶端有小突起状的花柱痕，基部有白色的果梗痕。果皮柔韧，皱缩；果肉肉质，柔润。种子20～50粒，类肾形，扁而翘，长1.5～1.9 mm，宽1～1.7 mm，表面浅黄色或棕黄色。气微，味甜。

【显微特征】 粉末黄橙色或红棕色。外果皮表皮细表面观呈类多角形或长多角形，垂周壁平直或细波状弯曲，外平周壁表面有平行的角质条纹。中果皮薄壁细胞呈类多角形，壁薄，胞腔内含橙红色或红棕色球形颗粒。种皮石细胞表面观呈不规则多角形，壁厚，层纹清晰。

【化学成分】 主要含多糖、甜菜碱、类胡萝卜素等成分。本品中枸杞多糖的含量以葡萄糖($C_6H_{12}O_6$)计，不得少于1.8%；甜菜碱($C_5H_{11}NO_2$)的含量不得少于0.50%。

【药理作用】 ①增强免疫作用；②补肾作用；③保肝作用；④降血糖及雌激素样作用。

【功效】 性甘，味平。滋补肝肾，益精明目。用于虚劳精亏，腰膝酸痛，眩晕耳鸣，阳痿遗精，内热消渴，血虚萎黄，目昏不明。

【附注】 **地骨皮 Lycii Cortex** 茄科植物枸杞 *Lycium chinense* Mill.或宁夏枸杞 *Lycium barbarum* L.的干燥根皮。呈筒状或槽状，外表面灰黄色至棕黄色，粗糙，有不规则纵裂纹，易成鳞片状剥落。内表面黄白色至灰黄色，较平坦，有细纵纹。体轻，质脆，易折断，断面不平坦，外层黄棕色，内层灰白色。气微，味稍甘而后苦。主要含生物碱、环肽、有机酸、甾醇等化合物。味甘，性寒。凉血除蒸，清肺降火。用于阴虚潮热，骨蒸盗汗，肺热咳嗽，咯血，衄血，内热消渴。

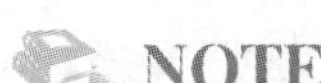

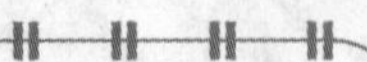

茄科小结

茄科	学习要点
特征	草本,二唇形花冠
化学成分	生物碱
常见生药	洋金花
洋金花	性状:条状,皱缩,喇叭状 显微:花粉粒,腺毛,非腺毛 成分:东莨菪碱

茄科目标检测

目标检测答案
12-13

一、单项选择题

1. 洋金花的来源是(　　)。

A. 曼陀罗　　B. 白花曼陀罗　　C. 紫花曼陀罗　　D. 木曼陀罗

2. 洋金花主要化学成分有(　　)。

A. 儿茶素　　B. 小檗碱　　C. 莨菪碱　　D. 番木鳖碱

二、多项选择题

洋金花显微特征有(　　)。

A. 花粉粒呈类球形或长圆形,外壁有细点状条形雕纹,自两极向四周呈放射状排列

B. 腺毛头部为 2～5 细胞,柄 1～2 细胞

C. 腺毛头部为单细胞,柄 2～5 细胞

D. 非腺毛由 1～10 细胞组成

E. 薄壁组织中有草酸钙簇晶和砂晶

四十二、玄参科* Scrophulariaceae

本科约有 200 属,3000 种,广泛分布于全世界。中国有 56 属,约 650 种,主要分布于西南部山地。重要药用属有地黄属(*Rehmannia*)、玄参属(*Scrophularia*)、毛蕊花属(*Verbascum*)、毛地黄属(*Digitalis*)、婆婆纳属(*Veronica*)、马先蒿属(*Pedicularis*)等。主要的生药有地黄、玄参、胡黄连、毛花洋地黄等。

【形态特征】 常为草本,常有各种毛茸和腺体。叶多对生,无托叶。花两性,常两侧对称;花冠 4～5 裂,裂片多少不等或作二唇形;雄蕊着生于花冠管上,多为 4 枚,二强;子房上位,2 心皮,2 室,中轴胎座,每室胚珠多数,花柱顶生。蒴果或浆果,常有宿存花柱。

【化学特征】 本科植物主要化学成分:①环烯醚萜苷类,如桃叶珊瑚苷、玄参苷、胡黄连苷、胡黄连苦苷等。②强心苷类,如洋地黄毒苷、地高辛等。③苯乙醇苷类,如毛蕊花糖苷等。④黄酮类,如黄芩素、蒙花苷等。此外,本科植物还含有蒽醌类,如洋地黄蒽醌,以及生物碱类,如槐定碱、骆驼蓬碱等。

【重点生药】

地黄* Rehmanniae Radix(附:熟地黄)

(英) Rehmannia Root

【来源】 玄参科植物地黄 *Rehmannia glutinosa* Libosch. 的新鲜或干燥块根。

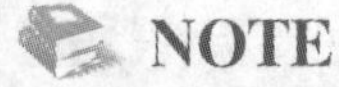

【植物形态】 多年生草本,高 25～40 cm,全株密被灰白色长柔毛及腺毛。块根肉质肥

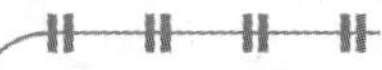

大，呈圆柱形或纺锤形等，表面红黄色。基生叶丛生，倒卵形至长椭圆形，先端钝圆，基部渐狭下延成柄，边缘有不规则钝齿，叶面多皱缩；茎生叶较小。花茎直立，单生或2～3枝，总状花序；花萼钟状，5裂；花冠宽筒状稍弯曲，先端5裂，略呈二唇形，紫红色，内面常有黄色带紫的条纹；雄蕊4，二强；子房卵形，上位，2室，花后渐变1室。蒴果球形或卵圆形，先端尖，具宿存花柱。种子多数。

【产地】 主产于辽宁、河北、河南、山东、山西、陕西、甘肃、内蒙古、江苏、湖北等地。以河南产量最多，质量佳，习称“怀地黄”。

地黄植物图

【采制】 秋季采挖，除去芦头、须根及泥沙。鲜者入药称“鲜地黄”；干燥者称“生地黄”，习称“生地”。

【性状】

1. 鲜地黄 呈纺锤形或条状，长8～24 cm，直径2～9 cm。外皮薄，表面浅红黄色，具弯曲的纵皱纹、芽痕、横长皮孔及不规则疤痕。肉质，易断，断面皮部淡黄白色，可见橘红色油点，木部黄白色，导管呈放射状排列。气微，味微甜、微苦。

鲜地黄

2. 生地黄 多呈不规则的团块状或长圆形，中间膨大，两端稍细，有的细小，长条状，稍扁而扭曲，长6～12 cm，直径2～6 cm。表面棕黑色或棕灰色，极皱缩，具不规则的横曲纹。体重，质较软而韧，不易折断，断面棕黄色至黑色或乌黑色，有光泽，具黏性。气微，味微甜。

生地黄

【显微特征】

1. 横切面 ①木栓层为数列细胞。②栓内层薄壁细胞排列疏松；散有较多分泌细胞，含橙黄色油滴；偶有石细胞。③韧皮部较宽，分泌细胞较少。④形成层成环。⑤木质部射线宽广；导管稀疏，排列成放射状(图12-74)。

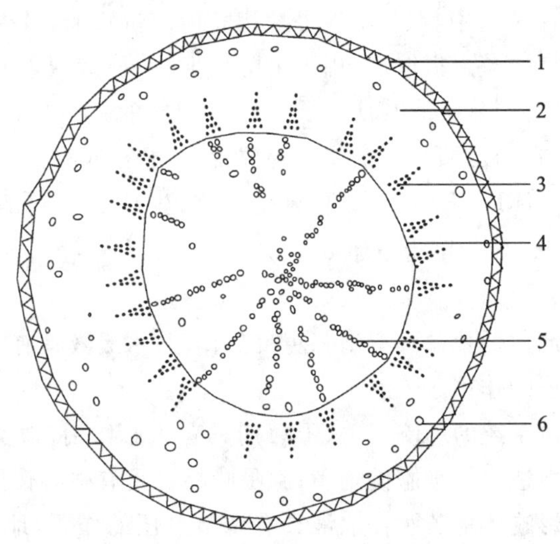

图12-74 地黄(块根)横切面简图

1.木栓层；2.皮层；3.韧皮部；4.形成层；5.木质部；6.分泌细胞

2. 生地黄粉末 深棕色。①木栓细胞淡棕色。②薄壁细胞类圆形，内含类圆形核状物。③分泌细胞形状与一般薄壁细胞相似，内含橙黄色或橙红色油滴状物。④具缘纹孔及网纹导管直径约至92 μm(图12-75)。

【化学成分】 主要含有：①环烯醚萜苷类：梓醇(catalpol)、桃叶珊瑚苷、益母草苷、地黄苷A～D等。②苯乙醇苷类：毛蕊花糖苷(verbascoside)、松果菊苷、肉苁蓉苷A、肉苁蓉苷F、洋地黄叶苷C等。尚含糖类、挥发油及氨基酸等。

NOTE

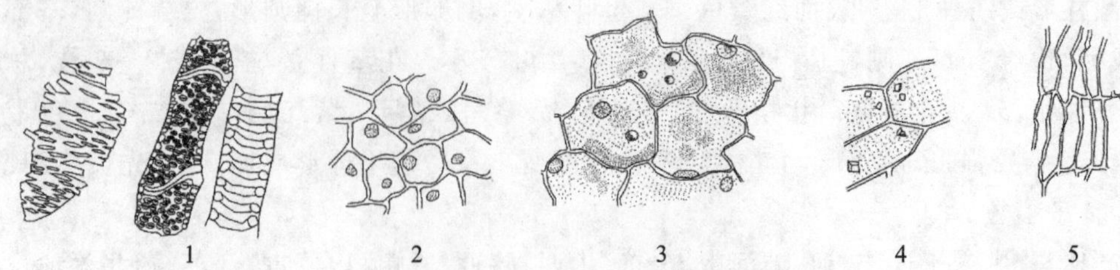

图 12-75　地黄(块根)粉末图

1.导管;2.薄壁细胞;3.分泌细胞;4.草酸钙方晶;5.木栓细胞

梓醇

地黄苷A　　地黄苷B　　地黄苷C　　地黄苷D

【理化鉴别】 (1)本品粉末甲醇加热回流提取后,与梓醇对照品溶液共薄层展开,茴香醛试液 105 ℃加热。供试品色谱中,在与对照品色谱相应的位置上,显相同颜色的斑点。

(2)本品粉末,80%甲醇超声提取后,用正丁醇萃取,萃取液蒸干,残渣加甲醇溶解作为供试品溶液,与毛蕊花糖苷对照品溶液共薄层展开,用 0.1%的 2,2-二苯基-1-苦肼基无水乙醇溶液显色。供试品色谱中,在与对照品色谱相应的位置上,显相同颜色的斑点。

【含量测定】 采用 HPLC 测定。按干燥品计算,生地黄含梓醇($C_{15}H_{22}O_{10}$)不得少于 0.20%;含地黄苷 D($C_{27}H_{42}O_{20}$)不得少于 0.10%。

【药理作用】

1. 调节免疫系统　地黄低聚糖具有增强免疫的作用;水提液具有抑制免疫的作用;地黄多糖具有拮抗免疫器官衰退的作用。

2. 对血液及骨髓造血系统的影响　鲜、干煎剂具有止血作用;地黄多糖可增强造血功能;鲜地黄中地黄寡糖可增强造血祖细胞的增殖;腺嘌呤核苷具有强心作用。

3. 对心血管系统的影响　地黄水提取液具有调节血压的作用,地黄煎剂具有拮抗心脑缺血损伤的作用。

4. 对糖代谢的影响　降血糖(地黄低聚糖)。

此外,地黄尚有抗肿瘤、抑制胃酸分泌、抗溃疡、镇静、降压、抗炎等作用。

【功效】

1. 鲜地黄　性寒,味甘、苦。清热生津,凉血,止血。用于热病伤阴,舌绛烦渴,温毒发斑,吐血,衄血,咽喉肿痛。

2. 生地黄　性寒,味甘。清热凉血,养阴生津。用于热入营血,温毒发斑,吐血衄血,热病伤阴,舌绛烦渴,津伤便秘,阴虚发热,骨蒸劳热,内热消渴。

【附注】 **熟地黄 Rehmanniae Radix Praeparata**　生地黄的炮制加工品。为不规则的块

熟地黄

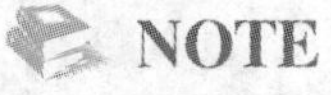

片、碎块，大小、厚薄不一。表面乌黑色，有光泽，黏性大。质柔软而带韧性，不易折断，断面乌黑色，有光泽。气微，味甜。按干燥品计算，地黄苷 D($C_{27}H_{42}O_{20}$)含量不得少于 0.050%。性微温，味甘。补益滋阴，益精填髓。用于血虚萎黄，心悸怔忡，月经不调，崩漏下血，肝肾阴虚，腰膝酸软，骨蒸潮热，盗汗遗精，内热消渴，眩晕，耳鸣，须发早白。

玄参 Scrophulariae Radix

【来源】 玄参科植物玄参 *Scrophularia ningpoensis* Hemsl. 的干燥根。

【产地】 商品药材来源于栽培，主产于湖北、湖南、四川、河南、河北等地，以浙江为道地药材产区。

【性状】 呈类圆柱形，中间略粗或上粗下细，有的微弯曲，长 6～20 cm，直径 1～3 cm。表面灰黄色或灰褐色，有不规则的纵沟、横向皮孔样突起及稀疏的横裂纹和须根痕。质坚实，不易折断，断面黑色，微有光泽。气特异似焦糖，味甘、微苦。

【显微特征】 横切面：皮层较宽，石细胞单个散在或 2～5 个成群，多角形、类圆形或类方形，壁较厚，层纹明显。韧皮射线多裂隙。形成层成环。木质部射线宽广，多裂隙；导管少数，类多角形，直径约至 113 μm，伴有木纤维。薄壁细胞含核状物。

【化学成分】 主要含环烯醚萜类，如哈巴苷、哈巴俄苷、京尼平苷、梓醇苷；亦含苯丙素、萜类、黄酮类、甾体、多糖等成分。本品中哈巴苷($C_{15}H_{24}O_{10}$)和哈巴俄苷($C_{24}H_{30}O_{11}$)的总量不得少于 0.45%。

【药理作用】 具有抗动脉粥样硬化、抗脑缺血、抗心肌缺血、抗心肌肥大、抗血小板聚集、增强免疫活性、保肝、抗氧化、抗痛风、保护神经元等作用。

【功效】 性微寒，味甘、苦、咸。清热凉血，滋阴降火，解毒散结。用于热入营血，温毒发斑，热病伤阴，舌绛烦渴，津伤便秘，骨蒸劳嗽，目赤，咽痛，白喉，瘰疬，痈肿疮毒。

毛花洋地黄叶 Folium Digitalis Lanatae(附：洋地黄叶)

【来源】 玄参科植物毛花洋地黄 *Digitalis lanata* Ehrh. 的干燥叶。

【产地】 原产于欧洲中部与南部山区。现我国浙江、上海、江苏与山东等地已有大量栽培。

【性状】 多皱缩，破碎，完整叶片展平后呈长披针形或倒长披针形，长 5～30 cm，宽 2～5 cm。全缘，叶缘下部有时有毛，上表面暗绿色，微有毛，下表面灰绿色，叶脉显著下突，无柄。基生叶的叶缘略呈波状弯曲，基部渐狭呈翼状。

【化学成分】 含强心苷 40 余种，苷元有洋地黄毒苷元(digitoxigenin)、羟基洋地黄毒苷元(gitoxigenin)、地黄苷元(digoxigenin)和吉他洛苷元(gitaloxigenin)。尚含洋地黄甾醇苷、皂苷、黄酮类、蒽醌类等成分。

【药理作用】 ①对心肌有直接作用：能增强心肌的收缩力，对衰竭的心肌更为明显，并可改善血液循环或直接抑制心内传导系统，使心率减慢，用于治疗充血性心力衰竭及心房颤动。对心脏性水肿有显著利尿消肿作用。②强心药，仅供作提取强心苷的原料。

【附注】 **洋地黄叶** 玄参科植物紫花洋地黄 *Digitalis purpurea* L. 的干燥叶。多皱缩、破碎，完整叶片展平后呈卵状披针形至宽卵形，长 10～30 cm，宽 4～10 cm。叶缘具钝锯齿，上表面暗绿色，微有毛，叶脉下凹；下表面淡灰绿色，多毛，叶脉显著突出呈网状。基生叶有长柄，茎生叶有短柄或无柄，叶柄有翼，横切面扁三角形。质脆。气微，味苦。其主要含苷类化合物，现已分离出 20 余种强心苷，由三种不同的苷元即洋地黄毒苷元、羟基洋地黄毒苷元及吉他洛苷元与不同的糖缩合而成，还含多种甾体皂苷、蒽醌类、内酯类、黄酮类等。药理作用与功效同毛花洋地黄叶。

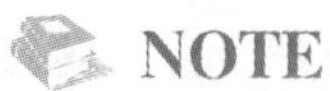

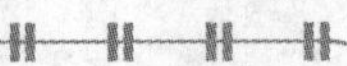

玄参科小结

玄参科	学习要点
特征	草本，二唇形花冠
化学成分	环烯醚萜苷类
常见生药	地黄
地黄	性状：团块，皱缩，甜 显微：薄壁细胞，分泌细胞 成分：梓醇、地黄苷

玄参科目标检测

目标检测答案
12-14

一、单项选择题

1. 以环烯醚萜苷类成分为主要成分的生药是（　　）。

A. 大黄　　B. 黄芩　　C. 地黄　　D. 黄芪

2. 关于鲜地黄的性状，以下哪一项不正确？（　　）

A. 表面浅红黄色　　B. 肉质、易断

C. 断面棕黑色或乌黑色　　D. 味微甜、微苦

二、多项选择题

主产于河南的生药有（　　）。

A. 牛膝　　B. 地黄　　C. 川芎　　D. 菊花　　E. 山药

三、简答题

试述地黄的主产地、商品规格、性状及功效。

推荐阅读文献

［1］　陈士林，肖培根. 中药资源可持续利用导论［M］. 北京：中国医药科技出版社，2006.

［2］　许福泉，许旭东，陈士林. 玄参化学成分及药理活性研究进展［J］. 中国现代中药，2013，15(9)：752-759.

四十三、列当科 Orobanchaceae

本科约有 15 属，150 种，主产于北温带欧亚大陆，少数产于美洲及热带地区。我国有 9 属，40 种。重要药用属有肉苁蓉属（*Cistanche*）、草苁蓉属（*Boschniakia*）、野菰属（*Aeginetia*）和列当属（*Orobanche*）等。主要生药有肉苁蓉、草苁蓉、列当等。

【形态特征】　寄生草本，无叶绿素，或只有少许叶绿素。叶鳞形，互生。花单生于叶腋或苞腋，常集成顶生总状或穗状花序，两性，萼 2～5 裂，花冠 5 裂，二唇形，裂片覆瓦状排列。雄蕊 4，二强，着生于花冠上，雌蕊由 2（稀 3）心皮结合而成，子房上位，常 1 室，有多数倒生胚珠，蒴果室背裂开。

【化学特征】　本科植物主要的化学成分：①苯乙醇苷类：如松果菊苷和毛蕊花糖苷等。②环烯醚萜苷类：如苁蓉素（cistanin）和苁蓉氯素（cistachlorin）等。

肉苁蓉 Cistanches Herba

【来源】　列当科植物肉苁蓉 *Cistanche deserticola* Y. C. Ma 或管花肉苁蓉 *Cistanche tubulosa*（Schenk）Wight 的干燥带鳞叶的肉质茎。

【产地】　肉苁蓉主产于内蒙古、甘肃、宁夏，生于沙地梭梭林中，寄生于藜科植物梭梭（盐

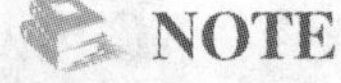
NOTE

木）*Haloxylon ammodendron*（C. A. Mey.）Bunge 的根上。管花肉苁蓉主产于新疆。

【性状】

1. 肉苁蓉 呈扁圆柱形，稍弯曲，长 3～15 cm，直径 2～8 cm。表面棕褐色或灰棕色，密被覆瓦状排列的肉质鳞叶，通常鳞叶先端已断。体重，质硬，微有柔性，不易折断，断面棕褐色，有淡棕色点状维管束，排列成波状环纹。气微，味甜、微苦。

2. 管状肉苁蓉 呈类纺锤形、扁纺锤形或扁柱形，稍弯曲，长 5～25 cm，直径 2.5～9 cm。表面棕褐色至黑褐色。断面颗粒状，灰棕色至灰褐色，散生点状维管束。

【化学成分】 主要含苯乙醇苷类化合物，如松果菊苷、毛蕊花糖苷、肉苁蓉苷（cistanoside）A～F；尚含环烯醚萜苷类及多糖等化合物。含松果菊苷（$C_{35}H_{46}O_{20}$）和毛蕊花糖苷（$C_{29}H_{36}O_{15}$）的总量，肉苁蓉不得少于 0.30%；管花肉苁蓉不得少于 1.5%。

【药理作用】 具有雄激素样作用，还具有保肝、调节免疫、抗衰老、通便、抗辐射、抗氧化、改善记忆力等作用。

【功效】 性温，味甘、咸。补肾阳，益精血，润肠通便。用于肾阳不足，精血亏虚，阳痿不孕，腰膝酸软，筋骨无力，肠燥便秘。

列当科小结

列当科	学习要点
特征	寄生草本，二唇形花冠
化学成分	苯乙醇苷类、环烯醚萜苷类
常见生药	肉苁蓉
肉苁蓉	性状：密被覆瓦状排列的肉质鳞叶，断面有点状维管束 成分：松果菊苷、毛蕊花糖苷

四十四、爵床科 Acanthaceae

本科约有 250 属，2500 种，广布于热带及亚热带地区。我国约有 40 属，320 种。重要药用属为穿心莲属（*Andrographis*）。主要生药有穿心莲、马蓝等。

【形态特征】 草本或灌木，茎节常膨大。单叶对生；叶、茎的表皮细胞内常含钟乳体。花常为聚伞花序再组成其他花序，少单生或成总状；花两性，两侧对称，每花下通常具 1 苞片和 2 小苞片；花萼 4～5 裂；花冠 4～5 裂，常为二唇形或裂片近相等；雄蕊 2 或 4 枚，4 枚则为二强；子房上位，下部常有花盘，2 心皮构成 2 室，中轴胎座，每室有胚珠 2 至多数。蒴果室背开裂，种子通常着生于胎座的钩状物上（由珠柄生出，称为种钩）。

【化学特征】 本科植物化学成分多样，多含黄酮类，如芹菜素、木犀草素及苷类；另含二萜酯类化合物，如穿心莲内酯、去氧穿心莲内酯、新穿心莲内酯，是抗菌消炎的活性成分。

穿心莲 Andrographis Herba

【来源】 爵床科植物穿心莲 *Andrographis paniculata*（Burm. f.）Nees 的干燥地上部分。

【产地】 主产于广东、广西、海南等地，现长江南北各地均引种栽培。

【性状】 茎呈方柱形，多分枝，长 50～70 cm，节稍膨大；质脆，易折断。单叶对生，叶柄短或近无柄；叶片皱缩、易碎，完整者展平后呈披针形或卵状披针形，长 3～12 cm，宽 2～5 cm，先端渐尖，基部楔形下延，全缘或波状；上表面绿色，下表面灰绿色，两面光滑。气微，味极苦。

【显微特征】

1. 叶横切面 上表皮细胞类方形或长方形，下表皮细胞较小，上、下表皮均有含圆形、长椭

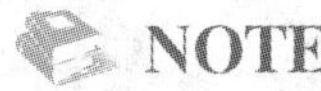

圆形或棒状钟乳体的晶细胞；并有腺鳞，有时可见非腺毛。栅栏组织为1～2列细胞，贯穿于主脉上方；海绵组织排列疏松。主脉维管束外韧型，呈凹槽状，木质部上方亦有晶细胞。

2.叶表面观 上下表皮均有增大的晶细胞，内含大型螺状钟乳体，直径约至36 μm，长约至180 μm，较大端有脐样点痕，层纹波状。下表皮气孔密布，直轴式，副卫细胞大小悬殊，也有不定式。腺鳞头部扁球形，4、6(8)细胞，直径至40 μm；柄极短。非腺毛1～4细胞，长约至160 μm，基部直径约至40 μm，表面有角质纹理。

【化学成分】 含二萜内酯类化合物，主要有穿心莲内酯（andrographolide）、新穿心莲内酯（neoandrographolide）、去氧穿心莲内酯（deoxyandrographolide）、脱水穿心莲内酯（dehydroandrographolide）、高穿心莲内酯（homoandrographolide）、14-去氧穿心莲内酯（14-deoxyandrographolide）等，是抗菌消炎的活性成分。本品中穿心莲内酯（$C_{20}H_{30}O_5$）、新穿心莲内酯（$C_{26}H_{40}O_8$）、14-去氧穿心莲内酯（$C_{20}H_{30}O_4$）和脱水穿心莲内酯（$C_{20}H_{28}O_4$）的总量不得少于1.5%。

【药理作用】 ①广谱抗菌作用；②内酯具有解热、抗炎作用；③穿心莲提取物及内酯有护肝作用。

【功效】 性寒、味苦。清热解毒，凉血，消肿。用于感冒发热，咽喉肿痛，口舌生疮，顿咳劳嗽，泄泻痢疾，热淋涩痛，痈肿疮疡，蛇虫咬伤。

爵床科小结

爵床科	学习要点
特征	草本，单叶对生，蒴果
化学成分	二萜酯类
常见生药	穿心莲
穿心莲	性状：茎方形，单叶对生，味极苦 显微：含钟乳体的晶细胞，腺鳞 成分：穿心莲内酯

（曲伟红）

四十五、茜草科 Rubiaceae

本科约有660属，11150种。我国有97属，700余种，多数分布在南方地区。重要药用属有金鸡纳属（*Cinchona*）、巴戟天属（*Morinda*）、蔓虎刺属（*Mitchella*）、栀子属（*Gardenia*）、钩藤属（*Uncaria*）等，主要生药有栀子、钩藤、巴戟天、茜草等。

【形态特征】 多为木本，少数为草本。叶对生，很少3枚轮生，通常全缘，具托叶。花常两性，辐射对称，以伞状花序排列成圆锥状或头状，少单生。花萼4～5裂，花冠4～6裂，雄蕊与花冠片同数而互生，贴生于花冠筒上。子房下位，2心皮，2心室，每室1至多个胚珠。蒴果、浆果或核果。

【解剖特征】 ①气孔常分布于叶片的下面，为2至多个辅助细胞所伴随，这些细胞平均列于孔口。②叶片无腺毛。③茎的维管束为单一并生型。④分泌组织，细胞内含砂晶、针晶、簇晶等。

【化学特征】 本科活性成分主要有生物碱、环烯醚萜苷类和蒽醌类。①生物碱：生物碱广泛存在于钩藤属和金鸡纳属，主要有以下三种类型的生物碱。喹啉类，如奎宁、奎尼丁具有抗疟活性；吲哚类，如钩藤碱、异钩藤碱具有镇静、降压作用；嘌呤类，如咖啡因能强心、利尿。②环烯醚萜苷类：环烯醚萜苷类存在于栀子属和巴戟天属，如栀子苷、车叶草苷等，多有促进胆

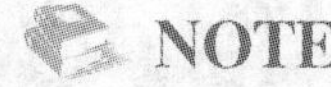
NOTE

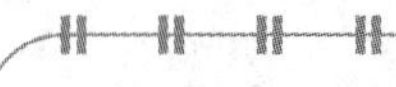

汁分泌作用。③蒽醌类：蒽醌类主要存在于茜草属、巴戟天属，如茜草酸、紫茜素等。

【重点生药】

栀子* Gardeniae Fructus

(英)Gardenia

【来源】 茜草科植物栀子 *Gardenia jasminoides* Ellis 的干燥成熟果实。

【植物形态】 常绿灌木，幼枝有细毛。叶对生或三叶轮生，革质，长圆状披针形或卵状披针形。花单生于枝端或叶腋，大型，白色，极香，花梗极短，常有棱。萼管卵形或倒卵形，上部膨大，先端5～6裂，裂片线形或线状披针形。花冠旋卷，高脚杯状，花冠管狭圆柱形、倒卵状长圆形。雄蕊6，着生于花冠喉部，花丝极短或缺，花药线形。子房下位，1室，花柱厚，柱头棒状。果倒卵形或长椭圆形，黄色，果顶端有宿存花萼。

【产地】 主产于山东、河南、江苏、安徽等地，河北、陕西和甘肃等地也有栽培。

栀子植物图

【采制】 9—11月果实成熟呈红黄色时采收，除去果梗和杂质，蒸至上汽或置沸水中略烫，取出，干燥。

【性状】 ①呈长卵圆形或椭圆形，长1.5～3.5 cm，直径1～1.5 cm。②表面红黄色或棕红色，具6条翅状纵棱，棱间常有1条明显的纵脉纹，并有分枝。③顶端残存萼片，基部稍尖，有残留果梗。④果皮薄而脆，略有光泽；内表面色较浅，有光泽，具2～3条隆起的假隔膜。⑤种子多数，扁卵圆形，集结成团，深红色或红黄色，表面密具细小疣状突起。⑥气微，味微酸而苦。

栀子生药图

【显微特征】 粉末红棕色。①内果皮石细胞类长方形、类圆形或类三角形，常上下层交错排列或与纤维联结，直径14～34 μm，长约至75 μm，壁厚4～13 μm；胞腔内常含草酸钙方晶。②内果皮纤维细长，梭形，直径约10 μm，长约至110 μm，常交错、斜向镶嵌状排列。③种皮石细胞黄色或淡棕色，长多角形、长方形或形状不规则，直径60～112 μm，长至230 μm，壁厚，纹孔甚大，胞腔棕红色。④草酸钙簇晶直径19～34 μm。

【化学成分】 主含栀子苷、去羟栀子苷等环烯醚萜苷类化合物，绿原酸(chlorogenic acid)、奎宁酸(quinic acid)等酸类化合物，及黄酮类化合物。

【理化鉴别】 TLC：以栀子对照药材及栀子苷对照品对照，薄层展开。供试品色谱中，在与对照药材色谱相应的位置上，显相同颜色的黄色斑点；再喷以10%硫酸乙醇溶液，在110 ℃加热至斑点显色清晰。供试品色谱中，在与对照药材色谱和对照品色谱相应的位置上，显相同颜色的斑点。

【含量测定】 采用HPLC测定。按干燥品计算，含栀子苷($C_{17}H_{24}O_{10}$)不得少于1.8%。

【药理作用】

1. 利胆作用 栀子及所含环烯醚萜苷类等化合物均有利胆作用。其醇提取物和藏红花苷、藏红花酸可使胆汁分泌量增加。

2. 对胃肠道和胰腺的作用 栀子有提高机体抗病能力、改善肝脏和胃肠系统的功能以及减轻胰腺炎等药理作用。

3. 对中枢神经系统的作用 栀子镇静、降温作用的有效成分是熊果酸，其能提高戊四氮所致的小鼠半数惊厥剂量，有明显的抗惊厥作用。栀子水提物、去羟栀子苷能抑制小鼠的醋酸扭体反应，故认为有镇痛作用。

4. 抗病原微生物作用 栀子对金黄色葡萄球菌、脑膜炎双球菌、卡他球菌等有抑制作用，煎剂有杀死钩端螺旋体及血吸虫成虫的作用，水浸液在体外对多种皮肤真菌有抑制作用。

5. 对心血管系统的作用 栀子提取物能降低心肌收缩力、降低血压。栀子的降压作用部

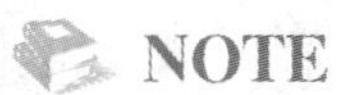

位在中枢，主要是加强延脑副交感中枢紧张度所致。

【功效】 性寒，味苦。泻火除烦，清热利湿，凉血解毒；外用消肿止痛。用于热病心烦，湿热黄疸，淋证涩痛，血热吐衄，目赤肿痛，火毒疮疡；外治扭挫伤痛。

钩藤* Uncariae Ramulus Cum Uncis

(英) Uncaria

【来源】 茜草科植物钩藤 *Uncaria rhynchophylla*（Miq.）Miq. ex Havil.、大叶钩藤 *Uncaria macrophylla* Wall.、毛钩藤 *Uncaria hirsuta* Havil.、华钩藤 *Uncaria sinensis*（Oliv.）Havil. 或无柄果钩藤 *Uncaria sessilifructus* Roxb. 的干燥带钩茎枝。

【植物形态】

1. 钩藤 常绿木质藤本。小枝四棱柱形，褐色，秃净无毛。叶腋有成对或单生的钩，向下弯曲，先端尖，长 1.7～2 cm。叶对生；具短柄；叶片卵形、卵状长圆形或椭圆形，长 5～12 cm，宽 3～7 cm，先端渐尖，基部宽楔形，全缘，上面光亮，下面在脉腋内常有束毛，略呈粉白色，干后变褐红色；托叶 2 深裂，裂片条状钻形。头状花序单个腋生或为顶生的总状花序式排列；总花梗纤细，长 2～5 cm；花黄色，花冠合生，上部 5 裂，裂片外被粉状柔毛；雄蕊 5；子房下位。蒴果倒卵形或椭圆形，被疏柔毛，有宿存萼。种子两端有翅。

2. 华钩藤 叶片无毛；托叶全缘，宽三角形至圆形，或有时顶端微缺；萼裂片短，线状长圆形；花和小蒴果近于无柄，花间小苞片存在。

3. 大叶钩藤 叶片大，革质；花萼裂片线状长圆形；花和小蒴果具柄，无花间小苞片。

【产地】 主产于云南、广西、广东。

钩藤植物图

【采制】 秋、冬二季采收，去叶，切段，晒干。

【性状】 ①茎枝呈圆柱形或类方柱形，长 2～3 cm，直径 0.2～0.5 cm。②表面红棕色至紫红色者具细纵纹，光滑无毛；黄绿色至灰褐色者有的可见白色点状皮孔，被黄褐色柔毛。③多数枝节上对生两个向下弯曲的钩（不育花序梗），或仅一侧有钩，另一侧为突起的疤痕；钩略扁或稍圆，先端细尖，基部较阔；钩基部的枝上可见叶柄脱落后的窝点状痕迹和环状的托叶痕。④质坚韧，断面黄棕色，皮部纤维性，髓部黄白色或中空。⑤气微，味淡。

钩藤生药图

【显微特征】 钩藤：粉末淡黄棕色至红棕色。韧皮薄壁细胞成片，细胞延长，界限不明显，次生壁常与初生壁脱离，呈螺旋状或不规则扭曲状。纤维成束或单个散在，多断裂，直径 10～26 μm，壁厚 3～11 μm。具缘纹孔导管多破碎，直径可达 56 μm，纹孔排列较密。表皮细胞棕黄色，表面观呈多角形或稍延长，直径 11～34 μm。草酸钙砂晶存在于长圆形的薄壁细胞中，密集，有的含砂晶细胞连接成行。

华钩藤：与钩藤相似。

大叶钩藤：单细胞非腺毛多见，多细胞非腺毛 2～15 细胞。

毛钩藤：非腺毛 1～5 细胞。

无柄果钩藤：少见非腺毛，1～7 细胞。可见厚壁细胞，类长方形，长 41～121 μm，直径 17～32 μm。

【化学成分】 含有钩藤碱（rhynchophylline）、异钩藤碱（isorhynchophylline）、毛钩藤碱（hirsutine）、去氢毛钩藤碱（hirsuteine）、柯楠因（corynantheine）等生物碱；并含有喜果苷（vincoside lactam）、金丝桃苷、三叶豆苷（trifolin）、表儿茶素（epicatechin）等成分。其中异去氢钩藤碱和异钩藤碱的含量最高。

【理化鉴别】 TLC：制备供试品溶液，以异钩藤碱为对照品，薄层展开，取出，晾干，喷以改良碘化铋钾试液。供试品色谱中，在与对照品色谱相应的位置上，显相同颜色的斑点。

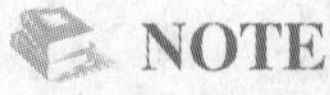

【药理作用】

1. 降压作用 钩藤煎剂、乙醇提取物、钩藤总碱和钩藤碱,均有降压作用。

2. 镇静和抗惊厥作用 钩藤煎剂或醇提物有此作用。

3. 对子宫平滑肌收缩反应的影响 钩藤碱能抑制 PDC,还能抑制催产素所致大鼠离体子宫的收缩。

4. 止血和活血作用 钩藤碱具有显著抑制血小板聚集和抗血栓形成作用。

【功效】 性凉,味甘。息风定惊,清热平肝。用于肝风内动,惊痫抽搐,高热惊厥,感冒夹惊,小儿惊啼,妊娠子痫,头痛眩晕。

巴戟天 Morindae Officinalis Radix

【来源】 茜草科植物巴戟天 *Morinda officinalis* How 的干燥根。

【产地】 主产于广东、广西、福建。

【性状】 扁圆柱形,略弯曲,长短不等,直径 0.5～2 cm。表面灰黄色或暗灰色,具纵纹和横裂纹,有的皮部横向断离露出木部;质韧,断面皮部厚,紫色或淡紫色,易与木部剥离;木部坚硬,黄棕色或黄白色,直径 1～5 mm。气微,味甘而微涩。

【显微特征】

1. 根横切面 ①木栓层为数列细胞。②栓内层外侧石细胞单个或数个成群,断续排列成环;薄壁细胞含有草酸钙针晶束,切向排列。③韧皮部宽广,内侧薄壁细胞含草酸钙针晶束,轴向排列。④形成层明显。⑤木质部导管单个散在或 2～3 个相聚,呈放射状排列,直径至 105 μm;木纤维较发达;木射线宽 1～3 列细胞;偶见非木化的木薄壁细胞群。

2. 粉末特征 淡紫色或紫褐色。石细胞淡黄色,类圆形、类方形、类长方形、长条形或不规则形,有的一端尖,直径 21～96 μm,壁厚至 39 μm,有的层纹明显,纹孔和孔沟明显,有的石细胞形大,壁稍厚。草酸钙针晶多成束存在于薄壁细胞中,针晶长至 184 μm。具缘纹孔导管淡黄色,直径至 105 μm,具缘纹孔细密。纤维管胞长梭形,具缘纹孔较大,纹孔口斜缝状或相交成"人"字形、"十"字形。

【化学成分】 含有寡糖(如耐斯糖)、多糖、蒽醌类(如甲基异茜草素-1-甲醚、甲基异茜草素)、环烯醚萜类等化合物。本品中耐斯糖($C_{24}H_{42}O_{21}$)的含量不得少于 2.0%。

【药理作用】 ①增加体重及抗疲劳作用。②对免疫功能的影响:巴戟天具有抑制小鼠胸腺萎缩及增加其血中白细胞数的作用。③皮质酮分泌促进作用:巴戟天提取物具有增加血中皮质酮含量的作用,其活性可能是由于下垂体-肾上腺皮质系统受到刺激作用所致。④抗炎作用:巴戟天可能具有肾上腺皮质激素样作用。

【功效】 性微温,味辛、甘。补肾阳,强筋骨,祛风湿。用于阳痿遗精,宫冷不孕,月经不调,少腹冷痛,风湿痹痛,筋骨痿软。

茜草 Rubiae Radix et Rhizoma

【来源】 茜草科植物茜草 *Rubia cordifolia* L. 的干燥根和根茎。

【产地】 主产于中国北部、四川及西藏等地。

【性状】 根茎呈结节状,丛生粗细不等的根。根呈圆柱形,略弯曲,长 10～25 cm,直径 0.2～1 cm;表面红棕色或暗棕色,具细纵皱纹和少数细根痕;皮部脱落处呈黄红色。质脆,易折断,断面平坦皮部狭,紫红色,木部宽广,浅黄红色,导管孔多数。气微,味微苦,久嚼刺舌。

【显微特征】 根横切面:木栓细胞 6～12 列,含棕色物。栓内层薄壁细胞有的含红棕色颗粒。韧皮部细胞较小。形成层不甚明显。木质部占根的主要部分,全部木化,射线不明显。薄壁细胞含草酸钙针晶束。

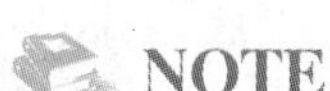

【化学成分】 含有蒽醌类，如羟基茜草素（purpurin）、茜草素（alizarin）、异茜草素（xanthopurpurin）；萘醌，如大叶茜草素（mollugin）、茜草内酯（rubilactone）、二氢大叶茜草素（dihydromollugin）；萜类、环肽、多糖等化合物。本品中大叶茜草素（$C_{17}H_{16}O_4$）的含量不得少于0.40%；羟基茜草素（$C_{14}H_8O_5$）的含量不得少于0.10%。

【药理作用】 ①止血作用；②抗血小板聚集作用；③抗菌作用；④抗癌作用。

【功效】 性寒，味苦。凉血，祛瘀，止血，通经。用于吐血，衄血，崩漏，外伤出血，瘀阻经闭，关节痹痛，跌扑肿痛。

茜草科小结

茜草科	学习要点
特征	多为木本，少数为草本；叶对生，具托叶；多为两性花
化学成分	生物碱、环烯醚萜苷类和蒽醌类
常见生药	栀子、钩藤
栀子	性状：长卵圆形或椭圆形；表面红黄色或棕红色；顶端残存萼片；果皮薄而脆；种子多数，表面密具细小疣状突起 成分：栀子苷等环烯醚萜苷类成分
钩藤	性状：茎枝圆柱形或类方柱形；枝节有钩；表面红棕色至紫红色者具细纵纹；质坚韧 成分：钩藤碱等生物碱

四十六、忍冬科 Caprifoliaceae

本科共有15属，450种左右。我国有12属，约207种。已知药用9属，106种。重要药用属为忍冬属（*Lonicera*）和接骨木属（*Sambucus*）等，主要生药有金银花、忍冬藤、山银花等。

【形态特征】 灌木或乔木，稀草本和藤本。多单叶，对生通常无托叶。花两性，辐射对称或两侧对称，呈聚伞花序或再组成各种花序；萼4～5裂，花冠管状，多5裂，有时二唇形；雄蕊与花冠裂片同数而互生，贴生花冠上；子房下位，常3室，每室常1胚珠。浆果、核果或蒴果。

【化学特征】 本科植物以含酚类和黄酮类为特征。如绿原酸（chlorogenic acid）、异绿原酸（isochlorogenic acid）、忍冬苷（lonicerin）、忍冬素（loniceraflavone）等。此二类成分均有抗菌消炎作用。此外，本科植物还含三萜类（如熊果酸）、皂苷和氰苷等。

【重点生药】

金银花* Lonicerae Japonicae Flos（附：忍冬藤、山银花）

（英）Honeysuckle

案例解析

12-22

案例导入

"天地氤氲夏日长，金银二宝结鸳鸯。山盟不以风霜改，处处同心岁岁香。"入冬老叶枯落，叶腋再簇生新叶，经冬不凋，故又有"忍冬"之雅号。

问题：

1. 诗句中赞美的是哪种植物？
2. 该植物有何特点？

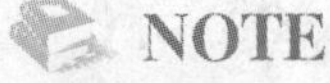

【来源】 忍冬科植物忍冬 *Lonicera japonica* Thunb. 的干燥花蕾或带初开的花。

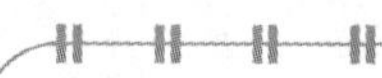

【植物形态】 多年生半常绿木质藤本。茎中空，老枝棕褐色，幼枝绿色，密被柔毛。叶对生，卵形至长卵形，初时两面有毛，后则上面无毛。花成对腋生，花梗及花均有短柔毛；苞片叶状，卵形；花萼5齿裂，无毛或有疏毛；花冠筒细长，外被柔毛和腺毛；雄蕊5，伸出花冠。花冠初开时白色，后变黄色。浆果球形，黑色。

【产地】 主产于山东、河南、内蒙古，多为栽培，以河南新密产者为最佳，称为"密银花"。

【采制】 夏初花开放前采收，干燥。有的地区用炒晒、蒸晒法干燥。

忍冬植物图

【性状】 呈棒状，上粗下细，略弯曲，长2～3 cm，上部直径约3 mm，下部直径约1.5 mm。表面黄白色或绿白色(贮久色渐深)，密被短柔毛。偶见叶状苞片。花萼绿色，先端5裂，裂片有毛，长约2 mm。开放者花冠筒状，先端二唇形；雄蕊5，附于筒壁，黄色；雌蕊1，子房无毛。气清香，味淡、微苦。

【显微特征】 粉末浅黄棕色或黄绿色。①腺毛较多，头部倒圆锥形、类圆形或略扁圆形，4～33细胞，排成2～4层，直径30～64～108 μm，柄部1～5细胞，长可达700 μm。②非腺毛有两种：一种为厚壁非腺毛，单细胞，长可达90 μm，表面有微细疣状或泡状突起，有的具螺纹；另一种为薄壁非腺毛，单细胞，甚长，弯曲或皱缩，表面有微细疣状突起。③草酸钙簇晶直径6～45 μm。④花粉粒类圆形或三角形，表面具细密短刺及细颗粒状雕纹，具3孔沟(图12-76)。

金银花生药图

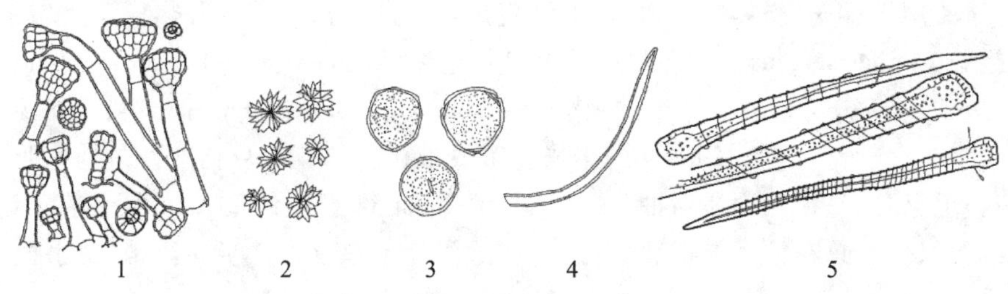

图12-76 金银花粉末图

1.腺毛；2.草酸钙簇晶；3.花粉粒；4.薄壁非腺毛；5.厚壁非腺毛

【化学成分】 主要含有机酸，如绿原酸、异绿原酸及绿原酸四乙酰化合物，总绿原酸含量约至6.6%，棕榈酸、肉豆蔻酸等；三萜皂苷类，主要包括以常春藤苷元为配基的三萜皂苷和以石竹素为苷元的三萜皂苷；黄酮类，如木犀草素(luteolin)、木犀草苷(luteoloside)、5-羟基-3′,4′,7-三甲氧基黄酮、槲皮素-3-O-β-D-葡萄糖苷(quercetin-3-O-β-D-glucoside)和金丝桃苷等；挥发油含量约0.6%，主成分为双花醇、芳樟醇、香叶醇和香树烯；尚含马钱苷(loganin)、裂马钱苷(secologanin)、鞣质及少量肌醇。

HO COOH O OH HO O OH OH

绿原酸

【理化鉴别】 本品粉末加甲醇提取后，与绿原酸对照品溶液共薄层展开，置紫外光灯(365 nm)下检视。供试品色谱中，在与对照品色谱相应的位置上，显相同颜色的荧光斑点。

【含量测定】 采用HPLC测定。本品按干燥品计算，含绿原酸($C_{16}H_{18}O_9$)不得少于1.5%；含酚酸类以绿原酸($C_{16}H_{18}O_9$)、3,5-二-O-咖啡酰奎宁酸($C_{25}H_{24}O_{12}$)和4,5-二-O-咖啡酰奎宁酸($C_{25}H_{24}O_{12}$)的总量计，不得少于3.8%。

【药理作用】

1.抗病原微生物作用 对多种致病菌如金黄色葡萄球菌、溶血性链球菌、大肠杆菌、痢疾

NOTE

杆菌、霍乱弧菌、伤寒杆菌、副伤寒杆菌等均有一定抑制作用，对肺炎球菌、脑膜炎双球菌、绿脓杆菌、结核杆菌亦有效。水浸剂比煎剂作用强，叶煎剂比花煎剂作用强。

2. 抗炎和解热作用　金银花具有明显的解热作用。

3. 加强免疫机能作用　金银花煎剂能促进白细胞的吞噬功能。

4. 中枢兴奋作用　绿原酸有中枢神经系统兴奋作用。

5. 降血脂作用　大鼠灌胃金银花 2.5 g/kg 能减少肠内胆固醇吸收，降低血浆中胆固醇含量。

【功效】 性寒，味甘。清热解毒，疏散风热。用于痈肿疔疮，喉痹，丹毒，热毒血痢，风热感冒，温病发热。

【附注】

1. 忍冬藤 Lonicerae Japonicae Caulis　忍冬科植物忍冬 *Lonicera japonica* Thunb. 的干燥茎枝。秋、冬二季采割，晒干。本品呈长圆柱形，多分枝，常缠绕成束。表面棕红色至暗棕色，有的灰绿色，光滑或被茸毛；外皮易剥落。枝上多节，节间有残叶和叶痕。质脆，易折断，断面黄白色，中空。气微，老枝味微苦，嫩枝味淡。含多种黄酮及环烯醚萜苷类成分。本品中绿原酸的含量不得少于 0.10%；马钱苷($C_{17}H_{26}O_{8}$)的含量不得少于 0.10%。性寒，味甘。清热解毒，疏风通络。用于温病发热，热毒血痢，痈肿疮疡，风湿热痹，关节红肿热痛。

2. 山银花 Lonicerae Flos　忍冬科植物灰毡毛忍冬 *Lonicera macranthoides* Hand. -Mazz.、红腺忍冬 *Lonicera hypoglauca* Miq.、华南忍冬 *Lonicera confusa* DC. 或黄褐毛忍冬 *Lonicera fulvotomentosa* Hsu et S. C. Cheng 的干燥花蕾或带初开的花。夏初花开放前采收，干燥。

(1)灰毡毛忍冬：呈棒状而稍弯曲，长 3～4.5 cm，上部直径约 2 mm，下部直径约 1 mm。表面黄色或黄绿色。总花梗集结成簇，开放者花冠裂片不及全长之半。质稍硬，手捏之稍有弹性。气清香，味微苦甘。

(2)红腺忍冬：长 2.5～4.5 cm，直径 0.8～2 mm。表面黄白色至黄棕色，无毛或疏被毛，萼筒无毛，先端 5 裂，裂片长三角形，被毛，开放者花冠下唇反转，花柱无毛。

(3)华南忍冬：长 1.6～3.5 cm，直径 0.5～2 mm。萼筒和花冠密被灰白色毛。

(4)黄褐毛忍冬：长 1～3.4 cm，直径 1.5～2 mm。花冠表面淡黄棕色或黄棕色，密被黄色茸毛。

山银花中含有酚酸(如绿原酸、异绿原酸)、皂苷(如灰毡毛忍冬皂苷乙、川续断皂苷乙)、挥发油(如芳樟醇)等化学成分。本品中绿原酸的含量不得少于 2.0%；灰毡毛忍冬皂苷乙和川续断皂苷乙的总量不得少于 5.0%。山银花性寒，味甘；清热解毒，疏散风热；用于痈肿疔疮，喉痹，丹毒，热毒血痢，风热感冒，温病发热。

忍冬科小结

忍冬科	学习要点
特征	多为灌木或乔木；多单叶，常无托叶；花两性，雄蕊花冠同数互生
化学成分	酚类、黄酮类
常见生药	金银花
金银花	性状：棒状；表面黄白色或绿白色，密被短柔毛；花萼绿色；开放者花冠筒状 成分：绿原酸等有机酸

四十七、葫芦科 Cucurbitaceae

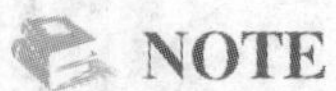

本科约有 113 属，800 种，大多数分布于热带和亚热带地区。我国约有 32 属，154 种，全国均

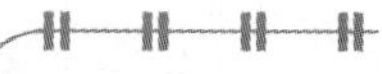

有，以南部和西南部最多。已知药用约有25属，92种。重要药用属为栝楼属（*Trichosanthes*）、雪胆属（*Hemsleya*）、绞股蓝属（*Gynostemma*）等，主要生药有天花粉、瓜蒌和雪胆等。

【形态特征】 多草质或木质藤本，具卷须。单叶互生，常掌状分裂，稀为鸟趾状复叶。花单生，雌雄同株或异株，辐射对称；雄花的花萼辐状、钟状或管状，5裂，花瓣5，花药常弯曲成"S"形；雌花花瓣合生，5裂，萼管与子房连合；3心皮合生，子房下位，侧膜胎座。果为瓠果。

【解剖特征】 本科植物的茎具双韧型维管束、草酸钙针晶和石细胞。

【化学特征】 本科植物主要含有葫芦烷型四环三萜类化合物，如葫芦素（cucurbitacin）、雪胆甲素、雪胆乙素。此外，本科植物还含有齐墩果烷型五环三萜皂苷、蛋白质、氨基酸等成分。

【重点生药】

天花粉* Trichosanthis Radix

(英)Radix trichosanthis

【来源】 葫芦科植物栝楼 *Trichosanthes kirilowii* Maxim. 或双边栝楼 *Trichosanthes rosthornii* Harms 的干燥根。

【植物形态】 多年生攀援草本，长可达10 m。根状茎肥厚，圆柱状，外皮黄色。茎多分枝，无毛；叶互生，近圆形或心形，雌雄异株。雄花数朵呈总状花序，少有单生，花冠裂片倒卵形，雌花单生，子房卵形，果实近球形，熟时橙红色。

【产地】 栝楼主产于山东、河南、广东、贵州等地；双边栝楼主产于四川，以河南安阳产品量大质优，有"安阳花粉"之称。

栝楼植物图

【采制】 秋、冬二季采挖，洗净，除去外皮，切段或纵剖成瓣，干燥。

【性状】 ①呈不规则圆柱形、纺锤形或瓣块状，长8～16 cm，直径1.5～5.5 cm。②表面黄白色或淡棕黄色，有纵皱纹、细根痕及略凹陷的横长皮孔，有的有黄棕色外皮残留。③质坚实，断面白色或淡黄色，富粉性，横切面可见黄色木质部，略呈放射状排列，纵切面可见黄色条纹状木质部。④气微，味微苦。

【显微特征】

天花粉生药图

1. 根横切面 ①木栓层内侧有断续排列的石细胞环。②韧皮部较窄。③木质部甚宽广。导管3～10个成群，也有单个散在。初生木质部导管附近常有小片内含韧皮部。④薄壁细胞内富含淀粉粒。

2. 粉末 类白色。淀粉粒甚多，单粒类球形、半圆形或盔帽形，直径6～48 μm，脐点点状、短缝状或"人"字形，层纹隐约可见；复粒由2～14分粒组成，常由一个大的分粒与几个小分粒复合。具缘纹孔导管大，多破碎，有的具缘纹孔呈六角形或方形，排列紧密。石细胞黄绿色，长方形、椭圆形、类方形、多角形或纺锤形，直径27～72 μm，壁较厚，纹孔细密。

【化学成分】 块根主含多量淀粉及皂苷（约1%）、天花粉蛋白（trichosanthin）、氨基酸、酶和多糖。氨基酸主要有瓜氨酸、精氨酸、谷氨酸、天冬氨酸及少量的丝氨酸、甘氨酸、苏氨酸、丙氨酸、γ-氨基丁酸等。

【理化鉴别】 TLC：以天花粉对照药材及瓜氨酸对照品对照，薄层展开，喷以茚三酮试液，105 ℃加热显色。供试品色谱中，在与对照药材色谱和对照品色谱相应的位置上，显相同颜色的斑点。

【药理作用】

1. 引产和抗早孕作用 天花粉蛋白有明显抗早孕、致流产和引产作用。

2. 抗菌作用 据体外试验结果，天花粉水浸剂或煎剂对多种致病真菌有不同程度的抑制作用。

3. 利尿作用　家兔在严密控制进水量的情况下，每日灌服酊剂 0.5 g/kg，连服 5 日，有非常显著的利尿作用，灰分则无利尿作用；家兔口服或静脉注射煎剂，亦出现利尿作用。

4. 抗肿瘤作用　离体试验表明天花粉蛋白对绒癌细胞有选择性抑制作用。

【功效】　性微寒，味甘、微苦。清热泻火，生津止渴，消肿排脓。用于热病烦渴，肺热燥咳，内热消渴，疮疡肿毒。不宜与川乌、制川乌、草乌、制草乌、附子同用。

瓜蒌 Trichosanthis Fructus

【来源】　葫芦科植物栝楼 *Trichosanthes kirilowii* Maxim. 或双边栝楼 *Trichosanthes rosthornii* Harms 的干燥成熟果实。

【产地】　商品来源于栽培，主产于河北、山西、浙江、福建、山东、河南等地。

【性状】　呈类球形或宽椭圆形，长 7～15 cm，直径 6～10 cm。表面橙红色或橙黄色，皱缩或较光滑，顶端有圆形的花柱残基，基部略尖，具残存的果梗。轻重不一。质脆，易破开，内表面黄白色，有红黄色丝络，果瓤橙黄色，黏稠，与多数种子粘结成团。具焦糖气，味微酸、甜。

【显微特征】　粉末黄棕色至棕褐色。石细胞较多，数个成群或单个散在，黄绿色或淡黄色，呈类方形、圆多角形，纹孔细密，孔沟细而明显。果皮表皮细胞，表面观类方形或类多角形，垂周壁厚度不一。种皮表皮细胞表面观类多角形或不规则形，平周壁具稍弯曲或平直的角质条纹。厚壁细胞较大，多单个散在，棕色，形状多样。螺纹导管、网纹导管多见。

【化学成分】　主要含有黄酮类，如槲皮素-3-O-β-芸香糖苷、芹菜素-7-O-β-D-葡萄糖苷、香叶木素-7-O-β-D-葡萄糖苷、木犀草素、芹菜素、香叶木素等；有机酸，如瓜蒌酸；挥发油、核苷、生物碱、三萜、多糖等化学成分。

【药理作用】　①抗肿瘤作用；②对心血管系统的作用，对药物诱发的心律失常有一定的抑制作用，抗心肌缺血，改善微循环，抑制血小板聚集，耐缺氧；③抗菌作用；④瓜蒌皮所含的氨基酸有祛痰作用。

【功效】　性寒，味甘、微苦。清热涤痰，宽胸散结，润燥滑肠。用于肺热咳嗽，痰浊黄稠，胸痹心痛，结胸痞满，乳痈，肺痈，肠痈，大便秘结。不宜与川乌、制川乌、草乌、制草乌、附子同用。

罗汉果 Siraitiae Fructus

【来源】　葫芦科植物罗汉果 *Siraitia grosvenorii* (Swingle) C. Jeffrey ex A. M. Lu et Z. Y. Zhang 的干燥果实。

【产地】　主产于广西、江西、广东、贵州等地。

【性状】　呈卵形、椭圆形或球形，长 4.5～8.5 cm，直径 3.5～6 cm。表面褐色、黄褐色或绿褐色，有深色斑块和黄色柔毛，有的具 6～11 条纵纹。顶端有花柱残痕，基部有果梗痕。体轻，质脆，果皮薄，易破。果瓤（中、内果皮）海绵状，浅棕色。种子扁圆形，多数，长约 1.5 cm，宽约 1.2 cm；浅红色至棕红色，两面中间微凹陷，四周有放射状沟纹，边缘有槽。气微，味甜。

【显微特征】　粉末棕褐色。果皮石细胞大多成群，黄色，方形或卵圆形，直径 7～38 μm，壁厚，孔沟明显。种皮石细胞类长方形或不规则形，壁薄，具纹孔。纤维长梭形，直径 16～42 μm，胞腔较大，壁孔明显。可见梯纹导管和螺纹导管。薄壁细胞不规则形，具纹孔。

【化学成分】　主要含有三萜皂苷类，如罗汉果苷Ⅲ、罗汉果苷Ⅳ、罗汉果苷Ⅴ；黄酮类，如罗汉果黄素；果糖等成分。本品中罗汉果皂苷Ⅴ（$C_{60}H_{102}O_{29}$）的含量不得少于 0.50%。

【药理作用】　①止咳平喘作用；②抗氧化作用；③对糖尿病的作用，罗汉果提取物能有效改善糖尿病小鼠的临床症状和胰岛素反应，增加胰腺总胰岛素的分泌。此外，罗汉果提取物还具有保护肝脏、抑制肝癌产生和提高机体免疫力等作用。

【功效】　性凉，味甘。清热润肺，利咽开音，滑肠通便。用于肺热燥咳，咽痛失音，肠燥便秘。

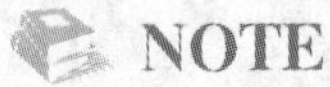

葫芦科小结

葫芦科	学习要点
特征	多草质或木质藤本；单叶互生；花单生，花药常弯曲成“S”形；雌花花瓣合生；瓠果
化学成分	葫芦烷型四环三萜类化合物
常见生药	天花粉
天花粉	性状：呈不规则圆柱形、纺锤形或瓣块状；表面黄白色或淡棕黄色，有纵皱纹、细根痕及略凹陷的横长皮孔；质坚实 成分：淀粉、皂苷等

四十八、桔梗科* Campanulaceae

本科约有 86 属，2300 种。我国有 16 属，约 159 种。已知药用 13 属，111 种。重要药用属为桔梗属(*Platycodon*)、沙参属(*Adenophora*)、党参属(*Codonopsis*)、半边莲属(*Lobelia*)等，主要生药有桔梗、党参、南沙参、半边莲等。

【形态特征】 本科多为草本，常具乳汁。单叶互生，稀对生或轮生，无托叶。花两性，辐射对称或两侧对称，花萼 5 裂，宿存；花冠钟状或管状，雄蕊 5，雌蕊心皮 3，子房常下位或半下位，2～5 室，中轴胎座。蒴果，稀浆果。

【解剖特征】 本科植物中具有乳汁管群，一些种含有菊糖。根横断面形成层环明显，木质部导管单个或数个相聚，呈放射状排列，形成菊花心。

【化学特征】 本科植物普遍含皂苷，如桔梗皂苷(platycodin)，及多糖。半边莲属植物普遍含生物碱，如山梗菜碱。

【重点生药】

桔梗* Platycodonis Radix

(英)Platycodon Root

案例导入

案例解析
12-23

市面上有一种“桔梗”，性状与正品桔梗相似，但质轻色深，断面无形成层环，口尝苦涩。

问题：

1. 该批“桔梗”是否为正品桔梗？
2. 其能否作为正品桔梗入药？

【来源】 桔梗科植物桔梗 *Platycodon grandiflorum*(Jacq.)A. DC. 的干燥根。

【植物形态】 多年生草本，全株有白色乳汁。主根长纺锤形，少分枝。茎无毛，通常不分枝或上部稍分枝。叶 3～4 片轮生、对生或互生；无柄或有极短的柄；叶片卵形至披针形，长2～7 cm，宽 0.5～3 cm，先端尖，基部楔形，边缘有尖锯齿，下面被白粉。花 1 朵至数朵单生于茎顶或集成疏总状花序；花萼钟状，裂片 5；花冠阔钟状，直径 4～6 cm，蓝色或蓝紫色，裂片 5，三角形；雄蕊 5，花丝基部变宽，密被细毛；子房下位，花柱 5 裂。蒴果倒卵圆形，熟时顶部 5 瓣裂。种子多数，褐色。

桔梗植物图

【产地】 全国大部分地区均产，多为栽培。东北、华北地区产量大，称“北桔梗”；华东地区产者质量佳，称“南桔梗”，以安徽产者最佳。

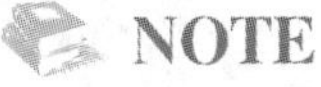

【采制】 春、秋二季采挖，洗净，除去须根，趁鲜剥去外皮或不去外皮，干燥。

【性状】 ①呈圆柱形或略呈纺锤形，下部渐细，有的有分枝，略扭曲，长 7～20 cm，直径 0.7～2 cm。②表面淡黄白色至黄色，不去外皮者表面黄棕色至灰棕色，具纵扭皱沟，并有横长的皮孔样斑痕及支根痕，上部有横纹。有的顶端有较短的根茎或不明显，其上有数个半月形茎痕。③质脆，断面不平坦，形成层环棕色，皮部黄白色，有裂隙，木部淡黄色。④气微，味微甜后苦。

桔梗生药图

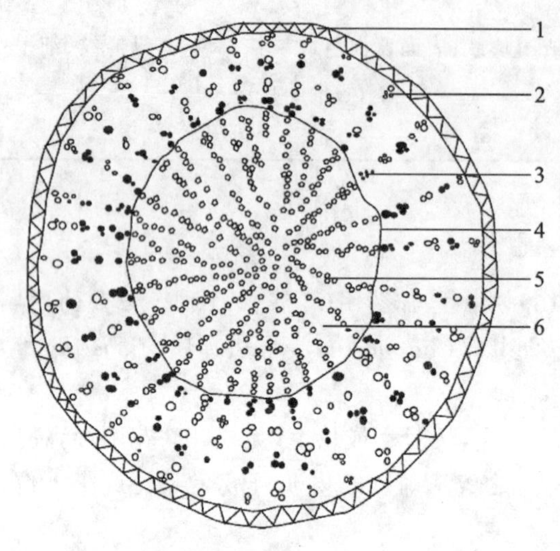

图 12-77　桔梗(根)横切面简图

1. 木栓层；2. 乳管群；3. 韧皮部；4. 形成层；5. 木质部；6. 木射线

【显微特征】

1. 根横切面　①不去外皮者有木栓层，木栓细胞有时残存，细胞中偶含草酸钙小棱晶。②栓内层窄。③韧皮部乳管群散在，乳管壁略厚，内含微细颗粒状黄棕色物。④形成层成环。⑤木质部导管单个散在或数个相聚，呈放射状排列。⑥薄壁细胞含菊糖(图 12-77)。

2. 粉末　米黄色。①菊糖众多，用冷水合氯醛溶液装片，薄壁细胞中的菊糖团块呈扇形。②乳汁管为有节联结乳汁管，直径 14～25 μm，内含浅黄色油滴及颗粒状物。③梯纹、网纹及具缘纹孔导管直径 16～72 μm。④木薄壁细胞纵面观长方形，末端壁微波状弯曲。未去净外皮的可见木栓细胞，淡棕色，有的含细小草酸钙结晶(图 12-78)。

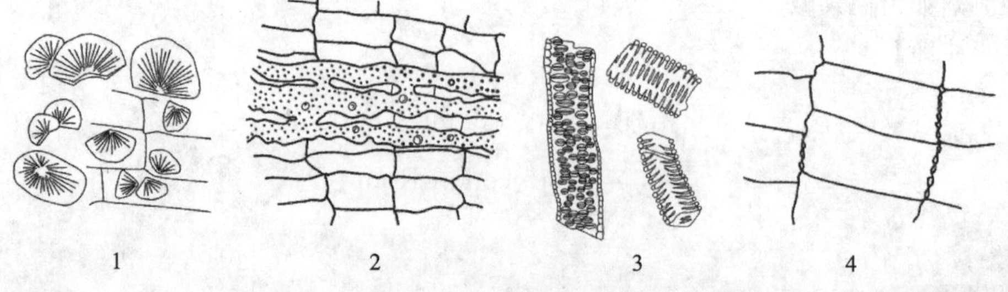

图 12-78　桔梗(根)粉末图

1. 菊糖；2. 乳汁管；3. 导管；4. 木薄壁细胞

【化学成分】 含多种三萜皂苷类，如桔梗皂苷 A、桔梗皂苷 C、桔梗皂苷 D 等。总皂苷完全水解后产生的皂苷元主要为桔梗皂苷元(platycodigenin)，其次为远志酸(polygalic acid)、桔梗酸(platycogenic acid)A、桔梗酸 B、桔梗酸 C。此外尚含 α-菠菜甾醇及其糖苷、白桦脂醇、桔梗聚糖等。

【理化鉴别】

1. 菊糖反应　粉末或切片遇 α-萘酚、浓硫酸试液显紫堇色。

2. 皂苷反应　取粉末少量加水，水浴中加热 10 min，放冷，取上清液，置带塞试管中用力振摇，产生持久性蜂窝状泡沫。

3. TLC　以桔梗对照药材对照，以三氯甲烷-乙醚(2∶1)为展开剂，薄层展开，取出，晾干，喷以 10%硫酸乙醇溶液，在 105 ℃加热显色。供试品色谱中，在与对照药材色谱相应的位置上，显相同颜色的斑点。

【含量测定】 采用 HPLC 测定。本品按干燥品计算，含桔梗皂苷 D($C_{57}H_{92}O_{28}$)不得少于 0.10%。

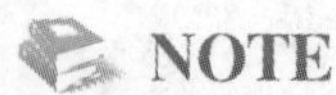

NOTE

【药理作用】

1. 祛痰与镇咳作用 桔梗煎剂能显著增加呼吸道黏液的分泌量，使痰液稀释，促使其排出；粗制桔梗皂苷有镇咳作用。

2. 降血糖作用 兔灌胃桔梗水或醇提取物 200 mg/kg 可使血糖下降，且醇提取物的作用较水提取物强。

3. 抗炎作用 粗桔梗皂苷有抗炎作用。桔梗无直接抗菌作用，但其水提取物可增强巨噬细胞的吞噬功能，增强中性白细胞的杀菌力，提高溶菌酶的活性。

4. 对循环系统的作用 大鼠以粗制桔梗皂苷静脉注射，可见暂时性血压下降，心率减慢和呼吸抑制。

5. 抑制胃液分泌和抗溃疡的作用 粗制桔梗皂苷在低于 1/5 半数致死量的剂量时有抑制大鼠胃液分泌和抗消化性溃疡的作用。100 mg/kg 剂量时，几乎能完全抑制大鼠幽门结扎所致的胃液分泌。大鼠十二指肠注入 25 mg/kg 粗制桔梗皂苷，可防止消化性溃疡形成。

【功效】 性平，味苦、辛。宣肺，利咽，祛痰，排脓。用于咳嗽痰多，胸闷不畅，咽痛音哑，肺痈吐脓。

党参* Codonopsis Radix

(英)Tangshen

【来源】 桔梗科植物党参 *Codonopsis pilosula*（Franch.）Nannf.、素花党参 *Codonopsis pilosula* Nannf. var. *modesta*（Nannf.）L. T. Shen 或川党参 *Codonopsis tangshen* Oliv. 的干燥根。

【植物形态】

1. 党参 多年生草本。根长圆柱形，直径 1～1.7 cm，顶端有一膨大的根头，具多数瘤状的茎痕，外皮乳黄色至淡灰棕色，有纵横皱纹。茎缠绕，长而多分枝，下部疏被白色粗糙硬毛；上部光滑或近光滑。叶对生、互生或假轮生；叶柄长 0.5～2.5 cm；叶片卵形、广卵形，先端钝或尖，基部截形或浅心形，全缘或微波状，上面绿色，被粗伏毛，下面粉绿色，被疏柔毛。花单生，花梗细；花萼绿色，裂片 5，长圆状披针形，先端钝，光滑或稍被茸毛；花冠阔钟形，淡黄绿色，有淡紫堇色斑点，先端 5 裂，裂片三角形至广三角形，直立；雄蕊 5，花丝中部以下扩大；子房下位，3 室，花柱短，柱头 3，极阔，呈漏斗状。蒴果圆锥形，有宿存萼。种子小，卵形，褐色有光泽。

2. 素花党参 全体近于光滑无毛；花萼裂片较小，长约 10 mm。

3. 川党参 茎下部的叶基部楔形或较圆钝，仅偶尔呈心形；花萼仅紧贴生于子房最下部。

党参植物图

【产地】 党参商品药材主要来源于栽培，主产于甘肃、内蒙古、河南、陕西等地，山西省长治市平顺县为道地产区，称为“潞党”；素花党参商品药材主要来源于栽培，主产于四川、甘肃、陕西，药材称为“纹党”或“西党”；川党参商品药材主要来源于栽培或野生，主产于湖北、重庆、四川等地，药材也称为“条党”。

【采制】 秋季采挖，除去地上部分，洗净泥土，晒至半干，用手或木板搓揉，使皮部与木部贴紧，饱满柔软，然后再晒再搓，反复 3～4 次，最后晒干。

【性状】

1. 党参 呈长圆柱形，稍弯曲，长 10～35 cm，直径 0.4～2 cm。表面黄棕色至灰棕色，根头部有多数疣状突起的茎痕（习称“狮子盘头”）及芽，每个茎痕的顶端呈凹下的圆点状；根头下有致密的环状横纹，向下渐稀疏，有的达全长的一半，栽培品环状横纹少或无；全体有纵皱纹及散在的横长皮孔样突起，支根断落处常有黑褐色胶状物。质稍硬或略带韧性，断面稍平坦，有裂隙或放射状纹理，皮部淡黄白色至淡棕色，木部淡黄色。有特殊香气，味微甜。

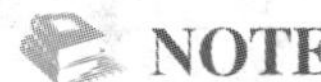

党参生药图

2. 素花党参(西党参) 长10～35 cm，直径0.5～2.5 cm。表面黄白色至灰黄色，根头下致密的环状横纹常达全长的一半以上。断面裂隙较多，皮部灰白色至淡棕色，木部淡黄色。

3. 川党参 长10～45 cm，直径0.5～2 cm。表面灰黄色至黄棕色，有明显不规则的纵沟。质较软而结实，断面裂隙较少，皮部黄白色，木部淡黄色。

【显微特征】

1. 根横切面 ①木栓细胞数列至10数列，外侧有石细胞，单个或成群。②栓内层窄，细胞多不规则或破碎。③韧皮部宽广，外侧常现裂隙，散有淡黄色乳管群，并常与筛管群交互排列。④形成层成环。⑤木质部导管单个散在或数个相聚，呈放射状排列。⑥薄壁细胞含菊糖。

2. 粉末 黄白色。①菊糖多，菊糖团块略呈扇形、类圆形或半圆形，表面具放射状线纹。②石细胞较多，单个散在或数个成群，有的与木栓细胞相嵌；石细胞多角形、类方形、长方形或不规则形，直径24～51 μm，纹孔稀疏。③具缘纹孔、网纹及梯纹导管。④乳汁管为有节联结乳汁管，管中及周围细胞中充满油滴状物及细颗粒。⑤木栓细胞棕黄色，表面观长方形、斜方形或类多角形，垂周壁微波状弯曲，木化，有纵条纹。此外，可见少数淀粉粒(图12-79)。

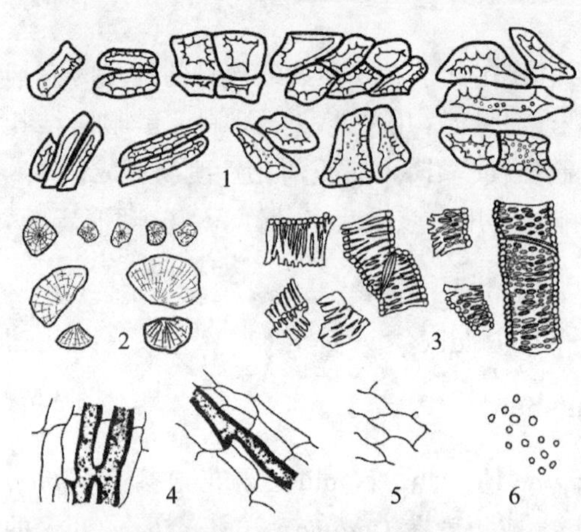

图12-79 党参(根)粉末图

1.石细胞；2.菊糖；3.导管；4.乳汁管；5.木栓细胞；6.淀粉粒

【化学成分】 主要含多糖、苯丙素苷(如党参苷Ⅰ、党参苷Ⅱ、党参苷Ⅲ、党参苷Ⅳ、丁香苷)、聚炔(如党参炔苷)、三萜(如蒲公英萜醇、木栓酮)、生物碱(如党参碱、胆碱)、香豆素(如白芷内酯、补骨脂素)、挥发油等成分。

【理化鉴别】 TLC：以党参炔苷为对照品，薄层展开，取出，晾干，喷以10%硫酸乙醇溶液，在100 ℃加热至斑点显色清晰，分别置日光和紫外光灯(365 nm)下检视。供试品色谱中，在与对照品色谱相应的位置上，显相同颜色的斑点或荧光斑点。

【药理作用】

1. 对血细胞的影响 党参根的醇、水浸膏口服或皮下注射，可使正常兔的红细胞及血红蛋白略有增加。

2. 对血糖的影响 对兔腹部皮下注射党参浸膏，可使血糖升高。

3. 降压作用 醇、水浸膏静脉或腹腔注射，能降低麻醉犬的血压。

4. 对免疫机能的影响 党参及其多糖可使巨噬细胞的数量增加，细胞体积增大，伪足多，吞噬能力增强；细胞内的DNA、RNA、糖类、ACP酶、ATP酶、酸性酯酶和琥珀酸脱氢酶活性均显著增强。

【功效】 性平，味甘。健脾益肺，养血生津。用于脾肺气虚，食少倦怠，咳嗽虚喘，气血不足，面色萎黄，心悸气短，津伤口渴，内热消渴。

南沙参 Adenophorae Radix

【来源】 桔梗科植物轮叶沙参 *Adenophora tetraphylla* (Thunb.) Fisch. 或沙参 *Adenophora stricta* Miq. 的干燥根。

【产地】 轮叶沙参主产于贵州、河南、黑龙江及江苏等地。沙参主产于安徽、江苏、浙江、湖南等地。

NOTE

【性状】 呈圆锥形或圆柱形，略弯曲，长7～27 cm，直径0.8～3 cm。表面黄白色或淡棕黄色，凹陷处常有残留粗皮，上部多有深陷横纹，呈断续的环状，下部有纵纹和纵沟。顶端具 1 或 2 个根茎。体轻，质松泡，易折断，断面不平坦，黄白色，多裂隙。气微，味微甘。

【显微特征】 粉末灰黄色。木栓石细胞类长方形、长条形、类椭圆形、类多边形，长 18～155 μm，宽 18～61 μm，有的垂周壁连珠状增厚。有节乳管常连接成网状。菊糖结晶扇形、类圆形或不规则形。

【化学成分】 主要含有三萜，如蒲公英萜酮、羽扇豆烯酮、环阿屯醇乙酸酯、木栓酮；酚苷，如沙参苷Ⅰ、沙参苷Ⅱ、沙参苷Ⅲ、紫丁香苷；多糖、甾醇、磷脂、挥发油等成分。

【药理作用】 ①祛痰作用；②强心作用；③抗菌作用；④增强免疫。

【功效】 性微寒，味甘。养阴清肺，益胃生津，化痰，益气。用于肺热燥咳，阴虚劳嗽，干咳痰黏，胃阴不足，食少呕吐，气阴不足，烦热口干。

桔梗科小结

桔梗科	学习要点
特征	多草本，具乳汁；单叶多互生，无托叶；花两性；“菊花心”
化学成分	皂苷
常见生药	桔梗、党参
桔梗	性状：圆柱形或纺锤形；表面淡黄白色至黄色，外皮具纵扭皱沟；半月形茎痕；质脆，形成层环棕色，皮部黄白色，木部淡黄色 成分：三萜皂苷
党参	性状：长圆柱形，稍弯曲；表面黄棕色至灰棕色；“狮子盘头” 成分：多糖、苯丙素苷等

四十九、菊科* Compositae

本科为被子植物第一大科，有 1600～1700 属，24000 余种。我国约有 248 属，2336 种。已知药用 155 属，778 种。重要药用属有旋覆花属（*Inula*）、蒿属（*Artemisia*）、菊属（*Chrysanthemum*）、苍术属（*Atractylodes*）、紫菀属（*Aster*）、蒲公英属（*Taraxacum*）、蓟属（*Cirsium*）、红花属（*Carthamus*）等，主要生药有佩兰、艾纳香、火绒草、野菊、菊花、青蒿、款冬、千里光、白术、苍术、牛蒡、雪莲花、红花、水飞蓟、蒲公英等。

【形态特征】 多为草本。有的具乳汁或树脂道。叶互生，稀对生或轮生，无托叶。花两性，稀单性或无性；花萼退化成冠毛状、鳞片状、刺状或缺；雄蕊 5，心皮 2，合生，子房下位，1 室，具 1 倒生胚珠，柱头 2 裂。果为连萼瘦果。

【解剖特征】 本科通常分为两个亚科。①管状花亚科：整个花序全为管状花或中央管状花，边缘为舌状花。植物体无乳汁，有的含挥发油。②舌状花亚科：整个花序全为舌状花，植物体有乳汁。

本科植物中普遍含有菊糖；有香气，常具有各种腺毛，如蒿属植物中具有 4，6，8 细胞相对叠加而成鞋底形，并有“丁”字形（“T”形）非腺毛，款冬花、旋覆花等植物中腺头由 2 列细胞组成，有的则具有分泌道、油室；并具有各种草酸钙结晶，如苍术、白术中的针晶，艾叶中的方晶，旋覆花中的柱晶等。

【化学特征】 本科常见的活性成分有倍半萜内酯类、黄酮类、生物碱、聚炔类、挥发油、香豆素类、三萜皂苷类、菊糖等，其中最具特征性的为倍半萜内酯类和菊糖。①倍半萜内酯类，如青蒿素（artemisinin）、佩兰内酯、斑鸠菊内酯（vernolide）、地胆草内酯、蛇鞭菊内酯。②黄酮类，如水飞

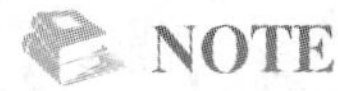

蓟素(silymarin)。③生物碱,如野千里光碱(campestrine)、蓝刺头碱(echinopsine)。④三萜皂苷类,如紫菀皂苷。⑤聚炔类,如茵陈素(capillarin)、茵陈二炔(capillene)、苍术炔(atractylodin)。⑥香豆素类,如蒿属香豆素(scoparone)。

【重点生药】

青蒿* Artemisiae Annuae Herba

(英)Sweet Wormwood Herb

案例解析
12-24

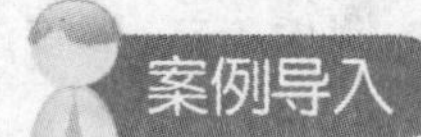

2015 年 10 月 5 日,诺贝尔奖评审委员会宣布,将 2015 年诺贝尔生理学或医学奖授予中国科学家屠呦呦,以表彰她发现了青蒿素(用于治疗疟疾的药物),挽救了全球特别是发展中国家的数百万人的生命。

问题:

1. 青蒿素主要来源于哪类植物?
2. 青蒿有哪些药理作用?

【来源】 菊科植物黄花蒿 *Artemisia annua* L. 的干燥地上部分。

【植物形态】 一年生草本。全株具强烈气味。茎直立,具纵条纹,多分枝,光滑无毛。基生叶平铺地面;茎生叶互生,有短柄,向上渐无柄;叶片三回羽状全裂,表面深绿色,有极小粉末状矩柔毛,背面浅绿色,具有细小的毛或腺状斑点;叶柄基部稍扩大抱茎。头状花序细小,球形,具短梗,多数组成圆锥状;花全为管状花,黄色,外围为雌花,中央为两性花。瘦果长圆形至椭圆形。

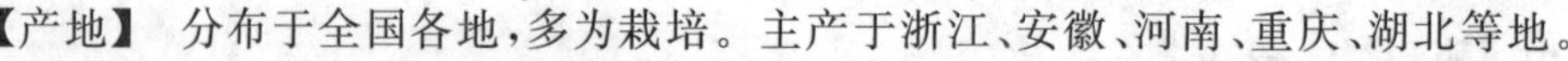

黄花蒿植物图

【产地】 分布于全国各地,多为栽培。主产于浙江、安徽、河南、重庆、湖北等地。

【采制】 秋季花盛开时采割,除去老茎,阴干。

【性状】 茎呈圆柱形,上部多分枝,长 30～80 cm,直径 0.2～0.6 cm;表面黄绿色或棕黄色,具纵棱线;质略硬,易折断,断面中部有髓。叶互生,暗绿色或棕绿色,卷缩易碎,完整者展平后为三回羽状深裂,裂片和小裂片矩圆形或长椭圆形,两面被短毛。气香特异,味微苦。

青蒿生药图

【显微特征】 叶片表面观:①上下表皮细胞形状不规则,垂周壁波状弯曲,长径 18～80 cm,脉脊上的表皮细胞呈窄长方形。②气孔椭圆形微凸于表面,不定式,保卫细胞肾形。③表面密布非腺毛和腺毛。④非腺毛为丁字毛,柄 3～8 个细胞单列,臂细胞横向延伸,长 240～816 μm。⑤腺毛椭圆形,常充满黄色挥发油,由 2～3 个细胞单列(图 12-80)。

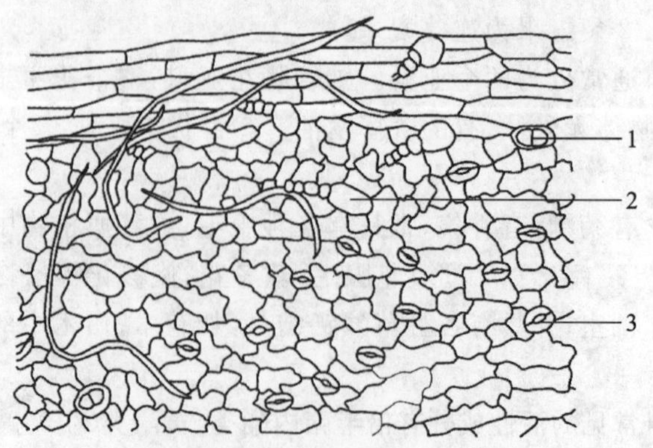

图 12-80 青蒿叶片表面观

1. 腺毛;2. 丁字毛;3. 气孔

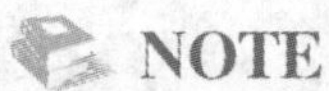

【化学成分】 主要含倍半萜类、黄酮类、香豆素类和挥发油。①倍半萜类：青蒿素(artemisinin)、青蒿酸(artemisinic acid)、青蒿醇(artemisinol)等。②黄酮类：山柰酚(kaempferol)、槲皮素(quercetin)、木犀草素(luteolin)、万寿菊素(patuletin)等。③香豆素类：东莨菪素(scopoletin)、蒿属香豆素(scoparone)等。④挥发油：芳樟醇(linalool)、异龙脑(isoborneol)、α-松油醇(α-terpineol)等。

青蒿素

【理化鉴别】

1. 内酯反应 叶的粉末加甲醇提取，提取液加 7%盐酸羟胺-甲醇溶液与 10%氢氧化钾-甲醇溶液(1∶1)，水浴微热，冷却后用 10%盐酸调 pH 至 3～4，加 1%三氯化铁的乙醇溶液 1～2滴，即显紫色。

2. TLC 本品粉末，石油醚(60～90 ℃)脱脂，20%乙腈溶液萃取，蒸干，残渣加乙醇溶解后，与青蒿素对照品溶液共薄层展开，喷以 2%香草醛的 10%硫酸乙醇溶液，加热显色，置紫外光灯(365 nm)下检视。供试品色谱中，在与对照品色谱相应的位置上，显相同颜色的荧光斑点。

【药理作用】

1. 抗寄生虫作用 青蒿乙醚提取中性部分和其稀醇浸膏对鼠疟、猴疟和人疟均呈显著作用。体内试验表明，青蒿素对疟原虫红细胞内期有杀灭作用，而对红细胞外期和红细胞前期无效。青蒿素具有快速抑制原虫成熟的作用。青蒿素对间日疟、恶性疟及抗氯喹地区恶性疟均有疗效高、退热及原虫转阴时间快的特点，尤其适于抢救凶险性疟疾，但复燃率高。此外，青蒿尚有抗血吸虫及钩端螺旋体作用。

2. 抗菌作用 青蒿水煎液对表皮葡萄球菌、卡他球菌、炭疽杆菌、白喉杆菌有较强的抑菌作用，对金黄色葡萄球菌、绿脓杆菌、痢疾杆菌、结核杆菌等也有一定的抑制作用。青蒿挥发油在浓度为 0.25%时，对所有皮肤癣菌有抑菌作用，在浓度为 1%时，对所有皮肤癣菌有杀菌作用。青蒿酯钠对金黄色葡萄球菌、痢疾杆菌、大肠杆菌、卡他球菌、甲型和乙型副伤寒杆菌均有一定的抗菌作用。青蒿素有抗流感病毒的作用。

3. 解热作用 用蒸馏法制备的青蒿注射液，对百白破三联疫苗致热的家兔有明显的解热作用。青蒿与金银花组方，利用蒸馏法制备的青银注射液，对伤寒、副伤寒甲、副伤寒乙三联菌苗致热的家兔，有比单味青蒿注射液更为显著的退热效果，其降温特点迅速而持久，优于柴胡和安痛定注射液对照组。

4. 免疫作用 用小鼠足垫试验、淋巴细胞转化试验、免疫特异玫瑰花试验和溶血空斑试验 4 项免疫指标观察青蒿素的免疫作用，发现青蒿素对体液免疫有明显的抑制作用，对细胞免疫有促进作用，可能具有免疫调节作用。青蒿素、蒿甲醚有促进脾 Ts 细胞增殖功能。青蒿素还可提高淋巴细胞转化率，促进细胞免疫作用。青蒿琥酯可促进 Ts 细胞增殖，抑制 TE 细胞产生，阻止白细胞介素及各种炎症介质的释放，从而起到免疫调节作用。

知识拓展 12-9

5. 对心血管系统的作用 兔心灌注表明，青蒿素可减慢心率，抑制心肌收缩力，降低冠状动脉血流量。静脉注射有降压作用，但不影响去甲肾上腺素的升压反应，认为主要是对心脏的直接抑制所致。

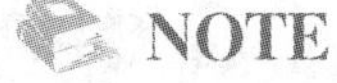

【功效】 性寒,味苦、辛。清虚热,除骨蒸,解暑热,截疟,退黄。用于温邪伤阴,夜热早凉,阴虚发热,骨蒸劳热,暑邪发热,疟疾寒热,湿热黄疸。

红花* Carthami Flos

(英) Safflower

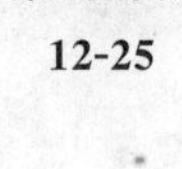

案例解析

12-25

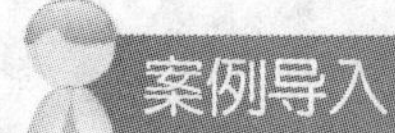

红花是一味常用中药材,具有活血通经、祛瘀止痛的功效。但有些商家为追求利益,将一些菊科植物染色后冒充红花出售给消费者,使用者在不知情的情况下使用,不仅起不到应有的疗效,而且有可能中毒。

问题:

1. 该如何辨别红花是否染色?

2. 红花有哪些药理作用?

【来源】 菊科植物红花 *Carthamus tinctorius* L. 的干燥花。

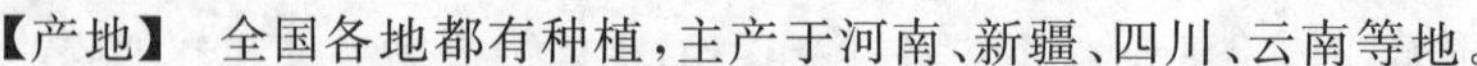

【植物形态】 一年生草本。茎直立,上部分枝,全部茎枝白色或淡白色,光滑,无毛。中下部茎叶披针形、披状披针形或长椭圆形,边缘具大锯齿、重锯齿、小锯齿以至无锯齿而全缘,极少有羽状深裂的,齿顶有针刺;向上的叶渐小,披针形,边缘有锯齿,齿顶针刺较长。全部叶质地坚硬,革质,两面无毛无腺点,有光泽,基部无柄,半抱茎。头状花序多数,在茎枝顶端排成伞房花序,为苞叶所围绕,全部苞片无毛无腺点。小花红色、橘红色,全部为两性,花冠裂片几达檐部基部。瘦果倒卵形,乳白色,有4棱,棱在果顶伸出,侧生于着生面,无冠毛。

红花植物图

【产地】 全国各地都有种植,主产于河南、新疆、四川、云南等地。

【采制】 夏季花由黄变红时采摘,阴干或晒干。

【性状】 不带子房的管状花,长1～2 cm。表面红黄色或红色。花冠筒细长,先端5裂,裂片呈狭条形,长5～8 mm;雄蕊5,花药聚合成筒状,黄白色;柱头长圆柱形,顶端微分叉。质柔软。气微香,味微苦。

红花生药图

【显微特征】 粉末橙黄色。①花冠、花丝、柱头碎片多见,有长管状分泌细胞常位于导管旁,直径约至66 μm,含黄棕色至红棕色分泌物。②花冠裂片顶端表皮细胞外壁突起呈短绒毛状。③柱头和花柱上部表皮细胞分化成圆锥形单细胞毛,先端尖或稍钝。④花粉粒类圆形、椭圆形或橄榄形,直径约至60 μm,具3个萌发孔,外壁有齿状突起。⑤草酸钙方晶存在于薄壁细胞中,直径2～6 μm(图12-81)。

【化学成分】 主要含有黄酮类成分,如羟基红花黄色素A、羟基红花黄色素B、山柰酚、6-羟基山柰酚-3-O-葡萄糖苷、红花醌苷、新红花苷(neo-carthamin)、槲皮素、红花苷(carthamin)等;酚酸类,如绿原酸、咖啡酸;还含脂肪酸、酚类、挥发油等成分。

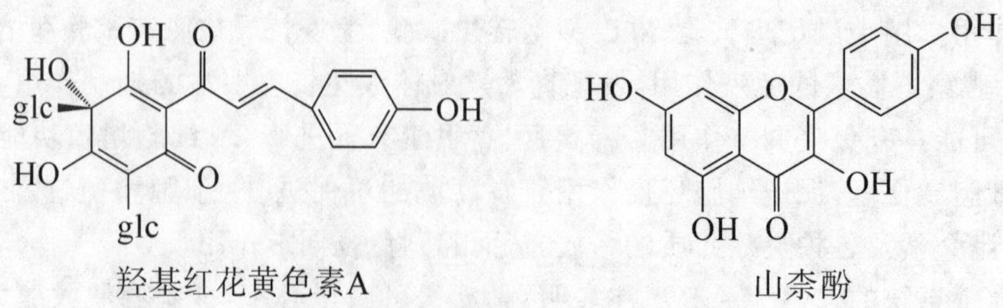

羟基红花黄色素A　　山柰酚

【理化鉴别】 TLC:以红花对照药材为对照,薄层展开,取出,晾干。供试品色谱中,在与对照药材色谱相应的位置上,显相同颜色的斑点。

NOTE

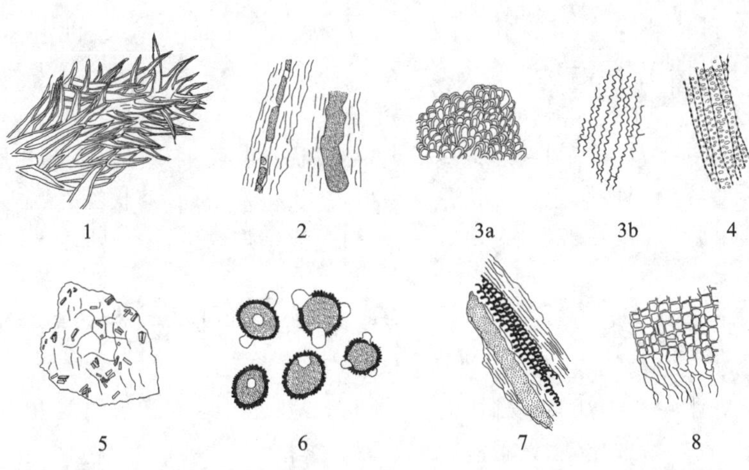

图 12-81 红花粉末图

1. 花柱碎片；2. 分泌细胞；3. 花冠表皮细胞(a. 表面观；b. 侧面观)；
4. 网纹细胞；5. 草酸钙方晶；6. 花粉粒；7. 分泌细胞；8. 花药基部

【含量测定】 采用 HPLC 测定。本品按干燥品计算，含羟基红花黄色素 A($C_{27}H_{32}O_{16}$)不得少于 1.0%；含山柰酚($C_{15}H_{10}O_6$)不得少于 0.050%。

【药理作用】

1. 对心血管系统的作用 红花煎剂小剂量能使蟾蜍离体心脏及兔在体心脏轻度兴奋，使心跳有力，振幅加大；大剂量则对心脏有抑制作用，使心率减慢，心肌收缩力减弱，心输出量减少。红花水提取物及红花水溶性混合物——红花黄色素有增加冠状动脉血流量及心肌营养性血流量的作用。红花煎剂、红花黄色素及其他制剂对麻醉猫或犬均有不同程度地迅速降压作用。

2. 抗凝血作用 红花黄色素具有非常显著地抑制 ADP 诱导的家兔血小板聚集作用，并对 ADP 已聚集的血小板也有非常明显的解聚作用。此外，红花油有降低血脂作用。

3. 对子宫的作用 红花煎剂对小鼠、豚鼠、兔与犬的离体子宫均有兴奋作用。麻醉动物实验表明，煎剂对小鼠、猫与犬的在位子宫也都有兴奋作用。无论离体或在位子宫给药后紧张性或(和)节律性明显增加，有时兴奋作用强烈，可引起痉挛。对已孕子宫的作用比未孕者更为明显。

4. 抗炎作用 红花黄色素对甲醛性足肿胀有明显抑制作用，对组胺引起的大鼠皮肤毛细血管的通透性增加有明显的抑制作用；红花黄色素对大鼠棉球肉芽肿形成有显著抑制作用。

5. 免疫活性 红花多糖不同于高等植物中的多糖，类似于细菌来源的多糖。红花多糖能明显对抗泼尼松龙的免疫抑制作用，它对泼尼松龙抑制小鼠的免疫增强作用较对正常小鼠的作用更为明显。

【功效】 性温，味辛。活血通经，散瘀止痛。用于经闭，痛经，恶露不行，癥瘕痞块，胸痹心痛，瘀滞腹痛，胸胁刺痛，跌扑损伤，疮疡肿痛。

苍术* Atractylodis Rhizoma

(英)Atractylodes Rhizome

案例解析
12-26

案例导入

“剑叶绿油油，深根峭岭沟。除瘟祛瘴疫，发汗健脾优。”

问题：

1. 诗词中讲述的是哪种中药？

2. 它有何药理作用？

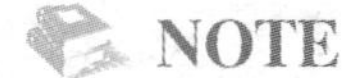

【来源】 菊科植物茅苍术 *Atractylodes lancea*（Thunb.）DC. 或北苍术 *Atractylodes chinensis*（DC.）Koidz. 的干燥根茎。

【植物形态】

1. 茅苍术 多年生草本。圆柱形根茎横走，结节状。叶互生，革质，上部叶片一般不分裂，无柄，下部叶常 3～5 深裂或半裂。头状花序顶生，叶状苞片 1 列，羽状深裂，裂片刺状；总苞圆柱形，总苞片 6～8 层，卵形至披针形；花冠筒状，白色或稍带红色，上部略膨大，顶端 5 裂，裂片条形。瘦果有柔毛。

2. 北苍术 叶通常无柄，叶片较宽，卵形或窄卵形，一般羽状 5 深裂，茎上部叶 3～5 羽状浅裂或不裂。头状花序稍宽，总苞片多为 5～6 层。

北苍术植物图

【产地】 茅苍术主产于江苏、安徽、河南、湖北等地；北苍术主产于内蒙古、河北等地。

【采制】 春、秋二季采挖，除去泥沙，晒干，撞去须根。

【性状】

1. 茅苍术 呈不规则连珠状或结节状圆柱形，略弯曲，偶有分枝，长 3～10 cm，直径 1～2 cm。表面灰棕色，有皱纹、横曲纹及残留须根，顶端具茎痕或残留茎基。质坚实，断面黄白色或灰白色，散有多数橙黄色或棕红色油室（"朱砂点"），暴露稍久，可析出白色细针状结晶（"起霜"）。气香特异，味微甘、辛、苦。

2. 北苍术 呈疙瘩块状或结节状圆柱形，长 4～9 cm，直径 1～4 cm。表面黑棕色，除去外皮者黄棕色。质较疏松，断面散有黄棕色油室。香气较淡，味辛、苦。

北苍术生药图

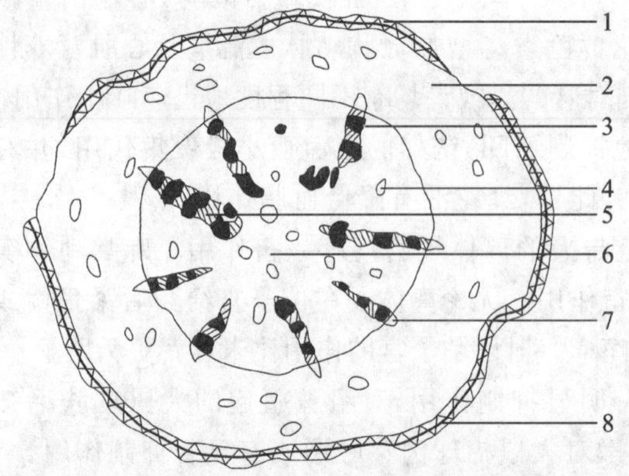

图 12-82 茅苍术（根茎）横切面简图

1. 木栓层；2. 皮层；3. 木纤维；4. 油室；5. 木质部；6. 髓；7. 韧皮部；8. 石细胞带

【显微特征】

1. 根茎横切面 茅苍术：①木栓层 10～40 列木栓细胞，其间夹有断续切向排列的石细胞带 3～8 条不等。②皮层薄壁组织宽广，散有大型油室。③外韧型维管束环列。④形成层成环。⑤木质部的木纤维束与导管群相间排列。⑥髓部较大，射线与髓部散有油室。⑦薄壁细胞含有菊糖和细小的草酸钙针晶（图 12-82）。

北苍术：①皮层有纤维束，油室直径比茅苍术大。②木质部纤维束较大，与导管群相间排列。

2. 粉末 棕色。草酸钙针晶细小，长 5～30 μm，不规则地充塞于薄壁细胞中。纤维大多成束，长梭形，直径约至 40 μm，壁甚厚，木化。石细胞甚多，有时与木栓细胞联结，多角形、类圆形或类长方形，直径 20～80 μm，壁极厚。菊糖多见，表面呈放射状纹理（图 12-83）。

【化学成分】 主要含挥发油，油中主要成分为苍术素（atractydin）、β-桉油醇（β-eudesmol）、茅苍术醇、3β-羟基苍术酮、苍术醇等；另含聚炔、糖醛、苷类等成分。

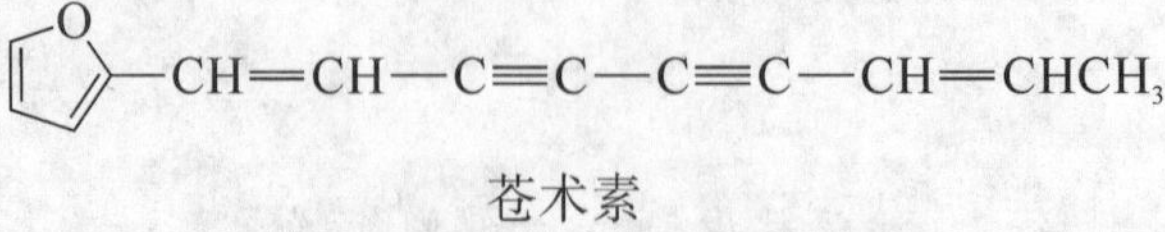

苍术素

【理化鉴别】 TLC：以苍术对照药材和苍术素作对照，薄层展开，取出，晾干，喷以 10%硫酸乙醇溶液，加热至斑点显色清晰。供试品色谱中，在与对照药材色谱和对照品色谱相应的位置上，显相同颜色的斑点。

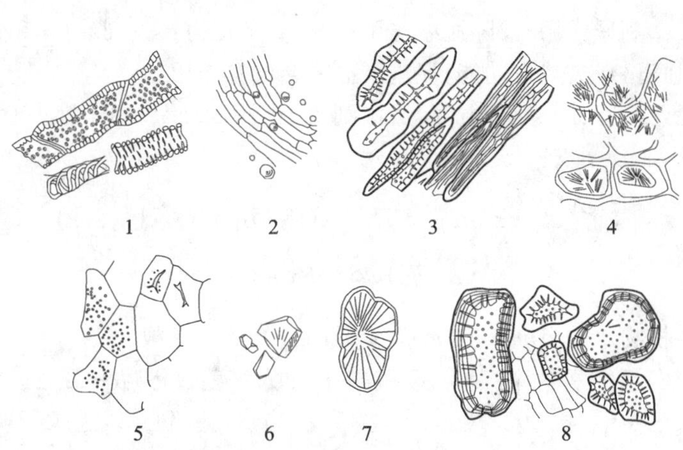

图 12-83　茅苍术(根茎)粉末图

1. 导管;2. 油室碎片;3. 木纤维;4. 草酸钙针晶;5. 木栓细胞;6. 草酸钙方晶;7. 菊糖;8. 木栓石细胞

【含量测定】 采用 HPLC 测定。本品按干燥品计算,含苍术素($C_{13}H_{10}O$)不得少于 0.30%。

【药理作用】

1. 对消化道的作用　苍术所含挥发油有祛风健胃作用,所含苦味也有健胃、促进食欲的作用;苍术有明显的抗副交感神经介质乙酰胆碱引起的肠痉挛,可使正常家兔离体小肠张力降低。此外,苍术也可通过对抗胆碱作用而对抗盐酸所致大鼠急性胃炎及幽门结扎所致大鼠胃溃疡;另苍术醇有促进胃肠运动的作用,对胃平滑肌也有轻微收缩作用。

2. 抗缺氧作用　氰化钾所致小鼠缺氧模型表明苍术丙酮提取物 750 mg/kg 灌胃能明显提高小鼠存活时间,降低相对死亡率。苍术抗缺氧的主要活性成分为β-桉油醇。

3. 对心血管的作用　苍术对蟾蜍心脏有轻度抑制作用,对蟾蜍后肢血管有轻微扩张作用。苍术浸膏小剂量静脉注射,可使家兔血压轻度上升,大剂量则使血压下降。

4. 中枢抑制作用　少量苍术挥发油对蛙有镇静作用,同时使脊髓反射亢进;较大量则呈抑制作用,终至呼吸麻痹而死,其抑制成分主要是β-桉油醇和茅苍术醇。茅苍术及其所含β-桉油醇还有抗电击所致小鼠痉挛作用。

5. 对泌尿系统的影响　大鼠实验证明,茅苍术煎剂灌胃,无利尿作用,但却显著增加钠和钾的排泄。

【功效】 性温,味辛、苦。燥湿健脾,祛风散寒,明目。用于湿阻中焦,脘腹胀满,泄泻,水肿,脚气痿躄,风湿痹痛,风寒感冒,夜盲,眼目昏涩。

白术 Atractylodis Macrocephalae Rhizoma

【来源】 菊科植物白术 *Atractylodes macrocephala* Koidz. 的干燥根茎。

【产地】 主产于浙江、安徽、河北、四川、重庆等地。

【性状】 不规则的肥厚团块,长 3～13 cm,直径 1.5～7 cm。表面灰黄色或灰棕色,有瘤状突起及断续的纵皱和沟纹,并有须根痕,顶端有残留茎基和芽痕。质坚硬不易折断,断面不平坦,黄白色至淡棕色,有棕黄色的点状油室散在;烘干者断面角质样,色较深或有裂隙。气清香,味甘、微辛,嚼之略带黏性。

【显微特征】 粉末淡黄棕色。草酸钙针晶细小,长 10～32 μm,存在于薄壁细胞中,少数针晶直径至 4 μm。纤维黄色,大多成束,长梭形,直径约至 40 μm,壁甚厚,木化,孔沟明显。石细胞淡黄色,类圆形、多角形、长方形或少数纺锤形,直径 37～64 μm。薄壁细胞含菊糖,表面显放射状纹理。导管分子短小,为网纹导管及具缘纹孔导管,直径至 48 μm。

【化学成分】 主要含挥发油、倍半萜内酯类、聚炔类等成分。

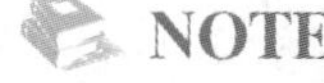

【药理作用】 ①利尿作用；②降血糖作用；③提高免疫力；④抗凝血作用；⑤抗菌作用。此外，白术还有扩张血管、促进造血功能、促进蛋白质合成等作用。

【功效】 性温，味苦、甘。健脾益气，燥湿利水，止汗，安胎。用于脾虚食少，腹胀泄泻，痰饮眩悸，水肿，自汗，胎动不安。

木香* Aucklandiae Radix(附：川木香、土木香)

(英)Costustoot

【来源】 菊科植物木香 *Aucklandia lappa* Decne. 的干燥根。

【植物形态】 多年生草本，高 1.5～2 m，主根粗大。茎被稀疏短柔毛。茎生叶有长柄，叶片三角状卵形或长三角形，长 30～100 cm，宽 15～30 cm，基部心形，边缘不规则倾波状或浅裂并具稀疏的刺，两面有短毛；茎生叶基部翼状抱茎。头状花序顶生和腋生，花序直径约 3 cm，常数个集生于花茎顶端，总苞片约 10 层；花冠暗紫色，5 裂；雄蕊 5，聚药；子房下位，花柱伸出花冠外。瘦果长锥形，上端有两层羽状冠毛。

木香植物图

【产地】 主产于云南、四川。

【采制】 秋、冬二季采挖，除去泥沙和须根，切段，大的再纵剖成瓣，干燥后撞去粗皮。

【性状】 ①呈圆柱形或半圆柱形，长 5～10 cm，直径 0.5～5 cm。②表面黄棕色至灰褐色，有明显的皱纹、纵沟及侧根痕。③质坚，不易折断，断面灰褐色至暗褐色，周边灰黄色或浅棕黄色，形成层环棕色，有放射状纹理及散在的褐色点状油室。④气香特异，味微苦。

木香生药图

【显微特征】 粉末黄绿色。菊糖多见，表面现放射状纹理。木纤维多成束，长梭形，直径 16～24 μm，纹孔口横裂缝状、"十"字形或"人"字形。网纹导管多见，也有具缘纹孔导管，直径 30～90 μm。油室碎片有时可见，内含黄色或棕色分泌物(图 12-84)。

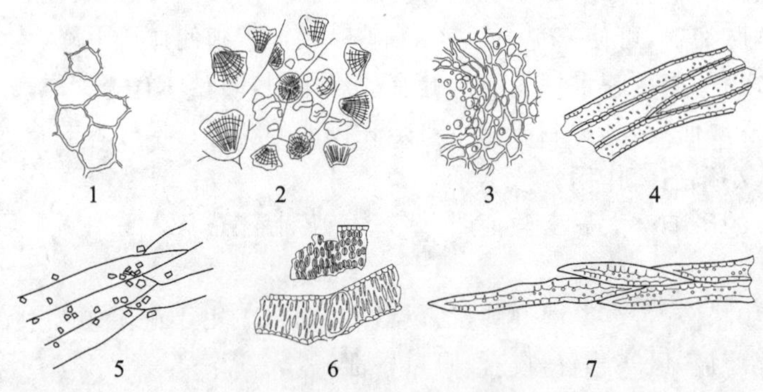

图 12-84 木香(根)粉末图

1. 木栓层细胞；2. 菊糖；3. 油室碎片；4. 木纤维；5. 薄壁细胞和方晶；6. 导管；7. 韧皮纤维

【化学成分】 主要含有倍半萜类，如木香内酯(costuslactone)、去氢木香内酯(dehydrocostus lactone)、风毛菊内酯(saussurea lactone)、木香烃内酯(costunolide)、二氢木香烃内酯；还含有木脂素类、甾醇、有机酸等成分。

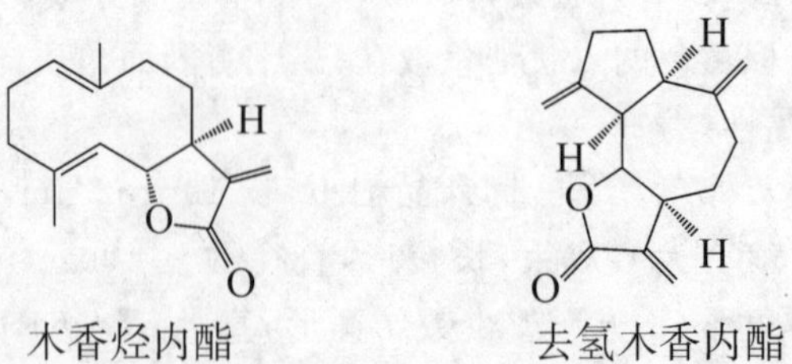

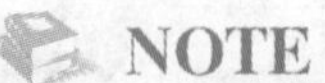

【理化鉴别】 TLC：以去氢木香内酯和木香烃内酯为对照，薄层展开，取出，晾干，喷以

1%香草醛硫酸溶液，加热至斑点显色清晰。供试品色谱中，在与对照品色谱相应的位置上，显相同颜色的斑点。

【含量测定】 采用HPLC测定。本品按干燥品计算，含木香烃内酯($C_{15}H_{20}O_2$)和去氢木香内酯($C_{15}H_{18}O_2$)的总量不得少于1.8%。

【药理作用】

1. 对呼吸系统的作用 木香水提液、醇提液、挥发油及总生物碱能对抗组胺与乙酰胆碱对气管与支气管的致痉作用。挥发油中所含的总内酯、木香内酯、去氢木香内酯等以及去内酯挥发油均能对抗组胺、乙酰胆碱与氯化钡引起的支气管收缩，其中以去氢木香内酯作用较强。

2. 对肠道的作用 木香水提液、挥发油和总生物碱对小鼠离体小肠先有轻度兴奋作用，随后紧张性与节律性明显降低。对乙酰胆碱、组胺与氯化钡所致肠肌痉挛有对抗作用。挥发油亦可抑制离体兔小肠运动，使其节律变慢，收缩不规则。

3. 对心血管的作用 低浓度的木香挥发油及从挥发油中分离出的各种内酯成分均能不同程度地抑制豚鼠与兔离体心脏的活动，对离体蛙心也有抑制作用。离体兔耳与大鼠后肢血管灌流实验还表明，去内酯挥发油、总内酯有较明显的血管扩张作用，其他内酯成分作用较小。

4. 抗菌作用 挥发油1∶3000浓度能抑制链球菌、金黄色与白色葡萄球菌的生长，对大肠杆菌与白喉杆菌作用微弱；总生物碱无抗菌作用。本品煎剂除对副伤寒甲杆菌有轻微抑制作用外，对金黄色葡萄球菌、痢疾杆菌等7种致病菌无效。

【功效】 性温，味辛、苦。行气止痛，健脾消食。用于胸胁、脘腹胀痛，泻痢后重，食积不消，不思饮食。煨木香实肠止泻，用于泄泻腹痛。

【附注】

1. 川木香 Vladimiriae Radix 菊科植物川木香 *Vladimiria souliei*(Franch.)Ling或灰毛川木香 *Vladimiria souliei*(Franch.)Ling var. *cinerea* Ling的干燥根。主产于四川。川木香根较粗长，纤维性网纹较多，根头部常已烧黑并发黏；质较轻，棕色油点较少。显微鉴别点为韧皮部中纤维束较多，成层排列；木质部木纤维较多，成束散在；油室较少。川木香主要含二萜类(如川木香内酯、川木香醇A～F、去氢木香内酯)、三萜类、甾体类、挥发油等成分。本品含木香烃内酯和去氢木香内酯的总量，不得少于3.2%。性味、功效与木香类同，行气止痛，用于胸胁、脘腹胀痛，肠鸣腹泻，里急后重。

2. 土木香 Inulae Radix 菊科植物土木香 *Inula helenium* L.的干燥根。主产于河北、新疆、甘肃、陕西等地。根呈圆锥形，略弯曲。表面黄棕色或暗棕色，有纵皱纹及须根痕。根头粗大，顶端有凹陷的茎痕及叶鞘残基，周围有圆柱形支根。质坚硬，不易折断，断面略平坦，黄白色至浅灰黄色，有凹点状油室。显微鉴别要点为木栓层为数列木栓细胞，韧皮部宽广，形成层环不甚明显，木质部射线宽6～25列细胞；导管少，单个或数个成群，径向排列；木纤维少数，成束存在于木质部中心的导管周围；薄壁细胞含菊糖；油室分布于韧皮部与木质部。粉末淡黄棕色，菊糖众多，无色，呈不规则碎块状；木栓细胞多角形，黄棕色；木纤维长梭形，末端倾斜，具斜纹孔。根主要含挥发油，如土木香内酯、异土木香内酯、二氢土木香内酯、二氢异土木香内酯以及菊糖等成分。本品中土木香内酯和异土木香内酯的总含量不得少于2.2%。土木香性温，味辛、苦。健脾和胃，行气止痛，安胎；用于胸胁、脘腹胀痛，呕吐泻痢，胸胁挫伤，岔气作痛，胎动不安。

茵陈 Artemisiae Scopariae Herba

【来源】 菊科植物滨蒿 *Artemisia scoparia* Waldst. et Kit.或茵陈蒿 *Artemisia capillaris* Thunb.的干燥地上部分。春季采收的习称"绵茵陈"，秋季采割的称"花茵陈"。

【产地】 主产于山东、江苏、浙江、福建等地。

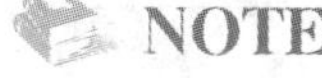

【性状】

1. 绵茵陈 多卷曲成团状，灰白色或灰绿色，全体密被白色茸毛，绵软如绒。茎细小，长 1.5～2.5 cm，直径 0.1～0.2 cm，除去表面白色茸毛后可见明显纵纹；质脆，易折断。叶具柄；展平后叶片呈一至三回羽状分裂，叶片长 1～3 cm，宽约 1 cm；小裂片卵形或稍呈倒披针形、条形，先端锐尖。气清香，味微苦。

2. 花茵陈 茎呈圆柱形，多分枝，长 30～100 cm，直径 2～8 mm；表面淡紫色或紫色，有纵条纹，被短柔毛；体轻，质脆，断面类白色。叶密集，或多脱落；下部叶二至三回羽状深裂，裂片条形或细条形，两面密被白色柔毛；茎生叶一至二回羽状全裂，基部抱茎，裂片细丝状。头状花序卵形，多数集成圆锥状，长 1.2～1.5 mm，直径 1～1.2 mm，有短梗；总苞片 3～4 层，卵形，苞片 3 裂；外层雌花 6～10 个，可多达 15 个，内层两性花 2～10 个。瘦果长圆形，黄棕色。气芳香，味微苦。

【显微特征】 绵茵陈粉末灰绿色。非腺毛"T"字形，长 600～1700 μm，中部略折成"V"字形，两臂不等长，细胞壁极厚，胞腔多呈细缝状，柄 1～2 细胞。

【化学成分】 主要含有色原酮，如茵陈色原酮（capillarisin）、4-甲基茵陈色原酮、6-去甲氧基-4′-O-甲基茵陈色原酮；酚酸（如绿原酸）、香豆素（如滨蒿内酯）、黄酮（如茵陈蒿黄酮、异茵陈蒿黄酮）、挥发油等成分。绵茵陈含绿原酸（$C_{16}H_{18}O_9$）不得少于 0.50%；花茵陈含滨蒿内酯（$C_{11}H_{10}O_4$）不得少于 0.20%。

【药理作用】 ①利胆作用：煎剂、水浸剂、挥发油、醇提物、绿原酸等均有促进胆汁分泌和利胆作用；茵陈色原酮亦为主要利胆成分，能促进胆汁排泄。茵陈二炔、茵陈二酮、茵陈炔内酯亦有促进胆汁分泌和排泄作用。②保肝作用；③提高机体免疫功能；④降压作用；⑤抗菌、消炎作用；⑥降血脂作用。

【功效】 性微寒，味苦、辛。清利湿热，利胆退黄。用于黄疸尿少，湿温暑湿，湿疮瘙痒。

菊花 Chrysanthemi Flos

【来源】 菊科植物菊 *Chrysanthemum morifolium* Ramat. 的干燥头状花序。

【产地】 药用菊花主产于浙江、安徽、河南、四川、河北、山东等地。根据栽培地和加工方法区分为以下商品："亳菊"主产于安徽亳州；"滁菊"产于安徽滁州；"贡菊"产于安徽歙县；"杭菊"主产于浙江桐乡；"怀菊"主产于河南武陟。

【性状】

1. 亳菊 呈倒圆锥形或圆筒形，有时稍压扁呈扇形，直径 1.5～3 cm，离散。总苞碟状；总苞片 3～4 层，卵形或椭圆形，草质，黄绿色或褐绿色，外面被柔毛，边缘膜质。花托半球形，无托片或托毛。舌状花数层，雌性，位于外围，类白色，劲直，上举，纵向折缩，散生金黄色腺点；管状花多数，两性，位于中央，为舌状花所隐藏，黄色，顶端 5 齿裂。瘦果不发育，无冠毛。体轻，质柔润，干时松脆。气清香，味甘、微苦。

2. 滁菊 呈不规则球形或扁球形，直径 1.5～2.5 cm。舌状花类白色，不规则扭曲，内卷，边缘皱缩，有时可见淡褐色腺点；管状花大多隐藏。

3. 贡菊 呈扁球形或不规则球形，直径 1.5～2.5 cm。舌状花白色或类白色，斜升，上部反折，边缘稍内卷而皱缩，通常无腺点；管状花少，外露。

4. 杭菊 呈碟形或扁球形，直径 2.5～4 cm，常数个相连成片。舌状花类白色或黄色，平展或微折叠，彼此粘连，通常无腺点；管状花多数，外露。

5. 怀菊 呈不规则球形或扁球形，直径 1.5～2.5 cm。多数为舌状花，舌状花类白色或黄色，不规则扭曲，内卷，边缘皱缩，有时可见腺点；管状花大多隐藏。

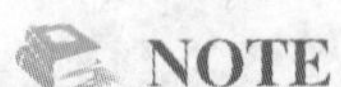

【显微特征】 粉末黄白色。花粉粒类球形，直径 32～37 μm，表面有网孔纹及短刺，具 3

孔沟。"T"字形毛较多，顶端细胞长大，两臂近等长，柄 2～4 细胞。腺毛头部鞋底状，6～8 细胞两两相对排列。草酸钙簇晶较多，细小。

【化学成分】 主要含挥发油(如龙脑、樟脑、菊油环酮)、黄酮(如槲皮苷、木犀草苷、芹菜素-7-O-β-D-葡萄糖苷)、酚酸(如 3,5-O-二咖啡酰基奎宁酸、绿原酸)等成分。本品中绿原酸($C_{16}H_{18}O_9$)的含量不得少于 0.20%；木犀草苷($C_{21}H_{20}O_{11}$)的含量不得少于 0.08%；3,5-O-二咖啡酰基奎宁酸($C_{25}H_{24}O_{12}$)的含量不得少于 0.70%。

【药理作用】 ①对心血管系统的作用：菊花制剂能扩张冠状动脉，从而减轻心肌缺血状态；虽有使心收缩力加强与耗氧量增加的作用，但仍以扩张冠状动脉占优势。②抗病原微生物作用；③解热作用；④保肝作用。

【功效】 性微寒，味甘、苦。散风清热，平肝明目，清热解毒。用于风热感冒，头痛眩晕，目赤肿痛，眼目昏花，疮痈肿毒。

艾叶 Artemisiae Argyi Folium

【来源】 菊科植物艾 *Artemisia argyi* Lévl. et Vant. 的干燥叶。

【产地】 主产于安徽、湖北、河北、河南、山东等地。

【性状】 多皱缩、破碎，有短柄。完整叶片展平后呈卵状椭圆形，羽状深裂，裂片椭圆状披针形，边缘有不规则的粗锯齿；上表面灰绿色或深黄绿色，有稀疏的柔毛和腺点；下表面密生灰白色茸毛。质柔软。气清香，味苦。

【显微特征】 粉末绿褐色。非腺毛有两种：一种为"T"字形毛，顶端细胞长而弯曲，两臂不等长，柄 2～4 细胞；另一种为单列性非腺毛，3～5 细胞，顶端细胞特长而扭曲，常断落。腺毛表面观鞋底形，由 4、6 细胞相对叠合而成，无柄。草酸钙簇晶，直径 3～7 μm，存在于叶肉细胞中。

【化学成分】 主要含挥发油，油中主要为桉油精、樟脑、龙脑、α-松油醇、蒿醇、β-石竹烯、马鞭草烯酮；还含黄酮类、多糖等成分。采用气相色谱法测定，本品中桉油精($C_{10}H_8O$)的含量不得少于 0.050%。

【药理作用】 ①抗菌、抗病毒作用；②镇咳、祛痰作用；③平喘、抗过敏性休克作用；④止血和抗凝血作用；⑤利胆和兴奋子宫作用等。

【功效】 性温，味辛、苦；有小毒。温经止血，散寒止痛；外用祛湿止痒。用于吐血，衄血，崩漏，月经过多，胎漏下血，少腹冷痛，经寒不调，宫冷不孕；外治皮肤瘙痒。醋艾炭温经止血，用于虚寒性出血。

蒲公英 Taraxaci Herba

【来源】 菊科植物蒲公英 *Taraxacum mongolicum* Hand. -Mazz.、碱地蒲公英 *Tarxacum borealisinense* Kitam. 或同属数种植物的干燥全草。

【产地】 全国大部分地区均产。

【性状】 呈皱缩卷曲的团块。根呈圆锥状，多弯曲，长 3～7 cm；表面棕褐色，抽皱；根头部有棕褐色或黄白色的茸毛，有的已脱落。叶基生，多皱缩破碎，完整叶片呈倒披针形，绿褐色或暗灰绿色，先端尖或钝，边缘浅裂或羽状分裂，基部渐狭，下延呈柄状，下表面主脉明显。花茎 1 至数条，每条顶生头状花序，总苞片多层，内面一层较长，花冠黄褐色或淡黄白色。有的可见多数具白色冠毛的长椭圆形瘦果。气微，味微苦。

【显微特征】

1. 叶表面观 上下表皮细胞垂周壁波状弯曲，表面角质纹理明显或稀疏可见。上下表皮均有非腺毛，3～9 细胞，直径 17～34 μm，顶端细胞甚长，皱缩呈鞭状或脱落。下表皮气孔较

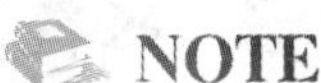

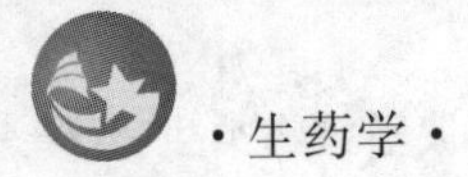

多，不定式或不等式，副卫细胞 3～6 个，叶肉细胞含细小草酸钙结晶。叶脉旁可见乳汁管。

2. 根横切面 木栓细胞数列，棕色。韧皮部宽广，乳管群断续排列成数轮。形成层成环。木质部较小，射线不明显；导管较大，散列。

【化学成分】 全草含有甾醇类（如蒲公英甾醇、蒲公英醇、豆甾醇、β-香树脂醇、蒲公英赛醇）、酚酸类（如咖啡酸）、胆碱、菊糖、果胶等成分。本品中咖啡酸（$C_9H_8O_4$）的含量不得少于 0.020％。

【药理作用】 ①抗病原微生物作用。②抗胃溃疡作用。③对免疫功能的作用：蒲公英煎剂在体外能显著提高人外周血淋巴细胞母细胞转化率；蒲公英多糖腹腔注射能显著增强小鼠抗体依赖性巨噬细胞的细胞毒作用。④其他作用：蒲公英在治疗水肿、利尿方面效果明显。此外，蒲公英还有保健与止泻作用等。

【功效】 性寒，味苦、甘。清热解毒，消肿散结，利尿通淋。用于疔疮肿毒，乳痈，瘰疬，目赤，咽痛，肺痈，肠痈，湿热黄疸，热淋涩痛。

苍耳子 Xanthii Fructus

【来源】 菊科植物苍耳 *Xanthium sibiricum* Patr. 的干燥成熟带总苞的果实。

【产地】 主产于内蒙古、黑龙江、山东、江西等地。

【性状】 呈纺锤形或卵圆形，长 1～1.5 cm，直径 0.4～0.7 cm。表面黄棕色或黄绿色，全体有钩刺，顶端有 2 枚较粗的刺，分离或相连，基部有果梗痕。质硬而韧，横切面中央有纵隔膜，2 室，各有 1 枚瘦果。瘦果略呈纺锤形，一面较平坦，顶端具 1 突起的花柱基，果皮薄，灰黑色，具纵纹。种皮膜质，浅灰色，子叶 2，有油性。气微，味微苦。

【显微特征】 粉末淡黄棕色至淡黄绿色。总苞纤维成束，常呈纵横交叉排列。果皮表皮细胞棕色，类长方形，常与下层纤维相连。果皮纤维成束或单个散在，细长梭形，纹孔和孔沟明显或不明显。种皮细胞淡黄色，外层细胞类多角形，壁稍厚；内层细胞具乳头状突起。木薄壁细胞类长方形，具纹孔。子叶细胞含糊粉粒和油滴。

【化学成分】 主要含有苷类，如苍术苷；脂肪油，如亚油酸、油酸、棕榈酸；毒蛋白等成分。本品中绿原酸（$C_{16}H_{18}O_9$）的含量不得少于 0.25％。

【药理作用】 ①抗炎镇痛作用；②降血糖作用；③对呼吸系统作用；④对心血管作用；⑤毒性，主要是对肾脏、肝脏损害，过量服用可致死。

【功效】 性温，味辛、苦；有毒。散风寒，通鼻窍，祛风湿。用于风寒头痛，鼻塞流涕，鼻鼽，鼻渊，风疹瘙痒，湿痹拘挛。

菊科小结

菊科	学习要点
特征	多草本；具乳汁或树脂道；菊糖
化学成分	倍半萜内酯类、黄酮类、生物碱等
常见生药	青蒿、红花、苍术
青蒿	性状：茎圆柱形，多分枝；表面黄绿色或棕黄色，具纵棱线；质略硬易折，断面中部有髓；叶互生，卷缩易碎，被短毛 成分：倍半萜类、黄酮类等
红花	性状：管状花；表面红黄色或红色；花冠筒细长，花药筒状，黄白色；柱头长圆柱形，顶端微分叉 成分：黄酮类

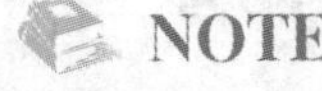

续表

菊科	学习要点
苍术	性状：①茅苍术：不规则连珠状或结节状圆柱形；表面灰棕色；“朱砂点”；“起霜” ②北苍术：疙瘩块状或结节状圆柱形；表面黑棕色，除去外皮者黄棕色；质较疏松 成分：挥发油

（周玉生）

第二节 单子叶植物类生药

五十、香蒲科 Typhaceae

本科仅有1属，约18种，药用属为香蒲属（*Typha*），主要生药有蒲黄。

【形态特征】 多年生沼生、水生或湿生草本。根状茎横走，且须根多。地上茎直立。叶呈长线形直立或斜上，在茎上排成两列，下部有鞘。花单性同株，蜡烛状肉穗花序，雄花集生花序上部，雄蕊常1～7，花丝分离或合生，花药线形；雌花集生于花序下部，小苞片呈柔毛状或狭长匙形小苞片，子房上位，具1室，胚珠1。果实为小坚果。

【化学特征】 本科植物的花粉中含黄酮类、糖类、甾类、有机酸等化学成分。

蒲黄 Typhae Pollen

【来源】 香蒲科植物水烛香蒲 *Typha angustifolia* L.、东方香蒲 *Typha orientalis* Presl 或同属植物的干燥花粉。

【产地】 各地均产。

【性状】 黄色细粉，体轻，易飞扬，入水则漂浮于水面上。手捻之有滑腻感，易附着于手指上。气微，味淡。

【化学成分】 含黄酮类化合物，如异鼠李素-3-O-新橙皮苷（isorhamnetin-3-O-neohespeidoside）、香蒲新苷（typhaneoside）等，另含有机酸类、甾类。本品中异鼠李素-3-O-新橙皮苷（$C_{28}H_{32}O_{16}$）和香蒲新苷（$C_{34}H_{42}O_{20}$）的总量不得少于0.50%。

【显微特征】 花粉粒类球形或椭圆形，表面具有类似网状雕纹，单萌发孔不明显。

【药理作用】 ①抗动脉粥样硬化作用；②止血作用，促进血液凝固达到止血的作用；③抗血小板聚集作用；④抗心肌缺血和抗脑缺血作用。

【功效】 性平，味甘。止血凉血，化瘀，通淋。用于外伤出血，经闭痛经，胸腹刺痛，跌打肿痛，血淋涩痛。

香蒲科小结

香蒲科	学习要点
特征	水生或沼生草本；根状茎；叶线形；肉穗花序
化学成分	黄酮类、糖类、甾类、有机酸等
常见生药	蒲黄
蒲黄	性状：黄色细粉，手捻之有滑腻感，易附着于手指上；入水不沉 显微：花粉粒类球形或椭圆形，表面有类似网状雕纹 成分：黄酮类化合物

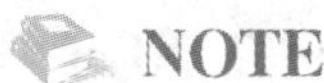

五十一、泽泻科 Alismataceae

本科共有11属,约100种;我国有4属,约20种。重要药用属为泽泻属(*Alisma*)、慈姑属(*Sagittaria*),主要生药有泽泻、慈姑。

【形态特征】 水生或沼生草本,具有根茎或球茎。单叶为基生叶,叶柄基本呈鞘状。花两性或单性,花轮生于花葶上,花序为总状或圆锥花序;花被6片,外轮3枚萼片状,绿色,宿存;内轮3枚花瓣状,易脱落;雄蕊6至多数;雌蕊子房上位,心皮6至多数,分离,螺旋状排列于花托上,1室,边缘胎座;胚珠1或数枚,仅1枚发育。果实为聚合瘦果。

【化学特征】 本科植物含三萜类、糖类、挥发油、生物碱等化学成分。

泽泻 Alismatis Rhizoma

【来源】 泽泻科植物东方泽泻 *Alisma orientale*(Sam.)Juzep. 或泽泻 *Alisma plantago-aquatica* L. 的干燥块茎。

【产地】 主产于福建、四川、江西等地。

【性状】 块茎呈类圆形、长圆形或倒卵形。表面黄白色或淡黄棕色(未去尽粗皮),有不规则横向环状浅沟纹和散有多数细小突起的须根痕,底部有的有瘤状芽痕。质坚实,断面黄白色,具粉性,有多数细孔。气微,味微苦。

【化学成分】 含四环三萜类化合物,如泽泻醇(alismol)A、泽泻醇B、泽泻醇C及23-乙酰泽泻醇B(23-acetyl alisol B)等,另含倍半萜类。本品中23-乙酰泽泻醇B($C_{32}H_{50}O_5$)和23-乙酰泽泻醇C($C_{32}H_{48}O_6$)的总量不得少于0.10%。

【药理作用】 ①利尿作用,能增加尿素和氯化物的排泄;②降血脂作用;③降血糖作用;④抗脂肪肝的作用。

【功效】 性寒,味甘、淡。利水渗湿,泄热,化浊降脂。用于小便不利,水肿胀满,泄泻尿少,痰饮眩晕,热淋涩痛。

泽泻科小结

泽泻科	学习要点
特征	草本,根茎或球茎;单叶基生,叶柄基部呈鞘状
化学成分	含三萜类、糖类、挥发油、生物碱等
常见生药	泽泻
泽泻	性状:类圆形、长圆形或倒卵形;可见横向环状浅沟纹、须根痕;质坚实,断面有多数细孔 成分:四环三萜类化合物

五十二、禾本科 Gramineae

本科共约有700属,11000种;我国有226属,1790余种。重要药用属有薏苡属(*Coix*)、白茅属(*Imperata*)、淡竹叶属(*Lophatherum*)、芦苇属(*Phragmites*)等,主要生药有薏苡仁、白茅根、淡竹叶、竹茹等。

【形态特征】 多为草本,常具根状茎或须状根,地上茎常称为"秆",有明显的节和节间,节间常中空。叶为单叶,由叶片、叶鞘、叶舌三部分组成,叶鞘通常抱秆,叶片狭长为平行脉,叶舌位于叶片与叶鞘连接处的内侧。花小,两性,通常集成小穗再排成穗状、总状或圆锥花序。雄蕊通常3,花丝细长,花药"丁"字形着生;雄蕊子房上位,2~3心皮合生,1室,1胚珠,花柱2,

柱头羽毛状。果实为颖果。种子含丰富的淀粉质胚乳。

【化学特征】 本科植物含杂氮嗪酮类、生物碱、氰苷类、三萜类和黄酮类等化学成分。

薏苡仁 Coicis Semen

【来源】 禾本科植物薏苡仁 *Coix lacryma-jobi* L. var. *mayuen*(Roman.)Stapf 的干燥成熟种仁。

【产地】 主产于福建、河北、江苏、辽宁。

【性状】 种仁呈广卵形或长椭圆形，表面乳白色，光滑，有时残留黄褐色种皮。顶端钝圆，基部较宽而微凹，中央有淡棕色点状痕(种脐)，背面圆凸，腹面有1条深而宽的腹沟。质坚实，断面白色。气微，味微甜。

【化学成分】 含脂类和多糖类，如薏苡仁酯(coixenolide)、薏苡仁多糖(coixan)A、薏苡仁多糖B、薏苡仁多糖C等。本品中甘油三油酸酯($C_{57}H_{104}O_6$)的含量不得少于0.50%。

【药理作用】 ①抗肿瘤作用，薏苡仁煎液、醇及丙酮提取物对肿瘤有抑制作用；②降压作用；③免疫调节作用；④降血糖作用。

【功效】 性凉，味甘、淡。利水渗湿，健脾止泻，除痹排脓，解毒散结。用于水肿，脚气，小便不利，脾虚泄泻，湿痹拘挛。

白茅根 Imperatae Rhizoma

【来源】 禾本科植物白茅 *Imperata cylindrica* Beauv. var. *major* (Nees)C. E. Hubb. 的干燥根茎。

【产地】 全国各地均产。

【性状】 根茎长圆柱形，表面黄白色或淡黄色，微有光泽，具纵皱纹，节明显，稍微突起，节间长为1.5～3 cm。体轻，质略脆，断面皮部白色，多有裂隙，放射状排列，中柱淡黄色，易与皮部剥离。气微，味微甜。

【化学成分】 含三萜类化合物，如芦竹素(arundoin)、白茅素(cylindrin)；黄酮类化合物，如麦黄酮(tricin)等。

【药理作用】 ①止血作用，对凝血酶的生成有促进作用；②抗菌作用，白茅根煎剂对弗氏和宋内氏痢疾杆菌有明显的抑制作用；③利尿作用。

【功效】 性寒，味甘。凉血止血，清热利尿。用于血热吐血，尿血，热病烦渴，湿热黄疸，水肿尿少，热淋涩痛等。

禾本科小结

禾本科	学习要点
特征	多草本，根状茎或须状根；叶片、叶鞘、叶舌；颖果
化学成分	含杂氮嗪酮类、生物碱、氰苷类、三萜类和黄酮类等
常见生药	薏苡仁、白茅根
薏苡仁	性状：种仁长卵形或椭圆形；可见残留种皮，中央有种脐，侧面有腹沟 成分：脂类和多糖
白茅根	性状：根茎长圆柱形；节明显，断面裂隙多放射状排列 成分：三萜类和黄酮类

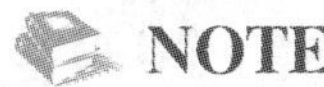

五十三、莎草科 Cyperaceae

本科共约有106属,5400种,我国分布有33属,865种。重要药用属有莎草属(*Cyperus*)、荸荠属(*Eleocharis*)等,主要生药有香附、荆三棱等。

【形态特征】 多年生草本,常具根状茎。秆三棱形,常实心。单叶基生或茎生,常有封闭的叶鞘。两性或单性花,生于苞片内,2至多花组成小穗,排列成穗状、总状和头状花序;花序下常有1至数枚总苞片,花被刚毛状或鳞片状;雄蕊1～3枚,花药底着,雌蕊子房上位,2～3心皮合生,1室,1胚珠;花柱单一,柱头2～3。果实为瘦果。

【化学特征】 本科植物含挥发油(萜类化合物)、黄酮类、生物碱、强心苷及糖类等化学成分。

香附 Cyperi Rhizoma

【来源】 莎草科植物莎草 *Cyperus rotundus* L.的干燥根茎。

【产地】 主产于山东、浙江、湖南、河南等地。山东产的称"东香附",浙江产的称"南香附",品质较佳。

【性状】 多呈纺锤形,有的略弯曲,长2～3.5 cm,直径0.5～1 cm。表面棕褐色或黑褐色,有纵皱纹,并有6～10个略隆起的环节,节上有未除净的棕色毛须和须根断痕;去净毛须者较光滑,环节不明显。质硬,经蒸煮者断面黄棕色或红棕色,角质样;生晒者断面色白而显粉性,内皮层环纹明显,中柱色较深,点状维管束散在。气香,味微苦。

【化学成分】 含挥发油,如香附烯(cyperene)、β-芹子烯、α-香附酮、β-香附酮。本品中挥发油的含量不得少于1.0%(mL/g)。

【药理作用】 ①对平滑肌作用,香附挥发油可松弛肠平滑肌、缓解支气管平滑肌痉挛;②利胆作用,香附水煎液可明显增加胆汁流量、促进胆汁分泌;③镇痛、抗炎作用;④解热、降温作用。

【功效】 性平,味辛、微甘、微苦。疏肝解郁,理气宽中,调经止痛。用于肝郁气滞,胸胁胀痛,疝气疼痛,乳房胀痛,脾胃气滞,脘腹痞闷,胀满疼痛,月经不调,经闭痛经。

莎草科小结

莎草科	学习要点
特征	草本,具根状茎;秆三棱形;叶基生或茎生,封闭叶鞘
化学成分	含生物碱、黄酮类、挥发油等
常见生药	香附
香附	性状:根茎纺锤形,表面有多个环节;"毛香附"有毛须,残留根痕;"光香附"光滑,环节不明显 成分:挥发油

五十四、棕榈科 Palmae

本科共约有207属,2800种;我国有18属,98种。重要的药用属有槟榔属(*Areca*)、黄藤属(*Daemonorops*)、棕榈属(*Trachycarpus*)等,主要生药有槟榔、大腹皮、血竭等。

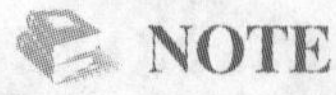

【形态特征】 乔木或灌木,稀藤本。茎常不分枝。叶大型,常绿,互生或聚生于顶端。叶为掌状或羽状分裂,革质,叶柄扩大成具纤维的鞘;肉穗花序,常具1至数枚佛焰苞;花被6枚,排列成 2 轮；雄蕊常 6 枚，稀 3 枚或多数，雌蕊子房上位，3 心皮，1 或 3 室，每室有 1 胚珠。果实为浆果、核果或坚果。

【化学特征】 本科植物含黄酮类、生物碱、多元酚和鞣质类等化学成分。

槟榔 Arecae Semen(附：大腹皮)

【来源】 棕榈科植物槟榔 *Areca catechu* L. 的干燥成熟种子。

【产地】 主产于海南、广东、广西、云南。

【性状】 种子近圆锥形或扁圆球形。外表黄棕色或红棕色，具稍凹下的网状浅沟纹。表面常附着少量灰白色内果皮碎片，基底中央有凹陷的珠孔，其旁有 1 瘢痕状种脐，呈新月形或三角形。质坚硬，不易破碎，断面可见棕色种皮与白色胚乳相间的大理石花纹。气微，味涩、微苦。

【化学成分】 含生物碱，如槟榔碱(arecoline)、槟榔次碱(arecaidine)、去甲基槟榔碱(guvacoline)、异去甲基槟榔碱(isoguvacine)，都与鞣质结合存在。本品中槟榔碱($C_8H_{13}NO_2$)的含量不得少于 0.20%。

【药理作用】 ①抗流感病毒的作用；②驱虫作用，槟榔煎液对绦虫、蛔虫、蛲虫、姜片虫等均有作用；③抗皮肤真菌的作用。

【功效】 性温、味苦、辛。杀虫，消积，行气，利水，截疟。用于绦虫病，蛔虫病，虫积腹痛，积滞泻痢，水肿脚气，疟疾。

【附注】 **大腹皮 Arecae Pericarpium** 棕榈科植物槟榔 *Areca catechu* L. 的干燥果皮。主产于海南、广东、广西、云南。冬季至次春采收未成熟的果实，煮后干燥，纵剖两瓣，剥取果皮；大腹皮略呈椭圆形或长卵形瓢状，外果皮深棕色至近黑色，具不规则纵皱纹及隆起的横纹；内果皮凹陷，褐色或深棕色，光滑呈硬壳状。体轻，质硬，气微，味微涩。本品性微温，味辛。行气宽中，利水消肿。用于湿阻气滞，脘腹胀闷，大便不爽，小便不利，水肿胀满，脚气浮肿。

血竭 Draconis Sanguis

【来源】 棕榈科植物麒麟竭 *Daemonorops draco* Bl. 果实渗出的树脂经加工制成。

【产地】 主产于印度尼西亚、马来西亚及印度。

【性状】

1. 原装血竭 呈四方形或不定形块状，大小不等，表面铁黑色或红色；断面有光泽或粗糙而无光泽，黑红色，研成粉末呈红血色。

2. 加工血竭 呈扁圆四方形或长方形，表面暗红色，有光泽，底部平圆。质硬而脆，破碎面红色，粉末呈砖红色。气微，味淡。不溶于水，在热水中软化，易溶于乙醇、乙醚。

【化学成分】 含黄酮类化合物，如血竭素(dracorhodin)、血竭红素(dracorubin)、去甲血竭素(nordracorubin)、去甲血竭红素(nordracorhodin)等。本品中血竭素($C_{17}H_{14}O_3$)的含量不得少于 1.0%。

【药理作用】 ①抗菌作用，血竭水提取液对金黄色葡萄球菌、白色葡萄球菌等有抑制作用；②抑制血小板聚集，防止血栓形成；③抗炎镇痛作用。此外，血竭还有降血脂、降血糖、调节机体免疫功能的作用。

【功效】 性平，味甘、咸。活血定通，化瘀止血，生肌敛疮。用于跌打损伤，内伤瘀痛，外伤出血，疮疡不敛。

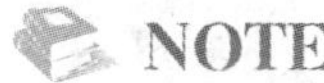

棕榈科小结

棕榈科	学习要点
特征	乔木或灌木；叶大型，掌状或羽状分裂；肉穗花序，具佛焰苞
化学成分	含黄酮类、生物碱、多元酚和鞣质类等
常见生药	槟榔、血竭
槟榔	性状：种子近圆锥形或扁圆球形，断面呈棕白相间的大理石样花纹 成分：生物碱（槟榔碱）
血竭	性状：外色黑似铁，研粉红如血，火烧气呛鼻 成分：黄酮类化合物（血竭素）

五十五、天南星科 Aracea

本科约有115属，2000种；我国有35属，206种。重要药用属有半夏属（*Pinellia*）、天南星属（*Arisaema*）、菖蒲属（*Acorus*）、千年健属（*Homalomena*）等。主要生药有半夏、天南星、石菖蒲、千年健等。

【形态特征】 多年生草本，稀木质藤本，常具块茎或根状茎。叶基生，常为单叶或复叶，叶柄基部常具膜质鞘，多为网状叶脉。花小，单性或两性，辐射对称，肉穗花序，具佛焰苞；单性花同株或异株，同株时雌花群生于花序下部，雄花群生于花序上部，中间常有无性花相隔，花被常缺，雄蕊愈合成雄蕊柱；两性花具鳞片状花被4～6，雄蕊与其同数；雌蕊子房上位，1至数心皮，1至数室，每室有1至数枚胚珠。果实为浆果，密集于花序轴上。

【解剖特征】 ①植物组织内淀粉粒多，单粒淀粉较为普遍，淀粉粒呈类球形、圆多角形，脐点可见裂缝状、"人"字形、圆点状，复粒由2～6分粒组成。②草酸钙针晶束存在于椭圆形的黏液细胞中。③导管类型为螺纹导管、环纹导管。

【化学特征】 本科植物含生物碱、氨基酸、黄酮类、挥发油、聚糖类、氰苷等化学成分，且本科大多数植物有毒。①生物碱：主要存在于天南星属、半夏属、菖蒲属等植物中。②挥发油：菖蒲属植物中含量较高。③聚糖类：如魔芋属植物的块茎中含有甘露聚糖等多糖成分。

【重点生药】

半夏* Pinelliae Rhizoma

（英）Pinellia Tuber

案例解析

12-27

案例导入

市场上有一批半夏，经鉴定有如下性状特征：块茎呈椭圆形、圆锥形或半圆形；表面类白色或淡黄色，不平滑，有多数隐约可见的点状根痕；上端类圆形，无凹陷的茎痕，下端略尖；质坚实，断面白色，粉性；气微，味辛辣。

问题：

1. 这批半夏是否为正品？如果不是，是什么品种？
2. 其能否代替正品半夏使用？

【来源】 天南星科植物半夏 *Pinellia ternata* (Thunb.) Breit. 的干燥块茎。

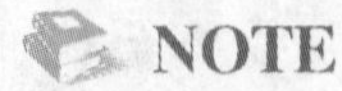

【植物形态】 多年生草本，块茎呈扁球形。叶基生，叶柄近基部内侧常有白色珠芽，一年

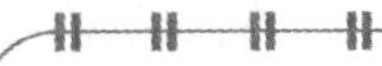

生为单叶，呈卵状心形，第二年后为全缘的三出复叶，羽状网脉。花为单性同株，肉穗花序，着生绿色佛焰苞，下部常闭合成管状；雌花着生于花序下部，贴生于佛焰苞，中部为不育花，雄花着生于花序上部，顶端的附属器为青紫色，伸于佛焰苞外呈鼠尾状。果实为浆果，成熟时为红色。

半夏植物图

【产地】 我国大部分地区均产，主要产于四川、湖北及河南等地。

【采制】 夏、秋二季采挖，洗净后除去外皮及须根，晒干。通常炮制后应用，常见的炮制品有以下三种。

1. 法半夏 取半夏，用水浸泡至内无干心后取出；然后取甘草适量，加水煎煮两次后合并煎液，倒入用适量水制成的石灰液中，均匀搅拌后加入上述已浸透的半夏，浸泡，需每日搅拌1～2次，并保持浸液 pH 12 以上，至剖面黄色且均匀，口尝后微有麻舌感时，取出，洗净，阴干或烘干。每 100 kg 净半夏，用甘草 15 kg、生石灰 10 kg。

呈类球形或破碎成不规则颗粒状。表面淡黄白色、黄色或棕黄色。质较松脆或硬脆，断面黄色或淡黄色，颗粒者质稍硬脆。气微，味淡略甘，微有麻舌感。

2. 姜半夏 取净半夏，用水浸泡至内无干心后取出；然后取生姜切片煎汤，加入白矾与半夏共煮，至煮透后取出，晾干，或晾至半干后干燥。每 100 kg 净半夏，用生姜 25 kg、白矾 12.5 kg。

呈片状、不规则颗粒状或类球形。表面棕色至棕褐色。质硬脆，断面淡黄棕色，常具角质样光泽。气微香，味淡，微有麻舌感，嚼之略粘牙。

3. 清半夏 取净半夏，用 8% 白矾溶液浸泡或煮至内无干心，口尝微有麻舌感后取出，洗净，切厚片，干燥。每 100 kg 净半夏，煮法用白矾 12.5 kg，浸泡法用白矾 20 kg。

呈椭圆形、类圆形或不规则的片状。切面淡灰色至灰白色或黄白色至黄棕色，可见灰白色点状或短线状维管束迹，有的残留栓皮处下方显淡紫红色斑纹。质脆，易折断，断面略呈粉性或角质样。气微，味微涩，微有麻舌感。

【性状】 ①呈类球形，有的稍偏斜，直径 0.7～1.6 cm。②表面白色或浅黄色，顶端有凹陷的茎痕，周围密布着麻点状须根痕；下面钝圆，较光滑。③质坚实，断面洁白，富粉性。④气微，味辛辣、麻舌而刺喉。

【显微特征】

半夏生药图

1. 块茎横切面 ①生药未去外皮的，最外层为木栓层，有 10 余列；除去外皮的生药，主体为薄壁组织，薄壁组织内含有淀粉粒，靠外侧的组织中含淀粉粒较少，向内侧淀粉粒逐渐增多。②维管束为外韧型或周韧型，纵横散布于基本的薄壁组织中。③黏液细胞呈椭圆形，内含草酸钙针晶束(图 12-85)。

2. 粉末 类白色。①淀粉粒甚多，单粒为类圆形、半圆形或圆多角形，直径 2～20 μm，脐点呈裂缝状、“人”字形或星形；复粒由 2～6 分粒组成。②草酸钙针晶多，散在或成束存在于椭圆形黏液细胞中，针晶长 20～144 μm。③螺纹导管直径 10～24 μm(图 12-86)。

【化学成分】 ①含半夏蛋白及多种氨基酸，其中氨基酸含量为 0.08%，包括精氨酸、天冬氨酸、丝氨酸、谷氨酸等；②含生物碱，包括 L-麻黄碱(L-ephedrine)、胆碱等；③含有机酸类，如琥珀酸、棕榈酸、硬脂酸、油酸等。此外半夏的麻舌且刺喉物质含量 0.01%，包括尿黑酸(homogentisic acid)及其苷、原儿茶醛(3,4-二羟基苯甲醛)及其二糖苷。

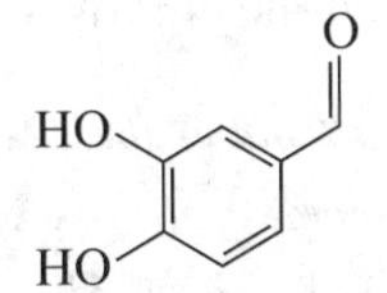

3，4-二羟基苯甲醛

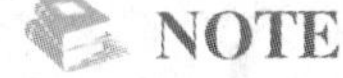

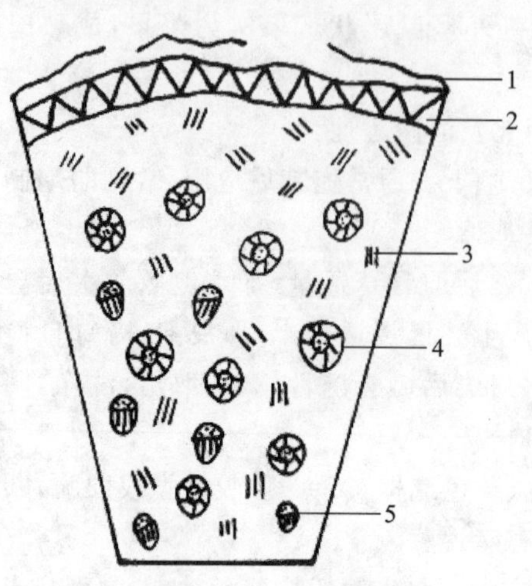

图 12-85　半夏(块茎)横切面简图

1. 表皮;2. 木栓层;3. 草酸钙针晶;
4. 周韧维管束;5. 外韧维管束

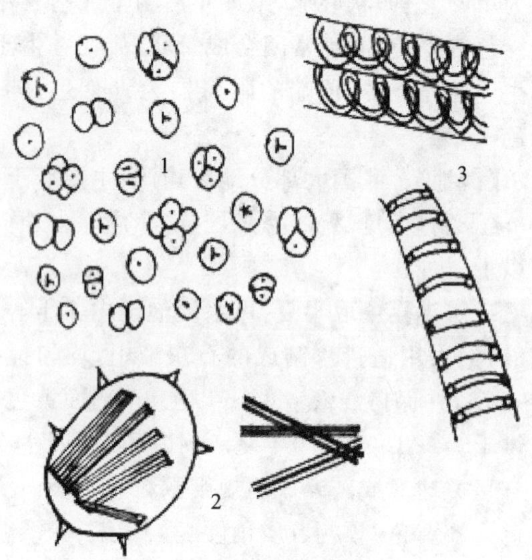

图 12-86　半夏粉末图

1. 淀粉粒;2. 草酸钙针晶;3. 导管

【理化鉴别】(1)本品粉末甲醇加热回流提取后,与精氨酸、丙氨酸、缬氨酸、亮氨酸对照品溶液共薄层展开,喷以茚三酮试液,在 105 ℃加热显色。供试品色谱中,在与对照品色谱相应的位置上,显相同颜色的斑点。

(2)本品粉末乙醇加热回流提取后,与半夏对照药材溶液共薄层展开,喷以 10%硫酸乙醇溶液,在 105 ℃加热显色。供试品色谱中,在与对照药材色谱相应的位置上,显相同颜色的斑点。

【药理作用】

1. 镇咳作用　猫灌胃给予半夏炮制品煎剂,可以明显抑制电刺激喉上神经或胸腔注入碘液引起的咳嗽,其主要的活性成分为游离有机酸。

2. 祛痰作用　半夏炮制品可促进小鼠气管腺体分泌,稀释痰液,有祛痰作用。

3. 镇吐作用　半夏对阿扑吗啡、洋地黄等引起的呕吐具有镇吐作用,其有效成分为 L-麻黄碱。

此外,半夏能抑制中枢神经系统,具有镇痛、镇静及催眠的作用。

【功效】　性温,味辛;有毒。燥湿化痰,降逆止呕,消痞散结。用于湿痰寒痰,咳喘痰多,痰饮眩悸,风痰眩晕,痰厥头痛,呕吐反胃,胸脘痞闷,梅核气;外治痈肿痰核。本品不宜与乌头类药材同用。

知识拓展
12-10

【附注】　**水半夏**　天南星科植物鞭檐犁头尖 *Typhonium flagelliforme* (Lodd.) Blume 的块茎,主产于广西,曾在广西、广东、福建等地作为半夏使用。块茎呈椭圆形、圆锥形或半圆形;表面类白色或淡黄色,不平滑,有多数隐约可见的点状根痕;上端类圆形,无凹陷的茎痕,有凸起的叶痕或芽痕,呈黄棕色;有的下端略尖。质坚实,断面白色,粉性;气微,味辛辣,麻舌而刺喉。本品不能代替半夏使用。

天南星 Arisaematis Rhizoma

【来源】　天南星科植物天南星 *Arisaema erubescens* (Wall.) Schott、异叶天南星 *Arisaema heterophyllum* Bl. 或东北天南星 *Arisaema amurense* Maxim. 的干燥块茎。

【产地】　主产于陕西、甘肃、四川、贵州、云南等地。

【性状】　块茎呈扁球形,高 1～2 cm,直径 1.5～6.5 cm;表面类白色或淡棕色,较光滑,顶

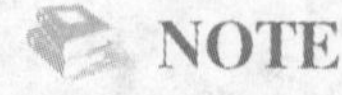

端有凹陷的茎痕，周围有麻点状须根痕，有的块茎周围有小扁球状侧芽。质坚硬，不易破碎，断面不平坦，白色，粉性。气微辛，味麻辣。

【化学成分】 含黄酮类化合物，如芹菜素（apigenin）等；含氨基酸，如精氨酸、鸟氨酸等。本品含总黄酮以芹菜素（$C_{15}H_{10}O_5$）计，不得少于0.050%。

【药理作用】 ①祛痰作用；②镇静、镇痛作用；③抗惊厥作用；④抗肿瘤作用。

【功效】 性温，味苦、辛；有毒。生品能散结消肿，外用治痈肿，蛇虫咬伤。制天南星能燥湿化痰，祛风止痉，散结消肿；用于顽痰咳嗽，风痰眩晕，中风痰壅，口眼㖞斜，半身不遂，癫痫，惊风，破伤风；外用治痈肿，蛇虫咬伤。

天南星科小结

天南星科	学习要点
特征	草本，块茎或根状茎；多为网状叶脉，肉穗花序，具佛焰苞
化学成分	含生物碱、氨基酸、黄酮类、挥发油
常见生药	半夏、天南星
半夏	性状：块茎类球形；可见茎痕、根痕；味辛辣，麻舌而刺喉，有毒 显微：淀粉粒多，草酸钙针晶多 成分：刺激性物质包括尿黑酸及其苷、原儿茶醛及其二糖苷
天南星	性状：块茎扁球形；气微辛，味麻辣，有毒 成分：黄酮类化合物（芹菜素）

天南星科目标检测

目标检测答案
12-15

一、单项选择题

1. 半夏粉末显微特征中含有哪种晶体？（　　）

A. 草酸钙簇晶　　B. 草酸钙方晶　　C. 草酸钙针晶　　D. 草酸钙砂晶

2. 天南星的药用部位是（　　）。

A. 鳞茎　　B. 根　　C. 根茎　　D. 块茎

3. 入药部位为花粉的生药为（　　）。

A. 蒲黄　　B. 海金沙　　C. 丁香　　D. 红花

4. 槟榔的药用部位是（　　）。

A. 果皮　　B. 种子　　C. 球茎　　D. 根茎

5. "外色黑似铁，研粉红似血，火燃呛鼻，有苯甲酸样香气"是哪种生药的鉴别特征？（　　）

A. 青黛　　B. 血竭　　C. 香附　　D. 乳香

6. 下列哪一科的植物具有"佛焰苞"的形态特征？（　　）

A. 禾本科　　B. 莎草科　　C. 棕榈科　　D. 天南星科

二、多项选择题

1. 来源于天南星科的生药有（　　）。

A. 香附　　B. 半夏　　C. 天南星　　D. 石菖蒲　　E. 白附子

2. 含有生物碱的科有（　　）。

A. 泽泻科　　B. 棕榈科　　C. 天南星科　　D. 毛茛科　　E. 麻黄科

三、名词解释

1. 槟榔纹

2. 大腹皮

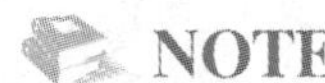

四、简答题

1. 简述清半夏、法半夏、姜半夏的炮制方法。

2. 从性状特征如何区别半夏与天南星?

推荐阅读文献

[1] 罗敏,徐广,任星宇,等.半夏及其混伪品的鉴定方法研究进展[J].时珍国医国药,2018,29(11):2739-2741.

[2] 杨冰月,李敏,敬勇,等.半夏及其炮制品化学成分及功效的差异研究[J].中草药,2018,49(18):4349-4355.

[3] 刘帆,侯林,张晓平,等.薏苡仁多糖抗肿瘤作用及免疫作用研究进展[J].辽宁中医药大学学报,2019,21(3):123-126.

五十六、百部科 Stemonaceae

本科共有3属,30种;我国有2属,6种。重要的药用属为百部属(*Stemona*),主要生药有百部。

【形态特征】 多为草本。常具内质块根。单叶互生、对生或轮生,多全缘,有明显的基出脉和平行、紧密的横脉。花两性,辐射对称,单生于叶腋或花梗贴生于叶片中脉上;花被片4,排成2轮;雄蕊4,花药2室,药隔通常延伸于药室之上成细长的附属物;雌蕊子房上位,2心皮,1室。果实为裂果,开裂为2瓣。

【化学特征】 本科植物含生物碱等化学成分。

百部 Stemonae Radix

【来源】 百部科植物直立百部 *Stemona sessilifolia*(Miq.)Miq.、蔓生百部 *Stemona japonica*(Bl.)Miq.或对叶百部 *Stemona tuberosa* Lour.的干燥块根。

【产地】 主产于安徽、江苏、湖北、浙江、湖南等地。

【性状】

1. 直立百部 块根呈纺锤形,上端较细长,皱缩弯曲,长5~12 cm,直径0.5~1 cm。表面黄白色或淡棕黄色,有不规则深纵沟,间或有横皱纹。质脆,易折断,断面平坦,角质样,淡黄棕色或黄白色,皮部较宽,中柱扁缩。气微,味甘、苦。

2. 蔓生百部 两端稍狭细,表面多不规则皱褶和横皱纹。

3. 对叶百部 呈长纺锤形或长条形,长8~24 cm,直径0.8~2 cm。表面浅黄棕色至灰棕色,具浅纵皱纹或不规则纵槽。质坚实,断面黄白色至暗棕色,中柱较大,髓部类白色。

【化学成分】 含吡咯并氮杂䓬类生物碱,如直立百部碱(sessilistemonine)、百部碱(stemonine)、对叶百部碱(tuberostemonine)、蔓生百部碱(stemonamine)等。

【药理作用】 ①抑制流行性感冒病毒、细菌及皮肤真菌作用;②镇咳作用;③有杀灭蚊蝇幼虫、头虱等作用。

【功效】 性温,味苦、甘。润肺下气止咳,杀虫灭虱。用于新久咳嗽,肺痨咳嗽,顿咳;外用于头虱,体虱,蛲虫病,阴痒。

百部科小结

百部科	学习要点
特征	草本,肉质块根;全缘叶,基出脉和平行脉

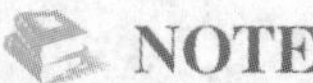

续表

百部科	学习要点
化学成分	生物碱
常见生药	百部
百部	性状：块根；中柱扁缩；皮宽广 成分：吡咯并氮杂薁类生物碱

五十七、百合科* Liliaceae

本科约有230属，3500种；我国有60属，约560种。重要药用属有百合属（*Lilium*）、贝母属（*Fritillaria*）、沿阶草属（*Ophiopogon*）、重楼属（*Paris*）、天门冬属（*Asparagus*）、知母属（*Anemarrhena*）、黄精属（*Polygonatum*）、芦荟属（*Aloe*）等。主要生药有川贝母、浙贝母、麦冬、芦荟、知母、土茯苓、黄精、玉竹等。

【形态特征】 多年生草本，稀灌木或亚灌木，常具鳞茎或根茎。单叶互生或基生，稀对生或轮生。花两性，辐射对称，花序为穗状、总状或圆锥花序；花被片6，呈花瓣状排成2轮，分离或合生；雄蕊6枚；雌蕊由3心皮合生3室，子房上位，中轴胎座，每室胚珠多数。果实为蒴果或浆果。

【解剖特征】 根的髓部明显，叶的气孔类型为平轴式，药用部位含有大量淀粉粒，薄壁组织的黏液细胞内含有草酸钙针晶束。

【化学特征】 本科植物含生物碱、甾体皂苷、蒽醌类、强心苷类、黄酮类、蜕皮激素等化学成分。①生物碱：主要存在于贝母属、藜芦属等植物中，如贝母碱、多种藜芦生物碱及秋水仙碱等。②甾体皂苷：主要存在于沿阶草属、知母属及菝葜属的植物中，如麦冬皂苷、知母皂苷、菝葜皂苷等。③蒽醌类：主要存在于芦荟属植物中，如芦荟苷。④强心苷类：常存在于铃兰属、万年青属等植物中，主要为铃兰毒苷、万年青苷等。

【重点生药】

川贝母* Fritillariae Cirrhosae Bulbus（附：浙贝母、伊贝母、平贝母、湖北贝母）

（英）Szechuan-fritillary Bulb

案例导入

案例解析
12-28

市场上某商贩销售的川贝母大部分呈类白色，鳞叶为2瓣，大瓣紧抱小瓣，未抱部分为新月形，小瓣直达顶部，顶部闭合；但仔细观察后发现有的2瓣鳞叶大小有很大悬殊，大瓣抱着小瓣，但小瓣的高度只有大瓣的1/2，多数不到顶部，且大小瓣之间常有缝隙。

问题：请问商贩销售的这批川贝母为什么存在性状特征上的差异？

【来源】 百合科植物川贝母 *Fritillaria cirrhosa* D. Don、暗紫贝母 *Fritillaria unibracteata* Hsiao et K. C. Hsia、甘肃贝母 *Fritillaria przewalskii* Maxim.、梭砂贝母 *Fritillaria delavayi* Franch.、太白贝母 *Fritillaria taipaiensis* P. Y. Li 或瓦布贝母 *Fritillaria unibracteata* Hsiao et K. C. Hsia var. *wabuensis*(S. Y. Tang et S. C. Yue)Z. D. Liu, S. Wang et S. C. Chen 的干燥鳞茎。

【植物形态】

1. 川贝母 多年生草本，鳞茎呈卵圆形。植株高15～40 cm，茎最下部着生2枚对生叶，

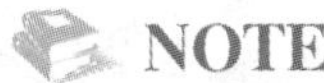

川贝母植物图

狭长矩圆形至宽条形,其余部位叶轮生或对生,稀互生,狭针状条形或条形,先端稍卷曲或卷曲。单花顶生,俯垂,钟状,黄色至黄绿色,具紫色斑点或方格纹。果实为蒴果,棱上有窄翅。

2. 暗紫贝母 茎下部着生对生叶1~2组,上部叶散生或对生,先端急尖,不卷曲。具有苞片1枚,先端不卷曲,花呈深紫色,具不明显的小方格。

3. 甘肃贝母 茎最下部着生2枚对生叶,上部叶散生,先端不卷曲。具有苞片1枚,先端微卷曲或不卷曲,单花顶生,呈浅黄色,具黑紫色斑点。

4. 梭砂贝母 茎中部或以上着生叶3~5枚。单花顶生,呈浅黄色,具红紫色斑点或小方格,无叶状苞片。

【产地】 川贝母主产于四川西部、云南西北部、西藏南部至东部;暗紫贝母主产于四川阿坝地区;甘肃贝母主产于甘肃、青海、四川;梭砂贝母主产于青海、四川、云南等地。前三者的鳞茎按形状不同分别称"松贝""青贝",后者的鳞茎称为"炉贝"。目前以上原植物都有栽培,商品称"栽培品"。

【采制】 夏、秋二季或积雪融化后采挖,除去须根、粗皮及泥沙,晒干或低温干燥。

【性状】

1. 松贝 ①呈类圆锥形或近球形,高0.3~0.8 cm,直径0.3~0.9 cm。②表面类白色。③外层鳞叶2瓣,大小悬殊,大瓣紧抱小瓣,未抱部分呈新月形,习称"怀中抱月";顶部闭合,内有类圆柱形、顶端稍尖的心芽和小鳞叶1~2枚;先端钝圆或稍尖,底部平,微凹入,中心有1灰褐色的鳞茎盘,偶有残存须根。④质硬而脆,断面白色,富粉性。⑤气微,味微苦。

松贝药材图

2. 青贝 ①呈类扁球形,高0.4~1.4 cm,直径0.4~1.6 cm。②表面灰黄色。③外层鳞叶2瓣,大小相近,相对抱合不紧,习称"观音合掌",顶部开裂,内有心芽和小鳞叶2~3枚及细圆柱形的残茎。

青贝药材图

3. 炉贝 ①呈长圆锥形,高0.7~2.5 cm,直径0.5~2.5 cm。②表面类白色或浅棕黄色,有的具棕色斑点,习称"虎皮斑"。③外层鳞叶2瓣,大小相近,顶部开裂而略尖,基部稍尖或较钝。

炉贝药材图

4. 栽培品 ①呈类扁球形或短圆柱形,高0.5~2 cm,直径1~2.5 cm。②表面类白色或浅棕黄色,稍粗糙,有的具浅黄色斑点。③外层鳞叶2瓣,大小相近,顶部多开裂而较平。

【显微特征】 本品粉末类白色或浅黄色。

1. 松贝、青贝及栽培品 ①淀粉粒甚多,广卵形、长圆形或不规则圆形,有的边缘不平整或略作分枝状,直径5~64 μm,脐点短缝状、点状、"人"字形或马蹄状,层纹隐约可见。②表皮细胞类长方形,垂周壁微波状弯曲,偶见不定式气孔,圆形或扁圆形。③螺纹导管直径5~26 μm。④草酸钙方晶少数,直径约13 μm(图12-87)。

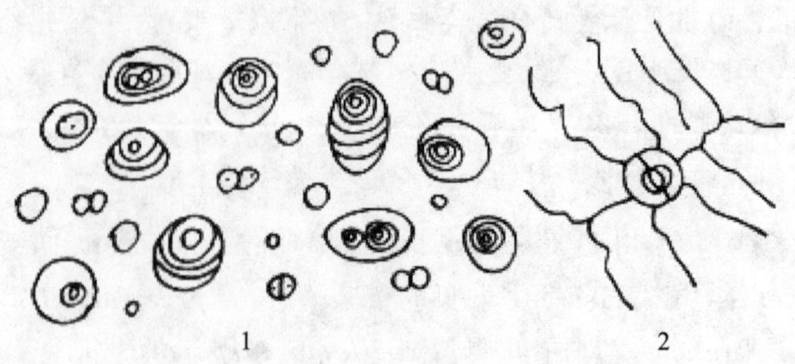

图12-87 松贝(鳞茎)粉末图

1.淀粉粒;2.气孔

2. 炉贝 ①淀粉粒广卵形、贝壳形、肾形或椭圆形,直径约至60 μm,脐点"人"字形、星状或点状,层纹明显。②螺纹导管和网纹导管直径可达64 μm。

NOTE

【化学成分】 含多种异甾体类生物碱(含量0.004%～0.1%)。①卷叶贝母鳞茎含西贝母碱(imperialine)、川贝母碱(fritimine)等;②暗紫贝母鳞茎含松贝甲素(songbeinine)、松贝乙素(songbeinone)、松贝辛(songbeisine);③甘肃贝母鳞茎含岷贝碱甲(minpeimine)、岷贝母碱乙(minpeiminine)及西贝母碱;④梭砂贝母鳞茎含梭砂贝母碱、梭砂贝母碱乙(delavinone)、贝母素甲(peimine)、贝母素乙(peiminine)、贝母辛(peimisine)及西贝母碱;⑤瓦布贝母鳞茎含西贝母碱、贝母辛。另含少量皂苷,如西贝母碱苷等。

西贝母碱

贝母辛

【理化鉴别】 TLC:本品粉末加浓氨水浸泡后,二氯甲烷超声提取滤过,滤液蒸干,残渣加甲醇溶解后作为供试品溶液。与贝母辛和西贝母碱对照品溶液共薄层展开,依次喷以稀碘化铋钾试液和亚硝酸钠乙醇试液。供试品色谱中,在与对照品色谱相应位置上,显相同颜色的斑点。

【含量测定】 采用UV/VIS测定总生物碱。本品按干燥品计算,含总生物碱以西贝母碱($C_{27}H_{43}NO_3$)计,不得少于0.050%。

【药理作用】

1. 镇咳、祛痰、平喘作用 所含生物碱和皂苷均有不同程度的镇咳、祛痰作用。西贝母碱可松弛支气管平滑肌,减缓支气管痉挛状态。

2. 扩张血管、降压作用 所含西贝母碱能使周围血管扩张,血压持续下降,心搏变慢及短暂的呼吸抑制。

3. 对平滑肌的作用 所含川贝母碱可抑制兔离体肠肌的蠕动及增强豚鼠离体子宫的收缩。

【功效】 性微寒,味苦、甘。清热润肺,化痰止咳,散结消痈。用于肺热燥咳,干咳少痰,阴虚劳嗽,痰中带血,瘰疬,乳痈,肺痈。不宜与乌头类药材同用。

【附注】

1. 浙贝母 Fritillariae Thunbergii Bulbus 百合科植物浙贝母 *Fritillaria thunbergii* Miq. 的干燥鳞茎。主产于浙江,湖南、安徽、江苏亦产。初夏植株枯萎时采挖,洗净。大小分开,大者除去芯芽,习称“大贝”;小者不去芯芽,习称“珠贝”。分别撞擦,除去外皮,拌以煅过的贝壳粉,吸去擦出的浆汁,干燥;或取鳞茎,大小分开,洗净,除去芯芽,趁鲜切成厚片,洗净,干燥,习称“浙贝片”。①大贝:为鳞茎外层的单瓣鳞叶,略呈新月形,高1～2 cm,直径2～3.5 cm。外表面类白色至淡黄色,内表面白色或淡棕色,被白色粉末。质硬而脆,易折断,断面白色至黄白色,富粉性。气微,味微苦。②珠贝:为完整的鳞茎,呈扁圆形,直径1～2.5 cm。表面黄棕色至黄褐色,有不规则的皱纹;或表面类白色至淡黄色,较光滑或被白色粉末。质硬,不易折断,断面淡黄色或类白色,略带角质状或粉性;外层鳞叶2瓣,肥厚,略似肾形,互相抱合,内有小鳞叶2～3枚和干缩的残茎。③浙贝片:为椭圆形或类圆形片,大小不一,长1.5～3.5 cm,宽1～2 cm,厚0.2～0.4 cm。外皮黄褐色或灰褐色,略皱缩;或淡黄色,较光滑。切面微鼓起,灰白

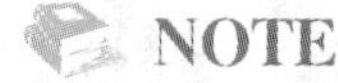

色；或平坦，粉白色。质脆，易折断，断面粉白色，富粉性。含甾体类生物碱，如贝母素甲(peimine)、贝母素乙(peiminine)、浙贝宁(zhebeinine)、浙贝丙素(zhebeirine)等。本品中贝母素甲($C_{27}H_{45}NO_3$)和贝母素乙($C_{27}H_{43}NO_3$)的总量不得少于0.08%。性寒，味苦。清热化痰止咳，解毒散结消痈。用于风热咳嗽，痰火咳嗽，肺痈，乳痈，瘰疬，疮毒。

2. 伊贝母 Fritillariae Pallidiflorae Bulbus 百合科植物新疆贝母 *Fritillaria walujewii* Regel 或伊犁贝母 *Fritillaria pallidiflora* Schrenk 的干燥鳞茎。主产于新疆地区。①新疆贝母：呈扁球形，表面类白色。外层鳞叶2瓣，月牙形，大小相近而紧靠。顶端平展而开裂，基部圆钝，内有较大的鳞片和残茎、心芽各1枚。质硬而脆，断面白色，富粉性。②伊犁贝母：呈圆锥形，较大。表面稍粗糙，淡黄白色。外层鳞叶两瓣，心形，肥大，一片较大或近等大，抱合。顶端稍尖，少有开裂，基部微凹陷。含有西贝母碱、西贝母碱苷等。本品含西贝母碱苷($C_{33}H_{53}NO_8$)和西贝母碱($C_{27}H_{43}NO_3$)的总量不得少于0.070%。性微寒，味苦、甘。清热润肺，化痰止咳。用于肺热燥咳，干咳少痰，阴虚劳嗽，咳痰带血。

3. 平贝母 Fritillariae Ussuriensis Bulbus 百合科植物平贝母 *Fritillaria ussuriensis* Maxim. 的干燥鳞茎。主产于东北地区。呈扁球形，直径0.6～2 cm。表面黄白色至浅棕色，外层鳞叶2瓣，肥厚，大小相近或一片稍大抱合，顶端略平或微凹入，常稍开裂；中央鳞片小。质坚实而脆，断面粉性。含有贝母素乙等。本品含总生物碱以贝母素乙计，不得少于0.050%。性微寒，味苦、甘。清热润肺，化痰止咳。用于肺热燥咳，干咳少痰，阴虚劳嗽，咳痰带血。

4. 湖北贝母 Fritillariae Hupehensis Bulbus 百合科植物湖北贝母 *Fritillaria hupehensis* Hsiao et K. C. Hsia 的干燥鳞茎。主产于湖北地区。夏初植株枯萎后采挖，用石灰水或清水浸泡，干燥。呈扁圆球形，直径0.8～3.5 cm。表面类白色至淡棕色。外层鳞叶2瓣，略呈肾形，或大小悬殊，大瓣紧抱小瓣，顶端闭合或开裂。内有鳞叶2～6枚及干缩的残茎。内表面淡黄色至类白色，基部凹陷呈窝状，残留有淡棕色表皮及少数须根。单瓣鳞叶呈元宝状，长2.5～3.2 cm，直径1.8～2 cm。质脆，断面类白色，富粉性。含有贝母素乙等。本品中贝母素乙含量不得少于0.16%。性凉，味微苦。清热化痰，止咳，散结。用于热痰咳嗽，瘰疬痰核，痈肿疮毒。

知识拓展
12-11

麦冬 Ophiopogonis Radix

【来源】 百合科植物麦冬 *Ophiopogon japonicus*(L. f) Ker-Gawl. 的干燥块根。

【产地】 主产于浙江、四川，多为栽培。产于四川者习称“川麦冬”，产于浙江者习称“浙麦冬”。

【性状】 块根呈纺锤形，两端略尖，长1.5～3 cm，直径0.3～0.6 cm。表面淡黄色或灰黄色，有细纵纹。质柔韧，断面黄白色，半透明，中柱细小。气微香，味甘、微苦。嚼之有黏性。

【化学成分】 含多种甾体皂苷，包括麦冬皂苷(ophiopogonin)A～D，苷元为鲁斯可皂苷元(ruscogenin)，和麦冬皂苷B'、麦冬皂苷C'、麦冬皂苷D'，苷元为薯蓣皂苷元(diosgenin)；另含多种黄酮类，如麦冬黄酮(ophiopogonone)A、麦冬黄酮B、甲基麦冬黄酮(methylophiopogonone)A、甲基麦冬黄酮B、二氢麦冬黄酮A(ophiopogonanone A)等。此外，尚含有β-谷甾醇、挥发油和麦冬多糖等。本品含麦冬总皂苷以鲁斯可皂苷元($C_{27}H_{42}O_4$)计，不得少于0.12%。

【显微特征】

1. 块根横切面 表皮细胞1列或脱落，根被为3～5列木化细胞。皮层宽广，散有含草酸钙针晶束的黏液细胞，有的针晶直径至10 μm；内皮层细胞壁均匀增厚，木化，有通道细胞，外侧为1列石细胞，其内壁及侧壁增厚，纹孔细密。中柱较小，韧皮部束16～22个，木质部由导管、管胞、木纤维以及内侧的木化细胞联结成环层。髓小，薄壁细胞类圆形。

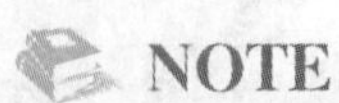

2. 粉末 淡黄棕色。草酸钙针晶成束或散在，长24～50 μm。石细胞类方形或长方形，常

成群存在，直径 30～64 μm，长约 180 μm，壁厚至 16 μm，有的一面甚薄，纹孔甚密，孔沟较粗。内皮层细胞长方形或长条形，壁增厚，木化，孔沟明显。木纤维细长，末端倾斜，壁稍厚，微木化。导管及管胞多为单纹孔或网纹，少数为具缘纹孔导管，常与木纤维相连。

【药理作用】 ①抗心律失常作用；②提高耐缺氧能力；③抑菌作用；④抗氧化和抗衰老作用；⑤降血糖作用。

【功效】 性微寒，味甘、微苦。养阴生津，润肺清心。用于肺燥干咳，阴虚痨嗽，喉痹咽痛，津伤口渴，内热消渴，心烦失眠，肠燥便秘。

芦荟 Aloe

【来源】 百合科植物库拉索芦荟 *Aloe barbadmsis* Miller、好望角芦荟 *Aloe ferox* Miller 或其他同属近缘植物叶的汁液浓缩干燥物。前者习称"老芦荟"，后者习称"新芦荟"。

【产地】 库拉索芦荟原产于南美洲，我国南方地区有栽培。好望角芦荟主产于非洲南部。

【性状】

1. 库拉索芦荟 呈不规则块状，常破裂为多角形，大小不一。表面呈暗红褐色或深褐色，无光泽。体轻，质硬，不易破碎，断面粗糙或显麻纹。富吸湿性。有特殊臭气，味极苦。

2. 好望角芦荟 表面呈暗褐色，略显绿色，有光泽。体轻，质松，易碎，断面玻璃样而有层纹。

【化学成分】 主含羟基蒽醌苷类化合物，如芦荟苷(aloin)、芦荟苦素(aloesin)、芦荟大黄素(aloe-emodin)等。本品按干燥品计算，芦荟苷($C_{21}H_{22}O_9$)含量，库拉索芦荟不得少于 16.0%，好望角芦荟不得少于 6.0%。

【药理作用】 ①泻下作用；②抗肿瘤作用；③抗菌、抗炎作用；④免疫调节作用；⑤护肝作用。

【功效】 性寒，味苦。泻下通便，清肝泻火，杀虫疗疳。用于热结便秘，惊痫抽搐，小儿疳积；外治癣疮。

知母 Anemarrhenae Rhizoma

【来源】 百合科植物知母 *Anemarrhena asphodeloides* Bge. 的干燥根茎。

【产地】 主产于河北等地。

【性状】 呈长条状，微弯曲，略扁，偶有分枝，长 3～15 cm，直径 0.8～1.5 cm，一端有浅黄色的茎叶残痕(习称"金包头")。表面黄棕色至棕色，上面有一凹沟，具紧密排列的环状节，节上密生黄棕色的残存叶基，由两侧向根茎上方生长；下面隆起而略皱缩，并有凹陷或凸起的点状根痕。质硬，易折断，断面黄白色。气微，味微甜、略苦，嚼之带黏性。

【化学成分】 含多种知母皂苷(timosaponin)，另含黄酮类芒果苷(mangiferin)、异芒果苷(isomangiferin)、胆碱、烟酸等。本品中芒果苷($C_{19}H_{18}O_{11}$)的含量不得少于 0.70%；知母皂苷 BⅡ($C_{45}H_{76}O_{19}$)的含量不得少于 3.0%。

【药理作用】 ①抗氧化作用；②抗肿瘤作用；③降血脂、降血糖作用。

【功效】 性寒，味苦、甘。清热泻火，滋阴润燥。用于外感热病，高热烦渴，肺热燥咳，骨蒸潮热，内热消渴，肠燥便秘。

土茯苓 Smilacis Glabrae Rhizoma

【来源】 百合科植物光叶菝葜 *Smilax glabra* Roxb. 的干燥根茎。

【产地】 主产于湖南、湖北、广东、广西、浙江等地。

【性状】 略呈圆柱形，稍扁或呈不规则条块，有结节状隆起，具短分枝，长 5～22 cm，直径

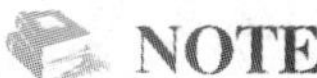

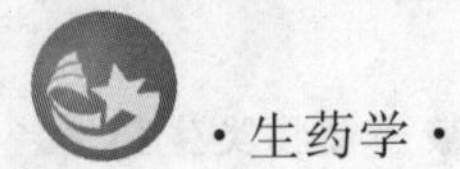

2～5 cm。表面黄棕色或灰褐色，凹凸不平，有坚硬的须根残基，分枝顶端有圆形芽痕，有的外皮现不规则裂纹，并有残留的鳞叶。质坚硬。切片呈长圆形或不规则，厚 1～5 mm，边缘不整齐；切面类白色至淡红棕色，粉性，可见点状维管束及多数小亮点；质略韧，折断时有粉尘飞扬，以水湿润后有黏滑感。气微，味微甘、涩。

【化学成分】 含落新妇苷(astilbin)、异黄杞苷(isoengelitin)、胡萝卜苷等。本品中落新妇苷($C_{21}H_{22}O_{11}$)的含量不得少于 0.45%。

【药理作用】 ①抗动脉粥样硬化作用；②抗血栓形成、抗炎作用；③β-受体阻断作用。

【功效】 性平，味甘、淡。解毒，除湿，通利关节。用于梅毒及汞中毒所致的肢体拘挛，筋骨疼痛；湿热淋浊，带下，痈肿，瘰疬，疥癣。

黄精 Polygonati Rhizoma

【来源】 百合科植物滇黄精 *Polygonatum kingianum* Coll. et Hemsl.、黄精 *Polygonatum sibiricum* Red. 或多花黄精 *Polygonatum cyrtonema* Hua 的干燥根茎。按形状不同，习称"大黄精""鸡头黄精""姜形黄精"。

【产地】 大黄精主产于云南、广西等地；鸡头黄精主产于河北、内蒙古等地；姜形黄精主产于贵州、湖南等地。

【性状】

1. 大黄精 呈肥厚肉质的结节块状，结节长可为 10 cm 以上，宽 3～6 cm，厚 2～3 cm。表面淡黄色至黄棕色，具环节，有皱纹及须根痕，结节上侧茎痕呈圆盘状，圆周凹入，中部凸出。质硬而韧，不易折断，断面角质，淡黄色至黄棕色。气微，味甜，嚼之有黏性。

2. 鸡头黄精 呈结节状弯柱形，长 3～10 cm，直径 0.5～1.5 cm。结节长 2～4 cm，略呈圆锥形，常有分枝。表面黄白色或灰黄色，半透明，有纵皱纹，茎痕圆形，直径 5～8 mm。

3. 姜形黄精 呈长条结节块状，长短不等，常数个块状结节相连。表面灰黄色或黄褐色，粗糙，结节上侧有突出的圆盘状茎痕，直径 0.8～1.5 cm。

【化学成分】 含黄精多糖甲、黄精多糖乙、黄精多糖丙、黄精低聚糖甲、黄精低聚糖乙、黄精低聚糖丙，另含甾体皂苷、醌类等。本品含黄精多糖以无水葡萄糖($C_6H_{12}O_6$)计，不得少于 7.0%。

【药理作用】 ①抗肿瘤作用；②抗病毒、抗炎作用；③降血糖作用。

【功效】 性平，味甘。补气养阴，健脾，润肺，益肾。用于脾胃气虚，体倦乏力，胃阴不足，口干食少，肺虚燥咳，劳嗽咳血，精血不足，腰膝酸软，须发早白，内热消渴。

玉竹 Polygonati Odorati Rhizoma

【来源】 百合科植物玉竹 *Polygonatum ordoratum*(Mill.)Druce 的干燥根茎。

【产地】 主产于湖南、河南、浙江、江苏等地。

【性状】 呈长圆柱形，略扁，少有分枝，长 4～18 cm，直径 0.3～1.6 cm。表面黄白色或淡黄棕色，半透明，具纵皱纹和微隆起的环节，有白色圆点状的须根痕和圆盘状茎痕。质硬而脆或稍软，易折断，断面角质样或显颗粒性。气微，味甘，嚼之发黏。

【化学成分】 含多糖类化合物，如玉竹多糖(polygonatum polysaccharide)、玉竹果聚糖 A～D，另含甾体类化合物，如黄精螺甾醇等。本品含玉竹多糖以葡萄糖($C_6H_{12}O_6$)计，不得少于 6.0%。

【药理作用】 ①增强免疫作用；②抗病毒、抗肿瘤、抗衰老作用；③降血糖作用。

【功效】 性微寒，味甘。养阴润燥，生津止渴。用于肺胃阴伤，燥热咳嗽，咽干口渴，内热消渴。

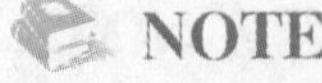

百合科小结

百合科	学习要点
特征	草本，鳞茎或根茎；单叶互生或基生；花被片 6，花瓣状，排成 2 轮
化学成分	含生物碱、强心苷类、甾体皂苷
常见生药	川贝母、麦冬、芦荟、知母、土茯苓、黄精、玉竹
川贝母	性状：鳞茎；"怀中抱月""观音合掌""虎皮斑" 显微：淀粉粒多，表皮细胞垂周壁微波状弯曲 成分：异甾体类生物碱
麦冬	性状：块茎纺锤形；中柱细小外露 显微：草酸钙针晶成束或散在 成分：甾体皂苷
芦荟	性状：老芦荟，表面无光泽，断面粗糙或显麻纹；新芦荟，表面有光泽，断面玻璃样而有层纹 成分：羟基蒽醌苷类化合物
知母	性状：根茎；"金包头" 成分：知母皂苷
土茯苓	性状：根茎；粉性，点状维管束及小亮点；黏滑感 成分：落新妇苷、异黄杞苷
黄精	性状：根茎结节状；块状结节相连；圆盘状茎痕 成分：黄精多糖、黄精低聚糖、甾体皂苷
玉竹	性状：根茎；纵皱纹和微隆起环纹；角质样 成分：玉竹多糖、甾体皂苷

百合科目标检测

目标检测答案
12-16

一、单项选择题

1."虎皮斑"是形容下列哪种生药的性状特征？（　　）

A. 松贝　　B. 炉贝　　C. 青贝　　D. 大贝

2. 麦冬粉末可见（　　）。

A. 草酸钙簇晶　　B. 草酸钙砂晶　　C. 草酸钙方晶　　D. 草酸钙针晶

3. 下列生药入药部位为块根的是（　　）。

A. 麦冬　　B. 玉竹　　C. 知母　　D. 黄精

4. 麦冬薄片，置于紫外光灯下观察，显（　　）荧光。

A. 棕黄色　　B. 浅蓝色　　C. 碧蓝色　　D. 蓝紫色

二、多项选择题

1. 来源于百合科的生药有（　　）。

A. 浙贝母　　B. 麦冬　　C. 芦荟　　D. 茯苓　　E. 黄精

2. 百部的原植物是（　　）。

A. 对叶百部　　B. 土百部　　C. 直立百部　　D. 蔓生百部　　E. 大百部

3. 下列生药入药部位为鳞茎的是（　　）。

A. 平贝母　　B. 土贝母　　C. 玉竹　　D. 浙贝母　　E. 伊贝母

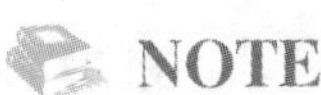

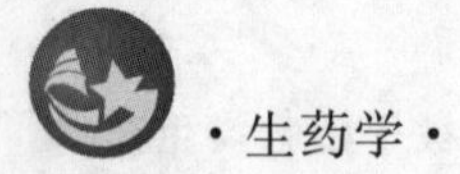

三、名词解释

1. 怀中抱月

2. 观音合掌

3. 金包头

四、简答题

如何从性状上鉴别松贝、青贝和炉贝？

推荐阅读文献

[1] 邱功. 川贝母、浙贝母功效沿革考辨[J]. 安徽中医药大学学报，2018，37(6)：1-3.

[2] 孙丽媛，李盈诺，陈思秀，等. 中药材川贝母聚合酶链式反应法-限制性片段长度多态性分析的鉴别及应用研究[J]. 中国药学杂志，2018，53(23)：1992-1998.

[3] 王菁，何灿封，陈汉锐，等. 神农本草经论知母下水的本草溯源及证药浅析[J]. 长春中医药大学学报，2019，35(1)：178-181.

（周　群）

五十八、薯蓣科 Dioscoreaceae

本科约有9属，650种。我国有1属，约49种。重要药用属为薯蓣属(*Dioscorea*)，主要的生药有山药、穿山龙、黄独、山萆薢等。

【形态特征】 多年生缠绕性草质藤本，具根茎或块茎。单叶或掌状复叶。花单性异株或同株，辐射对称；花被片6；雄花雄蕊6枚，有时3枚退化；雌花有时有退化雌蕊3～6枚，子房下位。蒴果三棱形，每棱翅状。

【化学特征】 本科植物的特征性活性成分为甾体皂苷，如薯蓣皂苷(dioscin)、纤细薯蓣皂苷(gracillin)等，这些成分是合成激素类药物的原料。

穿山龙 Dioscoreae Nipponicae Rhizoma

【来源】 薯蓣科植物穿龙薯蓣 *Dioscorea nipponica* Makino 的干燥根茎。

【产地】 主产于辽宁、吉林、黑龙江、山东、浙江、河北、山西等地。

【采制】 春、秋二季采挖，洗净，除去须根和外皮，晒干。

【性状】 干燥根茎呈长圆柱形，稍弯曲，长15～20 cm，直径1～1.5 cm，具多数不规则的分枝，外表棕黄色或黄白色，有不规则纵沟、刺状残根及偏于一侧的突起茎痕。质坚硬，断面平坦，白色或黄白色，散有淡棕色带细孔的维管束小点。气微，味苦涩。

【显微特征】 粉末淡黄色。淀粉粒单粒椭圆形、类三角形、圆锥形或不规则形，直径3～17 μm，长至33 μm，脐点长缝状。草酸钙针晶散在，或成束存在于黏液细胞中，长约至110 μm。木化薄壁细胞淡黄色或黄色，呈长椭圆形、长方形或棱形，纹孔较小而稀疏。具缘纹孔导管直径17～56 μm，纹孔细密，椭圆形。

【化学成分】 含薯蓣皂苷等多种甾体皂苷和有机酸类成分。总皂苷水解产生薯蓣皂苷元，薯蓣皂苷元的含量为1.5%～2.6%。本品中薯蓣皂苷($C_{45}H_{72}O_{16}$)的含量不得少于1.3%。

【药理作用】 ①镇咳作用；②祛痰作用，主要有效成分是甾体皂苷类；③平喘作用；④免疫调节作用；⑤抗动脉粥样硬化作用。

【功效】 性温，味甘、苦。祛风除湿，舒筋通络，活血止痛，止咳平喘。用于风湿痹病，关节肿胀，疼痛麻木，跌扑损伤，闪腰岔气，咳嗽气喘。

山药 Dioscoreae Rhizoma

【来源】 薯蓣科植物薯蓣 *Dioscorea opposita* Thunb. 的干燥根茎。

NOTE

【产地】 主产于河南，湖南、湖北、江西等地亦产。

【采制】 冬季茎叶枯萎后采挖，切去根头，洗净，除去外皮和须根，干燥，习称"毛山药"；或除去外皮，趁鲜切厚片，干燥，称为"山药片"；也有选择肥大顺直的干燥山药，置于清水中，浸至无干心，闷透，切齐两端，用木板搓成圆柱状，晒干，打光，习称"光山药"。

【性状】

1. 毛山药 根茎略呈圆柱形，弯曲而稍扁，长 15～30 cm，直径 1.5～6 cm。表面黄白色或淡黄色，有纵沟、纵皱纹及须根痕，偶有浅棕色外皮残留。体重，质坚实，不易折断，断面白色，粉性。气微，味淡、微酸，嚼之发黏。

2. 山药片 为不规则的厚片，皱缩不平，切面白色或黄白色，质坚脆，粉性。气微，味淡、微酸。

3. 光山药 呈圆柱形，两端平齐，长 9～18 cm，直径 1.5～3 cm。表面光滑，白色或黄白色。

【显微特征】 粉末类白色。淀粉粒单粒扁卵形、类圆形、三角状卵形或矩圆形，直径 8～35 μm，脐点点状、"人"字形、"十"字形或短缝状，可见层纹；复粒稀少，由 2～3 分粒组成。草酸钙针晶束存在于黏液细胞中，长约至 240 μm，针晶粗 2～5 μm。具缘纹孔导管、网纹导管、螺纹导管及环纹导管直径 12～48 μm。

【化学成分】 主要含二苯基庚烷、黄酮类、甾醇类、脂肪酸等成分。

【药理作用】 ①免疫调节作用；②保肝作用；③降血糖作用；④刺激小肠运动、促进肠道内容物排空的作用。

【功效】 性平，味甘。补脾养胃，生津益肺，补肾涩精。用于脾虚食少，久泻不止，肺虚喘咳，肾虚遗精，带下，尿频，虚热消渴。

五十九、鸢尾科 Iridaceae

本科约有 70 属，1800 种。我国有 11 属，70 余种，已知药用的 8 属，39 种。重要药用属有番红花属(*Crocus*)、射干属(*Belamcanda*)、鸢尾属(*Iris*)等，主要生药有西红花、射干、鸢尾、马蔺等。

【形态特征】 多年生草本，有根状茎、球茎或鳞茎。叶常基生，叶片条形、剑形或为丝状，基部常成鞘状，对折，成 2 列状套叠排列。花单生，数朵簇生或多花排列成总状、穗状、聚伞或圆锥花序；花被片 6，排列成 2 轮，下部合成一花被管；雄蕊 3，子房下位，柱头 3 裂，有时呈花瓣状或管状。蒴果。

【化学特征】 本科特征性化学成分为异黄酮类和叫酮类。异黄酮类，如鸢尾苷(tectoridin)、野鸢尾苷(iridin)具抗菌消炎作用。叫酮类，如芒果苷(mangiferin)，番红花柱头中含的西红花苷(crocin)等多种色素。此外，三萜类、蒽醌类及挥发油也见于本科部分种属。

【重点生药】

西红花* Croci Stigma

(英) Saffron

案例解析 12-29

案例导入

某公司购进一批红花，其花柱呈丝状，极细长，红色，长 1～3 cm，气微，味淡。清水浸后水面呈红色并漂有油状物。

问题：

1. 该批红花是否为正品红花，如何确定？还有哪些简单的鉴别方法？
2. 常见的红花伪品有哪些？

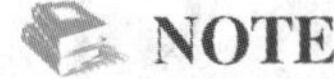

西红花植物图

西红花(柱头)
生药图

【来源】 鸢尾科植物番红花 *Crocus sativus* L. 的干燥柱头。

【植物形态】 多年生草本，株高 10～15 cm。地下鳞茎呈球形，外包褐色膜质鳞叶。每年10月自鳞茎出苗 2～14 株丛，每丛有叶 2～15 片，基部由鞘状鳞片包裹。叶片线形，长 15～25 cm，宽 2～4 mm，叶缘反卷，具细毛。花顶生，花茎细长，约 10 cm；花被片 6，倒卵圆形，淡紫色，花冠筒细长，长 4～6 cm；雄蕊 3，花药基部箭形；雌蕊 1，子房下位。花柱细长，黄色，柱头3，伸出花被筒外后下垂，深红色，顶端略膨大。蒴果长圆形。

【产地】 主产于西班牙、希腊、法国及中亚一带。我国浙江、江苏、北京等地有少量栽培。

【采制】 开花期晴天的早晨采花，摘取柱头，摊放在竹匾内，上盖一张薄吸水纸后晒干，或 40～50 ℃烘干或在通风处晾干。

【性状】 ①呈线形，三分枝，长约 3 cm，暗红色，上部较宽而略扁平，顶端边缘显不整齐的齿状，内侧有一短裂隙，下端有时残留一段黄色花柱。②体轻，质松软，无油润光泽，干燥后质脆易断。③气特异，微有刺激性，味微苦。

【显微特征】 粉末橙红色。①柱头碎片表皮细胞表面观长条形，微弯曲，有的外壁凸出呈乳头状或绒毛状，表面隐约可见纤细纹理。②柱头顶端表皮细胞绒毛状，直径 26～56 μm，表面有稀疏纹理。③草酸钙结晶聚集于薄壁细胞中，呈颗粒状、圆簇状、梭形或类方形，直径 2～14 μm(图 12-88)。

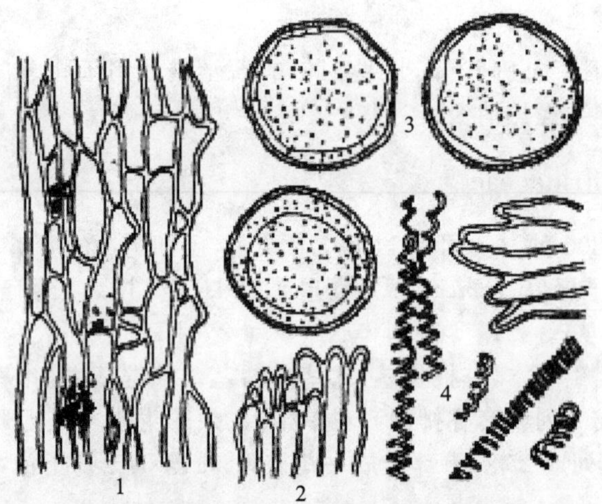

图 12-88　西红花(柱头)粉末图

1. 表皮细胞；2. 柱头顶端表皮细胞；3. 花粉粒；4. 导管

【化学成分】 含胡萝卜素类化合物约 2%，其中主要为西红花苷(crocin)Ⅰ、西红花苷Ⅱ、西红花苷Ⅲ、西红花苷Ⅳ、西红花酸二甲酯(crocetine dimethyl ester)、α-胡萝卜素、β-胡萝卜素(β-carotene)、α-西红花酸(a-crocetin)、玉米黄质(zeaxanthin)、西红花苦苷(picrocrocin)。此外，含挥发油 0.4%～1.3%，油中主要为西红花苦苷的分解产物，其次为桉叶素(cineole)、蒎烯(pinene)等。

CHO
OH
O
HOH_2C
OH
OH

西红花苦苷

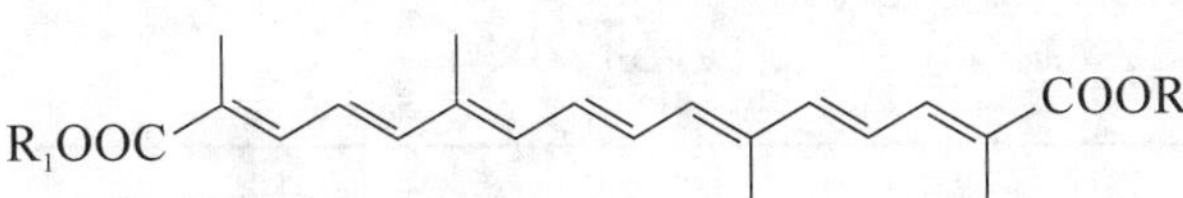

α-西红花酸	$R=R_1=H$
西红花苷Ⅰ	$R=R_1=$龙胆二糖基
西红花苷Ⅱ	$R=$龙胆二糖基，$R_1=$D-葡萄糖基
西红花苷Ⅲ	$R=$龙胆二糖基，$R_1=H$
西红花苷Ⅳ	$R=$D-葡萄糖基，$R_1=CH_3$

【理化鉴别】 (1)取本品浸水中，可见橙黄色呈直线下降，并逐渐扩散，水被染成黄色，无沉淀。柱头呈喇叭状，有短缝；在短时间内，用针拨之不破碎。

(2)取本品少量，置于白瓷板上，加硫酸 1 滴，酸液显蓝色经紫色缓缓变为红褐色或棕色。(检查西红花苷及其苷元)

(3)取本品，置硅胶干燥器中，减压干燥 24 h，研成细粉，精密称取 30 mg，置于索氏提取器中，加甲醇 70 mL，加热回流至提取液无色，放冷，提取液移至 100 mL 容量瓶中(必要时滤过)，用甲醇分次洗涤提取器，洗液并入同一容量瓶中，用甲醇定容，摇匀。精密量取 5 mL，置于 50 mL 容量瓶中，加甲醇至刻度，摇匀，照紫外-可见分光光度法，在 458 nm 与 432 nm 的波长处测定吸光度，二者的比值应为 0.85～0.90。

(4)TLC：本品甲醇提取液，与西红花对照药材溶液共薄层展开，在日光或紫外光灯(365 nm)下检视。供试品色谱中，在与对照药材色谱相应位置上，显相同颜色的斑点或荧光斑点(避光)。

【含量测定】 采用 HPLC 测定。按干燥品计算，本品西红花苷Ⅰ($C_{44}H_{64}O_{24}$)和西红花苷Ⅱ($C_{38}H_{54}O_{19}$)的总量不得少于 10.0%；苦番红花素($C_{16}H_{26}O_7$)不得少于 5.0%。

【药理作用】

1. 抗炎镇痛作用 西红花能扩张血管，加速血流，降低毛细血管通透性，改善局部组织的血液循环，减少炎症渗出，拮抗炎症性疼痛。

2. 抗动脉粥样硬化作用 西红花总苷能够抑制鹌鹑主动脉内斑块形成，减少胆固醇及其酯在动脉壁中的沉积；能够治疗高脂血症。

3. 抗凝血、抗血栓形成作用 西红花酸能延长小鼠的凝血时间，可抑制由 ADP、AA 诱导的大鼠血小板聚集。

4. 保肝利胆作用 西红花有利胆作用，能降低胆固醇和增加脂肪代谢对循环系统的作用。

5. 兴奋子宫平滑肌作用 西红花水煎剂对小鼠、兔、猫、犬的在体/离体子宫均有明显的兴奋作用，其主要成分为胡萝卜素类。

6. 抗肿瘤作用 西红花苷类对肝癌、肾癌、子宫癌、皮肤癌等有治疗效果。

此外，西红花尚有免疫调节、保护心肌细胞、呼吸兴奋等作用。

【功效】 性平，味甘。活血化瘀，凉血解毒，解郁安神。用于经闭癥瘕，产后瘀阻，温毒发斑，忧郁痞闷，惊悸发狂。

【附注】 本品价格昂贵，曾发现伪品，以其他植物花丝、花冠狭条或纸浆条片等染色后伪充。可于显微镜下检识；掺有合成染料或其他色素，其水溶液常呈橙黄色或红色，而不是黄色；掺有淀粉等，可用碘试液检识；掺有矿物油或植物油，则在纸上留有油渍；掺有甘油、硝酸铵等水溶性物质等，则水溶性浸出物含量增高；掺有不挥发性盐类等，则灰分含量增高。实验研究表明，通过对西红花的 ITS 序列进行测序，将其与各种易混品的 ITS 序列进行比较分析，可以准确鉴定西红花。

知识拓展
12-12

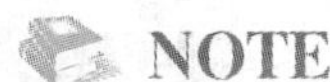

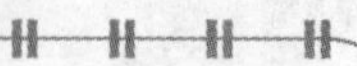

鸢尾科小结

鸢尾科	学习要点
特征	草本，叶片条形或剑形；花被片6；柱头3裂
化学成分	异黄酮类、咄酮类
常见生药	射干、西红花、鸢尾、马蔺
西红花	性状：柱头线形，暗红色，常分三叉；入水橙黄色呈直线下降 显微：柱头顶端表皮细胞绒毛状，表面有稀疏纹理；草酸钙结晶 成分：胡萝卜素类化合物

目标检测

目标检测答案

12-17

一、单项选择题

1. 番红花的入药部位是（　　）。

A. 柱头　　B. 雄蕊　　C. 雌蕊　　D. 花蕊

2. 下列除去哪个生药，均来源于鸢尾科？（　　）

A. 丁香　　B. 西红花　　C. 射干　　D. 马蔺

3. 山药没有的特征是（　　）。

A. 圆柱形　　B. 质坚而脆

C. 断面白色，颗粒状　　D. 导管小孔放射状排列

4. 哪项不属于四大怀药？（　　）

A. 山药　　B. 牛膝　　C. 地黄　　D. 三七

5. 具有补脾养胃，生津益肺，补肾涩精功效的生药是（　　）。

A. 地黄　　B. 穿山龙　　C. 山药　　D. 西红花

6. 山药的入药部位是（　　）。

A. 根　　B. 鳞茎　　C. 根茎　　D. 块根

二、多项选择题

1. 下列哪些符合番红花的特征？（　　）

A. 暗红色　　B. 边缘有毛状突起　　C. 花柱橙黄色

D. 柱头窝状　　E. 体轻，无油润光泽

2. 下列属于山药特征的是（　　）。

A. 根茎略呈圆柱形，弯曲而稍扁　　B. 毛山药表面黄白色或淡黄色

C. 质坚实，不易折断，断面白色，粉性　　D. 质坚实，易断，断面白色，粉性

E. 无臭，味淡、微酸，嚼之发黏

3. 下列生药中含有皂苷元的是（　　）。

A. 穿山龙　　B. 红花　　C. 西红花　　D. 山药　　E. 零余子

三、简答题

1. 西红花的性状鉴别特征有哪些？

2. 快速检测西红花的理化方法有哪些？

推荐阅读文献

[1]　熊波，黄雯雯，陈敏，等. 藏红花的基原、现状及其资源保护[J]. 河南中医，2017，37(12)：2217-2219.

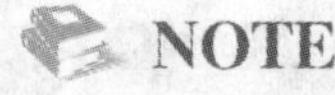

[2] 姚建标,金辉辉,何厚洪,等.西红花特征图谱研究及真伪鉴别[J].中草药,2015,46(9):1378-1380.

[3] 刘江弟,欧阳臻,杨滨.西红花品质评价研究进展[J].中国中药杂志,2017,42(3):405-412.

[4] 王平,童应鹏,陶露霞,等.西红花的化学成分和药理活性研究进展[J].中草药,2014,45(20):3015-3028.

六十、姜科* Zingiberaceae

本科约有54属,1300种,多分布于热带、亚热带地区。我国约有20属,200种,主产于西南部至东南部。药用15属,约100种,重要的药用属有山姜属(*Alpinia*)、豆蔻属(*Amomum*)、姜黄属(*Curcuma*)、山柰属(*Kaempferia*)、姜属(*Zingiber*)等。主要生药有砂仁、莪术、姜黄、豆蔻、郁金、高良姜、益智仁、山柰等。

【形态特征】 多年生草本,具块茎或根茎,通常有芳香或辛辣味。单叶互生,常2列状排列;多有叶鞘和叶舌。花两性,稀单性,两侧对称;花被片6枚,2轮;退化雄蕊2或4枚,外轮2枚称侧生退化雄蕊,呈花瓣状,内轮2枚联合成显著而美丽的唇瓣,能育雄蕊1枚;雌蕊子房下位,3心皮,3室;花柱细长,被能育雄蕊花丝的槽包住,柱头头状。蒴果。种子具假种皮。

【解剖特征】 ①本科植物的组织内均有油细胞。②种子有种皮表皮细胞,外被厚角质层;常有油细胞层与色素层;内种皮常为径向延长的石细胞,内含硅质块。③根茎或块根的薄壁细胞内常含众多淀粉粒;螺纹导管、梯纹导管常见,木化;可见木化的纤维。

【化学特征】 本科植物普遍含挥发油,姜属、姜黄属、山柰属、山姜属、豆蔻属等植物中均含有。挥发油成分主要为单萜,如柠檬烯、龙脑、樟烯、1,8-桉油精等;另有倍半萜类如姜烯、松油烯、松油醇、β-榄香烯等。此外,山柰属、山姜属植物中还含有黄酮类成分。

【重点生药】

砂仁* Amomi Fructus

(英)Villous Amomum Fruit

案例导入

案例解析
12-30

有一种砂仁呈球形或长倒卵形,外观为橙黄色或棕红色,有一层短柔毛或扁形柔刺,纵棱线突起。种子每室仅5～15粒,外形一端平截,一端稍窄。气微香,味微苦辛而涩。

问题:该砂仁是否为正品砂仁?可能是什么伪品?如何鉴别?

【来源】 姜科植物阳春砂 *Amomum villosum* Lour.、绿壳砂 *Amomum villosum* Lour. var. *xanthioides* T. L. Wu et Senjen 或海南砂 *Amomum longiligulare* T. L. Wu 的干燥成熟果实。

【植物形态】

1. 阳春砂 多年生草本,高达1.5 m或更高;茎直立。叶2列,叶片披针形,长20～35 cm,宽2～5 cm,上面无毛,下面被微毛;叶鞘开放,抱茎,叶舌短小。花茎由根茎上抽出;穗状花序呈球形,有一枚长椭圆形苞片,小苞片成管状,顶端2裂;萼管状,顶端3浅裂;花冠管细长,先端3裂,裂片长圆形,先端兜状,唇瓣倒卵状,中部有淡黄色及红色斑点,先端2齿裂,外

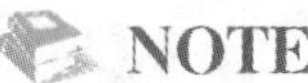

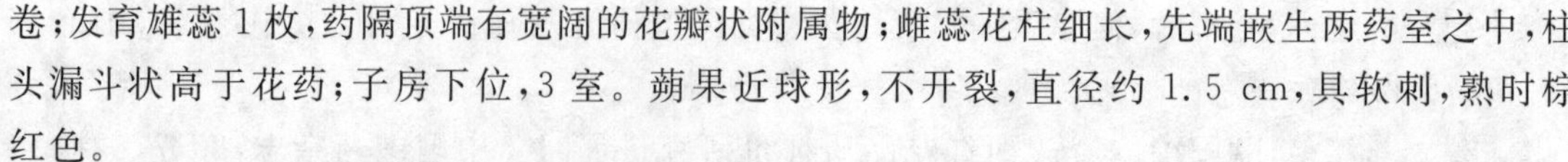

卷;发育雄蕊1枚,药隔顶端有宽阔的花瓣状附属物;雌蕊花柱细长,先端嵌生两药室之中,柱头漏斗状高于花药;子房下位,3室。蒴果近球形,不开裂,直径约1.5 cm,具软刺,熟时棕红色。

阳春砂植物图

2. 绿壳砂　与阳春砂相似,区别:叶线状披针形,两面无毛,叶舌长4 mm,多绿色;花茎上被绢毛,花药顶端的附属物呈半月形,两侧为耳状。蒴果坚硬,绿色,长椭圆形或球状三角形,直径约2 cm,具软刺,其果实入药称“缩砂”。

3. 海南砂　主要区别:叶片线状披针形,两面无毛;叶舌披针形,棕黄色,膜质,无毛;蒴果卵圆形,较长,被片状、分枝的短软刺。

【产地】　阳春砂主产于我国广东省,以阳春、阳江出产者最为有名,广西地区亦产,多为栽培。绿壳砂主产于云南南部临沧、文山、景洪等地。海南砂主产于我国海南省。

【采制】　夏、秋二季果实成熟时采收,晒干或低温干燥。阳春砂、海南砂在8—9月果实成熟时采收,连壳低温焙干。绿壳砂(缩砂)在果实成熟时采收,晒干,即为“壳砂”;剥除果皮,将种子团晒干,表面出现白粉,即为“砂仁”。

【性状】

1. 阳春砂　①呈卵圆形,具不明显的三钝棱,长1.5～2 cm,直径1～1.5 cm。外表深棕色,有网状突起的纹理及密生短钝软刺。顶端留有花被残基,基部具果柄断痕或带果柄。②果皮薄,易纵向撕裂,内表面淡棕色,纵棱明显。③种子团圆形或长圆形,分成3瓣,每瓣有种子6～15粒,紧密排成2～4行,互相粘结成团块。④种子呈不规则多面体,长2.5～4 mm,宽2～3 mm,深棕色或黑褐色,外具膜质而粗糙的假种皮。背面平坦,在较小一端的侧面或斜面有明显凹陷(种脐),合点在较大的一端,种脊成一纵沟。⑤种子质坚硬,种仁黄白色。⑥气芳香浓烈,味辛凉、微苦。以个大、坚实、饱满、种仁红棕色、香气浓、搓之果皮不易脱落者为佳。

阳春砂生药图

2. 绿壳砂　呈椭圆形或长卵形,长1～1.5 cm,直径0.8～1 cm。外表面黄棕色至棕色,密具刺片状突起,种子团(砂仁)形状较圆,表面灰棕色至棕色。余与阳春砂仁相似。气味较阳春砂仁稍淡。

3. 海南砂　呈长椭圆形或卵圆形,有明显的三棱,长1.5～2 cm,直径0.8～1.2 cm。表面被片状、分枝状的软刺,基部具果梗痕。果皮厚而硬。种子团较小,每瓣有种子3～24粒;种子直径1.5～2 mm。气味稍淡。以个大、坚实、气味浓者为佳。

【显微特征】

1. 阳春砂种子横切面　①假种皮有时残存,为长形薄壁细胞。②种皮表皮细胞1列,径向延长,壁稍厚,外被角质层;下皮细胞1列,含棕色或红棕色物。③油细胞层为1列油细胞,长76～106 μm,宽16～25 μm,含黄色油滴。④色素层为数列棕色细胞,细胞多角形,排列不规则。⑤内种皮为1列栅状厚壁细胞,黄棕色,内壁及侧壁极厚,细胞小,内含硅质块。⑥外胚乳细胞含淀粉粒,并有少数细小草酸钙方晶。⑦内胚乳细胞含细小糊粉粒和脂肪油滴(图12-89)。

2. 阳春砂粉末　灰棕色。①内种皮厚壁细胞红棕色或黄棕色,表面观多角形,壁厚,非木化,胞腔内含硅质块;断面观为1列栅状细胞,内壁及侧壁极厚,胞腔偏外侧,内含硅质块。②种皮表皮细胞淡黄色,表面观长条形,常与下皮细胞上下层垂直排列;下皮细胞含棕色或红棕色物。色素层细胞皱缩,界限不清楚,含红棕色或深棕色物。③外胚乳细胞类长方形或不规则形,充满细小淀粉粒集结成的淀粉团,有的包埋有细小草酸钙方晶。④内胚乳细胞含细小糊粉粒和脂肪油滴。⑤油细胞无色,壁薄,偶见油滴散在(图12-90)。

【化学成分】

NOTE

1. 阳春砂　种子含挥发油3%以上,油中含乙酸龙脑酯(bornyl acetate)、樟脑(camphor)、

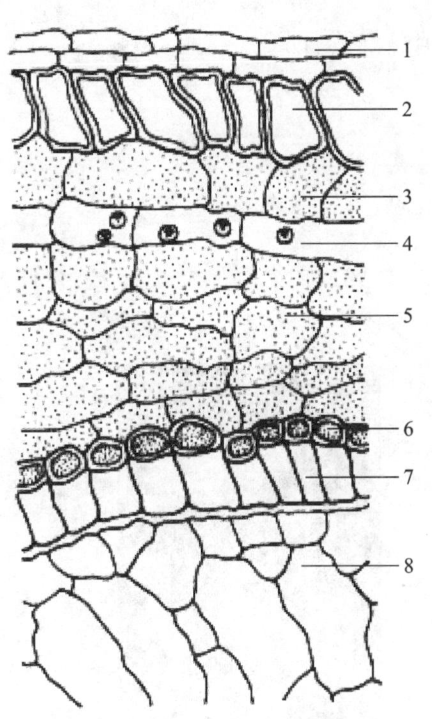

图 12-89 砂仁(种子)横切面详图

1. 假种皮;2. 表皮;3. 下皮(色素层);4. 油细胞层;5. 色素层;6. 硅质块;7. 内种皮厚壁细胞;8. 外胚乳

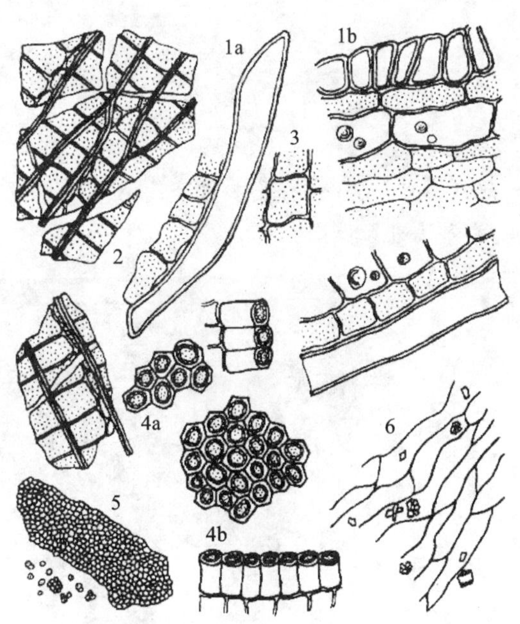

图 12-90 阳春砂粉末图

1. 种皮表皮细胞;2. 下皮细胞;3. 油细胞;4. 内种皮厚壁细胞;5. 外胚乳细胞及淀粉团;6. 假种皮及草酸钙结晶

a. 表面观;b. 断面观

柠檬烯(limonene)、β-蒎烯(β-pinene)、α-蒎烯(α-pinene)、莰烯(camphene)、芳樟醇(linalool)、愈创木醇(guaiol)等。另含有机酸、黄酮类及皂苷类化合物。

2. 绿壳砂(缩砂) 种子含挥发油 1.7%～3%,油中成分与阳春砂种子大致相似。

3. 海南砂 种子亦含挥发油,其组分与阳春砂大致相似,但含量较低。

【理化鉴别】 TLC:本品挥发油的乙醇液与乙酸龙脑酯对照品溶液共薄层展开,喷以 5% 香草醛硫酸溶液,加热显色。供试品色谱中,在与对照品色谱相应的位置显上,相同颜色的斑点。

【含量测定】 (1)采用挥发油测定法测定。阳春砂、绿壳砂种子团含挥发油不得少于 3.0%(mL/g);海南砂种子团含挥发油不得少于 1.0%(mL/g)。

(2)采用气相色谱法测定。本品按干燥品计算,含乙酸龙脑酯($C_{12}H_{20}O_2$)不得少于 0.90%。

【药理作用】

1. 促进胃肠蠕动作用 能促进小鼠肠道运动,增进胃肠运输机能。

2. 抗溃疡作用 砂仁能抑制胃蛋白酶活性,促进溃疡面愈合。

3. 抗血小板聚集作用 家兔灌胃砂仁后,可抑制 ADP 诱导的血小板聚集,且作用时间随剂量增加相应延长。

此外,砂仁尚有抗炎镇痛、调节免疫、扩张血管、降血糖等作用。

【功效】 性温,味辛。化湿开胃,温脾止泻,理气安胎。用于湿浊中阻,脘痞不饥,脾胃虚寒,呕吐泄泻,妊娠恶阻,胎动不安。

【附注】 **砂仁壳** 砂仁的果皮,含挥发油 0.34%,供药用,功效同种子而稍弱。

知识拓展
12-13

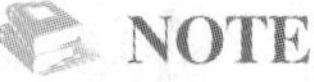

案例解析
12-31

莪术* Curcumae Rhizoma(附:姜黄、郁金)

(英) Zedoary

案例导入

在市场上通常会有莪术冒充三七出售,下列2张图片,你能区分正品和伪品吗?如何利用简单的方法进行鉴别?

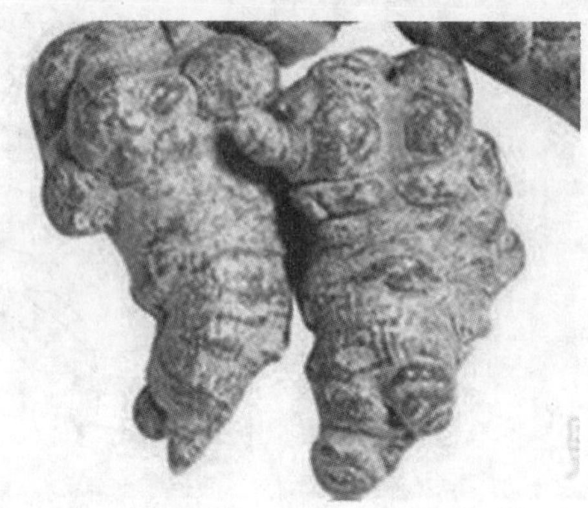

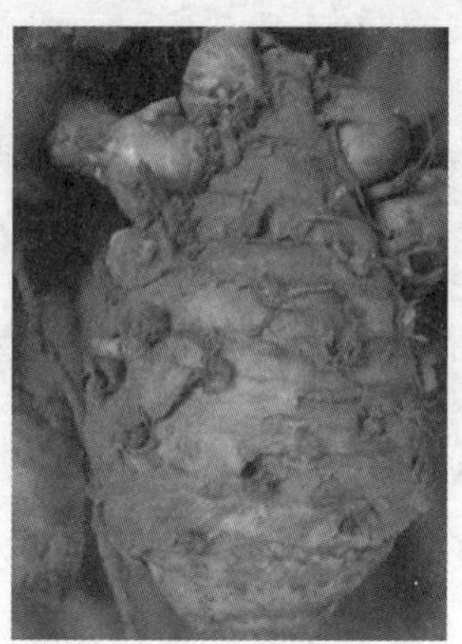

【来源】 姜科植物蓬莪术 *Curcuma phaeocaulis* Val.、广西莪术 *Curcuma kwangsiensis* S. G. Lee et C. F. Liang 或温郁金 *Curcuma wenyujin* Y. H. Chen et C. Ling 的干燥根茎。后者习称"温莪术"。

【植物形态】

广西莪术
植物图

1. 广西莪术 多年生草本,主根茎卵圆形,肉质;根细长,末端膨大成肉质纺锤状,断面白色。叶片长椭圆形。穗状花序,上部苞片先端粉红色至淡紫色,中下部苞片淡绿色,腋内有花2至数朵;萼筒白色,先端具3齿;花冠近漏斗状,花瓣3,粉红色。

2. 蓬莪术 块根断面黄绿色或近白色;叶片上面沿中脉两侧有1~2 cm宽的紫色晕;穗状花序,上部苞片粉红色至紫红色,中、下部苞片淡绿色至白色,花冠淡黄色。

蓬莪术植物图

3. 温莪术 叶片约比广西莪术大1倍,无毛。穗状花序先于叶抽出,上部苞片红色较深;花冠白色。

【产地】 广西莪术主产于广西,云南也有分布,野生或栽培;蓬莪术主产于四川,广东、广西、云南也有分布;温莪术主产于浙江,栽培或野生。

【采制】 冬末春初茎叶枯萎后采挖,除去地上部分、须根、鳞叶等,洗净,煮透晒干。

温郁金植物图

【性状】

1. 蓬莪术 ①根茎呈卵圆形、长卵形、圆锥形或长纺锤形,顶端多钝尖,基部钝圆,长2~8 cm,直径1.5~4 cm。②表面灰黄色至灰棕色,上部环节凸起,有圆形微凹的须根痕或残留的须根,有的两侧各有1列下陷的芽痕和类圆形的侧生根茎痕,有的可见刀削痕。③体重,质坚实,断面灰褐色至蓝褐色,蜡样,常附有灰棕色粉末,皮层与中柱易分离,内皮层环纹棕褐色。④气微香,味微苦、辛。

蓬莪术生药图

2. 广西莪术 根茎上环节稍突起,断面黄棕色至棕色,常附有淡黄色粉末,内皮层环纹黄白色。

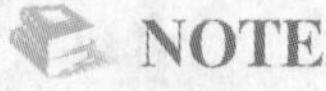

3. 温莪术 断面黄棕色至棕褐色,常附有淡黄色至黄棕色粉末。气香或微香。

【显微特征】

1. 根茎横切面 ①木栓层细胞5～10层，有时已除去。②皮层散有叶迹维管束，内皮层明显。③中柱较宽，外韧型维管束散在，沿中柱鞘部位的维管束常伴有木化纤维。④油细胞散在。⑤薄壁细胞充满糊化淀粉粒(图12-91)。

蓬莪术：根茎维管束木化纤维较少。

温莪术：木栓层外常有皮层薄壁细胞和表皮存在。

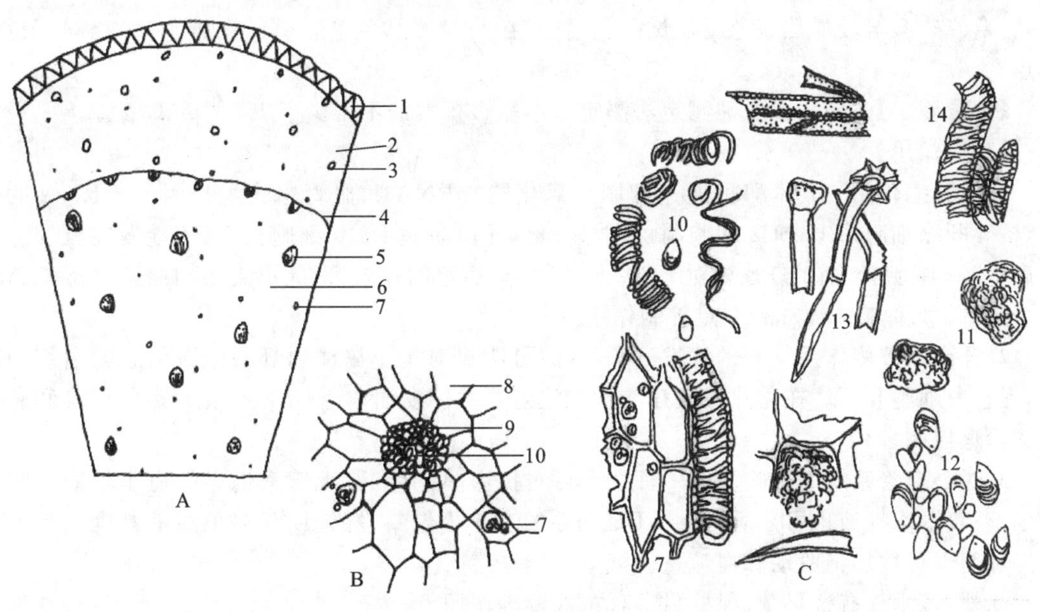

图12-91 莪术根茎横切面及粉末图

A. 莪术根茎横切面简图；B. 维管束详图；C. 粉末图

1. 木栓层；2. 皮层；3. 叶迹维管束；4. 内皮层；5. 中柱维管束；6. 中柱；7. 油细胞；8. 薄壁细胞；9. 韧皮部；10. 木质部(导管)；11. 糊化淀粉粒团块；12. 未糊化淀粉粒；13. 非腺毛；14. 纤维

2. 粉末 淡黄色。①非腺毛碎片多见。②淀粉粒多糊化为团块状，未糊化的淀粉多为单粒卵圆形，长25～40 μm，宽15～24 μm，具明显的层纹，脐点位于狭窄的一端。③螺纹导管、梯纹导管常见木化。④可见木化的纤维(图12-91)。

【化学成分】

1. 广西莪术 根茎含挥发油，油中主要成分为樟脑、1,8-桉油精，并有姜烯、莪术醇(curcumol)、芳姜黄烯(AR-curcumene)、芳姜黄酮(turmerone)、莪术二酮(curdione)、龙脑、樟烯、α-蒎烯、吉马酮(germacrone)、异莪术烯醇(isocurcumenol)等。

2. 蓬莪术 根茎含挥发油，以莪术酮(curzerenone)含量最高，其次为莪术醇、莪术烯醇(curcumenol)、原莪术烯醇(procurcumenol)、β-蒎烯、姜烯、樟脑、1,8-桉油精、芳姜黄烯等。

3. 温莪术 根茎含挥发油，主要成分为莪术醇、莪术二酮、吉马酮、吉马烯(germacrene)、樟脑、龙脑、异龙脑、樟烯、α-蒎烯、β-蒎烯及四甲基吡嗪(tetramethylpyrazine)等，吉马酮含量最高。

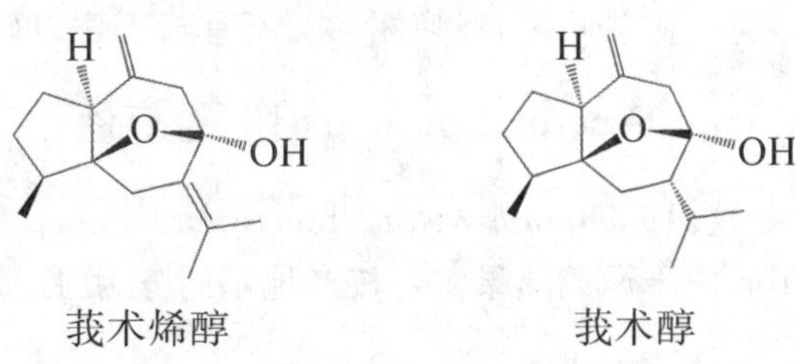

莪术烯醇　　　　莪术醇

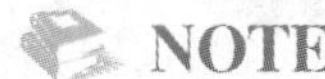

莪术二酮　　吉马酮　　莪术酮

【理化鉴别】 TLC：本品石油醚提取的供试品溶液与吉马酮对照品溶液共薄层展开，喷以1%香草醛硫酸溶液加热显色。供试品色谱中，在与对照品色谱相应的位置上，显相同颜色的斑点。

【含量测定】 采用挥发油测定法测定。本品含挥发油不得少于1.5%（mL/g）。

【药理作用】

1. 抗肿瘤作用 莪术醇可通过抑制环氧化酶mRNA和血管内皮生长因子mRNA的表达，诱导肝癌细胞系HepC2细胞凋亡；能显著诱导白血病L210细胞凋亡；诱导慢性粒细胞白血病K562细胞分化；β-榄香烯对ECA及ARS有稳定的疗效，对大鼠吉田肉瘤腹水型（YAS）和小鼠S_{180}两种实体瘤亦有一定抑制作用。

2. 升高白细胞作用 莪术挥发油、莪术醇可明显对抗小鼠注射环磷酰胺引起的白细胞减少，促进白细胞升高。在化疗或放疗前预先注射莪术挥发油，有利于减少化疗后的感染和感染后的治疗控制。

3. 对心血管系统的影响 莪术挥发油可对抗由ADP和肾上腺素诱导的血小板凝聚时间的延长；莪术水提液也可显著抑制ADP诱导的血小板聚集，并能明显降低血液黏度。水煎剂及醇制剂也可增加狗股动脉血流量。

此外，莪术尚有抗早孕、保肝、抗菌、抗病毒等作用。

【功效】 性温，味辛、苦。行气破血，消积止痛。用于癥瘕痞块，瘀血经闭，胸痹心痛，食积胀痛。

【附注】

1. 姜黄 Curcumae Longae Rhizoma 姜科植物姜黄 *Curcuma longa* L.的干燥根茎。冬季茎叶枯萎时采挖，洗净，煮或蒸至透心，晒干，除去须根。主产于福建、广东、广西、四川、云南等地。呈不规则卵圆形、圆柱形或纺锤形，常弯曲，有的具短叉状分枝，长2～5 cm，直径1～3 cm。表面深黄色，粗糙，有皱缩纹理和明显环节，并有圆形分枝痕及须根痕。质坚实，不易折断，断面棕黄色至金黄色，角质样，有蜡样光泽，内皮层环纹明显，维管束呈点状散在。气香特异，味苦、辛。含挥发油4%～6%，油中主要成分为姜黄酮、芳姜黄酮、姜烯、姜黄素等。本品中挥发油含量不得少于7.0%（mL/g）；姜黄素（$C_{21}H_{20}O_6$）含量不得少于1.0%。姜黄性温，味辛、苦。破血行气，通经止痛。用于胸胁刺痛，胸痹心痛，痛经经闭，癥瘕，风湿肩臂疼痛，跌扑肿痛。现代药理学研究表明其具有抗病毒、抑菌、抗炎、抗肿瘤、抗氧化、利胆、降血脂等作用。姜黄还可作调味品、色素、香料、染料等。

2. 郁金 Curcumae Radix 姜黄、温郁金、广西莪术或蓬莪术的干燥块根。前两者分别习称"黄丝郁金"和"温郁金"，其余按性状不同习称"桂郁金"或"绿丝郁金"。块根均膨大。本品性寒，味辛、苦。活血止痛，行气解郁，清心凉血，利胆退黄。用于胸胁刺痛，胸痹心痛，经闭痛经，乳房胀痛，热病神昏，癫痫发狂，血热吐衄，黄疸尿赤。不宜与丁香、母丁香同用。

豆蔻 Amomi Fructus Rotundus（附：草豆蔻、红豆蔻）

【来源】 姜科植物白豆蔻 *Amomum kravanh* Pierre ex Gagnep.或爪哇白豆蔻 *Amomum compactum* Soland ex Maton 的干燥成熟果实。按产地不同分为"原豆蔻"和"印尼白蔻"，用时取种子。

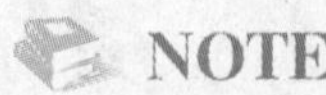
NOTE

【产地】 白豆蔻原产于泰国、柬埔寨，我国海南及云南等地有栽培。爪哇白豆蔻原产于印度尼西亚，我国海南、云南等地有栽培。商品药材主要源于进口，产地为印度尼西亚和马来西亚。

【性状】

1. 原豆蔻 呈类球形，直径 1.2～1.8 cm。表面黄白色至淡黄棕色，有 3 条较深的纵向槽纹，顶端有凸起的柱基，基部有凹下的果柄痕，两端均具浅棕色茸毛。果皮体轻，质脆，易纵向裂开，内分 3 室，每室含种子约 10 粒；种子呈不规则多面体，背面略隆起，直径 3～4 mm，表面暗棕色，有皱纹，并被残留的假种皮。气芳香，味辛凉略似樟脑。

2. 印尼白蔻 个略小。表面黄白色，有的微显紫棕色。果皮较薄，种子瘦瘪。气味较弱。

【显微特征】 粉末灰棕色至棕色。种皮表皮细胞淡黄色，表面观呈长条形，常与下皮细胞上下层垂直排列。下皮细胞含棕色或红棕色物。色素层细胞多皱缩，内含深红棕色物。油细胞类圆形或长圆形，含黄绿色油滴。内种皮厚壁细胞黄棕色、红棕色或深棕色，表面观多角形，壁厚，胞腔内含硅质块；断面观为 1 列栅状细胞。外胚乳细胞类长方形或不规则形，充满细小淀粉粒集结成的淀粉团，有的含细小草酸钙方晶。

【化学成分】 含挥发油 3%～6%，如桉油精、β-蒎烯、α-松油醇、芳樟醇等。按挥发油测定法测定，原豆蔻仁含挥发油不得少于 5.0%(mL/g)；印尼白蔻仁含挥发油不得少于 4.0%(mL/g)。豆蔻仁含桉油精($C_{10}H_{18}O$)不得少于 3.0%。

【药理作用】 ①芳香健胃、祛风作用，能促进胃液分泌，促进肠蠕动，驱除肠内积气，并抑制肠内异常发酵；②低浓度豆蔻煎剂对豚鼠离体肠管具有兴奋作用；③醒酒作用；④抗菌作用；⑤抗肿瘤作用。

【功效】 性温，味辛。化湿行气，温中止呕，开胃消食。用于湿浊中阻，不思饮食，湿温初起，胸闷不饥，寒湿呕逆，胸腹胀痛，食积不消。

【附注】

1. 草豆蔻 Alpiniae Katsumadai Semen 姜科山姜属植物草豆蔻 *Alpinia katsumadai* Hayata 的干燥近成熟种子。夏、秋二季采收，晒至九成干，或用水略烫，晒至半干，除去果皮，取出种子团，晒干。本品为类球形的种子团，直径 1.5～2.7 cm。表面灰褐色，中间有黄白色的隔膜，将种子团分成 3 瓣，每瓣有种子多数，粘连紧密，种子团略光滑。种子为卵圆状多面体，长 3～5 mm，直径约 3 mm，外被淡棕色膜质假种皮，种脊为一条纵沟，一端有种脐；质硬，将种子沿种脊纵剖两瓣，纵断面观呈斜心形，种皮沿种脊向内伸入部分约占整个表面积的1/2；胚乳灰白色。气香，味辛、微苦。草豆蔻含黄酮，如山姜素、乔松素、小豆蔻明、桤木酮，二苯庚烷、二苯乙烯等化学成分。药理学研究表明，草豆蔻具有促进胃肠运动、镇吐、抗氧化、抑菌、抗肿瘤等作用，临床用于治疗呕吐、胃溃疡、腹胀等。本品中挥发油的含量不得少于 1%(mL/g)；山姜素($C_{16}H_{14}O_4$)、乔松素($C_{15}H_{12}O_4$)、小豆蔻明($C_{16}H_{14}O_4$)的总量不得少于 1.35%；桤木酮($C_{19}H_{18}O$)的含量不得少于 0.50%。本品性温，味辛。燥湿行气，温中止呕。用于寒湿内阻，脘腹胀满冷痛，嗳气呕逆，不思饮食。

2. 红豆蔻 Galangae Fructus 姜科山姜属植物大高良姜 *Alpinia galanga* Willd. 的干燥成熟果实。秋季果实变红时采收，除去杂质，阴干。本品呈长球形，中部略细，长 0.7～1.2 cm，直径 0.5～0.7 cm。表面红棕色或暗红色，略皱缩，顶端有黄白色管状宿萼，基部有果梗痕。果皮薄，易破碎。种子 6，扁圆形或三角状多面形，黑棕色或红棕色，外被黄白色膜质假种皮，胚乳灰白色。气香，味辛辣。红豆蔻主要含挥发油，如 6-甲基-5-庚烯-2-酮、1,8-桉油精、芳樟醇；黄酮，如高良姜素、华良姜素；萜类、苯丙素等化学成分。药理学研究表明，红豆蔻具有抗病原微生物、抗肿瘤、抗溃疡、抗菌、降血糖等作用。红豆蔻种子中挥发油的含量不得少于 0.4%(mL/g)。本品性温，味辛。散寒燥湿，醒脾消食。用于脘腹冷痛，食积胀满，呕吐泄泻。

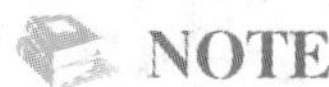

知识拓展

12-14

草果 Tsaoko Fructus

【来源】 姜科植物草果 *Amomum tsao-ko* Crevost et Lemaire 的干燥成熟果实。

【产地】 主产于云南、广西、贵州等地。多为栽培。

【性状】 呈椭圆形，长 2～4 cm，直径 1～2.5 cm，具三钝棱。顶端有 1 花柱残基，基部附有果柄。表面灰棕色至红棕色，有显著纵沟及棱线。果皮可纵向撕裂。子房 3 室，中轴胎座，每室含种子 8～11 粒。种子多面形，长 5～7 mm，表面红棕色，具膜质假种皮，在较狭的一端具凹窝（种脐）。种子破碎后发出特异香气，味辛、辣。以个大、饱满、色红棕、气味浓者为佳。

【显微特征】 种子横切面：假种皮薄壁细胞含淀粉粒。种皮表皮细胞棕色，长方形，壁较厚；下皮细胞 1 列，含黄色物；油细胞层为 1 列油细胞，类方形或长方形，切向 42～162 μm，径向 48～68 μm，含黄色油滴；色素层为数列棕色细胞，皱缩。内种皮为 1 列栅状厚壁细胞，棕红色，内壁与侧壁极厚，胞腔小，内含硅质块。外胚乳细胞含淀粉粒和少数细小草酸钙簇晶及方晶。内胚乳细胞含糊粉粒和淀粉粒。

【化学成分】 主要含挥发油，油中主成分为 1,8-桉油精、对-聚伞花烯（p-cymene）、α-松油醇（α-terpineol）、橙花叔醇（nerolidol）等；还含黄酮类、酚类、二苯基庚烷类等成分。种子团含挥发油不得少于 1.4%（mL/g）。

【药理作用】 ①镇痛作用；②镇咳祛痰作用；③促进肠蠕动作用；④降血糖作用；⑤抗菌作用。

【功效】 性温，味辛。燥湿温中，截疟除痰。用于寒湿内阻，脘腹胀痛，痞满呕吐，疟疾寒热，瘟疫发热。

干姜 Zingiberis Rhizoma（附：生姜）

【来源】 姜科植物姜 *Zingiber officinale* Rosc. 的干燥根茎。

【产地】 我国中部、东南部至西南部各省广为栽培。

【采制】 冬季采挖，除去须根及泥沙，晒干或低温干燥。趁鲜切片晒干或低温干燥者称为"干姜片"。

【性状】

1. 干姜 呈扁平块状，具指状分枝，长 3～7 cm，厚 1～2 cm。表面灰黄色或浅灰棕色，粗糙，具纵皱纹及明显的环节。分枝处常有鳞叶残存，分枝顶端有茎痕或芽。质坚实，断面黄白色或灰白色，粉性或颗粒性，内皮层环纹明显，维管束及黄色油点散在。气香、特异，味辛辣。

2. 干姜片 不规则纵切片或斜切片，具指状分枝，长 1～6 cm，宽 1～2 cm，厚 0.2～0.4 cm。外皮灰黄色或浅黄棕色，粗糙，具纵皱纹及明显的环节，切面灰黄色或灰白色，略显粉性，可见较多的纵向纤维，有的呈毛状。质坚实，断面纤维性。气香、特异，味辛辣。

【显微特征】 粉末淡黄棕色。淀粉粒众多，长卵圆形、三角状卵形、椭圆形、类圆形或不规则形，直径 5～40 μm，脐点点状，位于较小端，也有呈裂缝状者，层纹有的明显。油细胞及树脂细胞散于薄壁组织中，内含淡黄色油滴或暗红棕色物质。纤维成束或散离，先端钝尖，少数分叉，有的一边呈波状或锯齿状，直径 15～40 μm，壁稍厚，非木化，具斜细纹孔，常可见非薄的横隔。梯纹导管、螺纹导管及网纹导管多见，少数为环纹导管，直径 15～70 μm。导管或纤维旁有时可见内含暗红棕色物的管状细胞，直径 12～20 μm。

【化学成分】 主要含烷基酚类，如 6-姜辣素（6-gingerol）、6-姜烯酚（6-shogaol）、6-姜辣二酮（6-gingerdione）等；还含挥发油 1.2%～2.8%，油中主成分为 α-姜烯（α-zingiberene）、桉油精、芳樟醇、α-姜黄烯等。本品中挥发油的含量不得少于 0.8%（mL/g）；6-姜辣素（$C_{17}H_{26}O_4$）

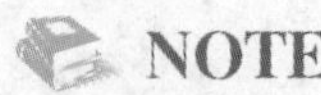

的含量不得少于 0.60%。

【药理作用】 ①抗溃疡和抑制肠运动的作用:干姜有抗胆碱和抗组胺作用,故能抑制机体肠管活动。姜的辣味成分姜酚、姜酮等给兔灌胃能使其肠管松弛,蠕动减慢。②抗炎作用:姜浸剂、姜酚、6-姜辣烯酮对大鼠角叉菜胶性足趾肿胀有明显抑制作用。③强心作用。④降压作用。⑤抗血小板聚集作用。⑥调血脂作用。此外,干姜尚有降血糖、抗肿瘤作用。

【功效】 性热,味辛。温中散寒,回阳通脉,温肺化饮。用于脘腹冷痛,呕吐泄泻,肢冷脉微,寒饮喘咳。

【附注】 **生姜 Zingiberis Rhizoma Recens** 姜科植物姜 *Zingiber officinale* Rosc. 的新鲜根茎。秋、冬二季采挖,除去须根和泥沙。呈不规则块状,略扁,具指状分枝,长 4~18 cm,厚 1~3 cm。表面黄褐色或灰棕色,有环节,分枝顶端有茎痕或芽。质脆,易折断,断面浅黄色,内皮层环纹明显,维管束散在。气香特异,味辛辣。本品中 6-姜辣素的含量不得少于 0.050%;8-姜酚($C_{19}H_{30}O_4$)与 10-姜酚($C_{21}H_{34}O_4$)的总量不得少于 0.040%。性微温,味辛。解表散寒,温中止呕,化痰止咳,解鱼蟹毒。用于风寒感冒,胃寒呕吐,寒痰咳嗽,鱼蟹中毒。

益智 Alpiniae Oxyphyllae Fructus

【来源】 姜科植物益智 *Alpinia oxyphylla* Miq. 的干燥成熟果实。

【产地】 主产于广东、海南。

【采制】 夏、秋间果实由绿变红时采收,晒干或低温干燥。

【性状】 果实呈椭圆形,两端略尖,长 1.2~2 cm,直径 1~1.3 cm。表面棕色或灰棕色,有纵向凹凸不平的突起棱线 13~20 条,顶端有花被残基,基部常残存果梗。果皮薄而稍韧,与种子紧贴,种子集结成团,中有隔膜将种子团分为 3 瓣,每瓣有种子 6~11 粒。种子呈不规则的扁圆形,略有钝棱,直径约 3 mm,表面灰褐色或灰黄色,外被淡棕色膜质的假种皮;质硬,胚乳白色。有特异香气,味辛、微苦。

【显微特征】

1. 种子横切面 ①假种皮薄壁细胞有时残存。②种皮表皮细胞类圆形、类方形或长方形,略径向延长,壁较厚;下皮为 1 列薄壁细胞,含黄棕色物。③油细胞 1 列,类方形或长方形,含黄色油滴。④色素层为数列黄棕色细胞,其间散有较大的类圆形油细胞 1~3 列,含黄色油滴。⑤内种皮为 1 列栅状厚壁细胞,黄棕色或红棕色,内壁与侧壁极厚,胞腔小,内含硅质块。⑥外胚乳细胞充满细小淀粉粒集结成的淀粉团。⑦内胚乳细胞含糊粉粒和脂肪油滴。

2. 粉末 黄棕色。①种皮表皮细胞表面观呈长条形,直径约至 29 μm,壁稍厚,常与下皮细胞上下层垂直排列。②色素层细胞皱缩,界限不清楚,含红棕色或深棕色物,常碎裂成不规则色素块。③油细胞类方形、长方形,或散列于色素层细胞间。④内种皮厚壁细胞黄棕色或棕色,表面观多角形,壁厚,非木化,胞腔内含硅质块;断面观细胞 1 列,栅状,内壁和侧壁极厚,胞腔偏外侧,内含硅质块。⑤外胚乳细胞充满细小淀粉粒集结成的淀粉团。⑥内胚乳细胞含糊粉粒和脂肪油滴。

【化学成分】 主要含挥发油,油中含桉油精、月桂烯(myrcene)、α-蒎烯、芳樟醇、香茅醇(citronellol)、4-松油醇(4-terpineol)、橙花醛、牻牛儿醛、姜烯、姜醇等;还含黄酮类及甾体类化合物。

【药理作用】 ①镇静作用;②镇痛作用;③抗过敏作用;④强心作用;⑤扩张血管作用;⑥抗溃疡作用。此外,益智尚有抑制前列腺素,升高外周血液白细胞作用。

【功效】 性温,味辛。暖肾固精缩尿,温脾止泻摄唾。用于肾虚遗尿,小便频数,遗精白浊,脾寒泄泻,腹中冷痛。

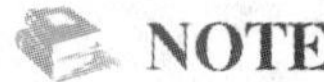

姜科小结

姜科	学习要点
特征	草本，常有芳香或辛辣味；具叶鞘、叶舌；雄蕊花丝具槽，具唇瓣
化学成分	挥发油
常见生药	砂仁、莪术、豆蔻、草果、干姜、益智
砂仁	性状：阳春砂与绿壳砂（具不甚明显3棱，表面密具短刺状突起，种脊呈一纵沟，气芳香浓烈），海南砂（具明显3棱，表面具软刺、纵走棱线，气味稍淡） 显微：油细胞，色素层，种脊有维管束，内种皮胞腔有硅质块，内胚乳含淀粉粒，胚含油状物与糊粉粒 成分：挥发油
莪术	性状：具环节，须根痕，芽痕，根茎痕，气香或微香 显微：木栓细胞，叶迹维管束，维管束散在，油细胞散在，薄壁细胞具糊化淀粉粒 成分：挥发油
豆蔻	性状：表面光滑，具3条钝棱，柱基，果柄痕，强烈香气 显微：表面与下皮细胞上下层垂直排列；下皮细胞含棕色或红棕色物；色素层内含深红棕色物，油细胞含黄绿色油滴；内种皮胞腔内含硅质块；外胚乳含细小草酸钙方晶 成分：桉油精
草果	性状：具三棱及明显纵沟、棱线；种脊有1条纵沟，有特异香气 显微：油细胞，色素层，内种皮内含硅质块；外胚乳细胞含淀粉粒和少数细小草酸钙簇晶及方晶；内胚乳细胞含糊粉粒和淀粉粒 成分：挥发油
干姜	性状：具纵皱纹和明显环节，气香特异 显微：木栓化细胞，叶迹维管束，凯氏带 成分：挥发油
益智	性状：表面有隆起线，种子团具种脐、种脊；气芳香 显微：油细胞含黄色油滴；内种皮内含硅质块；外胚乳细胞充满细小淀粉粒集结成的淀粉团；内胚乳细胞含糊粉粒和脂肪油滴 成分：挥发油

姜科目标检测

目标检测答案
12-18

一、单项选择题

1. 砂仁的入药部位是(　　)。
A. 未成熟种子　　B. 未成熟果实　　C. 成熟果实　　D. 成熟种子
2. 莪术的药用部位是(　　)。
A. 块茎　　B. 块根　　C. 根茎　　D. 茎
3. 干姜的药用部位是(　　)。
A. 块茎　　B. 块根　　C. 根茎　　D. 茎
4. 具有“温中散寒，回阳通脉，温肺化饮”功效的是(　　)。

A. 生姜　　B. 砂仁　　C. 益智　　D. 干姜

5. 在中药配伍中，可以与附子同用的是(　　)。

A. 半夏　　B. 白及　　C. 干姜　　D. 川贝母

二、多项选择题

1. 下列是四大南药的是(　　)。

A. 槟榔　　B. 益智　　C. 砂仁　　D. 豆蔻　　E. 巴戟天

2. 生药莪术的来源有(　　)。

A. 广西莪术　　B. 温郁金　　C. 姜黄　　D. 蓬莪术　　E. 片姜黄

3. 下列是果实入药的有(　　)。

A. 莪术　　B. 砂仁　　C. 草果　　D. 益智　　E. 豆蔻

4. 下列来源于姜科的生药有(　　)。

A. 莪术　　B. 益智　　C. 砂仁　　D. 豆蔻　　E. 草果

三、简答题

1. 砂仁的植物来源有哪些？

2. 生药阳春砂的鉴别特征是什么？

3. 莪术、郁金、姜黄的植物来源有何异同？

推荐阅读文献

[1] 李光，李学兰，唐德英，等. 砂仁药材质量现状分析[J]. 中国中药杂志，2016，41(9)：1608-1616.

[2] 赵红宁，黄柳芳，刘喜乐，等. 不同产地阳春砂仁药材的质量差异研究[J]. 广东药科大学学报，2016，32(2)：176-180.

[3] 陈彩英，詹若挺，王小平. 砂仁品种、种质资源的考证溯源[J]. 山东中医药大学学报，2011，35(4)：354-357，376.

[4] 袁玮，秦宇雯，陆兔林，等. 温郁金、温莪术、片姜黄饮片的炮制工艺沿革及现代研究[J]. 中草药，2018，49(5)：1192-1200.

六十一、兰科* Orchidaceae

本科为种子植物第二大科，约有 750 属，20000 种，广布全球，主产于热带及亚热带地区。我国有 177 属，1300 多种，主产于南方地区，以云南、海南、台湾种类最多，已知药用的 78 属，298 种。主要生药有天麻、石斛、白及、金线兰、手参、独蒜兰、石仙桃等。

【形态特征】 多年生草本，陆生、附生或腐生。单叶互生，常具叶鞘。花两性，两侧对称；花被片 6，排成 2 轮，外轮 3 片称萼片，上方中央的 1 片称中萼片，下方两侧的称侧萼片；内轮 3 枚花被片，侧生的 2 片称花瓣，中间的 1 片称唇瓣，常特化成各种形状；雄蕊与花柱愈合生成合蕊柱；能育雄蕊通常 1 枚，花粉粒粘连成花粉块；雌蕊子房下位，3 心皮，1 室，侧膜胎座。蒴果。种子极多，微小粉状。

【解剖特征】 本科植物根髓部明显；茎具散生的有限维管束，周韧或外韧型；薄壁组织中常有含草酸钙针晶束的黏液细胞；草酸钙针晶成束或散在，有多糖团块或颗粒。叶片气孔为平轴式。

【化学特征】 本科主要活性成分：生物碱，如石斛碱(dendrobine)、金雀花碱(sparteine)、吲哚苷(indican)；酚苷类，如天麻苷(gastrodin)、香荚兰苷(vanilloid)。此外，本科植物尚含黄酮类、香豆素类、甾醇类和挥发油等。

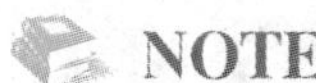

【重点生药】

天麻* Gastrodiae Rhizoma

(英)Tall Gastrodia Tuber

【来源】 兰科植物天麻 *Gastrodia elata* Bl. 的干燥块茎。

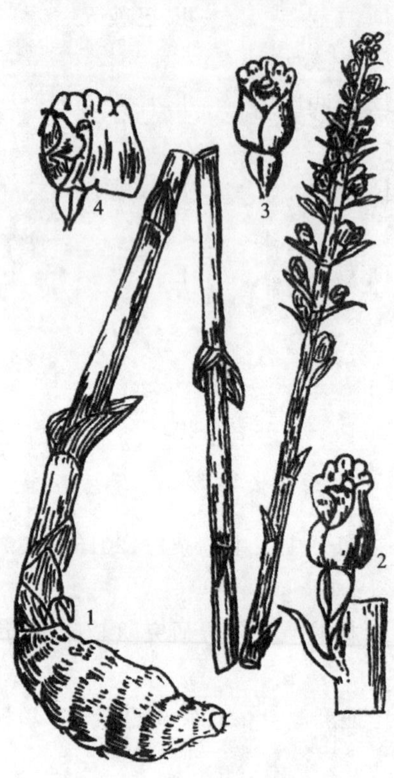

图 12-92　天麻原植物

1. 植株；2. 花及苞片；3. 花；4. 花被展开，示唇瓣与合蕊柱

【植物形态】 多年生共生植物。块茎横生，椭圆形或卵圆形，肉质，有均匀的环节，节上有膜质鳞叶。茎单一，直立，高 30～150 cm，黄褐色。叶鳞片状，膜质，互生，下部鞘状抱茎。总状花序顶生；苞片膜质，披针形，长约 1 cm；花淡黄绿色或橙红色，萼片与花瓣合生成壶状，口部偏斜，顶端 5 裂；唇瓣白色，先端 3 裂；合蕊柱长 5～6 mm，子房下位倒卵形。柄扭转，柱头 3 裂。蒴果。种子多且极细小，呈粉末状(图 12-92)。

生于腐殖质较多而湿润的林下，向阳灌丛及草坡亦有。分布于全国大部分地区。现大多为栽培。天麻种子须与白蘑科蜜环菌 *Armillariella mellea*(Vahl ex Fr.)Karst. 和紫萁小菇 *Mycena osmundicola* Lange 共生，才能使种子萌发形成原球茎并生长。

【产地】 主产于四川、云南、陕西、贵州，产量大、品质好。

【采制】 立冬后至次年清明前采挖，立即洗净，蒸透，敞开低温干燥。冬至以后年内采挖者称“冬麻”，体重、饱满者质佳；立夏以前采挖者称“春麻”，体松、皮多皱缩者质次。

【性状】 ①块茎呈椭圆形或长条形，略扁，皱缩而稍弯曲，长 3～15 cm，宽 1.5～6 cm，厚 0.5～2 cm。②表面黄白色至黄棕色，略透明，有不规则纵皱纹及由潜伏芽排列而成的横环纹多轮，有时可见棕褐色菌索。③顶端有红棕色至深棕色鹦嘴状的芽(冬麻)或残留茎基(春麻)；另端有圆脐形疤痕。④质坚硬，不易折断，断面较平坦，黄白色至淡棕色，角质样。⑤气微，味甘。

天麻生药图

【显微特征】

1. 块茎横切面　①表皮有残留，下皮由 2～3 列切向延长的木栓化细胞组成。②皮层为 10 数列多角形细胞，其内列细胞排列整齐，径向延长，有的含草酸钙针晶束。较老块茎皮层与下皮相接处有 2～3 列椭圆形厚壁细胞，壁木化，纹孔明显。③中柱约占半径的 2/3，与皮层相接的 1 列细胞排列较整齐，径向延长，依次内向细胞渐大，可见纹孔；中柱有小型周韧维管束散在；靠外缘排列较密，韧皮部细胞较小，木质部有数个导管。④薄壁细胞亦含草酸钙针晶束(图 12-93)。

2. 粉末　黄白色至黄棕色。①厚壁细胞椭圆形或类多角形，直径 70～180 μm，壁厚 3～8 μm，部分呈连珠状，木化，纹孔明显。②草酸钙针晶成束或散在，长 25～75(93) μm。③含糊化多糖类物的薄壁细胞，无色或微灰棕色，有的细胞可见长卵形、长椭圆形或类圆形颗粒，直径约 30 μm，遇碘液显棕色或淡棕紫色，遇水合氯醛则颗粒溶解。④螺纹导管、网纹导管及环纹导管直径 8～30 μm(图 12-94)。

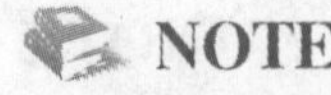

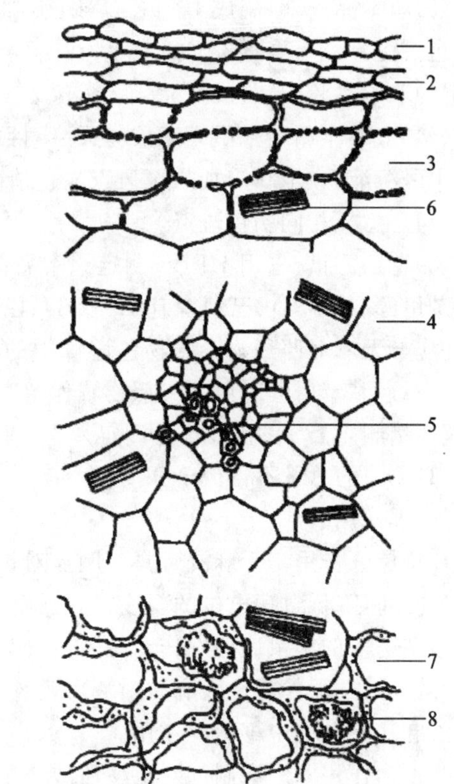

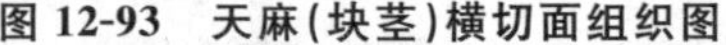

图 12-93　天麻(块茎)横切面组织图

1. 表皮；2. 下皮；3. 皮层；4. 中柱；5. 维管束；6. 草酸钙针晶束；7. 具纹孔薄壁细胞；8. 糊化多糖团块

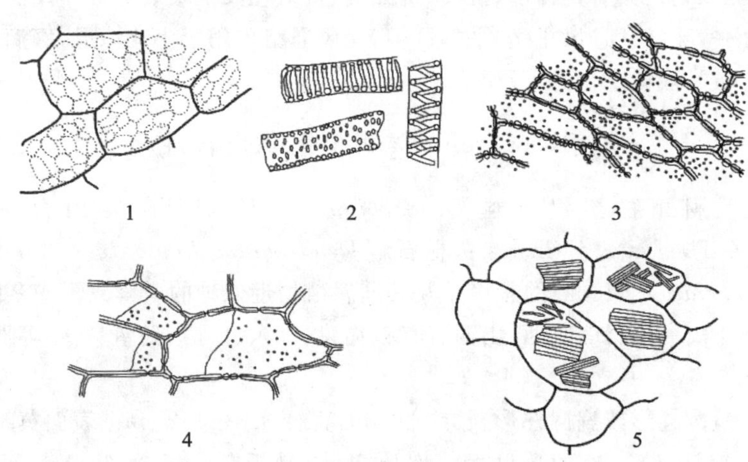

图 12-94　天麻(块茎)粉末图

1. 糊化多糖团块；2. 导管；3. 木化厚壁细胞；4. 薄壁细胞；5. 草酸钙针晶束

【化学成分】 块茎主要含酚类、呋喃醛类、脂肪酸及其酯类、挥发油及甾醇类化合物。酚类，如天麻苷(天麻素，gastrodin)及其苷元对羟基苯甲醇，派立辛(parishin)、天麻醚苷(gastrodioside)、香草醇(vanillyl alcohol)等。天麻苷、对羟基苯甲醇及香草醇为活性成分。

glc—O—⟨苯环⟩—CH_2OH

天麻苷

【理化鉴别】 (1)取本品粉末，制成10％水浸液，加碘试液2～4滴，显紫红色至酒红色。

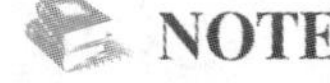
NOTE

(2)取本品粉末,制成10%乙醇浸液,加硝酸汞试液0.5 mL,加热,溶液显玫瑰红色,并产生黄色沉淀。

(3)取本品粉末,制成5%乙醇浸液,在紫外光灯下显石绿色荧光。

(4)TLC:本品粉末甲醇滤液与天麻对照药材及天麻素对照品溶液共薄层展开,喷以对羟基苯甲醛溶液,在120 ℃加热至斑点显色清晰。供试品色谱中,在与对照药材和对照品色谱相应的位置上,显相同颜色斑点。

(5)特征图谱:采用HPLC测定。本品特征图谱中应呈现6个特征峰:天麻素(峰1,S)、对羟基苯甲醇(峰2,S)、巴利森苷E(峰3)、巴利森苷B(峰4)、巴利森苷C(峰5)、巴利森苷(峰6),并应与天麻对照药材参照物色谱峰中的6个特征峰相对应,其中峰1、峰2应与天麻素对照品和对羟基苯甲醇对照品参照物峰保留时间相一致。

【含量测定】 采用HPLC测定。本品按干燥品计算,含天麻素($C_{13}H_{18}O_7$)和对羟基苯甲醇($C_7H_8O_2$)的总量不得少于0.25%。

【药理作用】

1. 抗惊厥作用 天麻浸膏具有明显对抗戊四氮阵挛性惊厥的作用。天麻制剂能延长致痫的潜伏时间,降低致痫电位的幅度,缩短惊厥发作的持续时间,对抗小鼠精神运动性发作,对抗谷氨酸钠诱发的小鼠癫痫发作。有效成分为天麻苷、天麻醚苷、对羟基苯甲醇、香草醇等。

2. 镇静、催眠作用 天麻注射液可延长小鼠睡眠时间,对小鼠的自主活动有明显的抑制作用。天麻苷元具有中枢镇静作用。

3. 镇痛作用 天麻制剂对醋酸所致小鼠扭体反应具有抑制作用。

4. 对心血管的作用 天麻注射液可使血压下降,心率减慢,心输出量增加,心肌耗氧量下降,可使小鼠心肌营养血流量增加,提高小鼠抗缺氧能力。

此外,天麻提取物还具有抗抑郁、抗炎、抗哮喘、抗氧化及延缓衰老等作用。

【功效】 性平,味甘。息风止痉,平抑肝阳,祛风通络。用于小儿惊风,癫痫抽搐,破伤风,头痛眩晕,手足不遂,肢体麻木,风湿痹痛。

知识拓展
12-15

石斛 Dendrobii Caulis(附:铁皮石斛)

【来源】 兰科植物金钗石斛 *Dendrobium nobile* Lindl.、霍山石斛 *Dendrobium huoshanense* C. Z. Tang et S. J. Cheng、鼓槌石斛 *Dendrobium chrysotoxum* Lindl. 或流苏石斛 *Dendrobium fimbriatum* Hook. 的栽培品及其同属植物近似种的新鲜或干燥茎。

【产地】 产于安徽、浙江、陕西、山西、河南、福建、广东、广西、云南、贵州等地。

【性状】

1. 鲜石斛 呈圆柱形或扁圆柱形,长约30 cm,直径0.4~1.2 cm。表面黄绿色,光滑或有纵纹,节明显,色较深,节上有膜质叶鞘。肉质多汁,易折断。气微,味微苦而回甜,嚼之有黏性。

2. 金钗石斛 呈扁圆柱形,长20~40 cm,直径0.4~0.6 cm,节间长2.5~3 cm。表面金黄色或黄中带绿色,有深纵沟。质硬而脆,断面较平坦而疏松。气微,味苦。

3. 霍山石斛 ①干条呈直条状或不规则弯曲形,长2~8 cm,直径1~4 mm。表面淡黄绿色至黄绿色,偶有黄褐色斑块,有细纵纹,节明显,节上有的可见残留的灰白色膜质叶鞘;一端可见茎基部残留的短须根或须根痕,另一端为茎尖,较细。质硬而脆,易折断,断面平坦,灰黄色至灰绿色,略角质状。气微,味淡,嚼之有黏性。②鲜品稍肥大。肉质,易折断,断面淡黄绿色至深绿色。气微,味淡,嚼之有黏性且少有渣。③枫斗呈螺旋形或弹簧状,通常为2~5个旋纹,茎拉直后性状同干条。

NOTE

4. 鼓槌石斛 呈粗纺锤形，中部直径 1～3 cm，具 3～7 节。表面光滑，金黄色，有明显凸起的棱。质轻而松脆，断面海绵状。气微，味淡，嚼之有黏性。

5. 流苏石斛等 呈长圆柱形，长 20～150 cm，直径 0.4～1.2 cm，节明显，节间长 2～6 cm。表面黄色至暗黄色，有深纵槽。质疏松，断面平坦或呈纤维性。味淡或微苦，嚼之有黏性。

【显微特征】 粉末灰绿色或灰黄色。角质层碎片黄色；表皮细胞表面观呈长多角形或类多角形，垂周壁连珠状增厚。束鞘纤维成束或离散，长梭形或细长，壁较厚，纹孔稀少，周围具排成纵行的含硅质块的小细胞。木纤维细长，末端尖或钝圆，壁稍厚。网纹导管、梯纹导管或具缘纹孔导管直径 12～50 μm。草酸钙针晶成束或散在。

【化学成分】 含生物碱 0.3%，如石斛碱(dendrobine)、石斛酮碱(nobilonine)等；联苯类，如毛兰素(erianin)等；还有多糖类、挥发油及桂皮酸酯类。金钗石斛中石斛碱($C_{16}H_{25}NO_2$)的含量不得少于 0.40%；鼓槌石斛中毛兰素($C_{18}H_{22}O_5$)的含量不得少于 0.030%。

【药理作用】 ①解热作用：金钗石斛流浸膏对人工发热之家兔无解热作用。石斛碱则有一定的止痛退热作用，与非那西汀效果相似而较弱。②对离体肠管活动的影响：石斛碱对离体兔肠有抑制作用。③对腹腔巨噬细胞作用：金钗石斛水煎剂给小鼠灌胃 6 天，可提高其腹腔巨噬细胞对鸡红细胞的吞噬能力。④对心血管系统的作用：金钗石斛流浸膏不论浓度高低对离体蟾蜍心脏均为抑制作用。蟾蜍下肢血管灌流时无明显作用。石斛碱有升高血糖、降低血压、减弱心脏收缩力的作用。⑤对病原微生物的作用：金钗石斛煎剂对孤儿病毒所致的细胞病变有延缓作用。此外，其尚有抗肿瘤、抗氧化作用。

【功效】 性微寒，味甘。益胃生津，滋阴清热。用于热病津伤，口干烦渴，食少干呕，病后虚热不退，目暗不明等。

【附注】 **铁皮石斛 Dendrobii Officinalis Caulis** 兰科植物铁皮石斛 *Dendrobium officinale* Kimura et Migo 的干燥茎。其茎剪去部分须根后，边炒边扭成螺旋形或弹簧状，烘干，习称“铁皮枫斗”(耳环石斛)；或切成段，干燥或低温烘干，习称“铁皮石斛”。铁皮枫斗呈螺旋状或弹簧状，通常为 2～6 个旋纹，茎拉直后长 3.5～8 cm，直径 0.2～0.4 cm；表面黄绿色或略带金黄色，具细纵皱纹，节明显，有时可见残留的灰白色叶鞘。质坚实，易折断，断面平坦，灰白色至灰绿色，略角质状。气微，味淡，嚼之有黏性。铁皮石斛为呈圆柱形的段，长短不等。本品中铁皮石斛多糖以无水葡萄糖($C_6H_{12}O_6$)计，不得少于 25.0%；甘露糖($C_6H_{12}O_6$)的含量应为 13.0%～38.0%。性微寒，味甘。归胃、肾经。益胃生津，滋阴清热。用于热病津伤，口干烦渴，胃阴不足，食少干呕，病后虚热不退，阴虚火旺，骨蒸劳热，目暗不明，筋骨痿软。

白及 Bletillae Rhizoma

【来源】 兰科植物白及 *Bletilla striata*(Thunb.)Reichb. f. 的干燥块茎。

【产地】 主产于河南、陕西、甘肃、山东、安徽、江苏、浙江、福建、广东、广西、江西、湖南、湖北、四川、贵州、云南等地。

【性状】 呈不规则扁圆形，多有 2～3 个爪状分枝，少数具 4～5 个爪状分枝，长 1.5～6 cm，厚 0.5～3 cm。表面灰白色至灰棕色，或黄白色，有数圈同心环节和棕色点状须根痕，上面有突起的茎痕，下面有连接另一块茎的痕迹。质坚硬，不易折断，断面类白色，角质样。气微，味苦，嚼之有黏性。

【显微特征】 粉末淡黄白色。表皮细胞表面观垂周壁波状弯曲，略增厚，木化，孔沟明显。草酸钙针晶束存在于大的类圆形黏液细胞中，或随处散在，针晶长 18～88 μm。纤维成束，直径 11～30 μm，壁木化，具“人”字形或椭圆形纹孔；含硅质块细胞小，位于纤维周围，排列纵行。梯纹导管、具缘纹孔导管及螺纹导管直径 10～32 μm。糊化淀粉粒团块无色。

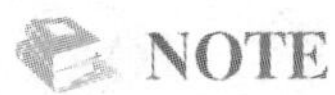

【化学成分】 块茎含菲类，如白及菲螺醇(blespirol)、白及双菲醚(blestrin)A～D等，还含三萜及甾体类、苯丙素类、蒽醌类等成分。本品中1,4-二[4-(葡萄糖氧)苄基]-2-异丁基苹果酸酯($C_{34}H_{46}O_{17}$)的含量不得少于2.0%。

【药理作用】 ①止血作用；②抗溃疡作用；③抗肠粘连作用；④抗菌作用；⑤疗伤作用。

【功效】 性微寒，味苦、甘、涩。收敛止血，消肿生肌。用于咯血，吐血，外伤出血，疮疡肿毒，皮肤皲裂。

兰科小结

兰科	学习要点
特征	草本，单叶，叶鞘，合蕊柱，花粉块，蒴果
化学成分	生物碱、酚苷类
常见生药	天麻、石斛、白及
天麻	性状：鹦嘴状芽(冬麻)或残留茎基(春麻)；脐形疤痕 显微：中柱大，多糖团块，草酸钙针晶束 成分：天麻苷、对羟基苯甲醇
石斛	性状：金钗石斛(金黄色或黄中带绿色，有深纵沟)；流苏石斛(节明显，黄色至暗黄色，有深纵槽)；鼓槌石斛(表面光滑，金黄色，有明显凸起的棱) 显微：金钗石斛(基本薄壁组织，维管束外层纤维束新月形或半圆形，硅质块，草酸钙针晶)；流苏石斛(维管束外层纤维束新月形或呈帽状)；鼓槌石斛(外韧型维管束10～12圈，木质部导管大小近似) 成分：生物碱、联苯类
白及	性状：同心环节，棕色点状须根痕，凸起茎痕 显微：垂周壁波状弯曲，孔沟明显，黏液细胞中有草酸钙针晶束

兰科目标检测

目标检测答案

12-19

一、单项选择题

1. 下列生药属于兰科的是(　　)。

A. 升麻　　B. 生姜　　C. 天麻　　D. 薏苡仁

2. 下列入药部位是块茎的生药是(　　)。

A. 天麻　　B. 姜黄　　C. 石斛　　D. 黄连

3. 天麻粉末醇浸液，加硝酸汞试液，加热可产生(　　)。

A. 白色沉淀　　B. 黄色沉淀　　C. 红色沉淀　　D. 黑色沉淀

4. “鹦哥嘴”为天麻的什么部位？(　　)

A. 芦头　　B. 茎基　　C. 宿萼　　D. 芽苞

5. 天麻块茎中的维管束是什么类型？(　　)

A. 周木型　　B. 周韧型　　C. 双韧型　　D. 外韧型

6. “鹦哥嘴，圆底盘，身扁细皱，有根环”说的是下列哪种生药？(　　)

A. 白及　　B. 石斛　　C. 天麻　　D. 莪术

7. 天麻的组织横切面镜检，可见薄壁细胞中含有(　　)。

A. 淀粉粒　　B. 草酸钙簇晶　　C. 多糖团块　　D. 菊糖

二、多项选择题

1. 石斛的来源有(　　)。

NOTE

A. 金钗石斛　B. 铁皮石斛　C. 鼓槌石斛　D. 流苏石斛　E. 铁皮枫斗

2. 下列哪些是天麻的主要成分？（　）

A. 挥发油　B. 天麻素　C. 鞣质　D. 皂苷　E. 对羟基苯甲醇

3. 下列哪些是石斛横切面组织构造特征？（　）

A. 木栓层　B. 表皮　C. 黏液细胞

D. 有限外韧型维管束　E. 维管束散列

三、名词解释

鹦哥嘴

四、简答题

1. 天麻的性状鉴别特征有哪些？

2. 天麻的组织结构特征有哪些？

推荐阅读文献

[1] 易思荣，肖波，黄娅，等. 中药材天麻的现代栽培技术研究进展[J]. 中国现代中药，2013，15(8)：677-679.

[2] 杜伟锋，陈琳，丛晓东，等. 天麻化学成分及质量控制研究进展[J]. 中成药，2011，33(10)：1785-1787.

[3] 岑信钊. 天麻的化学成分与药理作用研究进展[J]. 中药材，2005，28(10)：958-962.

（曹伶俐）

NOTE

第十三章　动物类生药

扫码看课件
13-1

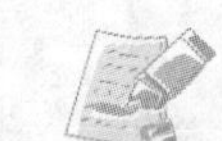

学习目标

1. 掌握:重点动物类生药的基源、主产地、性状、主要化学成分、药理作用和功效。
2. 熟悉:其他动物类生药的基源、性状、药理作用和功效。
3. 了解:动物类生药概述。

第一节　动物类生药概述

动物类生药包括动物体的整体或某一部分、动物的生理或病理产物、动物体的某一部分的加工品。

动物药在我国的应用历史悠久,早在4000年前甲骨文就记载有麝、牛、蛇等40余种药用动物。在3000多年前,我国就开始利用蜜蜂;牡蛎、珍珠的养殖始于我国,已有2000多年的历史;麝香、鹿茸、阿胶、蕲蛇等在我国的应用历史也有两三千年之久。秦汉时期的《神农本草经》收载动物药65种,唐代《新修本草》载有动物药128种,明代李时珍《本草纲目》载有动物药461种。《中国药典》(2015年版)收载动物类生药46种。

随着科技的发展,新技术、新方法的应用,人们在寻找和扩大新药源,以及珍稀、濒危药用动物的家养、繁殖和寻找类同品、代用品等方面均取得了可喜的成果。不少药用动物已由野生变为人工养殖,如人工养麝,活体取香;鹿的驯化和鹿茸的生产;蛤蚧、金钱白花蛇、全蝎、地鳖虫的人工养殖;河蚌的人工育珠;人工养熊,活体引流胆汁,以熊胆粉代替药材熊胆;人工培育牛黄、体外培育牛黄等都已取得成功。在人工代用品的寻找方面,如水牛角代犀角、塞隆骨代虎骨、豹骨代虎骨、珍珠层代珍珠、藏羚羊角代羚羊角的比较研究,以及灵猫香的生产,新阿胶(猪皮胶)的使用等。在人工合成品研究方面也取得新进展,目前人工牛黄、人工麝香在制药企业、科研院所、临床医院正得到广泛使用;人工虎骨粉和以之为原料的人工虎骨粉胶囊同时获得国家食品药品监督管理局颁发的中药原料药和制剂类中药一类新药证书。此外,利用现代生物技术,如细胞工程、基因工程生产有效成分,近年来已有不少新进展,如水蛭素基因工程、羚羊角蛋白质基因工程等,为减轻中药对自然资源的依赖和破坏,获得有效成分含量高的中药开辟了新途径。

一、动物体的基本结构

动物体的基本组织按功能分为上皮组织、结缔组织、肌肉组织和神经组织4类。

动物体的器官是由不同类型的组织构成的,具有一定的形态特征和生理功能。各器官结合在一起,专门执行某种共同的生理功能。越高等的动物,器官系统分化越完善。较高等的脊椎动物的器官系统一般分为10大类:皮肤系统、骨骼系统、肌肉系统、消化系统、呼吸系统、循

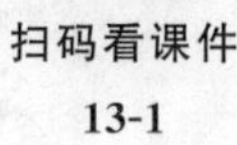

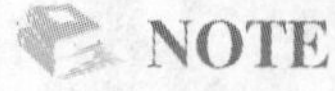

环系统、排泄系统、生殖系统、神经系统和内分泌系统。

二、动物的学名

动物的命名大多数和植物命名一样，采用林奈首创的双名法，由两个拉丁词或拉丁化的词，分别表示动物学名的属名和种名，在学名之后附加定名人的姓氏，如意大利蜂 *Apis mellifera* Linn.、大连湾牡蛎 *Ostrea talienwhanensis* Crosse 等。动物与植物命名不同之处，在于种内有不同的亚种时，则采用三名法，亚种紧接在种名的后面，如中华大蟾蜍 *Bufo bufo gargarizans* Cantor、中国林蛙 *Rana temporaria chensinensis* David. 等。如有亚属，则亚属名在属名和种名之间，并外加括号，如乌龟 *Chinemys*(*Geoclcmys*)*reevesii*(Gray)。若属名改变，则在定名人姓氏外加括号，如拟海龙 *Syngnathoides biaculeatus*(Bloch)、合浦珠母贝 *Pteria martensii*(Dunker)等。一般不用变种、变型。拉丁学名中的属名、亚属名及命名人的第一个拉丁字母必须大写，其余均小写。

三、药用动物的分类

动物分类的基本单位与植物分类相同，种是分类上的基本单位。然后，将若干相近的物种归并在一起，称为属，又将一些相近的属归并在一起，称为科，再将若干科并为目，若干目并为纲，若干纲并为门，门是动物界最高的分类等级，这样从上至下则为界、门、纲、目、科、属、种，形成了一个科学的动物分类系统。

目前，在动物分类系统中，与药用有关的动物主要分布在 10 个门(由低等动物到高等动物)：原生动物门(Protozoa)、多孔动物门(Porifera)、腔肠动物门(Coelenterata)、扁形动物门(Platyhelminthes)、线形动物门(Nemathelminthes)、环节动物门(Annelida)、软体动物门(Mollusca)、节肢动物门(Arthropoda)、棘皮动物门(Echinodermata)和脊索动物门(Chordata)。药用动物种类较多的有脊索动物门、节肢动物门和软体动物门，其次是环节动物门、棘皮动物门、腔肠动物门和多孔动物门。

1. 多孔动物门(Porifera)

多孔动物又称海绵动物，是最原始、最低等的多细胞动物。在进化上是一个侧支，称为侧生动物(Parazoa)，它和其他多细胞动物缺少亲缘关系。体形多不对称，或辐射对称，体表多孔，故名多孔动物。机体构造简单，由两层细胞(扁平细胞层和领细胞层)及其内部空腔构成；无组织和器官的分化，所以是细胞水平的多细胞动物。体壁由钙质或硅质的骨针或类蛋白海绵丝支持，具有特殊的水沟系。营水中固着生活。药用动物有脆针海绵(紫梢花)等。

2. 腔肠动物门(Coelenterata)

腔肠动物是真正后生动物的起点，所有的后生动物都是经过腔肠动物阶段的进化而发展起来的。体呈辐射对称，具内外两胚层，有原始的消化循环腔，有口无肛门，行细胞外及细胞内消化。细胞分化更为丰富，如刺细胞等；有初步的组织分化，如皮肤肌肉组织和原始的神经系统(网状神经系统)。有骨骼时，为钙质或角质。有水螅型和水母型两种基本形态。全为水生，营固着或漂浮生活。药用动物有海蜇、海葵、红珊瑚、粗糙盔形珊瑚等。

3. 环节动物门(Annelida)

环节动物是真体腔动物，为高等无脊椎动物开端。体圆柱形或扁平形，两侧对称，身体分节(同律分节，即动物体由形态和机能相似的体节构成)，具三胚层。除蛭纲外有真体腔及闭管式循环系统，多数具有运动器官(刚毛或疣足)，消化道发达，有口和肛门，具有排泄器官(后肾管)，有链索状神经系统。多为自由生活。药用动物有沙蚕、参环毛蚓(地龙)、水蛭等。

4. 软体动物门(Mollusca)

软体动物门是动物界第二大门，大多数软体动物具有贝壳，俗称“贝类”。身体柔软，不分

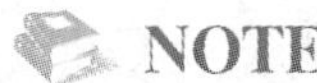

节，除腹足纲外，左右对称，一般由头、足、内脏团和外套膜四部分组成。外套膜是软体动物特有结构，是由身体背侧皮肤褶壁向下延伸而成，多呈薄膜状，由内外两层表皮及其间的结缔组织和少许肌肉纤维组成，常包裹整个内脏和足部。外套膜分泌形成1、2或多个覆盖柔软体部的贝壳（主要由碳酸钙和少量的贝壳素及其他有机物组成）。典型的贝壳，通常分为3层，最外层为角质层，由硬蛋白质贝壳素构成，能耐酸耐腐蚀，色泽多样而薄；中层为棱柱层（壳层），占壳的大部分，由钙质的棱柱形结晶构成，角质层及棱柱层均由外套膜背面边缘分泌形成，随着动物的生长，面积逐渐增大；内层为珍珠层，通常为钙质和壳基质构成，光滑，具珍珠色彩，珍珠层是由外套膜的全表面分泌而成，随着动物的生长厚度增加。珍珠就是珠母贝等的外套膜分泌物形成的，其性质和形成机制，与珍珠层相似。身体真体腔退化，和假体腔同时存在，消化道完全，有心脏及血管，除头足纲外为开管式循环，有栉状鳃或类似肺的构造。多为水生，少数陆生。药用动物有杂色鲍、三角帆蚌、长牡蛎、无针乌贼等。

5. 节肢动物门（Arthropoda）

节肢动物门是动物界中种类最多的一门。现存的节肢动物已达100余万种，约占已知动物种类的85%。它们分布极广，具有高度的适应性。节肢动物具有体节（异律分节，即躯体不同部位的体节形态和机能不相同），附肢常分节。身体分部明显，通常可以把身体分为头、胸、腹三部分（如昆虫）；少数分头和躯干两部分（如蜈蚣）；或分为头胸部和腹部两部分（如虾）。体表被几丁质（chitin）的外骨骼，生长发育过程中需蜕皮。外骨骼的最外一层是很薄的蜡质，水不能渗透；其下是较厚的几丁质层，几丁质是复杂的含氮多糖类，是外骨骼的主要组成部分。几丁质层又分为外层和内层，外层致密，常为蛋白质或钙质沉积而成，因而成为坚硬的骨片；内层富有弹性；其下是分泌外骨骼的表皮细胞。肌肉为横纹肌，常成束，消化系统完整，口器适用于咀嚼或吸吮，形式多样。具有混合体腔，内部充满血淋巴，也称血体腔，开管式循环系统。用鳃、书鳃、气管或书肺司呼吸。神经系统为集中型链索状神经系统，感官发达且多样。凡是有生物的环境中都有节肢动物。

节肢动物门分为3个亚门，7个纲。其中甲壳纲、肢口纲、蛛形纲、多足纲、昆虫纲5个纲的药用价值较大。以上5个纲中，又以昆虫纲种类最多，药用种类也最多，占节肢动物的90%以上，代表性药用动物有大刀螂、九香虫、白蜡虫、南方大斑蝥、家蚕、中华蜜蜂等。

6. 棘皮动物门（Echinodermata）

成体为辐射对称，幼体则两侧对称。体表有许多棘状突起，故称棘皮动物。体腔发达，体腔的一部分形成独有的水管系统，另一部分形成围血系统。在发育过程中有原口（肛门）及后口（口），棘皮动物和脊索动物同属于后口动物，所以棘皮动物是无脊椎动物中最高等的类群。药用动物有刺参、海胆等。

以上各门动物其身体背部均不具脊索（或脊椎），无中枢神经系统，或有呈链状，位于消化道腹面，循环系统的主要部位在消化道背面，大多无骨骼，或仅有外骨骼，又合称为无脊椎动物，为低等类型，以别于下述的脊索动物。

7. 脊索动物门（Chordata）

脊索动物门在动物进化系统中是最高等的类群，主要特征为有脊索，它是位于背部支持体轴的一条棒状、柔软的、富有弹性的结缔组织结构。低等种类的脊索动物，如头索和尾索动物，终身具备（头索动物）或幼体时出现（一些尾索动物）；高等种类（如圆口类除外的脊椎动物）仅在胚胎时期暂时出现，随即由脊柱所代替。中枢神经系统位于脊索的背面，呈管状，即其内部有空腔。脊椎动物的背神经管分化为脑和脊髓两部分。消化管的前段（咽部）两侧有一系列成对的裂缝，称鳃裂。低等水生种类，鳃裂终身存在，在鳃裂之间的咽壁上着生充满血管的鳃，作为呼吸器官。高等种类，仅在胚胎时期或某些种类的幼体期有鳃裂，成体时消失或变为其他结构。脊索、背神经管、鳃裂是脊索动物的三大主要特征。

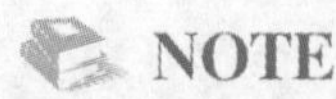

现存的脊索动物有7万多种，脊索动物门可分为三个亚门：尾索动物亚门(Subphylum Urochordata)、头索动物亚门(Subphylum Cephalochordata)和脊椎动物亚门(Subphylum Vertebrata)。其中与药用关系密切的是脊椎动物亚门，本亚门是动物界中最高级的类群，分为圆口纲(Cyclostomata)、鱼纲(Pisces)、两栖纲(Amphibian)、爬行纲(Reptilia)、鸟纲(Aves)及哺乳纲(Mammalia)6个纲。现将药用动物种类较多的5个纲的主要特征简介如下。

(1)鱼纲(Pisces)：全为水生，以鳃呼吸，体表被鳞。以鳍运动，除有奇鳍外，并具有成对的附肢(偶鳍，即一对胸鳍和一对腹鳍)。心脏为一心房一心室，血液循环属单循环。本纲约有25000种，是脊椎动物亚门中种数最多的一纲。药用动物有线纹海马、拟海龙等。

(2)两栖纲(Amphibian)：脊椎动物中首次登陆的类群。水陆两栖，体表皮肤裸露无鳞，但富有皮肤腺或毒腺，能使皮肤湿润，具有五趾型四肢。幼体生活在水里，用鳃呼吸；由幼体经变态发育成成体，成体以肺和皮肤呼吸。心脏具有两心房一心室，循环系统为不完全的双循环(肺循环和体循环)，为变温动物。现有的两栖动物约3000种，药用动物有中华大蟾蜍、中国林蛙等。

(3)爬行纲(Reptilia)：一类真正的陆栖动物。皮肤干燥，有角质鳞或骨板。脊柱有颈椎、胸椎、腰椎、荐椎和尾椎的分化。四肢强大，趾端具爪。心脏有二心房、一心室或近于二心室，以肺呼吸。在胚胎时期有羊膜结构。为变温动物。现有爬行纲动物约5000种，药用动物有乌龟、鳖、蛤蚧、银环蛇等。

(4)鸟纲(Aves)：鸟类是体表被覆羽毛、有翼、恒温和卵生的高等脊椎动物，由古爬行类动物进化而来。骨骼坚而轻，为气质骨。心脏具有完全的四个腔，二心房二心室，有防止倒流的瓣膜，为完善的双循环。有肺和发达的气囊，行双重呼吸。具有发达的神经系统和感官。已知鸟纲动物约有8000种，药用动物有乌骨鸡、鹌鹑和金丝燕等。

(5)哺乳纲(Mammalia)：哺乳动物是动物发展史上最高级的阶段。体外被毛，皮肤腺发达。心脏四腔，具有完全的双循环，恒温，肺有肺泡。有横膈膜将体腔分为胸腔和腹腔。双平行椎骨，头骨具有次生腭。具两个枕骨。大脑皮层发达，小脑结构复杂，嗅觉及听觉敏锐。具肉质唇，异型齿，唾液腺发达。后肾，无泄殖腔，具外生殖器。胎生，哺乳。药用动物有林麝、梅花鹿、牛和赛加羚羊等。现存种类约有35000种。本纲可分为三个亚纲：原兽亚纲(Prototheria)、后兽亚纲(Metatheria)和真兽亚纲(Eutheria)。其中与药用有关的是真兽亚纲。真兽亚纲是高等哺乳动物类群，具有真正的胎盘，胎儿发育完善后产出，体温一般恒定在37℃左右。本亚纲的现存种类占哺乳动物的95%，代表性药用动物有梅花鹿、抹香鲸、复齿鼯鼠、海豹等。

四、动物类生药的分类

现代动物药的分类有多种方法。有的根据药用动物在动物界自然分类系统中的地位，按动物药在各门中的分布情况，由低等动物到高等动物进行分类；有的按药用部位进行分类；有的按中医临床功效进行分类；也有按动物药所含的化学成分或药理作用进行分类的。

常用动物药按药用部位分类如下。

1. 动物的整体

如水蛭、全蝎、蜈蚣、斑蝥、土鳖虫、虻虫、九香虫等。

2. 除去内脏的动物体

如蚯蚓、蛤蚧、乌梢蛇、蕲蛇、金钱白花蛇等。

3. 动物体的某一部分

如：①贝壳类：石决明、牡蛎、珍珠母、蛤壳、瓦楞子、海螵蛸等。②角类：鹿茸、鹿角、羚羊角、水牛角等。③鳞、甲类：龟甲、鳖甲等。④骨类：豹骨、狗骨、猴骨等。⑤脏器类：哈蟆油、鸡

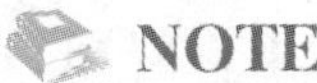

内金、紫河车、鹿鞭、海狗肾、水獭肝等。

4. 动物的生理产物

如:①分泌物:虫白蜡、蜂蜡、蟾酥、熊胆粉、麝香等。②排泄物:夜明砂、五灵脂等。③其他生理产物:蝉蜕、蜂蜜、蜂房、蛇蜕等。

5. 动物的病理产物

如僵蚕、珍珠、牛黄、马宝、猴枣、狗宝等。

6. 动物体某一部分的加工品

如龟甲胶、阿胶、鹿角胶、鹿角霜、血余炭、水牛角浓缩粉等。

五、动物类生药的活性成分

(一)氨基酸、多肽、蛋白质

1. 氨基酸

动物类生药普遍含有多种氨基酸,不少有医疗作用,目前作为药用的氨基酸类药物有100多种,如牛磺酸、甘氨酸等。其中牛磺酸有刺激胆汁分泌和降低眼压的作用,地龙中的游离氨基酸具有解热的作用。

2. 多肽

多肽一般由2~20个氨基酸分子缩合而成,具直链或环状结构。动物多肽具明显生物活性,如水蛭多肽抗凝血,蛙皮多肽舒张血管,海兔抑制素抗肿瘤,眼镜蛇多肽用于晚期癌痛、神经痛、风湿关节痛等。尤其近年从海洋生药中发现的多肽具有一些特殊的生物活性,如海葵毒素、芋螺毒素等。水蛭素,是迄今为止世界上最强的凝血酶特效抑制剂,为一种高效抗凝血剂和抗栓剂,对各种血栓病均有效,尤其是对静脉血栓、弥漫性血管内凝血及脑血管疾病有效。蜂毒可治疗风湿性关节炎,抗炎主要成分为多肽,其抗炎作用强度比同剂量的氢化可的松高100倍。

3. 蛋白质

蛋白质由20个以上氨基酸分子缩合而成。不少蛋白质具有生物活性,如促进体内化学反应的酶。蝮蛇抗栓酶用于脑血栓和血栓闭塞性脉管炎,蝎毒具有很强的溶血活性,蜘蛛毒用于关节痛和神经痛,人尿中的糖蛋白可治疗白血病和促进骨髓内细胞增殖。从一种蚯蚓中分离出的蚓激酶,具有显著的溶栓作用,适用于血栓和栓塞性疾病的治疗。

(二)甾体类

甾体类化合物几乎分布于所有生物体中。具有生物活性的甾体主要有以下几类。

1. 蟾蜍毒素类 蟾蜍毒素类是从蟾蜍中提取的蟾毒配基类物质,具有增强心肌收缩力、增加心输出量、减慢心率、抗菌、抗肿瘤、利尿等作用。脂蟾毒配基兼有兴奋呼吸、强心和升高动脉血压等作用,已用于临床,商品名"蟾力苏"。

2. 胆汁酸类

胆汁是脊椎动物特有的从动物肝脏分泌出来的分泌液。胆汁酸是结合的各种胆酸的总称,是胆汁的主要成分,也是特征性成分。胆汁酸经水解产生各种游离胆酸类,称为胆甾酸。已发现的胆甾酸有100多种,在高等动物胆汁中发现的胆汁酸通常是24个碳原子的胆烷酸衍生物,而在鱼类、两栖类和爬行类动物中发现的胆汁酸则含有27个碳原子或28个碳原子,这类胆汁酸是粪甾烷酸的羟基衍生物,而且通常和牛磺酸结合。其中最常见的有胆酸、去氧胆酸、鹅去氧胆酸、熊去氧胆酸、猪去氧胆酸等。胆汁酸有明显利胆作用,促进脂溶性物质的吸收,对神经系统有镇静、镇痛、解痉等作用。

3. 甾体激素类

甾体激素类广布于生物体中,是一类重要的内因性生物活性物质。按生理作用可分为糖皮质甾体激素、盐皮质甾体激素、雄激素、雌激素、孕激素5种类型。它们是机体生长发育、代

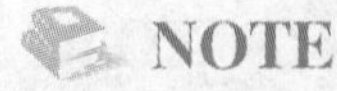

谢和生殖不可缺少的物质。动物类生药中含该类物质的品种很多，如紫河车中的黄体酮，鹿茸中的雌酮，海狗肾中的雄甾酮。

4. 蜕皮激素

蜕皮激素在昆虫及甲壳类动物中广泛分布，种类和数量因动物种属而异，如蚕类以α-蜕皮甾酮为主，β-蜕皮甾酮含量极微；而蝗虫则以β-蜕皮甾酮占优势。

蜕皮激素对昆虫类及甲壳动物可促进其细胞生长，刺激真皮细胞分裂，产生表皮并使其脱皮。蜕皮甾酮有促进人体蛋白质的合成、降血脂、抑制血糖升高等作用。

5. 海洋甾体类

近年从海绵、腔肠动物、扁形动物、环节动物、节肢动物、棘皮动物等海洋动物中发现许多结构新颖的甾体化合物，多为不同支链的甾醇和多羟基甾醇。异岩藻甾醇具有抗菌、抗癌活性，虾夷扇贝甾醇具有降低血液胆固醇的作用。

（三）生物碱类毒素

此类成分为非肽含氮化合物，在动物中分布较广，多数具有类似生物碱的性质，多具有复杂的氮环结构，但也有不少是直链含氮化合物。重要的常见类型如下。

1. 环外含氮类

如沙海葵毒素为毒沙海葵中分离的毒性极强的生药碱，具有抗癌、溶血等作用；还具有非常强的心血管收缩作用，可作为药理研究的工具药。此外，存在于动物脑、肝、肾、心脏与神经组织中的胆碱，水生动物肌肉中的甜茶碱类等均属此类化合物。

2. 胍类衍生物

如河鲀毒素是最早从红鳍东方鲀的卵巢和肝脏分离的具有强烈毒性的化合物，结构中含一胍基，具有镇痛和局部麻醉作用，麻醉强度为可可因的1600倍，现多作为药理研究的工具药。石房蛤毒素分子中含有一对胍基，具有非常强的神经毒性，为氰化钾的1000倍。

3. 吡咯衍生物

此类化合物具有共轭体系，因此具有特殊的吸光能力，能够呈现多种颜色，如脊椎动物中的血红蛋白，胆汁中的胆红素与氧化胆绿素等，具有促进红细胞生成、解热、抗病毒、抗癌及抗衰老作用。

4. 吲哚类

如从蟾酥皮肤分泌腺中分离的活性碱，主要为5-羟色胺及其衍生物，蟾蜍色胺为基本骨架。O-甲基蟾酥色胺、脱氢蟾酥色胺、蟾酥色胺内盐等成分对肠管和血管有收缩作用，此外，还有升压、兴奋呼吸的作用。

（四）萜类

动物中萜类活性成分较多，尤其是海洋无脊椎动物中更多，陆生动物也发现了一些萜类活性成分。如从斑蝥中分离的斑蝥素，为一单萜类细胞毒物质，具有抗癌、抗真菌、抗病毒作用，用于治疗原发性肝癌和病毒性肝炎。昆虫来源的倍半萜如信息素为防御物质。广布于哺乳动物皮肤中的角鲨烯为6个异戊二烯双键组成的碳氢化合物，主要来源于鲨鱼肝油及其他鱼肝油。类胡萝卜素为一类由浅黄色到深红色的脂溶性色素，广泛分布于动物体的结缔组织中。海产动物中类胡萝卜素分布较广，两栖动物中的蛙类、哺乳动物肝脏中类胡萝卜素含量很高。类胡萝卜素具有抗光敏、延缓癌细胞转移的作用。

六、动物类生药的鉴定

动物药鉴定的方法与植物药和矿物药一样，包括来源鉴定、性状鉴定、显微鉴定和理化鉴定。但还应具有动物学的分类、形态和解剖的基础知识。在鉴定时，根据具体情况选用一种或多种方法配合进行，方可得到准确的结果。

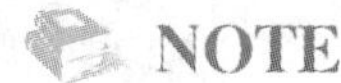

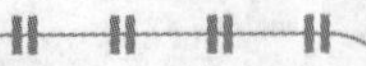

1. 来源鉴定

对动物类生药进行来源鉴定，应具有动物的分类学知识和解剖学的基础知识。以完整动物入药的，可根据其形态及解剖特征进行动物分类学鉴定，确定其品种。

2. 性状鉴定

性状鉴定是目前使用最多的方法。因动物药具有不同于其他类别中药的特殊性，除一般的性状鉴定外，特别要注意观察其专属性的特征，如形状、表面特征(突起、纹理、附属物等)、颜色(包括外表面颜色，有的有内表面和断面的颜色)、质地和断面(如水蛭质脆，易折断，断面胶质样)、气(如麝香有特异的香气，蟾酥粉末嗅之作嚏)、味(如蜂蜜味极甜，牛黄先苦而后甜、有清凉感)等。

此外，一些经验鉴别方法仍是鉴定动物类生药有效而重要的手段。手试法：如毛壳麝香手捏有弹性；麝香仁粉末以水润湿，手搓之能成团，轻揉即散，不应沾手、染手、顶指或结块。水试法：牛黄水调和液可将指甲染成黄色，习称"挂甲"；熊胆仁投于水杯中，即在水面旋转并呈现黄线下沉而不扩散。火试法：如马宝粉末置于锡箔纸上加热，其粉末聚集，并发出马尿臭等。这些鉴别方法，至今仍是鉴定动物药的重要方法。

3. 显微鉴定

对于动物药，尤其是贵重或破碎的药材(如麝香、牛黄等)，除进行性状鉴定外，常应用显微特征鉴别其真伪。在进行显微鉴定时，根据不同的鉴别对象，进行显微制片，包括粉末片、动物的组织切片或磨片(如贝壳类、角类、骨类、珍珠等)等。近年来扫描电子显微镜用于动物类生药的鉴定，以其样品制备简单、分辨率高、立体感强、对样品损伤与污染程度小、可直接观察自然状态的样品表面特征等优点，受到广泛重视，如用扫描电子显微镜找出了正品珍珠粉与伪品珍珠粉的鉴别特征；九种药用蛇背鳞扫描电子显微镜下的特征观察，对蛇类药材的鉴别具有重要意义。

4. 理化鉴定

近年来，运用理化鉴定法研究和鉴定动物药的真伪以及内在质量的控制受到广泛的重视，特别是现代色谱和光谱技术的使用，使得动物药的鉴定更具科学性。色谱法尤其是薄层色谱法，在动物药的鉴定中应用越来越广泛，如《中国药典》(2015 年版)一部中收载用薄层色谱法鉴别牛黄、蟾酥、斑蝥、熊胆等。运用高效液相色谱法对熊胆等多种动物胆汁进行了鉴别研究。动物类中药含有大量的蛋白质及其水解产物，许多都是动物药的主要有效成分，根据各种动物所含蛋白质、氨基酸的组成和性质的不同，采用电泳系列技术，可成功地将动物药材与类似品、伪品区别开来，如不同来源的蛇类、胶类、角类、海马类、海龙类中药的电泳图谱彼此存在显著差异，可根据谱带的位置、数目、着色程度将其鉴别开来。用红外光谱法对 54 种动物药进行的鉴别研究表明，绝大多数动物药鉴别特征明显，稳定性、重现性好，采用此法对牛黄、人工牛黄、伪品牛黄进行鉴别，取得了满意的效果。用差热分析技术成功地鉴别了天然牛黄和人工牛黄，鳖甲、龟甲与其伪品。用 X 射线衍射法对结石类中药如天然牛黄、人工牛黄、马宝、猴枣、人胆结石等以及鹿茸进行了鉴定。

5. DNA 分子鉴定

迅猛发展的分子生物技术目前已广泛应用于生命科学的各个领域，DNA 是生物群体细胞中的遗传物质，具有遗传稳定性，代表了该种群的基本遗传特征，对其标记，制定出其正品的标准 DNA 指纹图谱，为鉴别不同类别动物药提供了方便快捷的方法。使鉴别更为准确、可靠，它能解决中药品种鉴定中的某些难题，并有鉴定的准确性高、重现性好的特点。《中国药典》(2015 年版)已将 DNA 分子鉴定技术应用于蛇类药材的鉴定，如蕲蛇、乌梢蛇。由于该项技术是利用遗传信息直接载体的 DNA 分子作为鉴定依据，因此对生药品种进行更深入和客观的鉴定研究具有重大意义。

七、动物类生药的质量评价

NOTE

对动物类生药有害物质(如砷盐、重金属、残留农药、黄曲霉毒素等)和毒性成分的限量检查是保障药品安全性的重要措施，如《中国药典》(2015 年版)一部规定，地龙和阿胶含重金属均不得超过百万分之三十，阿胶含砷盐不得超过百万分之三等，并规定了水蛭、地龙、全蝎、僵蚕等黄曲霉毒素的限量。

动物药质量评价内容与植物药相同，既有传统的经验鉴别，又有纯度检查，如水分、总灰分、酸不溶性灰分的测定，更有药效物质或活性物质的浸出物测定，含量测定等。根据不同的鉴定对象，其质量评价内容也不完全相同。近年来，随着对动物药化学、药理等基础研究的不断深入，动物药中的一些活性成分、指标性成分或主要成分不断被阐明，从而用仪器分析方法测定动物药中有效成分或指标性成分的含量，以评价动物药的优劣，确保临床用药的有效性，越来越受到重视。如在《中国药典》(2020 年版)中，用高效液相色谱法测定蟾酥中华蟾酥毒基和脂蟾毒配基的总量；用气相色谱法测定麝香中麝香酮的含量，斑蝥中斑蝥素的含量；以及用紫外-可见分光光度法测定牛黄、体外培育牛黄中胆红素的含量等。根据水蛭药材的特点采用生物效价测定的方法评价其质量，规定 1 g 含抗凝血酶活性水蛭应不低于 16.0 U，蚂蟥、柳叶蚂蟥应不低于 3.0 U。

第二节　动物类常用生药

鹿茸* Cervi Cornu Pantotrichum

(英) Pilose Antler

【来源】 脊索动物门哺乳纲鹿科动物梅花鹿 *Cervus nippon* Temminck 或马鹿 *Cervus elaphus* Linnaeus 的雄鹿未骨化密生茸毛的幼角。前者习称“花鹿茸(黄毛茸)”，后者习称“马鹿茸(青毛茸)”。

【动物形态】

1. 梅花鹿　身长 1.5 m 左右，肩高 0.9～1 m，雄鹿有角。雄鹿出生后 6～8 个月额角表皮隆起，内有骨突起，称“稚角”；出生后第二年稚角延长生长，称“初生角”，不分叉；生后第三年所生的角具 1～2 叉；其后每年早春脱换新角，增生 1 叉，最多至 5 叉。耳稍大，直立。四肢细长，前 2 趾有蹄。尾短。夏毛薄，为棕黄色或红棕色，冬毛厚密，为褐色或栗棕色；冬夏均有白斑，夏季明显，状若梅花；有棕色或黑褐色背中线，体两侧有白斑纵列，腹下、四脚及尾内侧为白色；臀斑白色并围绕黑色毛带。

2. 马鹿　体形高大，体长 2 m 左右，肩高约 1.3 m。角通常分 6 叉，最多能分 8 叉。夏毛红褐色，臀部有一褐色大斑，只有幼鹿身上有斑点，成鹿无白斑。

【产地】 花鹿茸主产于吉林，辽宁、黑龙江、河北、四川等地亦产，品质优。马鹿茸主产于黑龙江、吉林、内蒙古、新疆、青海、四川等地，东北产者习称“东马鹿茸”，品质较优；西北产者习称“西马鹿茸”，品质较次。梅花鹿为国家一级保护动物，马鹿为国家二级保护动物，现药用鹿茸主要从人工饲养动物中获取。

鹿茸原动物图

【采制】 分锯茸和砍茸两种方法。

1. 锯茸　一般从三岁的鹿开始锯取，二杠茸每年采收两次，第一次多在清明后，即脱盘后 45～50 天(头茬茸)，采后 50～60 天锯第二次(二茬茸)；三茬茸只收一次，在 6 月下旬至 7 月下旬。锯下的花鹿茸用钉扎口，进行排血、洗茸、煮烫和干燥等加工。马鹿茸加工方法不同之处是煮烫时不要求排血，煮烫和干燥时间比花鹿茸长。鹿茸的干燥方法有多种，如阴干、风干、烘干(用烤箱、电热干燥箱、远红外干燥箱、微波干燥箱)、真空冷冻干燥等。

现有的鹿场，为保持鹿茸的有效成分，不管鹿的品种，多加工成带血茸。即将锯下的鹿茸，用二枚铁钉钉在锯口上约 1 cm 的地方，在锯口撒一薄层面粉，或用茸血与面粉调成糊状涂在

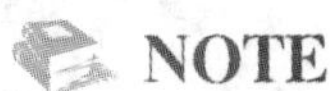

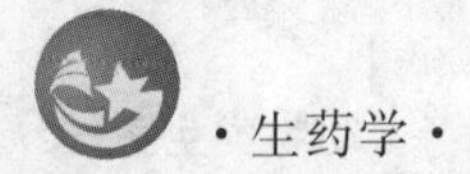

锯口上，然后用烧红的烙铁烫封锯口，使茸血不流出，再放入烘箱，烘干。

2. 砍茸　一般用于老鹿、病鹿、伤残鹿。将鹿头砍下，再将茸连脑盖骨锯下，刮净残肉，绷紧脑皮，进行煎烫、阴干等加工。

【性状】

1. 花鹿茸　①呈圆柱状分枝，具 1 个分枝者习称“二杠”，主枝习称“大挺”，长 17～20 cm，锯口直径 4～5 cm，离锯口约 1 cm 处分出侧枝，习称“门庄”，长 9～15 cm，枝顶钝圆，较主枝大挺略细。外皮红棕色或棕黄色，多光润，表面密生红黄色或棕黄色细茸毛，上端毛密，下端较疏，分岔间具 1 条灰黑色筋脉，皮茸紧贴。锯口面黄白色，中部密布细孔，外围无骨质。②具 2 个分枝者习称“三岔”，主枝长 23～33 cm，直径较二杠细，略呈弓形而微扁，枝端略尖，下部有纵棱筋及突起小疙瘩。皮红黄色，茸毛较稀且粗。体轻。气微腥，味微咸。

二茬茸（再生茸）：和头茬茸近似，但主枝长而不圆或下粗上细，下部有纵棱筋，皮灰黄色，茸毛较粗糙，锯口外围多已骨化。体较重，无腥气。

2. 马鹿茸　①较花鹿茸粗大，分枝较多，侧枝 1 个者习称“单门”，2 个者习称“莲花”，3 个者习称“三岔”，4 个者习称“四岔”或更多。其中以莲花、三岔为主。②按产地不同分为“东马鹿茸”和“西马鹿茸”。东马鹿茸：“单门”大挺长 25～27 cm，直径约 3 cm。外皮灰黑色，茸毛灰褐色或灰黄色，锯口面外皮较厚，灰黑色，中部密布细孔，质嫩；“莲花”大挺长达 33 cm，下部有纵棱，锯口面蜂窝状小孔稍大；“三岔”皮色深，质较老；“四岔”茸毛粗而稀，大挺下部具棱筋及疙瘩，分枝顶端多无毛，习称“捻头”。西马鹿茸：大挺长 30～100 cm，多不圆，顶端圆扁不一，表面有棱，多抽缩干瘪，分枝较长而弯曲，茸毛粗长，灰色或黑灰色。锯口色较深，常见骨质。气腥臭，味咸（图 13-1）。

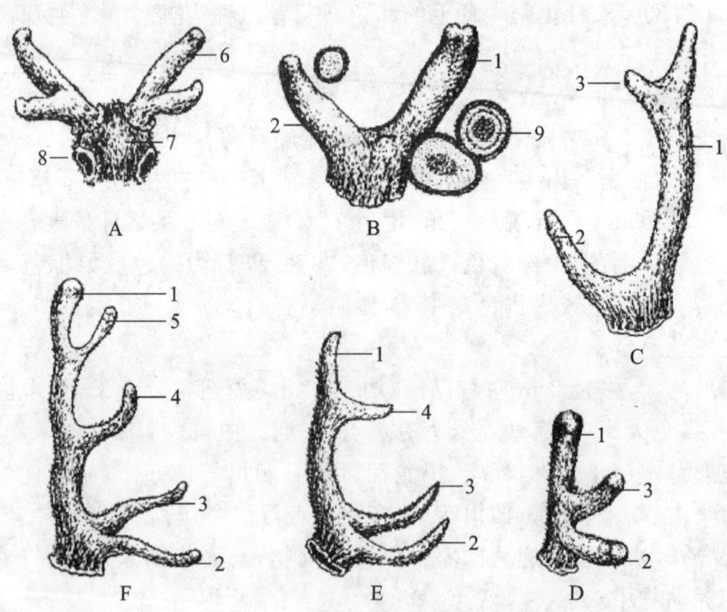

图 13-1　鹿茸药材外形图

A. 梅花鹿砍茸；B. 梅花鹿茸（二杠）；C. 花鹿茸（三岔）；D. 马鹿茸（莲花）；E. 马鹿茸（三岔）；F. 马鹿茸（四岔）

1. 主枝（大挺）；2. 第一侧枝（门庄）；3. 第二侧枝；4. 第三侧枝；5. 第四侧枝；6. 鹿茸；7. 脑盖骨；8. 眉棱骨；9. 鹿茸片

鹿茸药材图

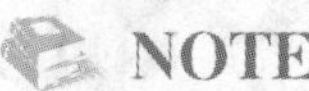

【显微特征】

1. 横切面　①由外皮和骨小梁构成。②外皮主要由表皮层和真皮层构成。③表皮层包括半透明角质层、鳞状细胞层、颗粒细胞层。细胞胞质突起成颗粒状，外部颜色稍浅，细胞呈扁圆形至圆形；内部颜色较深，细胞呈卵圆形。其长轴与外部细胞长轴垂直。染色后，外部细胞粉白色，细胞核蓝紫色；内部细胞粉红色。④真皮包括乳头层、网状层和胶原纤维层。外皮有附属器官毛干、毛囊、汗腺及皮脂腺。其中毛干细胞呈鳞片状。皮脂腺细胞在染色前轮廓不清，呈半透明团块；染色后，细胞粉红色，呈类圆形或多角形，细胞核蓝紫色。⑤外皮和骨小梁之间有2～6层半透明梭形细胞，排列紧密，染色后，细胞核明显。⑥靠近梭形细胞的骨小梁间隙中有血痕。骨小梁上有黑色骨陷窝和骨小管。骨陷窝排列不规则，骨小管常由骨陷窝伸出，呈弯曲状，并与邻近骨陷窝的骨小管衔接。靠近中心部位，骨陷窝逐渐增多，骨小梁间隙中血痕逐渐减少，形成空洞。纵切面可见骨小梁与骨小梁间隙呈条状交替排列(图13-2)。

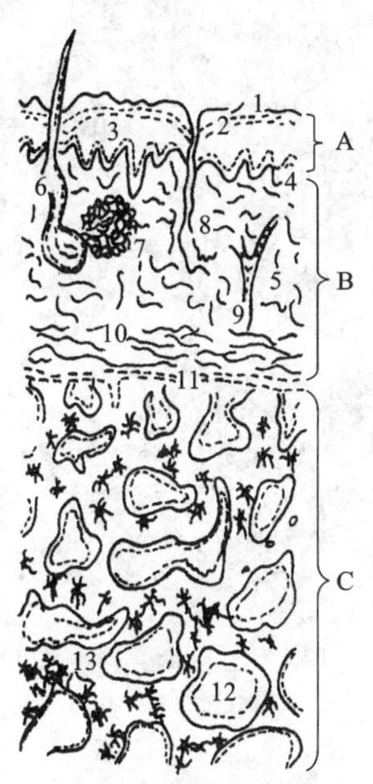

图13-2 鹿茸横切面简图

A.真皮层；B.表皮层；C.骨小梁

1.角质层；2.鳞状细胞层；3.颗粒油细胞层；4.乳头层；5.网状层；6.毛干和毛囊；

7.皮脂腺；8.汗腺导管；9.血管；10.胶原纤维层；11.梭形细胞层；12.骨小梁间隙；13.骨陷窝

2.花鹿茸粉末 淡黄色。①表皮角质层表面颗粒状，茸毛脱落后的毛窝呈圆洞状。②毛茸多碎断，毛干中部直径13～50 μm，表面由扁平细胞（鳞片）作覆瓦状排列的毛小皮所包围，细胞的游离缘指向毛尖，皮质有棕色色素；髓质断续或无。毛根常与毛囊相连，基部膨大作撕裂状。③未骨化组织表面具多数不规则的块状突起物。④骨碎片表面有纵纹及点状孔隙；骨陷窝呈类圆形或类梭形，边缘骨小管呈放射状沟纹。横断面可见大的圆孔洞，边缘凹凸不平。⑤角化梭形细胞多散在(图13-3)。

【化学成分】 鹿茸主要含：① 氨基酸类：鹿茸酸水解液含17种氨基酸，以甘氨酸、谷氨酸、脯氨酸含量最高，氨基酸的总量达50.13%，其中含有胶原、肽类、多种生长因子（如神经生长因子、表皮生长因子、胰岛素样生长因子、转化生长因子）。② 多胺类：如亚精胺（spermidine）、精胺（spermine）、腐胺（putrescine）。③胆甾醇类：如胆甾醇肉豆蔻酸酯、胆甾醇油酸酯等。④脂肪酸：如月桂酸（lauric acid）、肉豆蔻酸（myristic acid）、棕榈酸（palmitic acid）等。⑤其他：神经酰胺（ceramide），溶血磷脂酰胆碱（lysophosphatidylcholine，LPC），次黄嘌呤，尿嘧啶，硫酸软骨素A等酸性多糖，磷脂类物质，少量雌酮，PGE_1、PGE_2等多种前列腺素和微量元素等。

溶血磷脂酰胆碱有降压作用；次黄嘌呤、尿嘧啶和磷脂类物质有较强的抑制单胺氧化酶（MAO）活性的功能；多胺类化合物是促进核酸和蛋白质合成的有效成分，在鹿茸尖部多胺含量较高；肽类物质有抗炎作用。

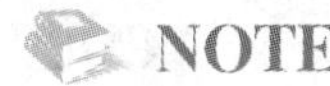

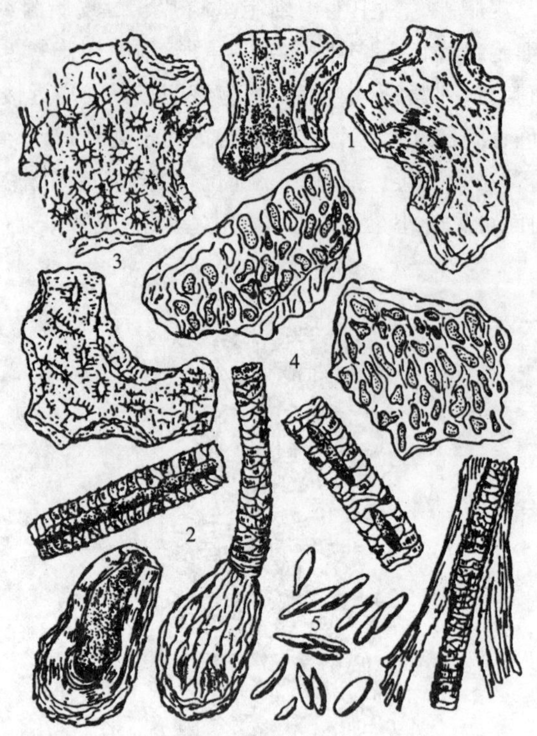

图 13-3　花鹿茸粉末图

1. 表皮角质层；2. 毛茸；3. 未骨化骨组织碎片；4. 骨碎片；5. 角化梭形细胞

【理化鉴别】

1. 蛋白质类反应　取本品粉末约 0.1 g，加水 4 mL，置于水浴中加热 15 min，放冷，滤过。取滤液 1 mL，加茚三酮试液 3 滴，摇匀，加热煮沸数分钟，显蓝紫色。另取滤液 1 mL，加 10% 氢氧化钠溶液 2 滴，摇匀，滴加 0.5% 硫酸铜溶液，显蓝紫色。

2. TLC　以鹿茸对照药材、甘氨酸对照品为对照，进行薄层色谱试验。药材供试品色谱中，在与对照药材色谱相应的位置上，显相同颜色的主斑点；在与对照品色谱相应的位置上，显相同颜色的斑点。

【药理作用】

1. 强壮作用　鹿茸精具有较强的抗疲劳作用，能增强耐寒能力，改善睡眠，促进食欲，加速创伤愈合和肾上腺皮质功能。

2. 对神经系统的影响　鹿茸能增强副交感神经末梢的紧张性，促进恢复神经系统和改善神经、肌肉系统之功能，同时对交感神经亦有兴奋作用。

3. 对心血管系统的影响　大剂量的鹿茸可降低血压，使心脏收缩振幅变小，心率减慢，外周血管扩张。中等剂量能引起心脏收缩显著增强，收缩幅度变大，心率加快，从而使心输出量增加。

4. 对性功能的影响　鹿茸提取物既能增加血浆睾酮浓度，又能使促黄体生成素（LH）浓度增加。因此，鹿茸对青春期的性功能障碍，壮老年期的前列腺萎缩症的治疗均有效；对治疗女性更年期障碍效果良好。

5. 其他作用　鹿茸具有抗氧化，增强免疫力，促进生长发育等作用。

【功效】　性温，味甘、咸。壮肾阳，强筋骨，调冲任，托疮毒。用于肾阳不足，精血亏虚，阳痿滑精，宫冷不孕，羸瘦，神疲，畏寒，眩晕，耳鸣，耳聋，腰脊冷痛，筋骨痿软，崩漏带下，阴疽不敛。

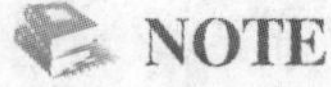
NOTE

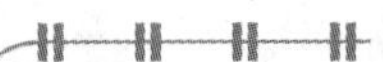

【附注】

1. 鹿角 Cervi Cornu　马鹿或梅花鹿已骨化的角或锯茸后翌年春季脱落的角基，分别习称"马鹿角""梅花鹿角""鹿角脱盘"。主产于黑龙江、吉林、辽宁、四川、青海、内蒙古、新疆等地。由于加工不同有"解角"和"砍角"之分，解角多为春季自然脱落者，以春末拾取新脱落的角为佳。由人工砍下的鹿角成对并带有脑骨的为砍角，习惯认为砍角质优，但现已少用。除去泥沙，风干。主要含胶质约 25%，磷酸钙 50%～60%，碳酸钙、磷酸镁及氮化物等。含氨基酸 14 种，其中含量较多的为甘氨酸、脯氨酸和谷氨酸。①马鹿角：呈分枝状，常分为 4～6 枝，全长 50～120 cm。主枝弯曲，直径 3～6 cm。基部盘状，具不规则瘤状突起，习称"珍珠盘"。侧枝多向一面伸展，第一枝与珍珠盘相距较近，与主干几成直角或钝角伸出，第二枝靠近第一枝伸出，习称"坐地分枝"；第三枝与第二枝相距较远。表面灰褐色或灰黄色，有光泽，中、下部常具疣状突起，习称"骨钉"，并具长短不等的断续纵棱，习称"苦瓜棱"。质坚硬，断面外圈骨质，灰白色或微带淡褐色，中部多呈灰褐色或青灰色，具蜂窝状孔。气微，味微咸。②梅花鹿角：常分成 3～4 枝，全长 30～60 cm，直径 2.5～5 cm。侧枝多向两旁伸展，第一枝与珍珠盘相距较近，第二枝与第一枝相距较远，主枝末端分成两小枝。表面黄棕色或灰棕色，骨钉纵向排列成"苦瓜棱"，顶部灰白色，有光泽。本品性温，味咸。温补肝肾，益精养血。因野生梅花鹿和野生马鹿数量较少，饲养品多供锯茸用，故现在所用鹿角多为驼鹿、驯鹿骨化角。

鹿角常见的混淆品：①驼鹿角：雄兽有角，主枝伸展成掌状，长 45～60 cm，上有 3～6 个弯尖，侧枝有时分为两小枝，角面粗糙。②驯鹿角：雌雄均有角，雌鹿角较小。角长 45～60 cm，分枝不多，但各枝分叉复杂，各枝分叉多少不一。鹿角的混淆品还有鹿科多种动物的骨化角。除《中国药典》《四川省中药材标准》收藏的 3 种（见鹿茸附注项）及上面提到的 2 种外，还有狍、坡鹿 *Capreolus eldi*、豚鹿 *Capreolus porcinus*、赤麂 *Muntiacus muntjak* 和小麂 *Muntiacus reevesi* Ogilby 的骨化角。可从全角的药材性状予以区分。

知识拓展 13-1

2. 鹿角胶 Cervi Cornus Colla　鹿角加水煎煮、浓缩制成的固体胶。主产于吉林、辽宁、黑龙江、山东等地。化学成分与鹿角相似，主要含胶质、氨基酸、磷酸钙、碳酸钙等。本品为扁方形块，呈黄棕色或红棕色，半透明，有的上部有黄白泡沫层。质脆，易碎，断面光亮。气微，味微甜。薄层鉴别应检出甘氨酸。性温，味甘、咸。温补肝肾，益精养血。用于肝肾不足所致的腰膝酸冷，阳痿遗精，虚劳羸瘦，崩漏下血，便血尿血，阴疽肿痛。

知识拓展 13-2

3. 鹿角霜 Cervi Cornu Degelatinatum　鹿角去胶质的角块。主产于吉林、辽宁、黑龙江等地。略呈长圆柱形或不规则块状，大小不一。表面灰白色，显粉性，常具纵棱，偶见灰色或灰棕色斑点。质轻而酥，断面外层较致密，白色或灰白色，内层有蜂窝状小孔，灰黄色或灰褐色，有吸湿性。气微，味淡，嚼之有粘牙感。性温，味咸。温肾助阳，收敛止血。用于脾肾阳虚，白带过多，遗尿尿频，崩漏下血，疮疡不敛。近年在药材市场上数次发现伪品鹿角霜，经鉴定系动物枯骨假冒。

麝香* Moschus

(英) Musk

案例导入

案例解析 13-1

"人工麝香研制及其产业化"项目获 2015 年度国家科学技术进步奖一等奖。项目提出人工麝香组方策略，经临床前及临床试验，人工麝香与天然麝香功效与安全性相近，获国家Ⅰ类新药证书，并成功实现规模化生产，目前，人工麝香市场占有率达 99%以上。

问题：

麝香与人工麝香的来源有何不同？

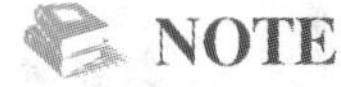

【来源】 脊索动物门哺乳纲鹿科动物林麝 *Moschus berezovskii* Flerov、马麝 *Moschus sifanicus* Przewalski或原麝 *Moschus moschiferus* Linnaeus 成熟雄体香囊中的干燥分泌物。

【动物形态】

1. 林麝 身长 70～80 cm，肩高小于 50 cm。头部较小，雌雄均无角，耳直立，眼圆大，吻端裸露，雄性上犬齿特别发达，长而尖，露出唇外，向下微弯；雌性犬齿细小，不露出唇外。后肢比前肢长。尾短，隐藏于臀毛内。全身橄榄褐色并有橘红色泽，体后部褐黑色。幼麝背面有斑点，成体背面无斑点。成熟雄麝腹部在脐和阴茎之间有麝香腺，呈囊状，外部略隆起，习称“香囊”，内存麝香。

2. 马麝 身长 85～90 cm，肩高 50～60 cm，吻长，成体全身沙黄褐色，臀部色较深，无斑点，颈背有栗色斑块，上有少数模糊黄点，颌、颈下黄白色。

3. 原麝 身长 85 cm 左右，吻显著短。全身暗褐色，成体背面有肉桂黄色斑点，多排成 6 行。下颌白色，在颈下向后呈两条白带纹至肩膀处。

麝香原动物图

【产地】 主产于西藏、四川、陕西、甘肃等地。四川省都江堰市、马尔康、米亚罗养麝场，活麝取香已获成功，已能提供商品药材。林麝、马麝、原麝均为国家二级保护动物，数量日渐减少，禁止滥捕。

雄麝的香囊着生部位简图

【采制】 野麝多在冬季至次春猎取，捕获后，立即割取香囊，阴干，习称“毛壳麝香”；剖开香囊，除去囊壳，取囊中分泌物，习称“麝香仁”。家养麝直接从香囊中取出麝香仁，阴干或用干燥器密闭干燥。活体取香不影响麝的饲养繁殖，并能再生麝香仁，产量比野生高。

【性状】

1. 毛壳麝香 呈扁圆形或类椭圆形囊状体，直径 3～7 cm，厚 2～4 cm。开口面的皮革质，棕褐色，略平，密生灰白色或灰棕色短毛，从两侧围绕中心排列，中央有 1 小囊孔，直径 2～3 mm。另一面为棕褐色略带紫色的皮膜，微皱缩，偶显肌肉纤维，略有弹性，剖开后可见中层皮膜呈棕褐色或灰褐色，半透明；内层皮膜呈棕色，内含颗粒状及粉末状的麝香仁和少量细毛及脱落的内层皮膜（习称“银皮”）。有特异香气（图 13-4）。

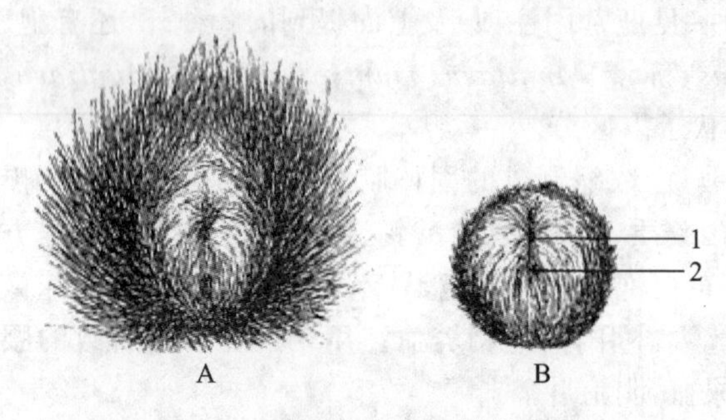

图 13-4 麝香（毛壳麝香）药材图

A. 未修边剪毛；B. 已修边剪毛

1. 囊孔；2. 尿道孔

2. 麝香仁 野生者质软，油润，疏松；其中呈不规则圆球形或颗粒状者习称“当门子”，表面多呈紫黑色，微有麻纹，油润光亮，断面深棕色或黄棕色；粉末状者多呈棕褐色或黄棕色，并有少量脱落的内层皮膜和细毛。养殖者呈颗粒状、短条形或不规则团块；表面不平，紫黑色或深棕色，显油性，微有光泽，并有少量毛和脱落的内层皮膜。香气浓烈而特异，味微辣、微苦带咸。

麝香（毛壳麝香）药材图

【显微特征】 麝香仁粉末棕褐色或黄棕色。呈淡黄色或淡棕色团块，由不定型颗粒状物集成，半透明或透明。团块中包埋或散在有方形、柱形、八面体或不规则的晶体，并可见圆形油滴。偶见毛及脱落的内皮层膜组织（图 13-5）。

【化学成分】 麝香主要含：①大环酮类：主为麝香酮（muscone），含量为 0.93%～4.12%。另含少量降麝香酮（normuscone）、3-甲基环十三酮、环十四酮等。②蛋白质和多肽：总氮量为 9.15%，含 15 种氨基酸，其中主要为甘氨酸、丝氨酸、谷氨酸、缬氨酸和天冬氨酸。③生物碱类：如麝香吡啶（muscopyridine）、羟基麝香吡啶 A、羟基麝香吡啶 B 等。④甾体化合物：含总雄性激素 0.24%～0.94%，如雄酮（androsterone）、表雄酮（epiandrosterone）等多种雄甾烷衍生物。

NOTE

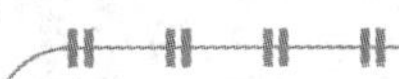

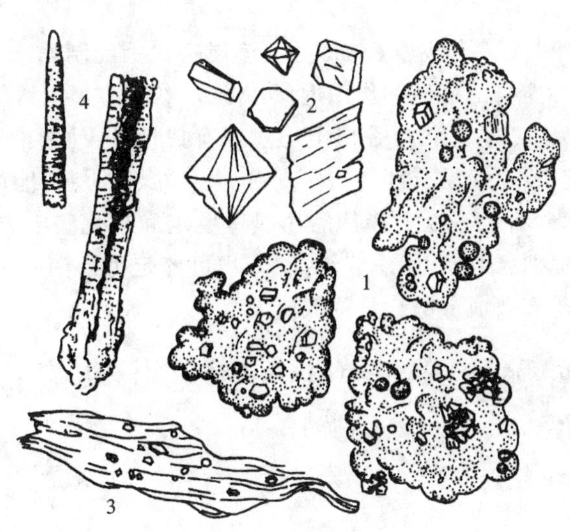

图 13-5 麝香粉末图

1. 分泌团块；2. 晶体；3. 表皮组织碎片；4. 麝毛

麝香酮具特异强烈香气，具强心作用，为主要活性成分。多肽是麝香酮抗炎的活性成分，分子量为 1000 左右的肽类（MP）有强的抗炎活性，分子量为 5000～6000 的多肽其抗炎活性是氢化可的松的 36 倍。

麝香酮

【理化鉴别】 (1)取毛壳麝香用特制槽针从囊孔插入，转动槽针，撮取麝香仁，立即检视，槽内的麝香仁应有逐渐膨胀高出槽面的现象，习称“冒槽”。麝香仁油润，颗粒疏松，无锐角，香气浓烈。不应有纤维等异物或异常气味。

(2)取麝香仁粉末少量，置手掌中，加水湿润，用手搓之能成团，再用手指轻揉即散，不应粘手、染手、顶指或结块。

(3)取麝香仁少量，撒于炽热坩埚中灼烧，初则迸裂，随即融化膨胀起泡似珠，香气浓烈四溢，应无毛、肉焦臭，无火焰或火星出现。灰化后残渣呈白色或灰白色。

(4)本品照[含量测定]项下的方法试验，供试品色谱中应呈现与对照品保留时间相同的色谱峰。

【含量测定】 采用气相色谱法测定麝香酮。本品按干燥品计算，含麝香酮（$C_{16}H_{30}O$）不得少于 2.0%。

【药理作用】

1. 强心作用 水提物及麝香脂具强心作用，能激活豚鼠心肌中蛋白激酶 C。

2. 活血作用 麝香酮能影响血小板收缩蛋白功能，延长凝血时间。

3. 抗炎作用 蛋白质及多肽对实验性耳部炎症、关节肿、关节炎均有显著抑制作用。

知识拓展 13-3

【功效】 性温，味辛。开窍醒神，活血通经，消肿止痛。用于热病神昏，中风痰厥，气郁暴厥，中恶昏迷，经闭，癥瘕，难产死胎，胸痹心痛，心腹暴痛，跌扑伤痛，痹痛麻木，痈肿瘰疬，咽喉肿痛。

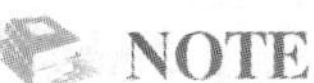

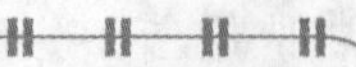

知识拓展
13-4

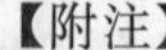

【附注】

1. 人工合成麝香 以人工合成麝香酮为主，按规定比例配制而成。经药理试验、理化分析、临床试验证明与天然麝香的性质和作用近似，并对心绞痛有显著缓解作用。

2. 掺伪品 在商品毛壳麝香和麝香仁中均发现有掺伪品：动物的肌肉、肝脏、血块，蛋黄粉、奶渣等；植物性的儿茶粉、淀粉、锁阳粉、桂皮粉、大豆粉、丁香粉、地黄粉、海金沙等；矿物雄黄、赤石脂、铅粉、铁末、砂石等。以上掺伪品用显微鉴定和理化鉴定方法均能与真品麝香区分。凡发现麝香仁中有大量细胞和组织或结晶物，均可鉴定为掺伪品。其水溶性残渣和灰分含量均增加，而麝香酮等有效成分的含量降低或无。

牛黄* Bovis Calculus(附：人工牛黄、体外培育牛黄)

(英)Bezoar

案例解析
13-2

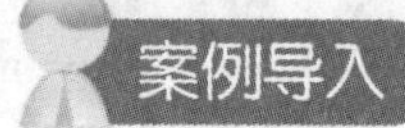

2012 年 12 月，国家食品药品监督管理总局发表通知要求，对于国家药品标准处方中含牛黄的临床急重病症用药品种，包括安宫牛黄丸、大活络丸、回春丹、片仔癀等 38 个品种，可以将处方中的牛黄固定以培植牛黄或体外培育牛黄等量替代投料使用，但不得使用人工牛黄替代。

问题：

1. 人工牛黄的来源是什么？

2. 人工牛黄与天然牛黄的主要性状区别是什么？

【来源】 脊索动物门哺乳纲牛科动物牛 *Bos taurus domesticus* Gmelin 的干燥胆结石，习称“天然牛黄”。在胆囊中产生的称“胆黄”或“蛋黄”，在胆管中产生的称“管黄”，在肝胆管中产生的称“肝黄”。

【动物形态】 头大额广，鼻阔口大。眼、耳部较大。头上有角一对，左右分开，弯曲无分枝。四肢匀称，4 趾，均有蹄甲，其后方有 2 趾不着地，称悬蹄。尾较长，尾端具丛毛，毛大部分为黄色，无杂毛掺混。

牛黄原动物图

【产地】 主产于西北、华北、东北、西南等地区。河南、湖北、江苏、浙江、广西、广东等地亦产。产于西北及河南的称“西牛黄”，产于北京、天津、内蒙古及河北的称“京牛黄”，产于东北的称“东牛黄”，产于江苏、浙江的称“苏牛黄”，产于广西、广东的称“广牛黄”。

【采制】 宰牛时检查胆囊、胆管及肝胆管，如有结石，即滤去胆汁，立即取出，除净附着的薄膜，阴干。

【性状】

牛黄药材图

1. 蛋黄 多呈卵形、类球形、四方形或三角形，大小不一，直径 0.6～3(4.5)cm。表面黄红色至棕黄色，有的表面挂有一层黑色光亮的薄膜，习称“乌金衣”，有的粗糙，具疣状突起，有的具龟裂纹。体轻，质酥脆，易分层剥落，断面金黄色，可见细密的同心层纹，有的夹有白心。气清香，味先苦而后微甜，入口有清凉感，嚼之易碎，不粘牙。

2. 管黄 呈管状，长约 3 cm，直径 1～1.5 cm，或为破碎的小片。表面不平或有横曲纹，有裂纹及小突起，红棕色或棕褐色。质酥脆，断面有较少的层纹，有的中空，色较深。

【显微特征】 取粉末少量，用水合氯醛试液装片，不加热，置显微镜下观察：不规则团块由多数黄棕色或棕红色小颗粒集成，稍放置，色素迅速溶解，并显鲜明金黄色，久置后变绿色(图 13-6)。

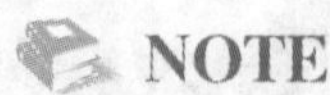

NOTE

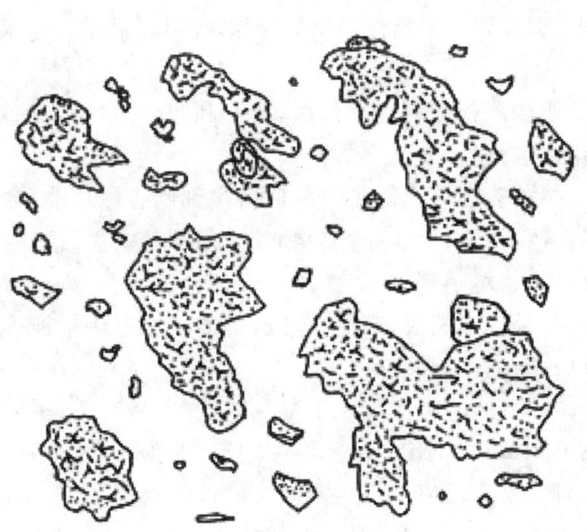

图 13-6 牛黄粉末图

【化学成分】 牛黄主要含：①胆色素 72%～76%，其中主要为游离胆红素（bilirubin）、结合胆红素与共价胆红素，还有少量胆绿素。②胆汁酸类 7%～10%，包括胆酸、去氧胆酸、鹅去氧胆酸、胆石酸等及牛磺酸胆汁酸盐、甘氨酸胆汁酸盐类。③胆固醇类 1%～5%。④尚含脂肪酸、卵磷脂、酸性肽类成分。

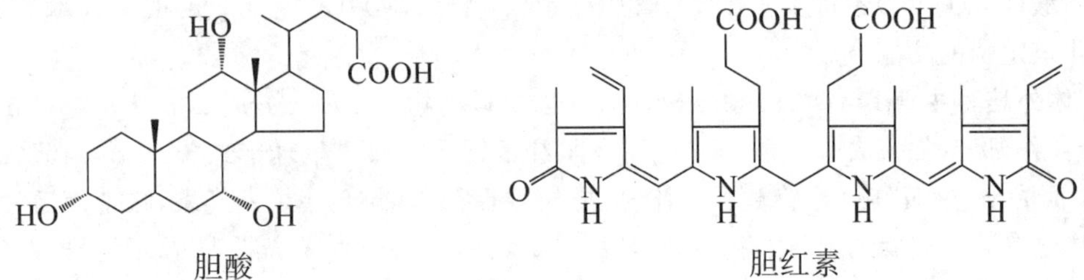

【理化鉴别】 (1)取本品少量，加清水调和后涂于指甲上，能将指甲染成黄色，习称“挂甲”。

(2)胆酸：取粉末 0.1 g，加 60%冰醋酸 4 mL，研磨，滤过，取滤液 1 mL，加新制的糠醛（新蒸馏至几乎无色）水溶液（1→100）1 mL 与硫酸（取 50 mL 硫酸与 65 mL 水混合）10 mL，置于 70 ℃水浴加热 10 min，即显蓝紫色。

(3)胆红素：取粉末少许，分别放入白色比色盘中，加硫酸显污绿色，如加浓硝酸则显血红色，加氨水呈黄褐色。

(4)胆固醇：取粉末 0.1 g，加盐酸 1 mL 及三氯甲烷 10 mL，充分振摇，混匀，三氯甲烷层显黄褐色，分取三氯甲烷层，加氢氧化钡试液 5 mL，振摇，即生成黄褐色沉淀（胆红素反应），分离除去水层和沉淀，取三氯甲烷层约 1 mL，加醋酐 1 mL，硫酸 2 滴，摇匀，放置，溶液呈绿色。

(5)TLC：以胆酸、去氧胆酸对照品为对照，进行薄层色谱法试验，置紫外光灯（365 nm）下检视。供试品色谱中，在与对照品色谱相应的位置上，显相同颜色的荧光斑点。以胆红素对照品为对照，进行薄层色谱试验。供试品色谱中，在与对照品色谱相应的位置上，显相同颜色的斑点。

【检查】 游离胆红素用紫外-可见分光光度法，在 453 nm 波长处测定吸光度，不得超过 0.70。水分不得超过 9.0%。总灰分不得超过 10.0%。

【含量测定】 (1)采用薄层色谱扫描法测定胆酸。本品按干燥品计算，含胆酸（$C_{24}H_{40}O_5$）不得少于 4.0%。

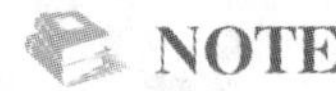

(2)采用 HPLC 测定胆红素。本品按干燥品计算,含胆红素($C_{33}H_{36}N_4O_6$)不得少于 25.0%。

【药理作用】

1. 利胆保肝作用 胆酸能松弛胆道括约肌,具有利胆作用;牛磺酸对四氯化碳引起的大鼠肝损伤有显著保护作用。

2. 增强免疫作用 牛黄能显著提高小鼠腹腔巨噬细胞吞噬功能。

3. 其他作用 胆红素具解热、抗病原微生物等作用,胆酸、去氧胆酸具镇咳祛痰、抗炎等作用,牛磺酸具有镇静、抗惊厥、解热、降压等作用。

【功效】 性凉,味甘。清心,豁痰,开窍,凉肝,解毒。用于热病神昏,中风痰迷,惊痫抽搐,癫痫发狂,咽喉肿痛,口舌生疮,痈肿疔疮。

【附注】

1. 人工牛黄 Bovis Calculus Artifactus 由牛胆粉、胆酸、猪去氧胆酸、牛磺酸、胆红素、胆固醇、微量元素制成。为黄色疏松粉末,味苦,微甘。理化鉴别:①取本品 0.5%的三氯甲烷溶液,用紫外-可见分光光度法测定,在 453 nm 波长处有最大吸收。②取本品甲醇溶液,以胆酸、猪去氧胆酸对照品的混合溶液作为对照,进行薄层色谱试验。本品色谱中,在与对照品色谱相应的位置上,显相同颜色的斑点。③取本品甲醇溶液,以牛胆粉对照药材甲醇溶液为对照,进行薄层色谱试验。本品色谱中,在与对照药材色谱相应的位置上,显相同颜色的斑点。④取本品甲醇溶液,以牛磺酸对照品为对照,进行薄层色谱试验。供试品色谱中,在与对照品色谱相应的位置上,显相同颜色的斑点。含量测定:用紫外-可见分光光度法测定,本品按干燥品计算,含胆酸($C_{24}H_{40}O_5$)不得少于 13%,含胆红素($C_{33}H_{36}N_4O_6$)不得少于 0.63%。本品具清热解毒、化痰定惊的功能。

知识拓展 13-5

2. 体外培育牛黄 Bovis Calculus Sativus 以牛科动物牛 *Bos taurus domesticus* Gmelin 的新鲜胆汁作母液,加入去氧胆酸、胆酸、复合胆红素钙等制成。呈球形或类球形,直径 0.5~3 cm。表面光滑,呈黄红色至棕黄色。体轻,质松脆,断面有同心层纹。气香,味苦而后甘,有清凉感,嚼之易碎,不粘牙。显微特征:取本品粉末少许,用水合氯醛试液装片,不加热,在显微镜下观察。不规则团块由多数黄棕色或棕红色小颗粒集成;稍放置,色素迅速溶解,并显鲜明金黄色,久置后变成绿色。理化鉴别:①取本品粉末少量,用清水调和,涂于指甲上,能将指甲染成黄色。②取本品粉末少量,加三氯甲烷 1 mL,摇匀,再加硫酸与过氧化氢溶液(30%)各 2 滴,振摇,溶液即显绿色。③取本品粉末 0.1 g,加盐酸 1 mL 及三氯甲烷 10 mL,充分振摇,混匀,三氯甲烷液呈黄褐色,分取三氯甲烷液,加氢氧化钡试液 5 mL,振摇,即生成黄褐色沉淀。分离除去水层和沉淀,取三氯甲烷液约 1 mL,加醋酐 1 mL 和硫酸 2 滴,摇匀,放置,溶液呈绿色。④以胆酸、去氧胆酸对照品为对照,进行薄层色谱试验。供试品色谱中,在与对照品色谱相应的位置上,显相同颜色的荧光斑点。本品含水分不得超过 9.0%。取本品的三氯甲烷溶液的续滤液,用紫外-可见分光光度法,在 453 nm 的波长处测定吸光度,吸光度不得超过 0.70(检查游离胆红素)。含量测定:用薄层扫描法测定,本品按干燥品计算,含胆酸($C_{24}H_{40}O_5$)不得少于 6.0%;用紫外-可见分光光度法测定,本品按干燥品计算,含胆红素($C_{33}H_{36}N_4O_6$)不得少于 35.0%。具清心、豁痰、开窍、凉肝、解毒的功能。

案例解析 13-3

蟾酥* Bufonis Venenum

(英) Toad Venom

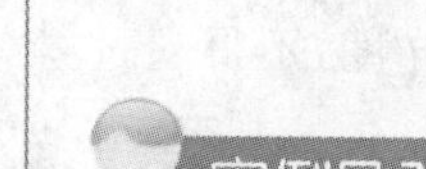

某患者,听说蟾酥可以治疗癌症,自行购买蟾酥 3 g 冲服。服用后出现恶心、呕吐、腹痛、

抽搐症状。

问题：服用蟾酥为什么会中毒？安全剂量为多少？

【来源】 脊索动物门两栖纲蟾蜍科动物中华大蟾蜍 *Bufo bufo gargarizans* Cantor 或黑眶蟾蜍 *Bufo melanostictus* Schneider 耳后腺及皮肤腺的干燥分泌物。

【动物形态】

1. 中华大蟾蜍 体粗壮，雄性体长约 9.5 cm，雌性体长 10 cm 以上。头宽大，吻端圆厚，口阔，上下颌均无齿，雄性无声囊，近吻端有小型鼻孔 1 对，眼大凸出，眼和鼓膜后方有大而长的耳后腺。躯干粗短，皮肤极粗糙，布满大小不等的圆形疣粒，腹部有小疣粒。前肢有趾 4，趾侧微有缘膜而无蹼；后肢长约为体长的 2 倍，足趾 5，趾侧有缘膜，蹼较发达。

2. 黑眶蟾蜍 体长 7～10 cm。头部沿吻棱、眼眶上缘、鼓膜前缘及上下颌缘有十分明显的黑色骨质棱或黑色线。背部一般为黄棕色，略带棕红色斑纹，疣粒上有明显的黑点或角质刺，腹面乳黄色，有灰色斑纹。

蟾酥原动物图

【产地】 主产于辽宁、山东、江苏、河北等地。

【采制】 多于夏、秋二季捕捉蟾蜍，洗净，挤取耳后腺及皮肤腺的白色浆液，加工，干燥。采收加工过程中忌用铁器，以免浆液变黑。将浆液放入圆模型中晒干或低温干燥，即为团蟾酥；如涂于玻璃板或竹箬叶上晒干或低温干燥，即为片蟾酥。

【性状】 呈扁圆形团块状或片状。棕褐色或红棕色。团块状者质坚，不易折断，断面棕褐色，角质状，微有光泽；片状者质脆，易碎，断面红棕色，半透明。气微腥，味初甜而后有持久的麻辣感，粉末嗅之作嚏。断面沾水，即呈乳白色隆起（图 13-7）。

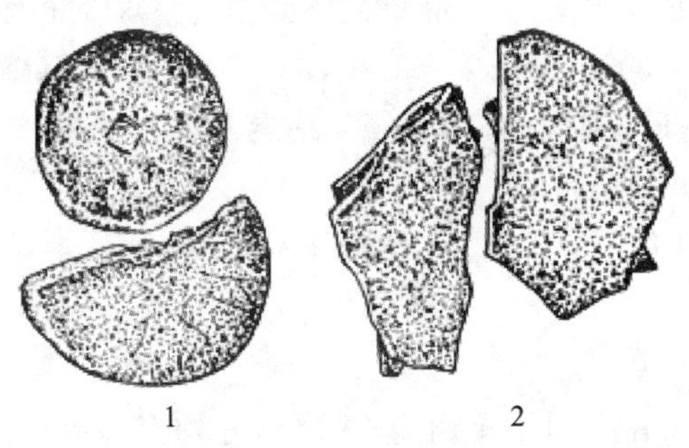

图 13-7 蟾酥药材简图

1. 团蟾酥；2. 片蟾酥

【显微特征】 粉末淡棕色。①甘油水装片观察，呈半透明或淡黄色不规则形碎块，并附有沙粒状固体。②浓硫酸装片观察，显橙黄色或橙红色，碎块四周逐渐缩小而呈透明的类圆形小块，表面显龟裂状纹理，放置稍久渐溶解消失。③水装片加碘试液观察，不应含有淀粉粒。

蟾酥药材图

【化学成分】 ①强心甾类化合物：蟾毒配基类化合物，已知有约 20 种，结构与强心苷元类似，有毒性，大多为干燥加工过程中的分解产物，如华蟾酥毒基（cinobufagin）、脂蟾毒配基（resibufogenin）、蟾毒灵（bufalin）、羟基华蟾毒基（cinobufaginol）、蟾毒配基（bufotalin）、海蟾蜍精（marinobufagin）及远华蟾毒精（telocinobufagin）等。另含洋地黄毒苷元（digitoxigenin）等。蟾毒配基类常在 C_3—OH 与丁二酰精氨酸、庚二酰精氨酸、辛二酰精氨酸、辛二酸、硫酸等结合成酯类，统称为蟾毒类（bufotoxins），多存在于加工前新鲜的蟾蜍分泌物中。②吲哚类生物碱：主要有蟾酥碱（bufotenine）、蟾酥甲碱（bufotenidine）、脱氢蟾蜍色胺（dehydrobufotenine）等。③甾醇类：如胆甾醇、麦角甾醇（ergosterol）等。④其他：肾上腺素（adrenaline）、多种氨基酸及无机元素。近年据报道，从蟾酥中还分离出吗啡（morphine）。

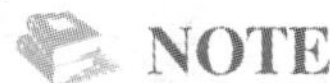

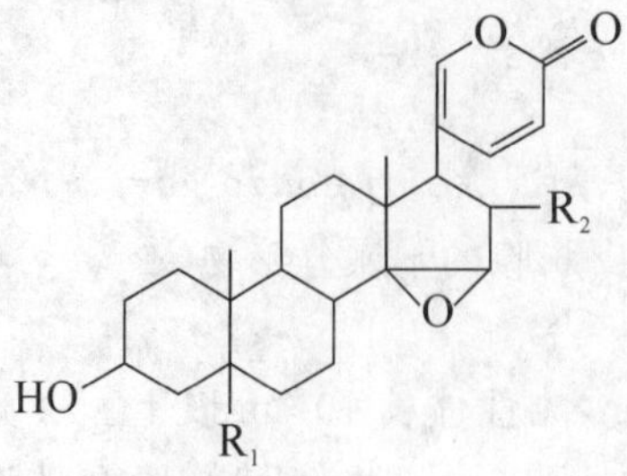

	R_1	R_2
华蟾酥毒基	H	OAc
脂蟾毒配基	H	H

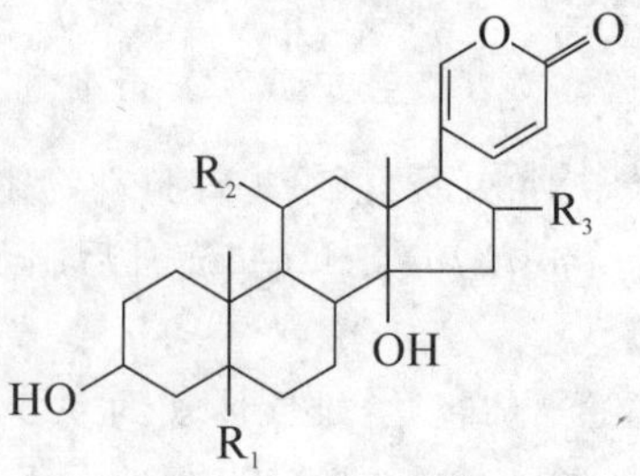

	R_1	R_2	R_3
蟾毒灵	H	H	H
蟾毒配基	H	H	OAc
远华蟾毒精	OH	H	H

【理化鉴别】 (1)本品断面沾水，即呈乳白色隆起。

(2)吲哚类化合物反应：取本品粉末约 0.1 g，加甲醇 5 mL，浸泡 1 h，滤过，滤液加对二甲氨基苯甲醛固体少量，滴加硫酸数滴，则显蓝紫色。

(3)甾类化合物反应：取本品粉末 0.1 g，加三氯甲烷 5 mL，浸泡 1 h，滤过，滤液蒸干，残渣加醋酐少量使溶解，滴加硫酸，初显蓝紫色，渐变为蓝绿色。

(4)TLC：本品细粉甲醇加热回流提取液与蟾酥对照药材溶液共薄层展开，喷以 10%硫酸乙醇溶液，加热至斑点显色清晰，分别置日光和紫外光灯(365 nm)下检视。供试品色谱中，在与对照药材色谱相应的位置上，显相同颜色的斑点或荧光斑点。

(5)特征图谱：采用 HPLC 测定。本品特征图谱中应呈现 5 个特征峰：日蟾毒它灵(峰 1)、蟾毒它灵(峰 2)、蟾毒灵(峰 3)、华蟾酥毒基(峰 4,S)、脂蟾毒配基(峰 5)；并应与蟾酥对照药材参照物色谱峰中的 5 个特征峰相对应，其中峰 4 应与华蟾酥毒基参照物峰(S)的保留时间相一致。

【含量测定】 采用 HPLC 测定。本品按干燥品计算，含蟾毒灵($C_{24}H_{34}O_4$)、华蟾酥毒基($C_{26}H_{34}O_6$)和脂蟾毒配基($C_{24}H_{32}O_4$)的总量不得少于 7.0%。

【药理作用】

1. 抗肿瘤作用 脂蟾毒配基对小鼠肉瘤、腹水瘤等均有抑制作用。蟾酥或其制剂对某些癌症有显著效果或缓解症状的作用，对神经性皮炎、化脓性感染等都有显著疗效。

2. 升压、兴奋呼吸作用 脂蟾毒配基、蟾毒灵等具有显著兴奋呼吸和升压作用，临床作升压、呼吸兴奋剂。

3. 镇痛、局部麻醉作用 蟾毒灵具有较强的局部麻醉作用。

【功效】 性温，味辛。解毒，止痛，开窍醒神。用于痈疽疔疮，咽喉肿痛，中暑神昏，痧胀腹痛吐泻。本品有毒，孕妇慎用。

阿胶 Asini Corii Colla

【来源】 脊索动物门哺乳纲马科动物驴 *Equus asinus* L. 的干燥皮或鲜皮经煎煮、浓缩制成的固体胶。

【产地】 主产于山东东阿及浙江等地。此外，河北、北京、天津、辽宁等地亦产。

【采制】 将驴皮漂泡去毛，切块洗净，分次水煎，滤过，合并滤液，浓缩(可分别加入适量黄酒、冰糖及豆油)至稠膏状，冷凝，切块，晾干。

【性状】 呈长方形块、方形块或丁状，棕色至黑褐色，有光泽。质硬而脆，断面光亮，碎片对光照视呈棕色半透明状。气微，味微甘。

NOTE

【化学成分】 ①主要含明胶蛋白：含量可达 98.8%，水解可产生多种氨基酸，如甘氨酸、L-羟脯氨酸、L-脯氨酸、谷氨酸、精氨酸、丙氨酸等，其中以甘氨酸含量最高。②其他：K、Na、Mg、Fe、Cu 等约 20 种无机元素，以 Fe 含量较高。

【理化鉴别】 采用 HPLC-MS，以质荷比(m/z)539.8(双电荷)→612.4 和(m/z)539.8(双电荷)→923.8 离子对提取的供试品离子流色谱中，应同时呈现与对照药材色谱保留时间一致的色谱。

【含量测定】 采用 HPLC 测定，本品按干燥品计算，含 L-羟脯氨酸的量不得少于 8.0%，甘氨酸不得少于 18.0%，丙氨酸不得少于 7.0%，L-辅氨酸不得少于 10.0%。

【药理作用】 具有补血、止血、抗衰老、免疫调节、抗疲劳的作用。

【功效】 性平，味甘。补血滋阴，润燥，止血。用于血虚萎黄，眩晕心悸，肌痿无力，心烦不眠，虚风内动，肺燥咳嗽，劳嗽咯血，吐血尿血，便血崩漏，妊娠胎漏。

【附注】 (1)用猪皮熬制所得的"新阿胶"，呈方块状，表面棕褐色，对光照视不透明，断面不光亮。于水中加热熔化，液面有一层脂肪油，具肉皮汤味。成分与阿胶相似。滋阴，补血，止血。

(2)常见伪品为用多种动物的皮熬制成的胶块，与阿胶的主要区别：表面黑褐色，光泽差，质硬韧，不易破碎，碎块断面色暗无光亮，易发软黏合，带腥臭气。加沸水搅拌溶解后，溶液呈暗红棕色，混浊，静置后溶液变稠，10%水溶液温度降至不到 10 ℃即凝固。正品阿胶水溶液呈红茶色，透明，清而不浊，10%水溶液在 5～10 ℃下放置亦不凝固。

全蝎 Scorpio

【来源】 节肢动物门蛛形纲钳蝎科动物东亚钳蝎 *Buthus martensii* Karsch 的干燥体。

【产地】 主产于河南禹州、南阳、鹿邑，山东青州等地。河北、辽宁、安徽、湖北等地亦产。以河南禹州、鹿邑，山东青州产者品质佳，以山东产量最大。野生或饲养。

【采制】 春末至秋初捕捉，除去泥沙，置于沸水或沸盐水中，煮至全身僵硬，捞出，置于通风处，阴干。

【性状】 头胸部与前腹部呈扁平长椭圆形，后腹部呈尾状，皱缩弯曲，完整者体长约 6 cm。头胸部呈绿褐色，前面有 1 对短小的螯肢及 1 对较长大的钳状脚须，形似蟹螯，背面覆有梯形背甲，腹面有足 4 对，均为 7 节，末端各具 2 爪钩；前腹部由 7 节组成，第 7 节色深，背甲上有 5 条隆脊线。背面绿褐色，后腹部棕黄色，6 节，节上均有纵沟，末节有锐钩状毒刺，毒刺下方无距。气微腥，味咸。

【化学成分】 ①蝎毒素，为一种毒性蛋白，与蛇的神经毒素类似，但含硫量较高。②有机酸，如蝎酸、牛磺酸等。③蝎子油，以饱和脂肪酸为主体的脂质成分，有棕榈酸、硬脂酸、油酸等脂肪酸。

【药理作用】 全蝎具有抑菌、降压、抗惊厥、抗癫痫、镇痛、抗肿瘤等作用。蝎毒素对神经系统有广泛的生物活性；蝎毒素Ⅲ、蝎毒素Ⅳ为镇痛活性多肽。

【功效】 性平，味辛；有毒。息风镇痉，攻毒散结，通络止痛。用于肝风内动，痉挛抽搐，小儿惊风，半身不遂，破伤风，风湿顽痹，偏正头痛，疮疡，瘰疬。

水蛭 Hirudo

【来源】 环节动物门水蛭科动物蚂蟥 *Whitmania pigra* Whitman、水蛭 *Hirudo nipponica* Whitman 或柳叶蚂蟥 *Whitmania acranulata* Whitman 的干燥全体。

【产地】

1. 蚂蟥 产于河北、山东、安徽、江苏等地。

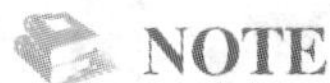

2. 水蛭　产于全国各地，主产于山东、江苏、湖北、四川等地。

3. 柳叶蚂蟥　产于河北、安徽、江苏、福建等地。

【采制】　夏、秋二季捕捉，洗净，用沸水烫死或用石灰、草木灰闷死，晒干或低温干燥。

【性状】

1. 蚂蟥　呈扁平纺锤形，有多数环节，体长 4～10 cm，宽 0.5～2 cm。背部黑褐色或黑棕色，稍隆起，用水浸后，可见黑色斑点排成 5 条纵纹；腹面平坦，棕黄色。两侧棕黄色，前端稍尖，后端钝圆。两端各具 1 吸盘，前吸盘不显著，后吸盘较大。质脆，易折断，断面胶质样。气微腥。

2. 水蛭　呈扁长圆柱形，体多弯曲扭转，长 2～5 cm，宽 0.2～0.3 cm。

3. 柳叶蚂蟥　狭长而扁，长 5～12 cm，宽 0.1～0.5 cm，背腹两面均呈黑棕色。

【化学成分】　①蛋白质。②酶：活水蛭唾液腺中含有水蛭素(hirudin)，系 65 个氨基酸组成的多肽，分子量为 7000 左右，含 3 个二硫键，在 70 ℃以下可保持活性，干燥药材中水蛭素已被破坏。③肝素(heparin)。④抗凝血酶(antithrombin)等。本品每 1 g 含抗凝血酶活性应不低于 16.0 U，蚂蟥、柳叶蚂蟥应不低于 3.0 U。

【药理作用】　水蛭素、肝素、抗凝血酶均有抗凝血作用。据报道，水蛭素是迄今为止世界上最强的凝血酶抑制剂，不但可以抗凝血，而且对各种血栓有效，尤其是对静脉血栓和弥散性血管内凝血。

【功效】　性平，味咸、苦；有小毒。破血通经，逐瘀消癥。用于血瘀经闭，癥瘕痞块，中风偏瘫，跌扑损伤。

斑蝥 Mylabris

【来源】　节肢动物门昆虫纲芫青科昆虫南方大斑蝥 *Mylabris phalerata* Pallas 或黄黑小斑蝥 *Mylabris cichorii* Linnaeus 的干燥体。

【产地】　全国大部分地区均产，主产于河南、广西、安徽、云南等地。

【采制】　夏、秋二季清晨露水未干时捕捉，可戴手套，放入容器内闷死或烫死，晒干。

【性状】

1. 南方大斑蝥　呈长圆形，长 1.5～2.5 cm，宽 0.5～1 cm。头及口器向下垂，有较大的复眼及触角各 1 对，触角多已脱落。背部具革质鞘翅 1 对，黑色，有 3 条黄色或棕黄色的横纹；鞘翅下面有棕褐色薄膜状透明的内翅 2 片。胸腹部乌黑色，胸部有足 3 对。气特异而臭。

2. 黄黑小斑蝥　体型较小，长 1～1.5 cm。

【化学成分】　两种斑蝥均含：①斑蝥素(cantharidin，$C_{10}H_{12}O_4$)，是芫青科昆虫特有的防御或攻击物质，主要分布在生殖腺、血液和内脏中，以胸腹部含量最高，而头、翅、足含量较低。②无机元素 K、Mg、Ca、Fe、Zn、Cu、Mn、Sr 等，以 K 含量最高。南方大斑蝥尚含羟基斑蝥素(hydroxycantharidin)、脂肪油、树脂(resin)、蚁酸及色素等。

【药理作用】　斑蝥具有抗皮肤致病真菌、抗纤维化、抗病毒等作用。斑蝥素具强臭及发泡性，对原发性肝癌、病毒性肝炎、鼻炎等均有显著效果，但毒性大，其半合成品羟基斑蝥胺疗效与斑蝥素类似而毒性只有其 1/500。

【功效】　性热，味辛；有大毒。破血逐瘀，散结消癥，攻毒蚀疮。用于癥瘕，经闭，顽癣，瘰疬，赘疣，痈疽不溃，恶疮死肌。本品有毒，内服、外用宜慎，孕妇禁用。

地龙 Pheretima

【来源】　环节动物门钜蚓科动物参环毛蚓 *Pheretima aspergillum*(E. Perrier)、通俗环毛

蚓 *Pheretima vulgaris* Chen、威廉环毛蚓 *Pheretima guillelmi*（Michaelsen）或栉盲环毛蚓 *Pheretima pectinifera* Michaelsen 的干燥体。前一种习称"广地龙"，后三种习称"沪地龙"。

【产地】 广地龙主产于广东、海南、广西、福建等地。沪地龙主产于上海、浙江、江苏、安徽等地。野生或人工养殖。

【采制】 广地龙春季至秋季捕捉，沪地龙夏季捕捉，及时剖开腹部，除去内脏及泥沙，洗净，晒干或低温干燥。

【性状】

1. 广地龙 呈长条状薄片，弯曲，边缘略卷，长 15～20 cm，宽 1～2 cm。全体具环节，背部棕褐色至紫灰色，腹部浅黄棕色；第 14～16 环节为生殖带，习称"白颈"，较光亮。体前端稍尖，尾端钝圆，刚毛圈粗糙而硬，色稍浅。雄生殖孔在第 18 环节腹侧刚毛圈一小孔突上，雄交配腔不翻出，外缘有数个环绕的浅皮褶，内侧刚毛圈隆起，前面两边有横排（一排或二排）小乳突，每边 10～20 个不等。受精囊孔 2 对，位于 7/8 至 8/9 环节间一椭圆形突起上，约占节周 5/11。体轻，略呈革质，不易折断。气腥，味微咸。

2. 沪地龙 长 8～15 cm，宽 0.5～1.5 cm。全体具环节，背部棕褐色至黄褐色，腹部浅黄棕色；第 14～16 环节为生殖带，较光亮。第 18 环节有一对雄生殖孔。通俗环毛蚓的雄交配腔能全部翻出，呈花菜状或阴茎状；威廉环毛蚓的雄交配腔孔呈纵向裂缝状；栉盲环毛蚓的雄生殖孔内侧有 1 个或多个小乳突。受精囊孔 3 对，在 6/7 至 8/9 环节间。

【化学成分】 广地龙和沪地龙均含：①次黄嘌呤（hypoxanthine）、蚯蚓解热碱、琥珀酸（succinic acid）、蚯蚓素（lumbricin）、蚯蚓毒素（terrestrolumbrolysin）。②蛋白质和酶：蛋白质组成中含 18～20 种氨基酸（amino acid），如赖氨酸（lysine）、亮氨酸（leucine）、缬氨酸（valine）等；酶有蚓激酶（lumbrukinase）、地龙溶栓酶、纤溶酶（plasmin）等。③脂肪酸：含有 18 种脂肪酸。

【药理作用】 地龙具有溶栓、抗凝、降压、镇静、解热、平喘等作用。次黄嘌呤具有平喘、降压作用；蚯蚓解热碱具有解热作用；琥珀酸有平喘和利尿作用；蚓激酶、地龙溶栓酶、纤溶酶具有溶解血栓作用。

【功效】 性寒，味咸。清热定惊，通络，平喘，利尿。用于高热神昏，惊痫抽搐，关节痹痛，肢体麻木，半身不遂，肺热喘咳，水肿尿少。

蛤蚧 Gecko

【来源】 脊索动物门爬行纲壁虎科动物蛤蚧 *Gekko gecko* Linnaeus 除去内脏的干燥体。

【产地】 主产于广西龙州、大新、白色、容县等地。云南、广东、福建等地亦产。广西、江苏等地已人工养殖。进口蛤蚧产于越南、泰国、柬埔寨、印度尼西亚。

【采制】 全年均可捕捉，5—8 月为主要捕捉季节，剖开腹部，取出内脏，拭净血液（不可水洗），再以竹片撑开，使全体扁平顺直，低温干燥，将大小相近的两只合成 1 对，扎好。

【性状】 呈扁片状，头颈部及躯干部长 9～18 cm，头颈部约占三分之一，腹背部宽 6～11 cm，尾长 6～12 cm。头略呈扁三角形，两眼多凹陷成窟窿，无眼睑，口内有细齿，密生于颚的边缘，无异型大齿。吻部半圆形，吻鳞不切鼻孔，与鼻鳞相连，上鼻鳞左右各 1 片，上唇鳞 12～14 对，下唇鳞（包括颏鳞）21 片。腹背部呈椭圆形，腹薄。背部灰黑色或银灰色，有黄白色或灰绿色斑点（进口蛤蚧多为砖红色斑点）散在或密集呈不显著的斑纹，脊椎骨及两侧肋骨突起。四足均具 5 趾，除第一趾外，均具爪；趾间仅具蹼迹，足趾底面具吸盘。尾细而坚实，几乎与体长相等，微现骨节，与背部颜色相同，有 6～7 个明显的银灰色环带。全身密被圆形或多角形微有光泽的细鳞。气腥，味微咸。

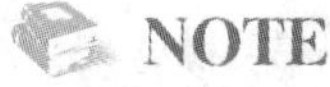

【化学成分】 ①肌肽(carnosine)。②生物碱:如胆碱(choline)、肉毒碱(carnitine)等。③磷脂类:其中以磷脂酰乙醇胺(phosphatidylethanolamine)含量最高,达70%以上,其次为磷脂酸(phosphatidic acid)、溶血卵磷脂(溶血磷脂酰胆碱(lysolecithin)、神经鞘磷脂(sphingomyelin)和磷脂酰胆碱(phosphatidylcholine))。④蛋白质及多种氨基酸,氨基酸中以甘氨酸(glycine)为主。⑤其他:多种脂肪酸,钙、磷、镁、锌等多种无机元素。

【药理作用】 具有抗应激、抗炎、增强免疫、抗衰老、调节人体性功能等作用。

【功效】 性平,味咸。补肺益肾,纳气定喘,助阳益精。用于肺肾不足,虚喘气促,劳嗽咳血,阳痿,遗精。

蕲蛇 Agkistrodon

【来源】 脊索动物门爬行纲蝰科动物五步蛇 *Agkistrodon acutus*(Güenther)除去内脏的干燥体。

【产地】 主产于浙江温州、丽水、金华。江西、湖北、福建、湖南、广西等地亦产。

【采制】 多于夏、秋二季捕捉,剖开蛇腹,除去内脏,洗净,用竹片撑开腹部,盘成圆盘状,干燥后拆除竹片。

【性状】 卷成圆盘状,盘径17~34 cm,体长可达2 m。头在中间稍向上,呈三角形扁平状,吻端向上,习称“翘鼻头”。上腭有管状毒牙,中空尖锐。背部两侧各有黑褐色与浅棕色组成的“V”字形斑纹17~25个,其“V”字形的两上端在背中线上相接,习称“方胜纹”,有的左右不相接,呈交错排列。腹部撑开或不撑开,灰白色,鳞片较大,有黑色类圆形的斑点,习称“连珠斑”;腹内壁黄白色,脊椎骨棘突较高,呈刀片状上突,前后椎体下突基本同形,多为弯刀状,向后倾斜,尖端明显超过椎体后隆面。尾部骤细,末端有三角形深灰色的角质鳞片1枚,习称“佛指甲”。气腥,味微咸。

【显微特征】

1. 背鳞外表面观 取背鳞1片,观察外表面,鳞片呈深棕色或黄棕色,密布乳头状突起,乳突呈类三角形、类卵形或不规则形,内含颗粒状色素。此特征为本品粉末鉴定的重要依据。

2. 背鳞横切面观 部分真皮和表皮向外呈乳头状突出,使外表面呈波浪形,突起部的真皮含较多色素。内表面较平直,无乳头状突起。

【化学成分】 ①蛋白质;②脂肪;③氨基酸;④尚含鸟嘌呤核苷及多种微量元素,如锌、锰、铁、钼、钴、硅等。头部毒腺:①蛇毒为乳白色半透明的黏稠液体。主要含抗凝血酶(糖蛋白,分子量24100)、酯酶(如精氨酸酯酶、去纤酶等)及凝血酶样(thrombin-like)物质(糖蛋白,分子量33500)。②含多量出血性毒、少量神经性毒、微量的溶血成分及促进血液凝固成分。

从该蛇毒中提纯的精氨酸酯酶具有降血脂、降低血液黏度的作用,并对血小板数量与血小板黏附性、聚集功能均有抑制作用。对脑血栓周围阻塞性血管瘤、高凝血症均有良效。

【药理作用】 具有抗炎镇痛、抗肿瘤作用。

【功效】 性温,味甘、咸;有毒。祛风,通络,止痉。用于风湿痹痛,麻木拘挛,中风口眼㖞斜,半身不遂,抽搐痉挛,破伤风,麻风,疥癣。

鸡内金 Galli Gigerii Endothelium Corneum

【来源】 脊索动物门鸟纲雉科动物家鸡 *Gallus gallus domesticus* Brisson 的干燥砂囊内壁。

【产地】 全国各地均产。

【性状】 呈不规则皱缩的囊状卷片,完整者长3~4 cm,宽约3 cm,厚1~2 mm。表面黄色、黄绿色或黄褐色,薄而半透明,具明显的条状波浪形皱纹。质脆,易碎,断面角质样,有光

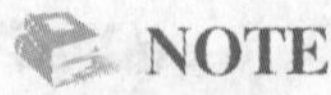

泽。气微腥,味微苦。

【化学成分】 ①酶类,如胃蛋白酶(pepsin)、淀粉酶(amylase);②类角蛋白;③氨基酸,如谷氨酸、精氨酸、天冬氨酸、缬氨酸等18种氨基酸;④多种维生素,如维生素 B_1、维生素 B_2、烟酸(nicotinic acid)、抗坏血酸(ascorbic acid);⑤另含锶、钼、钙、铁、镁、铜、锌等元素。

【药理作用】 具有抗氧化、改善血糖血脂水平和血液流变学参数以及改善肠胃功能等作用。

【功效】 性平,味甘。健胃消食,涩精止遗,通淋化石。用于食积不消,呕吐泻痢,小儿疳积,遗尿,遗精,石淋涩痛,胆胀胁痛。

珍珠 Margarita(附:珍珠母)

【来源】 珍珠贝科动物马氏珍珠贝 *Pteria martensii*(Dunker)、蚌科动物三角帆蚌 *Hyriopsis cumingii*(Lea)或褶纹冠蚌 *Cristaria plicata*(Leach)等双壳类动物受刺激而形成的珍珠。

【产地】 马氏珍珠贝所产的珍珠称“海珠”,天然和人工养殖均有;海珠主产于广东廉江,广西合浦、北海,海南及台湾等地;远销全国并出口,其产量居世界第二位。

三角帆蚌和褶纹冠蚌所产的珍珠称“淡水珍珠”,多为人工养殖品,主产于浙江、江苏、江西、湖南等地;远销全国并出口,产量居世界首位。

养殖珍珠,通常将外套膜做成小切片,插入贝体外套膜内外表皮之间的结缔组织中,然后将贝体放入水域中养殖,促使形成珍珠。三角帆蚌手术操作方便,产珠质量较好;褶纹冠蚌产珠质量稍差,但产珠量较大。

【采制】 天然珍珠全年可采,以12月为多。淡水珍珠一般养殖2～3年,秋末后采收。自动物体内取出,洗净,干燥。

【性状】 呈类球形、卵圆形、长圆形或棒形,直径1.5～8 mm。表面类白色、浅粉红色、浅黄绿色或浅蓝色,半透明,平滑或微有凹凸,具特有的彩色光泽。质坚硬,破碎面显层纹。气微,味淡。

【显微特征】

1. 磨片 ①可见粗细相间排列的同心性环状层纹,称为“珍珠结构环”。粗层纹大多清晰可见,其间有不明显的细层纹。中心部有的为实心,无特异结构;有的有类圆形腔,内有黄色物或细小沙粒。②多数磨片在暗视野中可见珍珠特有的同心环状的如彩虹般的光环,称为“珍珠虹光环”。

“珍珠结构环”和“珍珠虹光环”为珍珠独具特征,可与任何伪品相鉴别。

2. 粉末 类白色。不规则碎块,半透明,具彩虹样光泽。表面显颗粒性,由数至十数薄层重叠,片层结构排列紧密,可见致密的成层线条或极细密的微波状纹理。

【化学成分】 珍珠主要含碳酸钙、壳角蛋白(水解后得17种以上的氨基酸,主要为甘氨酸、丙氨酸、亮氨酸等),亦含少量的卟啉(porphyrin)、色素(pigment)及镁、锰、锶、铜、铝、钠、锌等。

【理化鉴别】 (1)本品置于紫外光灯(365 nm)下观察,显浅蓝紫色(天然珍珠)或亮黄绿色(养殖珍珠)荧光,通常环周部分较明亮。

(2)弹性试验:将珍珠放在高于地面60 cm处,使之自由下落到平放的玻璃板上,海产天然珍珠弹跳的高度为15～25 cm,淡水珍珠弹跳高度为5～10 cm,珍珠层越厚弹跳高度越高。

【药理作用】 具有延缓衰老、抗心律失常、抗肿瘤、抗炎、促进创面肉芽增生、提高免疫力、改善眼球微循环等作用。

【功效】 性寒,味甘、咸。安神定惊,明目消翳,解毒生肌,润肤祛斑。用于惊悸失眠,惊风

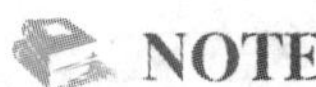

癫痫，目赤翳障，疮疡不敛，皮肤色斑。

【附注】 **珍珠母 Margaritifera Concha** 蚌科动物三角帆蚌 *Hyriopsis cumingii*(Lea)、褶纹冠蚌 *Cristaria plicata*(Leach)或珍珠贝科动物马氏珍珠贝 *Pteria martensii*(Dunker)的贝壳。去肉，洗净，干燥。三角帆蚌：略呈不等边四角形。壳面生长轮呈同心环状排列。后背缘向上突起，形成大的三角形帆状后翼。壳内面外套痕明显；前闭壳肌痕呈卵圆形，后闭壳肌痕略呈三角形。左右壳均具2枚拟主齿，左壳具2枚长条形侧齿，右壳具1枚长条形侧齿；具光泽。质坚硬。气微腥，味淡。褶纹冠蚌：呈不等边三角形。后背缘向上伸展成大型的冠。壳内面外套痕略明显；前闭壳肌痕呈楔形，后闭壳肌痕呈不规则卵圆形，在后侧齿下方有与壳面相应的纵肋和凹沟。左、右壳均具一枚短而略粗后侧齿及一枚细弱的前侧齿，均无拟主齿。马氏珍珠贝：呈斜四方形，后耳大，前耳小，背缘平直，腹缘圆，生长线极细密，呈片状。闭壳肌痕大，长圆形，具一凸起的长形主齿。主要含碳酸钙、壳角蛋白及无机元素等。性寒、味咸。平肝潜阳，安神定惊，明目退翳。用于头痛眩晕，惊悸失眠，目赤翳障，视物昏花。

蜂蜜 Mel(附：蜂蜡、蜂房、蜂胶)

【来源】 节肢动物门昆虫纲蜜蜂科昆虫中华蜜蜂 *Apis cerana* Fabricius 或意大利蜂 *Apis mellifera* Linnaeus 所酿的蜜。

【产地】 各地均产，以广东、云南、福建、江苏等地产量较大。均为人工养殖。

【采制】 春至秋季采收。将蜂巢割下，用割蜜刀把蜂房的房盖割去后，置于离心机内将蜜分离出来；或将割下的蜂巢置于布袋中，将蜜挤出；滤过，除去杂质。

【化学成分】 ①糖类，葡萄糖及果糖约70%，两者含量相近，"油性大"、质量好的蜂蜜果糖含量较高。另含少量蔗糖(一般不超过5%)。②酶类，如转化酶、淀粉酶、葡萄糖氧化酶、过氧化氢酶、酯酶等。③挥发油。④多种维生素。⑤其他，如有机酸、乙酰胆碱(acetylcholine)、无机元素及花粉、蜡质等。

【性状】 为半透明、带光泽、浓稠的液体，白色至淡黄色(白蜜)，或橘黄色至黄褐色(黄蜜)，放久或遇冷渐有白色颗粒状结晶(葡萄糖)析出。气芳香，味极甜。

因产地、气候、潮湿度及蜜源植物的不同，蜂蜜的黏稠度(油性)、色泽和气味也随之而有差异。一般以春蜜中的洋槐花蜜、紫云英蜜、枣花蜜、油菜花蜜等色浅，黏度大，气芳香，味甜，质量较佳。伏蜜如葵花蜜、芝麻花蜜，呈淡黄色，气清香，味甜、微酸，质稍次。秋蜜如荞麦花蜜、棉花蜜等色深，气微臭，味稍酸，质量较次。

【理化鉴别】 相对密度：按《中国药典》(2020年版)一部蜂蜜项下相对密度测定法(韦氏比重秤法)测定，本品的相对密度应大于1.349。

【检查】

1. 酸度 取本品10 g，加新沸过的冷水50 mL，混匀，加酚酞指示液2滴与氢氧化钠滴定液(0.1 mol/L)4 mL，应显粉红色，且10 s内不褪色。

2. 淀粉和糊精 取本品2 g，加水10 mL，煮沸后放冷，加碘试液1滴，不得显蓝色、绿色或红褐色。

3. 5-羟甲基糠醛 取蜂蜜约5.0 g，精密称定，置于50 mL量瓶中，加水约25 mL溶解，加15%亚铁氰化钾溶液及30%醋酸锌溶液各0.5 mL，加水至刻度(必要时加乙醇1滴消除泡沫)，摇匀，用干燥滤纸滤过。精密量取续滤液各5 mL，分别置于甲、乙两个具塞试管中，甲管加水5.0 mL，乙管加新制的0.2%亚硫酸氢钠溶液5.0 mL作为空白，混匀，用紫外-可见分光光度法，在284 nm和336 nm的波长处测定吸光度，前后波长处的吸光度差值不得大于0.34。

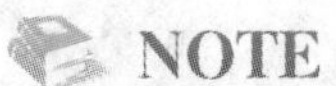

【含量测定】 采用HPLC测定(示差折光检测器检测)。本品含果糖($C_6H_{12}O_6$)和葡萄糖

($C_6H_{12}O_6$)的总量不得少于60.0%,果糖与葡萄糖含量的比值不得小于1.0。

【药理作用】 具有抗菌、抗氧化、促进创面组织再生、解毒、抗肿瘤、增强机体免疫力、润肠通便等作用。

【功效】 性平,味甘。补中,润燥,止痛,解毒;外用生肌敛疮。用于脘腹虚痛,肺燥干咳,肠燥便秘,解乌头类药毒;外治疮疡不敛,水火烫伤。

【其他】

1. 淀粉酶值 蜂蜜的淀粉酶值(指1 g蜂蜜所含的淀粉酶在40 ℃下,1 h内转化1%淀粉溶液的毫升数)规定为8以上。如果蜂蜜在加工时,加热温度过高,时间过长,淀粉酶会受到破坏;贮存时间过长,淀粉酶的活性会降低;如蜂蜜有掺杂或掺假则会导致淀粉酶值降低。目前世界上许多国家都对蜂蜜的淀粉酶值做出了相应的规定,以保证蜂蜜的质量。

2. 有毒蜂蜜 大多有苦、麻、涩的异味,不可药用。检查蜂蜜中花粉粒的形态特征,如发现乌头、雷公藤、羊踯躅或烟草等有毒植物的花粉粒存在,为避免人食用中毒,应做蜂蜜毒性试验。据分析,在有毒蜂蜜中,有的含雷公藤碱(wilfordine)。

【附注】

1. 蜂蜡 Cera Flava 蜜蜂科昆虫中华蜜蜂 *Apis cerana* Fabricius 或意大利蜂 *Apis mellifera* Linnaeus 分泌的蜡。将蜂巢置于水中加热,滤过,冷凝取蜡或再精制而成。为不规则团块,大小不一。呈黄色、淡黄棕色或黄白色,不透明或微透明,表面光滑。体较轻,蜡质,断面沙粒状,用手搓捏能软化。有蜂蜜样香气,味微甘。主成分为软脂酸蜂花酯(myricyl palmitate),约占酯类成分的80%,游离的蜡酸(约13%)、芳香性虫蜡素及少量的游离醇类。本品性微温,味甘。解毒,敛疮,生肌,止痛。外用于溃疡不敛,臁疮糜烂,外伤破溃,烧烫伤。

2. 蜂房 Vespae Nidus 胡蜂科昆虫果马蜂 *Polistes olivaceous*(DeGeer)、日本长脚胡蜂 *Polistes japonicus* Saussure 或异腹胡蜂 *Parapolybia varia* Fabricius 的巢。秋、冬二季采收,晒干,或略蒸,除去死蜂和死蛹,晒干。本品呈圆盘状或不规则的扁块状,有的似莲房状,大小不一。表面灰白色或灰褐色。腹面有多数整齐的六角形房孔,孔径3~4 mm或6~8 mm;背面有1个或数个黑色短柄。体轻,质韧,略有弹性。气微,味辛淡。质酥脆或坚硬者不可供药用。主要含有黄酮类、萜类、甾类等成分。本品性平,味甘。攻毒杀虫,祛风止痛。用于疮疡肿毒,乳痈,瘰疬,皮肤顽癣,鹅掌风,牙痛,风湿痹痛。

3. 蜂胶 Propolis 蜜蜂科昆虫意大利蜂 *Apis mellifera* Linnaeus 的干燥分泌物。本品为团块或不规则碎块,多数呈棕黄色、棕褐色或灰褐色,具光泽。20 ℃以下性脆,30 ℃以上逐渐变软,有黏性。气芳香,味苦,有辛辣感。主要含白杨素、高良姜素、乔松素等。本品性寒,味苦、辛。补虚弱,化浊脂,止消渴;外用解毒消肿,收敛生肌。用于体虚早衰,高脂血症,消渴;外治皮肤皲裂,烧烫伤。

《中国药典》(2020年版)收载的其他动物类生药见表13-1。

表13-1 《中国药典》(2020年版)收载的其他动物类生药

名称	来源	主要成分	功效
石决明 Haliotidis Concha	软体动物门鲍科动物杂色鲍 *Haliotis diversicolor* Reeve、皱纹盘鲍 *H. discus hannai* Ino、羊鲍 *H. ovina* Gmelin、澳洲鲍 *H. ruber*(Leach)、耳鲍 *H. asinina* Linnaeus 或白鲍 *H. laevigata*(Donovan)的贝壳	碳酸钙	平肝潜阳,清肝明目

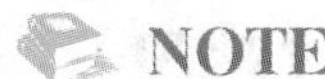

续表

名称	来源	主要成分	功效
牡蛎 Ostreae Concha	软体动物门牡蛎科动物长牡蛎 *Ostrea gigas* Thunberg、大连湾牡蛎 *O. talienwhanensis* Crosse 或近江牡蛎 *O. rivularis* Gould 的贝壳	碳酸钙	重镇安神，潜阳补阴，软坚散结
海螵蛸 Sepiae Endoconcha	软体动物门乌贼科动物无针乌贼 *Sepiella maindroni* de Rochebrune 或金乌贼 *Sepia esculenta* Hoyle 的干燥内壳	碳酸钙	收敛止血，涩精止带，制酸止痛，收湿敛疮
蜈蚣 Scolopendra	节肢动物门蜈蚣科少棘巨蜈蚣 *Scolopendra subspinipes mutilans* L. Koch 的干燥体	溶血蛋白、组织胺样物质	息风镇痉，通络止痛，攻毒散结
土鳖虫 Eupolyphaga Steleophaga	节肢动物门昆虫纲鳖蠊科昆虫地鳖 *Eupolyphaga sinensis* Walker 或冀地鳖 *Steleophaga plancyi* (Boleny)的雌虫干燥体	鲨肝醇、尿囊素等	破血逐瘀，续筋接骨
桑螵蛸 Mantidis Oötheca	节肢动物门昆虫纲螳螂科昆虫大刀螂 *Tenodera sinensis* Saussure、小刀螂 *Statilia maculata*(Thunberg)或巨斧螳螂 *Hierodula patellifera*(Serville)的干燥卵鞘	磷脂、蛋白质、脂肪酸等	固精缩尿，补肾助阳
僵蚕 Bombyx Batryticatus	节肢动物门昆虫纲蚕蛾科昆虫家蚕 *Bombyx mori* Linnaeus 4～5 龄的幼虫因感染(或人工接种)白僵菌 *Beauveria bassiana* (Bals.)Vuillant 而死亡的干燥体	蛋白质、脂肪酸、白僵菌素、昆虫毒素、羟基促蜕皮甾酮、甾醇类等	息风止痉，祛风止痛，化痰散结
海马 Hippocampus	脊索动物门海龙科动物线纹海马 *Hippocampus kelloggi* Jordan et Snyder、刺海马 *H. histrix* Kaup、大海马 *H. kuda* Bleeker、三斑海马 *H. trimaculatus* Leach 或小海马(海蛆)*H. japonicus* Kaup 的干燥体	蛋白质、酶、脂肪	温肾壮阳，散结消肿
海龙 Syngnathus	脊索动物门海龙科动物刁海龙 *Solenognathus hardwickii* (Gray)、拟海龙 *Syngnathoides biaculeatus*(Bloch)或尖海龙 *Syngnathus acus* Linnaeus 的干燥体	蛋白质、酶、脂肪	温肾壮阳，散结消肿
哈蟆油 Ranae Oviductus	脊索动物门两栖纲蛙科动物中国林蛙 *Rana temporaria chensinensis* David 雌蛙的干燥输卵管	蛋白质、脂肪、甾类成分	补肾益精，养阴润肺
龟甲 Testudinis Carapax et Plastrum	脊索动物门爬行纲龟科动物乌龟 *Chinemys reevesii*(Gray)的背甲及腹甲	蛋白质、碳酸钙	滋阴潜阳，益肾强骨，养血补心，固经止崩

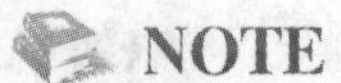

续表

名称	来源	主要成分	功效
鳖甲 Trionycis Carapax	脊索动物门爬形纲鳖科动物鳖 *Trionyx sinensis* Wiegmann 的背甲	骨胶原、角蛋白、多种氨基酸、碳酸钙	滋阴潜阳，退热除蒸，软坚散结
金钱白花蛇 Bungarus Parvu	脊索动物门爬行纲眼镜蛇科动物银环蛇 *Bungarus multicinctus* Blyth 幼蛇除去内脏的干燥体	蛋白质、脂肪	祛风，通络，止痉
乌梢蛇 Zaocys	脊索动物门爬行纲游蛇科动物乌梢蛇 *Zaocys dhumnades*（Cantor）除去内脏的干燥体	蛋白质、脂肪	祛风，通络，止痉
羚羊角 Saigae Tataricae Cornu	脊索动物门哺乳纲牛科动物赛加羚羊 *Saiga tatarica* Linnaeus 的角	角蛋白、磷脂	平肝息风，清肝明目，散血解毒

本章小结

动物类生药	学习要点
名词术语	二杠、挂甲、当门子、方胜纹、乌金衣
动物药的分类	按动物的学名分类；按药用部位分类
动物类生药的鉴定	来源鉴定、性状鉴定、显微鉴定、理化鉴定、DNA 分子鉴定
鹿茸、麝香、牛黄、蟾酥	来源、性状特征、显微特征、主要有效成分、理化鉴别及含量测定方法、功效及使用注意事项

目标检测

目标检测答案
13-1

一、单项选择题

1. 具有“马头蛇尾瓦楞身”特征的生药是（　　）。

A. 海龙　　B. 海马　　C. 海藻　　D. 马兜铃

2. 具有“翘鼻头，方胜纹，佛指甲”的生药是（　　）。

A. 地龙　　B. 斑蝥　　C. 金钱白花蛇　　D. 蕲蛇

3. 以全体入药的生药是（　　）。

A. 水蛭　　B. 蟾蜍　　C. 牛黄　　D. 珍珠母

4. 能清热解毒的生药是（　　）。

A. 鸡内金　　B. 牛黄　　C. 乌梢蛇　　D. 牡蛎

5. 斑蝥的功效是（　　）。

A. 补肾壮阳　　B. 开窍醒神　　C. 破血消癥　　D. 息风止痉

二、多项选择题

1. 以病理产物入药的是（　　）。

A. 珍珠　　B. 牛黄　　C. 麝香　　D. 蟾蜍　　E. 鸡内金

2. 以下属花鹿茸性状的是（　　）。

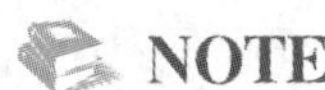

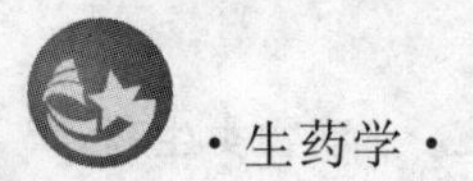

A. 单门　B. 二杠　C. 莲花　D. 门庄　E. 大挺

3. 麝香的功效有(　　)。

A. 开窍醒神　B. 活血通经　C. 消肿止痛　D. 息风止痉　E. 清热解毒

4. 来源于昆虫的生药有(　　)。

A. 蛤蚧　B. 僵蚕　C. 海螵蛸　D. 水蛭　E. 桑螵蛸

5. 牛黄的主要化学成分包括(　　)。

A. 胆色素　B. 胆酸　C. 强心苷　D. 生物碱　E. 蛋白质

6. 主要成分为碳酸钙的生药是(　　)。

A. 珍珠　B. 珍珠母　C. 桑螵蛸　D. 牡蛎　E. 石决明

7. 鹿茸的显微鉴定可见(　　)。

A. 表皮角质层　B. 毛茸　C. 骨碎皮

D. 未骨化组织碎片　E. 角化棱形细胞

8. 石决明的原动物有(　　)。

A. 杂色鲍(九孔鲍)*Haliotis diversicolor* Reeve

B. 皱纹盘鲍 *H. discus hannai* Ino

C. 羊鲍 *H. ovina* Gmelin

D. 澳洲鲍 *H. ruber*(Leach)

E. 耳鲍 *H. asinina* Linnaeus

9. 来源于节肢动物的生药有(　　)。

A. 蜂蜜　B. 地鳖　C. 鳖甲　D. 地龙　E. 海参

10. 主要活性成分具有挥发性,宜采用 GC 测定的生药有(　　)。

A. 蟾蜍　B. 斑蝥　C. 麝香　D. 牛黄　E. 水蛭

三、名词解释

1. 挂甲

2. 当门子

3. 方胜纹

4. 二杠

5. 冒槽

四、简答题

1. 简述麝香的主要化学成分及理化鉴别要点。

2. 简述动物类生药的分类。

3. 简述动物类生药的活性成分。

4. 简述动物类生药的鉴定方法。

5. 简述天然牛黄与人工牛黄的主要区别点。

推荐阅读文献

万德光. 药用动物学[M]. 上海:上海科学技术出版社,2009.

(王梦月)

NOTE

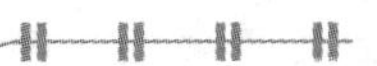

第十四章　矿物类生药

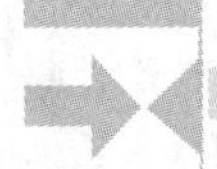

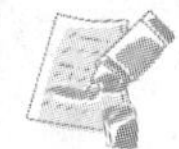

扫码看课件

14-1

学习目标

1. 掌握：矿物类生药的含义，矿物的主要性质、鉴定方法，重点矿物类生药朱砂、石膏及雄黄的鉴定。

2. 熟悉：矿物类生药的分类，其他矿物类生药的鉴定。

3. 了解：矿物类生药的应用历史及研究现状。

第一节　矿物类生药概述

矿物类生药(mineral drugs)是以天然矿物(如朱砂、自然铜、寒水石等)、矿物加工品(如芒硝、轻粉等)及动物或动物骨骼的化石(如龙骨、石燕等)入药的一类生药。矿物类生药的主要成分为无机化合物。

我国利用矿物入药治疗疾病的历史非常悠久。早在公元前2世纪已能从丹砂中炼制“水银”。北宋年间(公元11世纪)，已能从人尿中提取制造“秋石”。春秋战国时期的《山海经》中收载的122种药物中就有2种矿物药。我国现存最早的医方著作《五十二病方》中记载了雄黄等20种矿物药的临床应用。我国现存最早的药学专著《神农本草经》中收载矿物药46种(占全书365种的12.6%)。《新修本草》收载矿物药69种(占全书850种的8.1%)，《本草拾遗》收载矿物药77种(占全书692种的11.1%)；唐代使用的矿物药已经达到104种；宋代《证类本草》等书中记载的矿物药达到139种。明代《本草纲目》将矿物药分别记述在土部和金石部中，金石部中又分为金、玉、石、卤四类，记载比较完整；收载矿物药数量达161种(占总药数的8.5%)。《本草纲目拾遗》增加了38种矿物药。据粗略统计，我国古代使用的矿物药有近200种。

目前临床上常用的矿物药有50多种，内科、外科、妇科、儿科、五官科、皮肤科均有使用，典型方剂有白虎汤、半硫丸、来复丸等。矿物药在临床上有多方面的医疗价值，如含K、Mg、Na等元素的矿物药具有泻下、利尿作用；含Fe、Cu、P、Ca、Mn等元素的矿物药具有滋养强壮和兴奋作用；含Pb、Al、Zn等元素的矿物药有收敛作用；含S、As、Hg等元素的矿物药可用于治疗梅毒和疥癣；以石膏为主药的“白虎汤”对流脑、乙脑等症的高热和惊厥有显著的疗效。一些无机盐类具有重要的生理功能如调节组织与体液间的正常渗透压和酸碱平衡，维持神经和肌肉的正常应激性，影响酶的活性，组成体内具有特殊功能的化合物，如构成骨骼、牙齿。近年来，砒霜治疗白血病、晚期肝癌取得突破性成果，可抑制肿瘤生长，延长患者生命，具有潜在的临床应用价值。

一、矿物的性质

除少数是自然元素(如硫黄)外，矿物绝大多数是自然化合物。大部分是固体(如朱砂、石

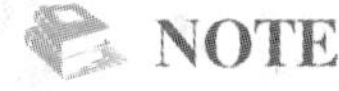

膏),少数是液体(如水银)或气体(如硫化氢)。每种固体矿物都具有一定的物理和化学性质,这些性质取决于各自的化学成分及其结晶内部构造。利用这些性质的差异可鉴别不同种类的矿物。现将具有鉴别意义的矿物特性介绍如下。

1. 结晶形状

凡是组成物质的质点呈规律排列者称为晶体,反之称为非晶体。自然界的绝大部分矿物是由晶体组成的。晶体矿物均具有固定的结晶形状,在同一温度时,同一物质晶体三维空间的晶面夹角均是相同的。一般将晶体分为七大晶系,即等轴晶系、四方晶系、三方晶系、六方晶系、斜方晶系、单斜晶系和三斜晶系。通过观察矿物的结晶形状,运用X射线衍射检测手段,可以准确地鉴别不同的晶体矿物。

除单体的形状外,矿物常以许多单体聚集而成的集合体形式出现,其形状有粒状、晶簇状、放射状、结核状等。

2. 结晶习性

多数矿物为结晶体,其中有些为含水矿物。水在矿物中的存在形式可分两种情况:一是加入晶格组成的,包括以水分子(H_2O)形式存在的结晶水(如石膏($CaSO_4 \cdot 2H_2O$)、胆矾($CuSO_4 \cdot 5H_2O$))和以H^+、OH^-形式存在的结晶水(如滑石($Mg_3(Si_4O_{10})(OH)_2$));二是不加入晶格的吸附水或自由水;水在矿物中存在的形式直接影响矿物的性质,如含水的矿物药密度较小,硬度较低。由于含水矿物的失水温度因水的存在形式不同而不同,常用这种性质对矿物药进行鉴定,如生石膏与熟石膏的鉴别。

3. 透明度

矿物透光能力的大小称为透明度。将矿物磨成0.03 mm标准厚度时比较其透明度,一般分成以下三等。

(1)透明矿物:能允许绝大部分光线通过,隔着它能清晰地透视另一物体,如无色水晶、云母等。

(2)半透明矿物:能允许一部分光线通过,隔着它不能看清另一物体,如朱砂、雄黄等。

(3)不透明矿物:光线几乎完全不能通过,如滑石、代赭石等。

透明度是鉴定矿物药的主要特征之一。透明矿物一般利用偏光显微镜进行鉴定,不透明矿物利用反光显微镜进行鉴定。

4. 颜色

矿物的颜色主要是矿物对自然光线中不同波长的光波均匀吸收或选择吸收所表现的性质。一般分为以下三种。

(1)本色(idiochromatic color):由矿物的成分和内部构造所决定的颜色。如朱砂的红色。

(2)外色(allochromatic color):因混入带色杂质或气泡等包裹体所形成的颜色,与矿物自身的成分和构造无关。外色的深浅与带色杂质的量及杂质分散的程度有关,如紫石英、大青盐等。

(3)假色(pseudochromatic color):因投射光受矿物晶体内部裂缝面、解理面及表面氧化膜的反射所引起的光波干涉作用而产生的颜色,称假色,如云母的变彩现象。

矿物在白色毛瓷板上划过后所留下的粉末痕迹称为条痕(streak),粉末的颜色称为条痕色。条痕色比矿物表面的颜色更为固定,更能反映矿物的本色,因而更具鉴定意义。有的矿物表面的颜色与粉末颜色相同,如朱砂;也有的是不相同的,如自然铜,表面为亮淡黄色或棕褐色,而粉末为绿黑色或棕褐色。生药磁石(磁铁矿)和赭石(赤铁矿)的表面均为灰黑色,不易区分,但磁石条痕色是黑色,而赭石条痕色是桃红色,容易区分。

对于复合色的矿物,常用二色法表示。主要的、基本的颜色放在后面,次要的颜色作为形容词放在前面。有时也可以用红中带黄、绿色略带蓝色等来形容。观察矿物颜色时要以矿物的新鲜面为准,并尽量排除外来带色物质的影响。

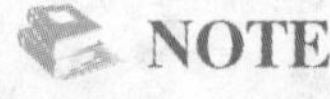

5. 光泽

矿物表面对投射光线的反射能力称为光泽。反射能力的强弱则是光泽的强度。矿物单体的光滑平面的光泽由强至弱分为金属光泽(如自然铜)、半金属光泽(如磁石)、金刚光泽(如朱砂)、玻璃光泽(如硼砂)。有的矿物因其断口或集合体表面不平滑,并有细微的裂缝、小孔等,使一部分反射光发生散射或相互干扰,形成一些特殊光泽,如油脂光泽(如硫黄等)、绢丝光泽(如石膏等)、珍珠光泽(如云母等)及土状光泽(如高岭石等)。

6. 硬度

矿物抵抗外来机械作用(如刻划、研磨、挤压等)的能力。不同矿物有不同的硬度,是鉴定矿物的依据之一。矿物的硬度分为相对硬度和绝对硬度。矿物的相对硬度通常用摩氏硬度计来确定。摩氏硬度计是由十种不同硬度的矿物质作为标准,按其硬度由大到小分为十级,前面的矿物可以被后面的矿物刻划,但等级的关系是不均衡的,不成倍数或比例,矿物的十个硬度级数以及压入法测得的绝对硬度(kg/mm^2)见表 14-1。

表 14-1 矿物的硬度

矿物	滑石	石膏	方解石	萤石	磷灰石	正长石	石英	黄玉石	钢玉石	金刚石
相对硬度	1	2	3	4	5	6	7	8	9	10
绝对硬度	2.4	36	109	189	536	759	1120	1427	2060	10060

鉴别矿物时,可将样品矿石与上述标准矿石相互刻划,使样品受损的最低硬度等级为该矿物的硬度。实际工作中常用四级法代替摩氏硬度计法粗略判断矿物药的硬度,如指甲相当于2.5级、铜钥匙约3级、小刀约5.5级、石英或钢锉约7级。如需要精密测定矿物的硬度,应在矿物单体或新鲜解理面上,用测硬仪或显微硬度计进行测定。

7. 相对密度

相对密度指在4℃时矿物与同体积水的质量比。各种矿物的相对密度在一定条件下为一常数。如石膏为2.3,辰砂为8.1~8.2,水银为13.6等。

8. 磁性

磁性指矿物可以被磁铁或电磁铁吸引,或其本身能够吸引铁物体的性质,如磁石(磁铁矿)等。矿物的磁性与其含有的Fe、Co、Ni、Mn、Cr等元素有关。

9. 力学性质

矿物受锤击、压轧、弯曲或拉引等力的作用时所呈现的力学性质,主要有以下三种。

(1)脆性:矿物容易被击破或压碎的性质,如方解石、自然铜等。

(2)延展性:矿物能被压成薄片或拉伸成细丝的性质,如金、银、铜、铝等。

(3)弹性:矿物在外力作用下变形,外力取消后,在弹性限度内能恢复原状的性质,如云母。

此外,矿物还具有挠性和柔性。

10. 解理、断口

矿物受力后沿一定的结晶方向裂开成光滑平面的性能称为解理(cleavage),所裂成的光滑平面称为解理面。解理是结晶矿物特有的性质,其形成和晶体的构造类型有关,所以是矿物的主要鉴定特征。矿物的解理可分为极完全解理、完全解理、不完全解理和无解理,如方解石、云母可完全解理,石英无解理。

当矿物受力后不是沿一定结晶方向裂开,断裂面是不规则和不平整的,这种断裂面称为断口(fracture)。断口的形态有平坦状(如高岭石)、贝壳状(如胆矾)、锯齿状(如自然铜)、参差状(如青礞石)等。

解理与断口两者的发育程度互为消长关系,即具完全解理的矿物在解理方向一般不会出现断口,具不完全解理或无解理的矿物碎块上常见到断口的出现。

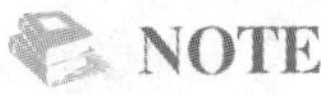

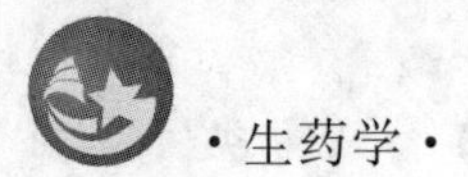

11. 吸湿性

少数矿物具有吸附水的能力，如龙骨、龙齿、高岭土等。

12. 发光性

有些矿物受到外界能量的激发，呈现发光现象，称发光性。如硅酸矿产生微带黄色的鲜绿色磷光，方解石产生鲜红色荧光等。

13. 气味

有些矿物具有特殊的气味，尤其是受锤击、加热或湿润时更加明显，如自然铜在摩擦时产生硫黄臭，雄黄灼烧时常有蒜样臭气，食盐具咸味，白矾具有甘涩味，芒硝具苦咸味等。

二、矿物类生药的分类

在医学实践中，通常根据矿物所含主要成分的阴离子或阳离子的种类进行分类。

1. 按阳离子的种类分类

矿物药的阳离子通常是药效的主要物质基础。常见类型如下。

(1)钙化合物类：龙骨($CaCO_3$、$Ca_3(PO_4)_2$等)、寒水石($CaCO_3$)、石膏($CaSO_4 \cdot 2H_2O$)、紫石英(CaF_2)等。

(2)钠化合物类：玄明粉(Na_2SO_4)、大青盐(NaCl)、芒硝($Na_2SO_4 \cdot 10H_2O$)、硼砂($Na_2B_4O_7 \cdot 10H_2O$)等。

(3)钾化合物类：硝石(KNO_3)。

(4)铝化合物类：赤石脂[$Al_4(Si_4O_{10})(OH)_8 \cdot 4H_2O$]、白矾[$KAl(SO_4)_2 \cdot 12H_2O$]等。

(5)镁化合物类：滑石[$Mg_3(Si_4O_{10})(OH)_2)$]等。

(6)铜化合物类：胆矾($CuSO_4 \cdot 5H_2O$)、铜绿等。

(7)铁化合物类：自然铜(FeS_2)、磁石(Fe_3O_4)、赭石(Fe_2O_3)等。

(8)铅化合物类：密陀僧(PbO)、铅丹(Pb_3O_4)等。

(9)汞化合物类：红粉(HgO)、朱砂(HgS)、轻粉(Hg_2Cl_2)等。

(10)硅化合物类：白石英、浮石(SiO_2)、玛瑙、青礞石等。

(11)铵化合物类：白硇砂(NH_4Cl)等。

(12)锌化合物类：炉甘石($ZnCO_3$)等。

(13)砷化合物类：信石(As_2O_3)、雄黄(As_2S_2)、雌黄(As_2S_3)等。

(14)其他类：琥珀、硫黄等。

2. 按阴离子的种类分类

矿物学中通常以阴离子为依据进行分类。具体分为硫化合物类(如朱砂、雄黄、自然铜等)、硫酸盐类(如石膏、芒硝、白矾等)、氧化物类(如磁石、赭石、信石等)、碳酸盐类(如炉甘石、鹅管石等)、卤化物类(如轻粉等)。

三、矿物类生药的鉴定

矿物药是一类特殊的生药，一般依据矿物的性质进行鉴定，常用以下方法。

1. 性状鉴定

依据矿物的一般性质进行鉴定，即对外形、颜色、质地、气味等进行观察的同时，还要检测其透明度、硬度、条痕、解理、断口、磁性及相对密度等。

2. 显微鉴定

借助显微镜观察粉末状矿物药的形状、透明度和颜色等。利用偏光显微镜观察透明的非金属矿物的晶形、解理和化学性质，如折射率、双折射率；利用反光显微镜检测不透明和半透明矿物的物理、化学性质。需要将矿物经磨片处理至0.03 mm标准厚度，才能进行观察。

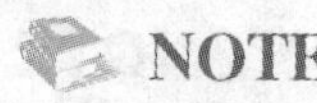

3. 理化鉴定

利用物理和化学方法，对矿物药所含的主要化学成分进行定性和定量的分析，能鉴定矿物药的真伪和品质优良度。特别对外形和粉末无明显特征或剧毒的矿物药进行理化分析鉴定尤为重要，如信石、玄明粉等。

随着现代科学技术的迅速发展，国内外对矿物药的研究采用了许多新技术。如应用X射线衍射、热分析和X射线荧光分析研究滑石的成分，应用X射线衍射法分析龙骨的成分，应用原子发射光谱测定龙骨中的元素等。矿物药的研究也常使用火焰光度法、极谱分析、物相分析、等离子体光谱分析、原子吸收光谱、原子荧光光谱、红外光谱、核磁共振等手段对其进行理化鉴定。对细小的和胶态矿物还能利用电子显微镜进行观察。这些先进分析技术的使用，不仅能快速、准确地测定矿物药的成分和含量，还能对其所含有的其他微量元素以及有害元素进行检测，对保证矿物药的用药安全和有效是十分必要的。

四、矿物类生药的安全性检测

目前，矿物药的研究已经从定性鉴别发展到定量分析及安全性评价研究，从宏观研究进入微观分析。《中国药典》(2020年版)对多种矿物药的主成分制定了定量分析指标，并针对矿物药的特殊成因所带来的有害物质，加强了安全性检测，如朱砂中的可溶性汞盐、轻粉中的升汞、雄黄中的三氧化二砷，以及石膏、芒硝、滑石粉中的重金属和砷盐均要求做限量检测，以进一步控制矿物药的质量，确保临床用药的安全和有效。

1. 主成分不含有害元素的矿物药的安全性检测

石膏、芒硝等矿物药主成分中不包括Pb、Cd、As、Hg、Cu等有害元素，本身无毒。其附带的有害元素可能是在矿石形成的过程中受环境影响而存在于矿物药中的，其含量一般较低，且所含元素的种类、含量与产地的地质环境等因素有关。应加强对其外源性有害元素的检查，规定各种有害元素的含量上限，如《中国药典》(2020年版)规定石膏含砷量不得超过2 mg/kg；芒硝含重金属不得超过10 mg/kg，含砷量不得超过10 mg/kg。此外，对云母等矿物药中的氟元素进行限量检测。

2. 主成分含有害元素的矿物药的安全性检测

这类矿物主成分包括Pb、Cd、As、Hg、Cu等有害元素，如朱砂、雄黄、轻粉、信石等。对这类矿物药中的有效砷或重金属元素应制定合理的含量范围，严格监控其临床使用剂量。同时，严格控制除该化合物以外的重金属或砷的含量上限。对于难溶性汞盐(如朱砂)、砷盐(如雄黄)等矿物药，应严格检测其可溶性汞盐、砷盐以及游离的汞、三氧化二砷等的含量。

3. 含放射性元素的矿物药的安全性检测

龙骨、龙齿中含有丰富的放射性元素铀(U)、钍(Th)、镭(Ra)等，应加强检测，以保障用药安全。

第二节　矿物类常用生药

朱砂* Cinnabaris

(英)Cinnabar

【来源】 硫化物类矿物辰砂族辰砂。

【产地】 主产于湖南、贵州、四川、重庆、广西等地。

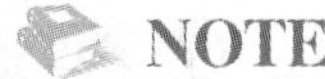

【采制】 全年可开采，但冬季生产较少。挖出矿石后，选取纯净者，用磁铁吸尽含铁杂质，再用水淘去杂石和泥沙。

【性状】 粒状或块状集合体，呈颗粒状或块片状。鲜红色或暗红色，条痕红色至褐红色，具光泽。体重，质脆，片状者易破碎，粉末状者有闪烁的光泽。气微，味淡。商品常因形状不同分为豆瓣砂、镜面砂、朱宝砂（图 14-1）。现多以朱砂粉（水飞法）入药。

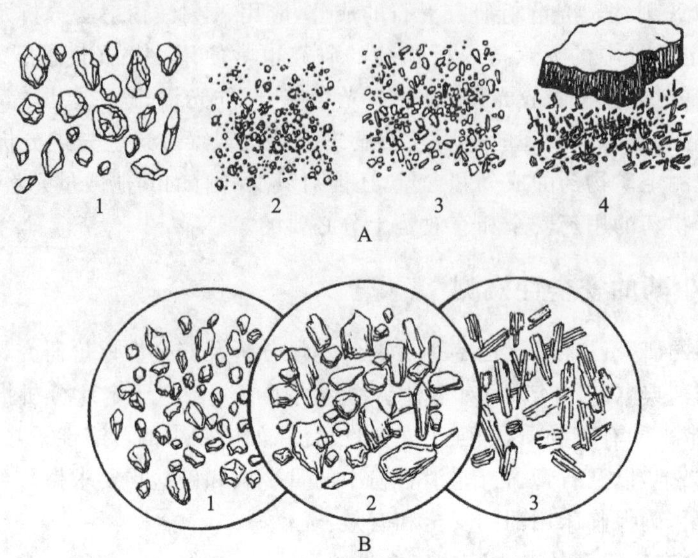

图 14-1 朱砂药材和放大图

A. 朱砂药材图；B. 解剖镜下放大图

1. 豆瓣砂；2. 朱宝砂；3. 镜面砂；4. 灵砂（人工合成）

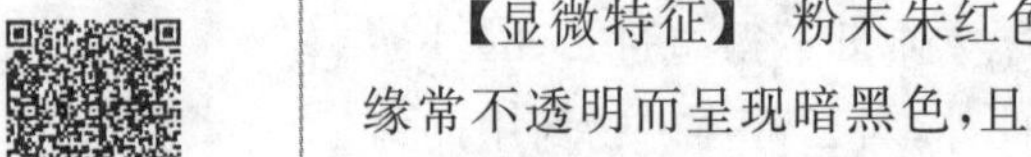

朱砂生药图

【显微特征】 粉末朱红色。在普通显微镜下观察，呈不规则颗粒状，大小不一，红棕色，边缘常不透明而呈现暗黑色，且不平整，微小颗粒呈黑色。

【化学成分】 天然朱砂主要成分为硫化汞（HgS）。尚含 Mg、Ba、Pb、Mn、Cu、Zn、Fe、Si 以及微量 As、Se 等元素。

【理化鉴别】

1. 检查汞盐 取本品粉末，用盐酸湿润后，在光洁的铜片上摩擦，铜片表面显银白色光泽，加热烘烤后，银白色即消失。

$$HgS + 2HCl \longrightarrow HgCl_2 + H_2S\uparrow$$

$$HgCl_2 + Cu \longrightarrow CuCl_2 + Hg\text{（银白色）}$$

2. 汞盐与硫酸盐的鉴别反应 取本品粉末 2 g，加盐酸-硝酸（3∶1）的混合溶液 2 mL 使溶解，蒸干，加水 2 mL 使溶解，滤过，滤液分置于两支试管中，一试管中加氢氧化钠试液 1～2 滴，产生黄色沉淀（检查汞盐）；于另一试管中加氯化钡试液，产生白色沉淀，分离，沉淀在盐酸或硝酸中均不溶解（检查硫酸盐）。

【检查】

1. 铁 取本品 1 g，加稀盐酸 20 mL，加热煮沸 10 min，放冷，滤过，滤液置于 250 mL 量瓶中，加氢氧化钠试液中和后，加水至刻度。取 10 mL，照铁盐检查法检查，如显颜色，与标准铁溶液 4 mL 制成的对照液比较，不得更深（0.1%）。

2. 二价汞 照汞、砷元素形态及价态测定法中汞元素形态及其价态测定法测定，以汞（Hg）计，不得超过 0.10%。

【含量测定】 采用滴定法测定。本品按干燥品计算，含硫化汞（HgS）不得少于 96.0%。

【药理作用】

1. 镇静、催眠和抗惊厥作用 朱砂能降低大脑中枢神经兴奋性，从而达到镇静、催眠、抗惊厥的效果。

2. 抗心律失常作用 对氯仿-肾上腺素和草乌注射液所致的家兔心律失常，灌服朱砂后具有明显的对抗作用。

3. 解毒、防腐作用 外用能抑制或杀灭皮肤细菌和寄生虫等。

【功效】 性微寒，味甘；有毒。清心镇惊，安神，明目，解毒。用于心悸易惊，失眠多梦，癫痫发狂，小儿惊风，视物昏花，口疮，喉痹，疮疡肿毒。

【附注】 (1)朱砂过去以湖南常德为集散地，销往全国。出口商品分贡朱砂、朱宝砂、朱砂粉等规格。

(2)辰砂：系指人工合成品，又称"平口砂"及"灵砂"，是以水银、硫黄为原料，经加热升华而成。全体暗红色，断面呈纤维柱状，具宝石样或金属光泽，质松脆，易破碎，习称"马牙柱"。含硫化汞(HgS)99.0%以上。多作外用药或颜料、防腐剂等。过去朱砂紧缺时，少数地区曾作为朱砂代用品使用。

(3)银朱：细粒、疏散的土状深红色粉末，与人工朱砂同原料、同方法、在同一罐中制成，仅是结晶的部位不同。本品质重，具强光泽，吸湿易结块，捻之极细而染指。X射线衍射表明，天然朱砂和人工制品的特征衍射线的峰位和强度均相同，均由较纯的三方晶系 HgS 组成。

(4)朱砂含硫化汞，可在人体内产生蓄积作用，有毒性，不宜大量服用，也不宜少量久服，孕妇及肝肾功能不全者禁用。

雄黄* Realgar

【来源】 硫化物类矿物雄黄族雄黄。

【产地】 主产于湖南、贵州等省。此外，湖北、云南、四川、陕西、山西、甘肃、安徽、广西等地亦产。

【采制】 本品在矿中质软如泥，一般用竹刀剔取已熟透部分。遇空气即变硬。除去杂质、泥土，干燥。

【性状】 为块状或粒状集合体，呈不规则块状。深红色或橙红色，条痕淡橘红色，晶面有金刚石样光泽。质脆，易碎，断面具树脂样光泽。微有特异的臭气，味淡。精矿粉为粉末状或粉末集合体，质松脆，手捏即成粉，橙黄色，无光泽。

【化学成分】 主含二硫化二砷(As_2S_2)。

【理化鉴别】 (1)取本品粉末 10 mg，加水润湿后，加氯酸钾饱和的硝酸溶液 2 mL，溶解后，加氯化钡试液，生成大量白色沉淀。静置，倾出上层酸液，再加水 2 mL，振摇，沉淀不溶解。

雄黄生药图

(2)取本品粉末 0.2 g，置于坩埚内，加热熔融，产生白色或黄白色火焰，伴有白色浓烟。取玻片覆盖后，有白色冷凝物，刮取少量，置于试管内，加水煮沸使溶解，必要时滤过，溶液加硫化氢试液数滴，即显黄色，加稀盐酸后生成黄色絮状沉淀，再加碳酸铵试液，沉淀溶解。

【检查】 三价砷和五价砷：照汞、砷元素形态及价态测定法中砷形态及其价态测定法测定。本品含三价砷和五价砷的总量以砷(As)计，不得超过 7.0%。

【含量测定】 采用碘量法测定。本品按干燥品计算，含砷量以二硫化二砷(As_2S_2)计，不得少于 90.0%。

【药理作用】

1. 抑菌、杀菌及杀虫作用 雄黄水浸剂对皮肤真菌，人型、牛型结核杆菌及耻垢分枝杆菌均有不同程度的抑制作用。雄黄洗剂对白色念珠菌、金黄色葡萄球菌和绿脓杆菌有比较强的抑菌与杀菌作用。雄黄内服有抗血吸虫作用。

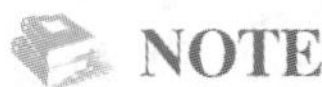

2. 抗肿瘤作用 雄黄具有诱导白血病耐药白血病细胞凋亡和诱导肿瘤细胞凋亡逆转及抑制作用。纳米雄黄可能通过抑制 A549 细胞增殖，诱导其凋亡，通过多靶点发挥抗肿瘤转移等作用。

3. 对正常细胞的影响 雄黄对白细胞总数及中性粒细胞百分比无明显影响，但对小鼠血象和骨髓都有明显的损伤。

4. 改善急性早幼粒细胞白血病早期出血作用 下调 NB_4 和 MR_2 细胞 TF 的表达并降低其 PCA 可能是雄黄改善 APL 患者弥散性血管内凝血(DIC)早期出血症状的主要机制之一。

5. 改善肾功能作用 单独使用雄黄能有效控制狼疮鼠肾脏病变，改善其肾功能，减轻其尿毒症。

【功效】 性温，味辛；有毒。解毒杀虫，燥湿祛痰，截疟。用于痈肿疔疮，蛇虫咬伤，虫积腹痛，惊痫，疟疾。内服宜慎，不可久用，孕妇禁用。

【附注】 (1)雄黄中有时含有砷的氧化物，服用后易引起中毒，故须先检验再使用。

(2)雄黄遇热易分解产生有剧毒的三氧化二砷(As_2O_3)，因此忌用火煅。

(3)雌黄常与雄黄共生，为柠檬黄色块状或粒状体，条痕为鲜黄色。主含三硫化二砷(As_2S_3)，功效与雄黄类同。

石膏* Gypsum Fibrosum(附：煅石膏)

(英) Gypsum

【来源】 硫酸盐类矿物石膏族石膏。

【产地】 主产于湖北、甘肃、四川、安徽、山西等地。

【采制】 全年可采。采挖后，除去杂石及泥沙。

【性状】 为纤维状的集合体，呈长块状、板块状或不规则块状。白色、灰白色或淡黄色，有的半透明。体重，质软，纵断面具绢丝样光泽。气微，味淡。

石膏生药图

【化学成分】 主含含水硫酸钙($CaSO_4 \cdot 2H_2O$)。尚含 Al、Si、Fe、Mg、Sr、Cu 等元素。

【理化鉴别】

1. 灼烧试验 取本品一小块(约 2 g)，置于具有小孔软木塞的试管内，灼烧，管壁有水生成，小块变为不透明体(含水硫酸钙变为无水硫酸钙)。

2. 钙盐鉴别试验 取本品粉末 0.2 g，加稀盐酸 10 mL，加热使其溶解。取铂丝，用盐酸湿润后，蘸取本品溶液，在无色火焰中燃烧，火焰即显砖红色。

3. 硫酸盐鉴别试验 取本品粉末 0.2 g，加稀盐酸 10 mL，加热使溶解，滤过；取滤液 2 mL，加氯化钡试液生成白色沉淀；分离，沉淀在盐酸或硝酸中均不溶解。

【检查】 含重金属不得超过 10 mg/kg，含砷量不得超过 2 mg/kg。

【含量测定】 采用滴定法测定。本品按干燥品计算，含含水硫酸钙($CaSO_4 \cdot 2H_2O$)不得少于 95.0%。

【药理作用】

1. 解热作用 生石膏对人工发热动物有一定的降温作用，但对正常体温没有明显的降温作用。临床单用生石膏治疗高热、超高热患者，取得较好的治疗效果，用药后体温在 24～72 h 内降至正常。

2. 降血糖作用 人参白虎汤对四氧嘧啶致糖尿病小鼠有明显的降血糖作用，但除去石膏组分的阴性对照汤剂，其降血糖作用减弱。

3. 抗病毒作用 石膏在体内有 ATP 存在的情况下，经酶和 APG 的作用，产生硫同位素，使 ^{34}S 的血液浓度增高，从而起到抗病毒作用。

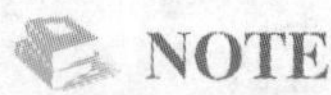

4. 止渴作用 当动物禁水、注射内毒素、给利尿剂、喂食盐及用辐射热等方法造成其“口渴”状态时，石膏能减少动物的饮水量，减轻其“口渴”的症状。

5. 降压作用 石膏提取物能明显降低自发性高血压大鼠的血压，并对循环系统有重要影响。

6. 消炎镇痛作用 石膏注射液的高、低剂量组均能明显抑制毛细血管通透性，并有抑制炎症作用。石膏有明显的外周镇痛作用。

此外，石膏内服还有镇静、镇痉、抗浮肿及抗过敏等作用。

【功效】 性大寒，味甘、辛。清热泻火，除烦止渴。用于外感热病，高热烦渴，肺热喘咳，胃火亢盛，头痛，牙痛。

【附注】 **煅石膏 Gypsum Ustum** 石膏的炮制品，为白色的粉末或酥松块状物，表面透出微红色的光泽，不透明。体较轻，质软，易碎，捏之成粉。气微，味淡。含硫酸钙($CaSO_4$)不得少于 92.0%。性寒，味甘、辛、涩。收湿，生肌，敛疮，止血。外治溃疡不敛，湿疹瘙痒，水火烫伤，外伤出血。

信石 Arsenicum(附:砒霜)

【来源】 氧化物类矿物砷华矿石或由雄黄、毒砂(硫砷铁矿 FeAsS)等矿物经加工制造而成。

【产地】 主产于江西、湖南、广东及贵州等地。

【性状】 商品分红信石(红砒)和白信石(白砒)两种。白信石极少见，药用以红信石为主。红信石(红砒)呈不规则的块状，大小不一。粉红色，具黄色与红色彩晕，略透明或不透明，具玻璃样光泽或无光泽。质脆，易砸碎，断面凹凸不平或有层状纤维样的结构。气微，烧之有蒜样臭气。本品极毒，不能口尝。白信石无色或白色，有的透明，质较纯，毒性比红信石剧烈，其余特征同红信石。

【化学成分】 主含三氧化二砷(As_2O_3)。常含 S、Fe 等杂质，故呈红色。尚含少量的 Sn、Sb、Ca 等元素。

【药理作用】 ① 三氧化二砷具有原浆毒作用，且能麻痹毛细血管，抑制含巯基酶的活性，并使肝脏脂变、肝小叶中心坏死，心、肝、肾、肠充血，上皮细胞坏死，毛细血管扩张。②砷中毒时临床急救皆用二巯基丙醇解毒。

【功效】 性热，味辛；有大毒。蚀疮去腐，平喘化痰，截疟。用于溃疡腐肉不脱，疥癣，瘰疬，牙疳，痔疮，哮喘，疟疾。

【附注】 **砒霜** 为信石升华精制而成的三氧化二砷(As_2O_3)。为白色粉末，微溶于热水。毒性比信石强烈，功效同信石。

芒硝 Natrii Sulfas(附:玄明粉)

【来源】 硫酸盐类矿物芒硝族芒硝，经加工精制而成的结晶体。

【产地】 多产于海边碱土地区、矿泉、盐场附近及潮湿的山洞中。

【性状】 呈棱柱状、长方形或不规则块状及粒状。无色透明或类白色半透明。质脆，易碎，断面有玻璃样光泽。气微，味咸。

【化学成分】 主含含水硫酸钠($Na_2SO_4 \cdot 10H_2O$)。尚含 Ca、Mg、Fe、Sr、Al、Si、Ti、As 等多种元素。芒硝常夹杂食盐、硫酸钙等杂质。

【药理作用】 ①泻下作用；②抗炎作用；③利尿作用；④抗肿瘤作用；⑤利胆作用，芒硝小剂量口服能促进胆汁排出。

【功效】 性寒，味咸、苦。泻下通便，润燥软坚，清火消肿。用于实热积滞，大便燥结，肠痈

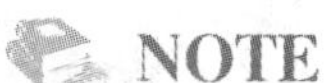

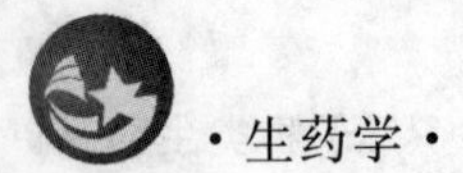

肿痛；外治乳痈，痔疮肿痛。不宜与硫黄、三棱同用。

【附注】 **玄明粉** 为芒硝经风化干燥制得，主含硫酸钠（Na_2SO_4），为白色粉末。有引湿性。本品按干燥品计算，含硫酸钠（Na_2SO_4）不得少于99.0%。性寒，味咸、苦。泻下通便，润燥软坚，清火消肿。用于实热积滞，大便燥结，腹满胀痛；外治咽喉肿痛，口舌生疮，牙龈肿痛，目赤，痈肿，丹毒。孕妇慎用。

炉甘石 Calamina

【来源】 碳酸盐类矿物方解石族菱锌矿。

【产地】 主产于湖南、广西、四川等地。

【性状】 块状集合体，呈不规则的块状。灰白色或淡红色，表面粉性，无光泽，凹凸不平，多孔，似蜂窝状。体轻，易碎。气微，味微涩。

【化学成分】 主含碳酸锌（$ZnCO_3$），并含有少量 Fe、Co、Mn 等的碳酸盐及微量 Cd、In 等离子。

【药理作用】 ①收敛、保护作用；②抑菌作用；③抗溃疡。

【功效】 性平，味甘。解毒明目退翳，收湿止痒敛疮。用于目赤肿痛，睑弦赤烂，翳膜遮睛，胬肉攀睛，溃疡不敛，脓水淋漓，湿疮瘙痒。

《中国药典》(2020年版)收载的其他矿物类生药见表14-2。

表14-2 《中国药典》(2020年版)收载的其他矿物类生药

药名	来源	化学成分	功效
大青盐	卤化物类石盐族湖盐结晶体	$NaCl$	清热，凉血，明目
白矾	硫酸盐类矿物明矾石族明矾石经加工提炼制成	$KAl(SO_4)_2 \cdot 12H_2O$	外用解毒杀虫，燥湿止痒；内服止血止泻，祛除风痰
自然铜	硫化物类矿物黄铁矿族黄铁矿	FeS_2	散瘀止痛，续筋接骨
青礞石	变质岩类黑云母片岩或绿泥石化云母碳酸盐片岩	—	坠痰下气，平肝镇惊
红粉	红氧化汞	HgO	拔毒，除脓，去腐，生肌
皂矾(绿矾)	硫酸盐类矿物水绿矾族水绿矾的矿石	$FeSO_4 \cdot 7H_2O$	解毒燥湿，杀虫补血
赤石脂	硅酸盐类矿物多水高岭石族多水高岭石	$Al_4(Si_4O_{10})(OH)_8 \cdot 4H_2O$	涩肠，止血，生肌敛疮
花蕊石	变质岩类岩石蛇纹大理岩	$CaCO_3$	化瘀止血
金礞石	变质岩类蛭石片岩或水黑云母片岩	—	坠痰下气，平肝镇惊
轻粉	氯化亚汞	Hg_2Cl_2	外用杀虫，攻毒，敛疮；内服祛痰消积，逐水通便
钟乳石	碳酸盐类矿物方解石族方解石	$CaCO_3$	温肺，助阳，平喘，制酸，通乳
硫黄	自然元素类矿物硫族自然硫	S	外用解毒杀虫疗疮，内服补火助阳通便
紫石英	氟化物类矿物萤石族萤石	CaF_2	温肾暖宫，镇心安神，温肺平喘

NOTE

续表

药名	来源	化学成分	功效
滑石	硅酸盐类矿物滑石族滑石	$Mg_3(Si_4O_{10})(OH)_2$	利尿通淋，清热解暑；外用祛湿敛疮
磁石	氧化物类矿物尖晶石族磁铁矿	Fe_3O_4	镇惊安神，平肝潜阳，聪耳明目，纳气平喘
赭石	氧化物类矿物刚玉族赤铁矿	Fe_2O_3	平肝潜阳，重镇降逆，凉血止血

本章小结

矿物类生药	学习要点
矿物的性质	颜色(条痕及条痕色)、光泽、解理、断口
矿物类生药的分类	阳离子类、阴离子类
矿物类生药的鉴定	性状鉴定；显微鉴定(偏光显微镜)；理化鉴定
常见生药	朱砂、雄黄、石膏
朱砂	性状：块片状、颗粒状、粉末状；鲜红色，具光泽 显微：不规则颗粒，中央部位鲜红色，边缘黑色，微小颗粒呈黑色 成分：硫化汞(HgS)
雄黄	性状：深红色或橙红色，条痕为淡橘红色，晶面有金刚石样光泽 成分：二硫化二砷(As_2S_2)
石膏	性状：质软，纵断面具绢丝样光泽 成分：含水硫酸钙($CaSO_4 \cdot 2H_2O$)

目标检测

目标检测答案
14-1

一、单项选择题

1. 朱砂能清心镇惊、安神解毒，其矿石成分主含(　　)。

A. 氯化亚汞　　B. 三氧化二砷　　C. 二硫化二砷　　D. 硫化汞

2. 粉末用盐酸湿润后，在光洁的铜片上摩擦，能使铜片表面呈现银白色光泽的是(　　)。

A. 朱砂　　B. 磁石　　C. 赭石　　D. 轻粉

3. 雄黄燃烧时的现象是(　　)。

A. 燃之易熔成黄色液体，并生黄白色烟，有强烈蒜臭气

B. 燃之易熔成黄棕色液体，并冒黑烟，有强烈蒜臭气

C. 燃之易熔成红紫色液体，并生黄白色烟，有强烈蒜臭气

D. 燃之冒黑烟，有油珠出现，并有强烈蒜臭气

4. 矿物由外来的带色杂质、气泡等包裹体所引起的颜色称(　　)。

A. 本色　　B. 外色　　C. 假色　　D. 条痕色

5. 雄黄的分子式是(　　)。

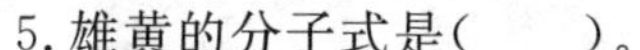

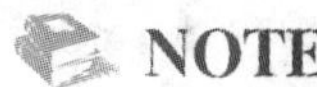

A. As_2O_3　　B. As_2S_2　　C. As_2S_3　　D. As_2O_2

二、多项选择题

1. 下面关于朱砂描述正确的有(　　)。

A. 为氧化物矿物辰砂

B. 主产于湖南、贵州

C. 鲜红色或暗红色,具光泽,条痕红色

D. 按照性状特征,可分为朱宝砂、镜面砂和豆瓣砂

E. 可用盐酸和铜片加以检识

2. 下面哪些属于矿物的本色?(　　)

A. 朱砂呈朱红色　　B. 石膏呈白色、灰白色或淡黄色

C. 雄黄在白瓷板上划的线显黄色　　D. 芒硝无色透明

E. 紫石英表面具有淡紫色或淡绿色的光泽

3. 来源于天然矿物的生药是(　　)。

A. 朱砂　　B. 自然铜　　C. 石膏　　D. 炉甘石　　E. 雄黄

三、名词解释

1. 条痕

2. 解理

3. 断口

推荐阅读文献

高天爱,马金安,刘如良. 矿物药真伪图鉴及应用[M]. 太原:山西科学技术出版社,2014.

(李　娴)

生药中文名索引

生药原植(动)物学名索引

参考文献

［1］ 国家药典委员会. 中华人民共和国药典 2020 年版一部［S］. 北京：中国医药科技出版社，2020.

［2］ 蔡少青，秦路平. 生药学［M］. 7 版. 北京：人民卫生出版社，2016.

［3］ 李萍. 生药学［M］. 3 版. 北京：中国医药科技出版社，2015.

［4］ 王喜军. 生药学［M］. 北京：中国中医药出版社，2017.

［5］ 姬生国，高建平. 生药学［M］. 2 版. 北京：科学出版社，2017.

［6］ 张东方，税丕先. 生药学［M］. 北京：中国医药科技出版社，2016.

［7］ 康廷国. 中药鉴定学［M］. 3 版. 北京：中国中医药出版社，2012.

［8］ 郑俊华. 生药学［M］. 3 版. 北京：人民卫生出版社，1999.

［9］ 郑汉臣，蔡少青. 药用植物学与生药学［M］. 4 版. 北京：人民卫生出版社，2003.

［10］ 张贵君. 中药鉴定学［M］. 北京：科学出版社，2002.

［11］ 郑汉臣. 生药资源学［M］. 上海：第二军医大学出版社，2003.